물리치료 케이스파일

급성기 물리치료

PHYSICAL THERAPY

CASE FILES® ACUTE CARE

Physical Therapy Case Files: Acute Care

1 2 3 4 5 6 7 8 9 10 HM 20 21

Original: Physical Therapy Case Files: Acute Care, 1st Edition © 2013
By Erin Jobst
ISBN 978-0-07-176380-6

This authorized Korean translation edition is published by Hakjisa Medical. in arrangement with McGraw-Hill Education Korea, Ltd. This edition is authorized for sale in the Republic of Korea.

This book is exclusively distributed by Hakjisa Medical.

When ordering this title, please use ISBN 978-89-6069-853-6

Printed in Korea

물리치료 케이스파일

급성기 물리치료

physical therapy CASE FILES® Acute care

2021년 3월 25일 1판 1쇄 인쇄
2021년 3월 30일 1판 1쇄 발행

지은이 | ERIN E. JOBST
옮긴이 | 박재효
펴낸이 | 김진환
펴낸곳 | 학지사메디컬 HAKJISA MEDICAL
04031 서울특별시 마포구 양화로 15길 20 마인드월드빌딩
대표전화_ 02-330-5188　　팩스_ 02-326-0338
등　록 | 2010년 2월 8일 제313-2010-36호
메　일 | hakjisamd@hakjisamd.co.kr
홈페이지 | http://www.hakjisamd.co.kr

ISBN 978-89-6069-853-6 93510

가　격 | 25,000원

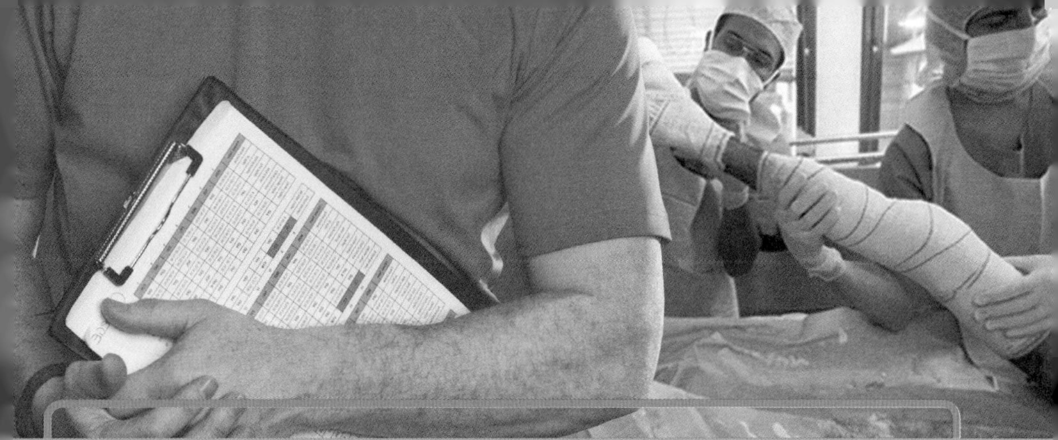

물리치료 케이스파일

급성기 물리치료

ERIN E. JOBST 저

박재효 역

PHYSICAL THERAPY
CASE FILES®
ACUTE CARE

McGraw Hill

학지사메디컬
HAKJISA MEDICAL

역자 소개

박 재 효

대구한의대학교 물리치료학과

역자 서문

이 책의 원서인 「Physical therapy case files Acute care」는 급성기 물리치료 31개의 사례를 저명한 물리치료 연구원과 마스터 치료사들이 최고의 근거에 의해 복잡한 환자를 이해할 수 있도록 제공한 책으로 미국 물리치료사들에게 많은 도움을 주고 있습니다. 저자 서문에서도 언급되었지만, 1990년대까지도 미국 물리치료사는 환자의 평가 및 중재에서 다소 제한적인 경향이 있었습니다.

독자들도 알고 계시듯이 우리나라의 경우 오랜 시간 개정이 안된 의료기사법으로 인해 물리치료사들이 가진 전문성에 비해 많은 제약을 받고 있는 것이 사실입니다. 그로 인해 실제 물리치료 환경에서 환자를 위한 효과적인 중재를 하지 못하고 있습니다. 이 책에서는 신경학, 정형외과, 심장, 폐, 감염, 염증, 피부, 종양 및 수술 후 상태에 대한 사례들을 통해 급성기 물리치료의 중요성을 강조하였습니다. 특히 응급실에서의 물리치료사 활용에 대한 부분은 환자의 치료를 극대화하기 위한 부분에서 우리나라도 법 개정을 통해 도입이 시급한 부분이라 생각됩니다. 이 책의 번역에 참여하면서 다른 무엇보다 가진 생각은 이 책을 통해 우리나라 물리치료사들이 급성기 물리치료에 대해 최고의 근거를 가지고 물리치료 전문영역에서 급성기 물리치료가 자리 잡기를 소망하는 마음이였습니다. 이 책이 우리나라 급성기 물리치료 인식 변화의 밀알이 되기를 간절기 기원하며, 이 책의 번역과 발간과정에서 많은 도움을 주신 학지사메디컬의 모든 임직원분들에게 감사의 마음을 전합니다.

2021년 3월

박재효

감사의 글

이 책의 원래 아이디어는 Case Files™의 시리즈 편집자인 Eugene C.Toy이다. 원래 Case Files™ 책은 환자 사례 시나리오를 통해 의대생과 수련의를 가르치도록 설계되었다.

McGraw-Hill의 편집장 Joe Morita에게 감사 드리고 싶다. 그는 제가 Dr. Toy의 사례 기반 학습에 대한 이러한 비전을 물리치료 임상으로 가져오도록 하는데 많은 도움을 주었다. 그의 믿음과 끊임 없는 격려가 없었다면, 나는 이 프로젝트를 결코 진행할 수 없었을 것이다.

또한 시리즈 편집자의 역할로 나를 안내해 준 McGraw-Hill의 Catherine Johnson과 Christina Thomas에게도 감사를 전한다.

Erin E. Jobst, PT, PhD

시리즈 소개

물리치료학문이 계속적으로 발전을 하고 있고 이에 따라 신입 물리치료사에 대한 교육의 중요성이 강조되고 있다.

학생들은 기초 지식뿐만 아니라 물리치료 모든 영역에 대한 이해도 필요하다.

근거 중심 치료(evidence-based practice)는 최상의 근거 자료와 임상의의 전문지식이 결합된 것을 의미하고 환자 평가와 치료에 관한 의사결정에 중요한 근거자료로 쓰인다.

근거 중심 치료는 물리치료 교육과 임상에서 강조된다.

그러나 학생들에게 가장 어려운 점은 학교에서 배운 지식을 기반으로 물리치료 진단을 개발하고 근거 중심 치료를 적용하는 것이다.

모든 진단 및 치료 접근법에 대해 경험 많고 박식한 강사가 학생들의 임상실습을 지도하며, 학생들은 그 훈련을 '자기-주도적인 독립적 독서'를 통해 보완하는 것이 이상적이다.

임상 교육에 대한 확실한 대체 수단이 있지는 않지만, 임상실습 로테이션이 모든 물리치료 범위들을 다루기는 현실적으로 어렵다. 이 외에도, 임상 강사가 시간을 들여 학생들의 근거 중심 치료, 중재의 적용을 지도하는 것도 항상 가능하지는 않다. 아마도 효과적인 대안은 진단 및 치료에 대한 '구조적 임상 접근법'을 토대로 고안된 '임상사례 연구들'을 활용해서 가르치는 것일 것이다. 『물리치료 케이스파일(Physical Therapy Case Files)』 시리즈를 쓰던 당시에는, 기존 문헌을 활용하고 참고해서, 삽화로 설명된(illustrated) 검사나 치료를 뒷받침해 주는 '사례 연구들'이 담긴 '물리치료 교본'은 없었다.

나의 교수 경험을 토대로, 개인 환자 치료 경험들, 동료와 내가 함께 겪은 경험들 그리고 특정 개념을 설명해주는 사례 연구를 찾기 위해 수많은 교본과 웹사이트를 검색해서 얻은 결과를 토대로 한 다양한 가상의 사례들을 고안한 적도 있었다. 이 접근법에는 두 문제가 있었다. 첫째, 내 경험이나 동료의 경험 둘 다 너무나 다양한 환자 진단, 검사, 중재들을 모두 아우르지는 못했다는 것이다. 둘째, 개인 환자 경험이나 전문성에 기반을 두지 않은 가상의 사례를 고안하는 데는 엄청나게 많은 시간이 든다는 것이었다.

내 경험으로 볼 때, 많은 임상사례들의 활용이 포함된 자세한 사례 연구들을, 수업 시에 즉석에서 떠올리기는 어렵다.『물리치료 케이스파일』시리즈의 두 가지 목표는 개인 물리치료 임상 분야 내의 수많은 실제적 사례 연구들이 들어있는 자료를 제공함으로써, 물리치료를 가르치는 교육자가 직접 가상의 사례를 만들어낼 필요성은 최소화하고, 학생이 개별 환자의 관리에 근거를 적용할 수 있는 능력은 최대화시켜준다는 것이다.

『물리치료 케이스파일』시리즈의 각 편 내의 사례들은, 독자가 책을 순서대로 읽든지, 아니면 현재 관심사에 따라 필요한 부분만 임의로 선택해서 읽도록 구성되어 있다. 3부에 '사례 번호'와 '건강 상태(알파벳순)'에 따라 정리된 사례 목록이 있으며, 이를 통해 독자는 특정 분야에 대한 자신의 지식을 검토할 수 있다. 때로 다른 사례와 비교해서 어떤 사례에는 특정 건강 상태 혹은 임상시험에 대한 더 간단한 설명들도 포함될 수 있다. 이런 상황에서 독자는 더 자세한 설명이 있는 사례를 참고해야 할 것이다.

모든 사례는 WHO의 ICF 체계와 미국 물리치료협회의『물리치료사 지침서』에서 자주 등장하는 용어를 사용하고 있으며, 조직적이고 세심히 계획된 형식을 따른다. 중복과 각 사례의 분량을 줄이기 위해, 의도적으로 각 사례 내에 ICF 체계를 제시하지는 않았다. 그러나, 섹션 제목과 각 사례에 사용된 용어는 '평가, 목표 설정, 중재 과정' 그리고 '임상적 추론이 개인의 활동과 참여를 향상시키는 데 어떻게 활용될 수 있는지'에 대해 독자를 지도할 수 있는 방향으로 선택되었다.

각 사례의 첫 페이지는 환자와 만나서 일련의 개방형 질문들을 하는 것으로 시작된다. 사례 후에 제시되는 논의는 7개 섹션으로 구성되어 있다.

1 '**주요 정의**'에서는 독자의 사례 이해에 도움이 되도록 관련된 용어를 제공한다. '**목표**'에서는 교수 목표 혹은 최종 행동 목표들이 제시된다. 이 '목표'에는 독자가 사례를 읽고 난 후 증명해야만 하는 지식, 기술, 혹은 태도 등이 요약되어 있다. '**물리치료 시 고려사항**'은 사례에 제시된 환자의 물리치료 관리와 관련된 물리치료 관리 계획, 목표, 중재, 예방법, 잠재적 문제에 대해 간단히 제시된다.

2 '**건강 상태의 이해**'에는 의학적 진단에 대한 간단한 설명이 나온다. 이 섹션의 의도는 종합적으로 다루는 데 있지 않다. 독자의 배경 및 맥락 이해를 위해 해당 증상에 대한 병인, 발병학, 위험요인, 역학, 의학적 관리가 제시된다.

3 '**물리치료 환자/고객 관리**'는 환자 관리에서 물리치료사가 하는 역할이 요약되어 있다. 이 섹션은 물리치료사의 역할이, 어떻게 환자 관리에 관여된 다른 의료인들의 역할을 보완시켜 주거나 물리치료사가 다른 의료인에게 의뢰하는 일 등을 자세히 설명한다.

4 '**검사, 평가 및 진단**'은 독자에게 차트 리뷰에서 얻은 정보를 조직하고 해석하는 법, 환자 증상에 영향을 주는 약 부작용에 대한 인식, 주관적 평가와 신체검사를 구조화하는 방법을 알려준다. 환자에게 시행 가능한 평가 도구와 특별 검사들이 모두 제시되어 있지는 않다. 각 결과 측정치나 특별 검사에 대한 신뢰성, 타당성, 민감성, 특이성이 논의된다. 필요한 경우, 결과 측정치에 대한 임상적으로 유의미한 차이(minimum clinically important difference, MCID)가 제시되는데 그 이유는 이것이 임상의의 평가 결과가 환자의 기능이나 삶의 질 측면에서 가치 있다고 결론내리기

전, 중재에 반응하는 데 요구되는 최소한의 변화 수준을 결정하는 데 도움을 주기 때문이다.

5 '**치료 계획과 중재**'는 환자 상태에 대한 몇 가지 물리치료 중재들에 대해 설명한다. 이 섹션과 이전 섹션의 장점은 각 사례는 모든 결과 측정치, 실행 가능한 특별 검사, 치료 중재를 낱낱이 제시하지는 않는다는 것이다. 오히려, 몇 가지의 결과 측정치나 검사 기법 및 중재만이 선별되어 제시되어 있다. 이 부분은 물리치료사가 자신의 임상적 추론을 사용해서, 관리 중에 환자에게 적용 가능한 가장 적절한 검사와 중재를 직접 결정하는 현실적인 환자-치료사 상호작용과 최대한 유사하게 제시한 것이다. 선택된 각 중재의 경우, 동일 진단을 받은 이들에게 사용하도록 뒷받침하는 근거가 제시된다. 중복을 줄이고자 유산소 운동과 저항운동에 대한 표준 지침은 포함시키지 않았다. 그 대신에, 독자는 ACSM(미국스포츠의학회)(저자: Goodman and Fuller & Paz and West)이 출판한 지침을 참고해야 한다. 표준 지침에서 벗어난 특이 사례를 위해, 특정 지침들은 포함되어 있다.

6 '**근거 중심 임상적 추천**'에는 환자 상태에 대한 진단도구나 치료 중재에 대한 최소한의 세 가지 임상 권고들이 포함된다. 공저자의 개인적 임상 경험을 넘어서 각 권고의 질을 향상하려면 각 권고는 SORT(Strength of Recommendation Taxonomy, 추천 분류의 장점)를 사용해 등급이 매겨져야 한다.

개별 연구들의 질 그리고 근거에 기반한 권고의 수준을 평가하는 데 사용되는 100여 개 이상의 근거-등급 체계가 있다. SORT 체계는 여러 의학 저널(American Family Physician, Journal of the American Board of Family Practice, Journal of Family Practice, and Sports Health)에서 사용되고 있다.

SORT 체계는 두 가지 이유로 선택되었다: SORT은 간단하고, 등급은 환

자 중심적 결과들을 토대로 한다. SORT 시스템은 근거의 세 수준만 가지고 있다: A, B, C

A 등급 권고는 일관된 양질의 환자 지향적 근거에 기반한다(예: 체계적 문헌고찰, 양질의 연구들의 메타분석, 양질의 임의적 통제 실험, 양질의 진단적 코호트 연구).

B 등급 권고는 일관되지 않거나 제한적 질적 수준의 환자 지향적 근거에 기반한다(예: 체계적 문헌 검토, 질 낮은 연구나 일관되지 않은 결과를 가진 연구들의 메타분석).

C 등급 권고는 동의, 질병 중심의 근거, 일반적인 관행, 전문가의 의견 또는 사례 시리즈에 기반한다(예: 합의 지침, 중간 수준 혹은 생리적 결과만 사용한 질병 중심의 근거). 각 사례의 공저자는 각 권고나 결론에 대해 SORT 지침에 기반해 등급을 매겼다. 각 진술에 대한 등급이 검토되었고, 때로 편집자들이 고친 부분도 있다. 사례 내에서 각 임상 권고의 핵심 문구들은 굵은 글씨로 쓰여 있다. 이로서 독자는 인용된 근거가 어디에 있는지 쉽게 찾아볼 수 있다.

7 '**종합 질문과 정답**'에는 내용 이해를 강화하거나, 환자 사례에 대한 새롭지만 관련된 개념을 자세하게 설명하거나 소개하기 위한, 2~4개의 다지선다형 질문들이 들어 있다. 필요한 경우, 왜 대안들이 최선의 선택이 아닌지에 대한 자세한 설명도 제시된다.

나는 이런 현실적 사례 연구들이, 다양한 환경과 환자들에 대한 일상적 물리치료에 '근거'를 적용하는 것을 돕는 새 자료가 되기를 바란다. 근거기반 환급 지침들의 질과 효과 그리고 도입을 촉진하기 위해, 근거기반 의료가 지속적으로 요구되는 이 시점에서 근거기반 권고를 가진 사례들은 부가적 이익을 줄 것인데, 그 이유는 물리치료사는 의료서비스에 대한 환급율의 감소 위협에 직면하게 되어, 자신의 서비스를 지지할 근거를 증명해야만 하기 때문일 것이다.

나는 물리치료 교육자들, 물리치료를 배우는 저학년 학생들, 임상 물리치료사, 전문 임상에 대한 공인 자격증을 준비 중인 전문가들 모두 '학급 기반 지식'을 '근거기반 평가와 중재'에 적용하는 데 이 책이 도움이 되기를 바란다.

Erin E. Jobst, PT, PhD

차례

SECTION I

개요
Introduction

1990년대 중반 병원에서 일하기 시작했을 때, 물리치료사의 역할은 환자의 유형과 평가 및 중재의 범위 모두에서 다소 제한적이었다. 현재 급성기 물리치료는 진화 과정에 있으며 급성치료시설에서 물리치료사는 최고의 근거에 의해 개별화된 평가, 교육, 치료 운동 프로그램, 보조기구 훈련 및 자세유지 프로그램을 제공하기 위해 의료적으로 복잡한 환자를 이해해야 한다. 조기동원 효과는 삶의 질 향상, 기능, 비활동 합병증 예방, 중증환자의 입원기간 단축에 효과가 있다는 근거는 많다. 의학적으로 복잡한 환자를 이해하고 결과 측정과 중재를 적절하고 안전하게 적용하지 않는 경우, 급성치료시설은 "환자들을 일으켜 세워서 걷게" 하기 위한 기술자가 있는 시설일 수도 있다.

이 책에서는 급성기 치료시설에서 저명한 물리치료 연구원 및 마스터 치료사가 제공한 31개의 사례를 포함하고 있다. 사례에는 신경학, 정형외과, 심장, 폐, 감염, 염증, 외피, 종양 및 수술 후 상태를 포함한 다양한 진단이 포함된다(성인 사례 26명, 소아 사례 5명). 사례들은 급성치료물리치료사의 역할 확대를 강조한다. 예를 들어 Jeff Hartman은 요통을 호소하는 환자의 경우 여러 병원의 응급실에서 물리치료사를 어떻게 활용하는지 설명한다. Anne Galgon과 Heather Anderson은 선택적인 고관절 전치환술 후 환자의 현기증 원인을 구별하기 위한 임상의사결정 과정을 설명한다. Karen Mueller는 급성치료물리치료사가 호스피스 환자에 대한 평가 권장사항과 호스피스 시설에서 물리치료사의 역할을 지원하는 근거에 대해 설득력있게 설명한다.

이 사례들이 급성치료시설에서 일하는 물리치료사들에게 급성질환 환자들에게 최고의 근거기반 치료를 제공하게 하는 활력을 줄 수 있기를 희망한다. 또한 물리치료사들이 급성치료시설에서 환자의 물리치료 관리를 지원하는 근거기반을 확대 적용함에 따라, 물리치료에서의 전문적인 영역으로 급성기 물리치료에 대한 인식 변화가 뒤따를 수 있을 것이다.

SECTION II

31개 사례 시나리오

Thirty-One Case Scenarios

뇌혈관사고

Cerebrovascular Accident

Sharon L. Gorman

CASE 1

69세, 남성이 아침에 깨어난 후 실어증과 오른쪽 편마비로 인해 응급실에 왔다. 환자가 깨어난 후 30분 동안 이러한 징후가 지속되자 그의 아내는 즉시 응급의료서비스에 전화를 걸었고, 급성 뇌졸중 팀과 함께 응급실에 도착했다. 그의 아내는 환자가 전날 저녁에 이러한 증상 없이 밤 10시 30분경에 잠자리에 들었다고 말했다. 환자는 메트포르민(metformin)으로 관리되는 2형 당뇨병과 아테놀올(atenolol)로 조절되는 고혈압 병력을 가지고 있다. 응급실에 도착하자마자 시행한 컴퓨터단층촬영(CT) 검사 결과 출혈이 없는 왼쪽 중대뇌동맥(MCA) 허혈성 뇌졸중의 징후가 나타났다. 급성 뇌졸중 팀은 환자가 혈전용해 치료 대상자가 아니라고 판단하고 병원에 입원시켰다. 의사의 입원 의뢰서에는 물리 및 작업치료에 의한 평가, 치료와 비디오투시검사, 실어증 치료를 위한 언어 재활이 포함되었다. 입원 당일 오후 1시 30분경에 환자가 신경과학병동에 도착했다. 환자의 담당자가 물리치료사에게 연락하여 평가를 언제 수행할 것인지 물어보고 결정된 경우 급성 재활부서로 이동하도록 했다.

- ▶ 환자의 건강상태에 근거한 활동 제한과 장애의 원인이 되는 요인은 무엇으로 예상하는가?
- ▶ 검사의 우선순위는 무엇인가?
- ▶ 가장 적절한 물리치료 중재는 무엇인가?
- ▶ 물리치료 중재 시 어떤 주의사항이 있는가?
- ▶ 물리치료를 방해하는 합병증은 무엇인가?

주요 정의

- **실어증**(aphasia): 뇌의 언어 영역손상으로 인해 읽기, 쓰기, 말하기를 할 수 없는 상태
- **컴퓨터단층촬영**(computed tomography, CT): 방사선촬영과 컴퓨터를 이용한 진단 영상 절차로 신체 단면 이미지를 생성
- **연하장애**(dysphagia): 삼킴 문제
- **편측부전마비**(hemiparesis): 몸의 한쪽 근력의 약화나 불완전한 마비가 있는 경우
- **고혈압**(hypertension): 혈압의 증가, 140/90mmHg 혈압
- **허혈성 뇌졸중**(ischemic stroke): 색전 또는 혈전으로 인해 뇌혈류가 감소하여 뇌 신경세포가 기능하지 못하는 상태
- **아탈구**(subluxed shoulder): 뇌졸중으로 인한 근육 불균형 및 편마비로 인한 비정상적인 근긴장도로 인해 뇌졸중 후에 흔히 볼 수 있는 견관절의 불안정성. 관절면에 일부는 접촉된 상태
- **조직플라스미노겐활성화제**(tissue plasminogen activator, tPA): 심장마비나 뇌졸중을 일으키는 혈전을 분해하고 용해하는 혈전 용해제
- **2형 당뇨**: 인체에 인슐린 분비 기능이 일부 남아 있으나 여러 가지 원인으로 인해 혈당 수치가 지속해서 상승하는 질병
- **비디오투시검사**(videofluoroscopy, VF): 방사선 투과성 염료가 묻어 있는 다양한 농도(얇은 액체, 두꺼운 액체, 고체 등)의 음식을 삼키는 동안, 방사선을 실시간 조사하여 관찰하는 검사

목표

1. tPA(혈전용해요법) 사용에 대한 적응증을 설명한다.
2. 뇌졸중 후 고혈압을 관리하기 위한 의학적 목적을 확인한다.
3. 출혈성 변환과 증가한 두개내압과 일치하는 징후와 증상을 설명한다.
4. 뇌졸중 후 일반적인 합병증 관리를 포함하여 개별적인 적절한 초기 이동성을 처방한다.

물리치료 시 고려사항

허혈성 뇌졸중 환자를 관리하는데 고려할 점:

- **일반적 물리치료 계획/목표**: 활동과 참여를 증진시키고 손상된 쪽의 근긴장도를 정상화 또는 증가시킨다. 관절가동범위(ROM) 손실을 방지하거나 최소화한다. 유산소 기능의 용적을 강화시키고 삶의 질을 향상시킨다.
- **물리치료 중재**: 신경근 재교육, 기능적 훈련, 보행 준비 및 보행 훈련, 환자/가족 교육, 자세 및 관절가동범위 훈련, 전문팀과의 치료 조정 및 보조기구 처방, 환자가 요구하고 수용할 수 있는 재활 서비스의 적절한 제공(예: 전문간호, 초기 재활), 배우자 또는 가족이 가정에서 환자 안전, 환경 및 상황 문제를 도울 수 있는 능력을 교육시킨다.
- **물리치료 시 주의사항**: 활력징후 관찰, 의료진과 협의하여 통증 관리, 비정상적인 검사값, 편마비측의 점진적인 체중부하, 편마비측 관절 보호, 무감각한 피부 보호 등이 있다.
- **물리치료를 방해하는 요인**: 뇌졸중 발병 후의 심부정맥혈전증, 흡인성 폐렴, 요로감염과 같은 합병증, 출혈성 변환 후 초기 며칠 동안 뇌졸중의 확장, 편마비측 부종, 편마비측 어깨 아탈구 등이 있다.

건강 상태의 이해

뇌혈관질환(CVA) 또는 뇌손상이라고도 불리는 뇌졸중은 24시간 이상 지속되는 신경장애와 함께 혈관에서 기인한 급성 뇌질환이다. 미국에서는 매년 75만 명이 넘는 사람들에게서 발병한다. 뇌졸중은 미국에서 세 번째로 많이 발생하는 사망원인이며, 다른 질병보다 장기적인 중증 장애가 나타난다. 뇌졸중의 75%는 65세 이상이며 55세 이후에는 뇌졸중 위험이 두 배가 된다. 아프리카

표 1-1 • 뇌졸중의 위험인자	
변경 불가	노령 아프리카계 미국인 남성
변경 가능	고혈압 흡연 심장질환 당뇨 일과성허혈발작

계 미국인들은 미국의 다른 어떤 인종이나 인종 집단보다 뇌졸중 발생과 뇌졸중으로 인한 사망률이 더 높다. 변경 불가하거나 변경 가능한 위험 요소는 **표 1-1**에 나열되어 있다.

뇌졸중은 허혈이나 출혈과 같은 주요 원인에 따라 분류된다. 색전이나 혈전에 의해 유발되는 허혈성 뇌졸중은 모든 뇌졸중의 80~88%를 차지하고, 뇌내출혈이나 뇌지주막하출혈로 나타나는 출혈성 뇌졸중은 12~20%를 나타낸다. 뇌졸중 발병률은 1980년대 중반 이후 비교적 안정적이지만 사망률은 감소하여 뇌졸중 발병 이후 사망률이 감소하였다. 하지만 이러한 감소에도 불구하고 약 25%의 사람들이 뇌졸중 발생 후 1년 이내에 사망한다. 뇌졸중 이후 6개월 이상 생존한 사람은 편마비(48%), 보행장애(22%), 일상생활활동에 대한 완전 또는 부분 의존(24~53%), 실어증(12~18%), 우울증(32%) 등을 포함하여 상당한 병적 증세를 보인다.

신경조직은 허혈성 뇌졸중으로 인한 혈액 흐름의 손실과 그에 따른 저산소증에 의해 직접 손상된다. 직접 손상된 뇌조직 외에도 직접 영향을 받은 부위 근처에서 추가적인 2차 손상이 발생한다. 대뇌동맥 폐색 후에 혈전색전이 동맥의 말초 부분에서 형성되기 시작한다는 가설이 있다. 주변 신경은 별아교세포 부종에 의한 미세혈관 폐색으로 인해 저산소가 될 수 있다. 주변 회색질에

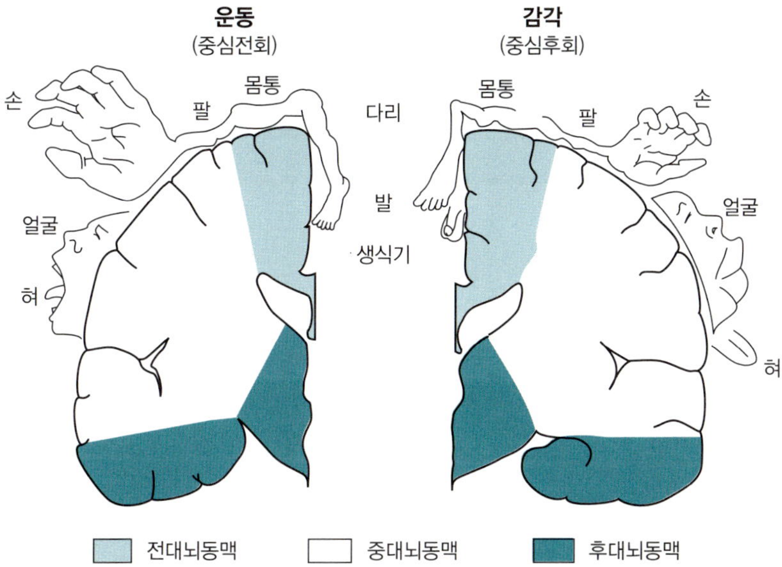

그림 1-1 일차운동 및 감각 피질의 동맥공급(관상면)

서의 섬유소 형성은 주변 폐색 및 2차 손상의 원인이 된다. 이러한 주변 신경조직의 관류 및 계단식 염증변화는 허혈성 반음영 부위(ischemic penumbra)라는 2차 신경손상을 일으킨다.

이 부위가 뇌졸중 직후에 정상화된 혈류를 가질 수 있다면 돌이킬 수 없는 추가적인 손상을 피할 수 있다. 허혈성 뇌졸중 후 뇌 전체의 대사 변화는 추가적인 뇌손상을 일으킬 수 있다. 저산소증 후 산소소비량과 흥분성 신경전달물질의 변화, 관류 압력의 변화는 직접적인 혈관 막힘의 조직손상 확장 기전으로 생각된다. 허혈성 뇌졸중 후 나타나는 결손은 뇌영역과 직접적으로 관련되어 있으므로 뇌순환에 대한 지식은 뇌졸중 후 환자에서 볼 수 있는 잠재적인 결손을 예상하는데 유용하다. **그림 1-1**은 운동 및 감각피질의 동맥 공급을 보여준다.

큰 중대뇌동맥의 경색으로 인한 이차적인 전체 또는 거의 전체에 가까운 폐색은 몸의 반대편에 편마비와 반감각소실이 나타난다. 표현성실어증과 수용성

실어증을 모두 포함하는 완전실어증은 관련 반구가 우성대뇌반구일 경우 존재할 수 있다. 더 먼 쪽에 위치한 경색과 함께 임상증상의 변화로는 얼굴과 팔의 더 큰 편마비와 반감각소실, 브로카실어증, 베르니케실어증과 공간인식불능증이 포함된다. 이 환자는 큰 경색이 있었으며 몸의 오른쪽에 거의 완전한 편마비와 반감각소실을 가진 상태로 응급실에 왔다. 또한 완전실어증을 앓고 있었다.

급성 허혈성 뇌졸중 치료를 위한 혈전용해요법은 미국을 비롯한 전 세계 여러 국가에서 승인을 받았다. 1995년 미국국립뇌졸중연구소(NINDS)는 뇌졸중 증상 3시간 이내에 tPA를 주입한 급성 허혈성 뇌졸중 치료에 상당한 이점이 있음을 보고했다. tPA를 투여한 환자들은 여러 연구에서 생존율을 높이고 기능적 상태에 대한 의존도를 낮추었다. 그러나 임상에서의 tPA 사용을 제한하는 의료 시스템에 대한 많은 논리적 도전이 있다. 급성 허혈성 뇌졸중 치료에서 tPA 사용에 문제점을 보완하기 위해 급성 뇌졸중 치료 시스템이 재설계되었다. 이러한 문제 대부분은 증상이 발병한 직후 응급실에 일찍 도착하는 것 같은 시간인자와 관련이 있으며, tPA 투여를 위한 '응급실도착-뇌경색약물투여(door-to-needle) 시간'은 60분 미만이고, 응급실에 도착해서 빠른 영상진단이 필요하다. 급성 허혈성 뇌졸중 후 tPA 투여를 위한 포함 및 제외 기준은 **표 1-2**에 설명되어 있다.

포함 및 제외 기준을 충족시키는 환자의 경우 권장사항은 뇌졸중 징후 및 증상의 발병 후 3시간 이내에 가능한 신속하게 tPA를 정맥내(IV) 투여하는 것이다. tPA의 효과는 발병 시간이 지남에 따라 급속하게 감소하기 때문에 의사는 병원에 오기 전 3~4.5시간 사이에 뇌졸중이 발병한 환자에게 정맥주사로 tPA를 사용하지 말 것을 권장한다. 그러나 권고사항은 그 사용에 대해 직접적으로 반대하지 않는다. 뇌졸중 발병 후 4.5시간이 지나면 사용을 불허한다. 스트렙토키나제(streptokinase)는 초기 사망률 증가와 뇌내출혈(ICH)을 보이는 임상시험 및 메타분석으로 인해 허혈성 뇌졸중의 혈전 용해제로 더 이상 권장되

표 1-2 • tPA의 관리를 위한 ACCP 근거기반 임상 적용 지침

포함기준	• 18세 이상 • 임상적으로 의미 있는 신경적 결손을 가진 뇌졸중의 진단 • 치료 전 180분 미만의 발병 시간을 명확히 정의 • 뇌내출혈의 증거가 없는 기준 CT 소견
제외기준	• 경미하거나 급격히 개선되는 증상 또는 징후 • CT 검사 상 뇌내출혈 소견 • 뇌졸중 발생 시 발작(seizure) • 3개월 이내에 뇌졸중 또는 심각한 머리 부상 • 2주 이내에 큰 수술 또는 심각한 외상 • 3주 이내에 위장관 출혈 또는 요로 출혈 • 수축기혈압 > 185mmHg • 확장기혈압 > 110mmHg • 혈압을 낮추기 위해 적극적인 치료가 필요한 경우 • 포도당 < 50mg/dL 또는 > 400mg/dL • 지주막하출혈 증상 • 1주 이내의 동맥천자 또는 요추천자 • 혈소판 수치 < 100,000/mm^3 • 상승된 aPTT와 관련된 48시간 이내에 헤파린(Heparin) 치료 • 심근경색 후 심장막염(pericarditis)을 암시하는 임상 소견 • 임신한 여성 • 경구용 항응고제(INR > 1.7)로 인한 항응고

약어: ACCP, 미국흉부의사협회; aPTT, 활성화 부분트롬보플라스틴시간; INR, 국제표준화비율

지 않는다. 동맥내(IA) tPA 투여는 신경학적 및 중재 전문지식을 갖춘 의료센터에서 중대뇌동맥 폐색 환자를 위한 특정 지침에 따라 권장된다. 여기에는 증상 발생 후 6시간 이내에 치료가 가능한 CT나 MRI 검사에 주요 초기 경색 징후가 없는 혈관조영술로 확인한 중대뇌동맥 폐색 환자가 포함된다. 출혈 문제는 tPA 투여 후 가장 흔한 합병증이다. 뇌내출혈 증상은 tPA를 투여한 환자의 6~7%에서 나타나는 가장 심각한 합병증으로, 포함 및 제외 기준을 충족시키지 못하는 환자의 경우 15.7%까지 증가한다. 급성 허혈성 뇌졸중 후 tPA 대

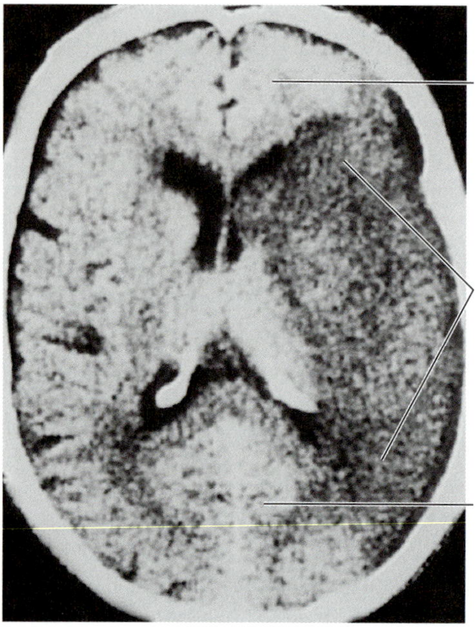

그림 1-2 중대뇌동맥 폐색에 의해 유발된 경색을 보여주는 머리의 수평 단면의 CT 사진

상자가 아닌 환자의 경우 아스피린을 금기하지 않는 한 사용할 수 있다. 이 환자는 tPA 치료의 시간 요건을 충족시키지 못했다. 뇌졸중이 시작된 이후의 시간 계산은 환자가 정상적으로 기능하는 것을 마지막으로 본 시간을 사용한다. 이 환자의 뇌졸중은 자는 동안 발생했기 때문에 아내가 침대에 누워있는 환자를 보았던 시간이 적용되었다. 이 환자는 CT 검사상 출혈이 없는 경색이 있었고, 초기 CT 검사에서 왼쪽 중대뇌동맥의 큰 경색을 보였지만, 증상이 시작된 후 6시간 이상 지난 뒤 응급실에 방문하여 tPA 투여 프로토콜에서 제외되었다. 왼쪽 중대뇌동맥에 경색을 보인 환자의 CT 스캔은 **그림 1-2**에 나와 있다. 그의 혈전용해 중재는 응급실에서 하루에 200mg 아스피린의 처방으로 시작되었다.

허혈성 뇌졸중을 치료하는 최근의 방법에는 혈전 회복을 위한 기계적 신경혈전절제술 장치 또는 혈전용해 속도를 높이는 방법이 포함된다. MERCI

Retriever System(Concentric Medical, Mountain View, CA)과 Penumbra System(Penumbra, Alameda, CA)은 FDA에서 승인한 혈전 제거장치로, 전통적인 tPA 투여가 부적당한 환자에게 선택될 수 있다. 기계적 신경혈전절제술 후 재소통 즉, 동맥폐색의 해소 비율은 43%에서 100%로 현저히 다르다. 가장 흔한 합병증은 불편한 증상(0~10%), 무증상 뇌내출혈(1~43%), 혈관 천공 또는 박리(0~7%)이다. 신경혈관절제술 장치의 위험인자는 노령, 뇌졸중의 이전 병력, 기준치보다 높은 뇌졸중 심각도 점수(stroke severity scores)를 포함한다. 현재 신경혈전절제술 장치는 사용하는데 필요한 비용 및 기술적 전문성으로 인해 사용이 제한적이다. 사용에 대한 보다 실질적인 권고사항을 공식화하기 전에 더 많은 임상 결과 데이터가 필요하다. 이 환자가 입원한 병원에는 MERCI Retriever System이 있었지만, 환자의 입원 뇌졸중 심각도 점수는 아주 낮았으며 급성 뇌졸중 팀은 신경혈전제거술에 적합한 후보자가 아니라고 생각했다.

출혈성 변환은 허혈성 뇌졸중 이후에 나타나는 합병증이다. 출혈성 변환으로 초기 허혈 손상 혈관으로의 재관류는 손상된 혈액뇌장벽을 통한 출혈을 초래할 수 있다. 출혈성경색(HI) 또는 덜 일반적인 실질경색(PH)인 두 가지 형태의 출혈성 변환이 발생할 수 있으며, CT 검사에서 확인할 수 있다. 출혈성경색은 뇌졸중 후 처음 48시간 이내에 그리고 주로 원래의 경색 영역에서 급성 색전 뇌졸중이 자연적으로 발생한다. 발병률은 해부연구에서 51~71%, 비응고 환자에 대한 CT 연구에서 26~43%, 심장색전 뇌졸중의 20%까지 다양하다. 대부분의 출혈성경색은 무증상이며, 안정적이거나 개선된 의학적 상태를 보이는 환자의 CT 검사에서 볼 수 있다. 실질경색은 출혈성경색보다 덜 흔하며 주로 항응고치료와 관련이 있다. 뇌졸중 비응고 환자에서 출혈성경색은 2~9%의 낮은 발병률을 나타낸다. 대부분의 출혈성경색이 임상 증상에 영향을 미치지 않지만, 실질경색은 종종 부종의 전개와 원래의 경색 영역을 넘어서는 손상의 확장으로 인해 임상적 악화와 관련이 있다. 출혈성 변환 기전에는 뇌졸중 직후의 혈압 상승과 치료되지 않은 고혈당증이 포함되지만, 출혈성 전환 발병에 대한 고혈압과 높아진 혈당에 대한 역할을 더 잘 이해하려면 더 많은 연구가 필요하다.

출혈성 변환 및 뇌부종의 위험 때문에 일반적으로 의료팀은 뇌졸중 이후 혈압을 관리하려고 노력해 왔다. 급성 뇌졸중 이후 환자의 혈압은 75~80%까지 자연적으로 증가하지만, 보통 처음 며칠 동안은 자연스럽게 감소한다. 급성 뇌졸중 후 기간에 혈압강하제를 일상적으로 사용하는 것이 사망률과 기능적 결과를 개선했는지 조사한 최근의 이중맹검법, 위약 대조시험(n=2029)은 유의한 효과가 없었으며, 뇌졸중 후 6개월 동안의 기능적 결과 악화에 대한 위험도 유의하지 않았다. 따라서 현재의 권고사항은 의사들이 일상적으로 급성 뇌졸중의 첫 주 내에 혈압강하제를 처방해서는 안 된다는 것이다.

뇌졸중 환자의 조기 이동성은 질병 사망률과 뇌졸중 이후 장애 및 가정간호가 필요한 환자의 수를 감소시키는 것으로 나타났다. 미국에서는 조기 이동성 프로그램과 임상경로가 국제적으로 모범 사례에 통합되었다. 이는 시설이 1차 뇌졸중 센터로서의 인증을 획득하는데 필요하다. 초조기 재활 시험(A Very Early Rehabilitation Trial, AVERT) 연구는 급성 뇌졸중(n=56) 이후의 조기 이동성 재활 프로그램의 안전, 결과 및 비용 효율성을 조사하기 위해 호주에서 대규모의 다중 응답자 무작위 시험으로 설계되었다. 연구 프로토콜은 광범위한 일반화가 가능하도록 설계되었으며, 포함 및 제외 기준과 중재의 기본 개요는 **표 1-3**에 나와 있다.

2008년 AVERT 임상시험의 안전 부분 결과가 발표되었는데 표준 치료와 조기 동원이 사망자 수를 증가시키지 않았으며 중재 후 낙상, 조기 신경하저 악화, 환자 피로 등에서도 유사한 결과를 나타냈다. 표준 치료를 받았는지 표준 치료와 조기 이동성을 받았는지에 상관없이 거의 모든 사망자는 중증 뇌졸중 환자였다. 2011년 AVERT 연구의 2단계는 표준 치료 및 조기 이동성 그룹(n=71)의 보행 결과에 대해 보고하였으며, 조기 이동성 프로그램 참여

표 1-3 • AVERT 무작위 비교 시험에서 사용된 프로토콜

포함기준	• 18세 이상, 증상 발생 후 24시간 이내에 입원한 환자 • 구두 명령에 반응(반드시 완전 명료하지는 않음) • 수축기혈압 120~220mmHg • 산소포화도가 > 92%(보충 유무에 관계없이) • 40~100bpm 사이의 심장박동수 • 체온 < 38.5℃
제외기준	• 발병 전 수정랭킨척도(modified Rankin Scale score) >3 • 뇌졸중 발병 1시간 이내 악화 또는 집중치료실 바로 입원 • 동시 발생의 진행성 신경장애 • 급성 관상동맥증후군 • 중증 심부전 • 다리골절이 확인되거나 의심되어 이동이 제한 • 완화치료 필요
중재	• 뇌졸중 병실의 일반적인 표준 치료를 받고 추가적으로: • 뇌졸중 첫 3일 이내 이동 시도 전 혈압, 심장박동수, 산소포화도 및 체온 관찰 • 환자가 하루에 적어도 두 번은 침대 밖에서(앉거나 서 있을 수 있도록) 바로 서 있을 수 있도록 도와주는 것에 중점 • 일주일에 6일 동안의 중재

가 보행으로의 빠른 복귀로 이어졌고, 좋은 기능적 결과와 관련이 있었다. 특히 Barthel Index 점수는 뇌졸중 후 3개월에서 높았으며, Rivermead Motor Assessment 점수는 뇌졸중 후 3개월과 12개월에서 모두 개선되어 조기 이동성 중재를 받은 사람들의 기능적 결과가 개선되었다. 이 환자는 적절한 환자를 위해 조기 이동성 프로토콜을 사용하여 1차 뇌졸중 센터 인증을 받은 병원에 입원했다.

물리치료 환자/고객 관리

급성 뇌졸중 직후 평가와 중재에는 환자 지구력(급성 재활 권고사항에 대한 주요 고려사항), 피부 파괴, 편마비 측 사지 부종, 어깨 아탈구 및 관절가동범위의 손실 및 나쁜 자세 또는 반대 방향 밀기 운동패턴 및 부적절한 정적 자세 최소화가 포함되어야 한다. 근긴장도를 정상화하고 신체 인식을 향상하는 기술은 과제 지향적인 접근법을 사용하여 활동 수준의 움직임을 회복하면서 익숙한 운동패턴을 강화하기 위한 기능적 이동성 과제를 통해 보강한다. 뇌졸중 직후 단계의 주요 초점은 환자에게 가장 적절한 부서와 지속적인 재활 요구를 결정하는 것이다. 뇌졸중의 확장, 출혈성 변환 또는 변경된 두개내압과 같은 심각한 합병증에 대한 지속적인 모니터링은 이러한 징후와 증상이 치료시간 중에 가장 쉽게 인식될 수 있다. 증가한 두개내압의 징후에는 의식 변화, 두통, 발작, 빛에 대한 같은 쪽 동공반응의 부진, 흐릿한 시야 또는 이중 시야, 혈압 증가 및 서맥, 반대쪽 마비, 비정상적인 자세, 구토 등이 있다.

검사, 평가 및 진단

이 환자를 보기 전에 특히 뇌졸중 후 혈압 변수 및 기타 재활 서비스 의뢰(예: 작업치료, 언어재활)와 같은 의사의 처방에 주의를 기울여 전체 차트 검토를 완료해야 한다. 뇌졸중의 유형과 위치가 중요한 기능적 예후 정보를 제공할 수 있으므로 영상진단 기록을 검토할 필요가 있다. 응급의료서비스 또는 응급실 기록을 검토하여 환자의 초기 증상, 병력 및 증상이 발생한 이후의 시간을 명확히 파악해야 한다. 사회복지 또는 사례관리기록(환자 입원 초기에 이용할 수 있는 경우)은 퇴원 계획에 영향을 미칠 수 있는 제3자 지급인(보험회사, 정부, 고용주 등) 문제뿐만 아니라 가정 환경과 상황에 대한 귀중한 통찰력을 제공할 수 있다. 이러한 요인들이 물리치료의 시작 시기와 강도를 결정하는데 도움이 될 수 있으므로 의료적 또는 외과적 중재와 주어진 시간과 시작 시간의 검토가 중요하다.

이 환자가 입원한 시설은 1차 뇌졸중 센터로 인증되어 있으며, 물리치료, 작업치료, 언어재활에 대한 입원 시 작성된 의뢰서에서 알 수 있듯이 재활의 시작을 위한 조기 이동성 프로토콜을 사용한다. 그러나 환자의 입원, 의학적 치료, 뇌졸중의 심각성에 대한 고려는 치료가 안전하게 시작될 수 있는 시기에 대한 치료사의 결정에 영향을 미친다. 재활을 시작할 시기에 대한 모든 결정은 위험과 피해를 줄이고 조기 이동 기회를 최대화하는 것을 목표로 한다. 출혈성 뇌졸중 환자는 신경외과 시술, 뇌혈관 경련(cerebral vasospasm) 프로토콜, 증가한 치우침(shifts) 또는 뇌부종을 감지하기 위한 연속적인 뇌영상검사, 평균동맥압, 두개내압 및 뇌관류압력 모니터링을 고려하여 관리된다. 이 환자와 같이 허혈성 뇌졸중이 있는 환자의 경우 투여 경로[정맥내(IV) 대 동맥내(IA)]를 포함한 tPA의 투여와 기계적 신경혈전절제술(neurothrombectomy)의 수행은 물리치료 시작 전에 고려해야 할 추가 요소이다. 급성 허혈성 뇌졸중 환자의 조기 이동성에 대한 고려사항과 현재 근거 중심 권고사항은 **표 1-4**에 요약되어 있다.

이 환자는 tPA나 기계적 신경혈전절제술을 받지 못했다. 그의 CT 검사에서 출혈은 음성이었기 때문에 생리적 내성(physiologic tolerance) 및 급성 뇌졸중 합병증과 관련된 징후 및 증상 진행에 대한 지속적인 모니터링을 바탕으로 조기 이동을 시작할 수 있었다. 이 환자의 경우 물리치료사와 언어병리학자는 환자가 신경과학병동에 도착한 직후 물리치료사가 검사하는데 동의하였는데, 이는 환자의 이동성 수준, 곧게선자세(upright positioning)의 내성, 기본 명령 수행 능력에 대한 정보가 처방된 비디오투시검사에 참여할 수 있는 환자의 능력을 결정하는데 도움이 될 수 있기 때문이다.

검사 중에 치료사는 환자에게 연결된 모니터, 라인 또는 튜브를 고려해야 한

표 1-4 • 급성 허혈성 뇌졸중 이후 조기 이동성의 고려사항

의학적 중재	잠재적 우려와 합병증	권고사항
기계적 신경혈전절제술 없이 tPA 정맥주사	tPA 투여 후 출혈 및 출혈 위험 증가	출혈을 확인하기 위해 24시간을 기다림 새로운 후향성 데이터는 24시간 이내에 동원이 시작되는 최소의 부작용을 나타낼 수 있음
tPA 동맥주사 및/또는 기계적 신경혈전절제술	환자 상태 및 유도초(sheath) 유형에 따라 대퇴 유도초(femoral sheath) 장착 시 이동 제한	대퇴 유도초 장착 시 동원하지 말거나 허용된 범위 내에서 동원
tPA 또는 기계적 신경혈전절제술 없음	출혈의 표준 위험	24시간 이내 동원

다. 대부분의 모니터, 라인 및 튜브에서 동원을 할 수 있지만, 이동에 대한 특정 주의사항 또는 금기증이 지시될 수 있다. 치료사의 숙련도와 다른 의료진의 추가적인 도움을 받으면 라인이 빠지는 것과 같은 부작용을 예방할 수 있다. 급성 뇌졸중 환자의 공통적 라인에는 영양을 위한 비위관(NG), 액체 및 약물 전달을 위한 정맥내(IV) 라인, 배뇨를 위한 폴리카테터(foley catheter) 및 두개내압의 변화를 추적하기 위한 모니터가 포함될 수 있다. 초기 검사 시 이 환자는 정맥내 라인과 폴리카테터만 가지고 있었으며, 이후 영양을 위해 비위관을 배치했다.

뇌졸중 발병 후 환자에게 몇 가지 신뢰할 수 있고 유효한 결과 척도가 있다. 오핑턴 예후 척도(Orpington Prognostic Scale) 및 기능적 팔뻗기(Functional Reach)를 사용하여 시간 경과에 따른 진행 상황을 기록할 수 있다. 또한 뇌졸중 자세평가척도(Postural Assessment Scale)를 사용하여 균형의 결손을 측정할 수 있다. 일어서서 걷기(Timed Up and Go, TUG) 검사와 10미터 걷기(10 Meter Walk) 검사를 사용하여 뇌졸중 이후 일반적인 보행 결손을 측정할

표 1-5 • 표준 결과 척도를 사용하지 않은 상위 6가지 이유		
이유	*n*	%
1. 환자 또는 고객에게 완료하는데 매우 많은 시간이 소요됨	102	43.0
2. 분석, 계산, 점수화에 매우 많은 시간이 소요됨	71	30.0
3. 환자 또는 고객이 독립적으로 완료하기 어려움	69	29.1
4. 보유하고 있지 않은 시스템 요구(예: 기술, 직원)	64	27.0
5. 퇴원 시 완료되지 않는 경우가 많으므로 치료에 대한 환자 또는 고객의 반응을 확인하는데 유용하지 않음	58	24.5
6. 내가 관리하는 환자 또는 고객의 유형과 관련된 항목 또는 질문을 포함하지 않음	57	24.1

수 있다. 미국물리치료협회의 신경학 분과는 권장되는 표준 결과 척도를 나열한 웹사이트인 StrokEDGE를 개발했다. 또한 뇌졸중 후 환자의 급성치료시설에 유용한 특정 척도를 증명했다. 초기 검사 시 표준 결과 척도의 적절한 사용은 급성치료 물리치료사들에 실제 변화를 나타낼 수 있다. Jette 등(2009)의 연구에 의하면 급성치료 물리치료사의 16.9%만이 표준 결과 척도를 일상적으로 사용하는 것으로 나타났다. 물리치료사들이 일상적으로 표준 결과 척도를 사용하지 않은 상위 6가지 이유는 **표 1-5**에 나와 있다.

대부분의 병원 환경에서 사용할 수 있는 기술의 변화, 특히 통합전자차트는 급성치료시설에서 표준 결과 척도를 사용하는데 장애를 줄일 수 있으며, 스마트폰과 태블릿에서 사용할 수 있는 표준화된 결과 척도를 통합하는 의료 애플리케이션에서는 계산과 분석 시간이 단축될 수 있다. 급성치료 물리치료사가 치료에 대한 환자의 반응에 대해 유용한 정보를 즉시 얻지 못하더라도 이러한 기준 데이터는 특히 더 긴 재활 과정을 필요로 하는 환자의 장기간 진행 상황을 보여주는데 도움이 될 수 있다. 그런 다음 치료 전반에 걸친 비교를 통해 예후와 치료 중재에 대한 환자 반응 평가 및 퇴원 결정을 지원할 수 있다. 이 환자의 병원에서 모든 뇌졸중 환자는 퇴원 전에 오핑턴 예후 척도를 시행하고, 물리치료사는 다른 적절한 표준 결과 척도를 포함할지 선택할 수 있다. 이 환자는 입원 4일째에 오핑턴 예측 척도 5점을 받았으며, 이는 중등도에서 중증의 뇌졸중을 나타낸다. 규모가 큰 뇌졸중, 심한 편측부전마비(hemiparesis), 기능적인 이동성 저하로 인해 치료사는 추가 척도를 선택할 때 바닥효과(floor effects)를 고려해야 했다. 기능적앉기검사(Function in Sitting Test, FIST)는 뇌졸중 후 앉기 기능장애를 측정하는데 신뢰할 수 있는 것으로 확인되었다. 기능적앉기검사의 총점은 56점이며 환자는 32점을 받았다. 검사 결과는 입원기간 동안 환자를 위한 적절한 중재를 선택하는데 도움이 되었다.

비정상적인 근긴장도의 증가는 뇌졸중 이후 환자에게서 흔히 나타나는 장애이다. 근긴장도 변화는 급성 뇌졸중 후 관찰되며, 많은 환자가 처음에는 근긴장 저하나 이완성을 보이다가 근긴장항진이나 경직(spasticity)으로 변화한다. 비정상적인 근긴장도에 대한 정확한 평가는 뇌졸중 발생 후 초기 변화를 측정하는 중요한 척도가 될 수 있다. 수정된 애쉬워스 척도(Modified Ashworth Scale, MAS) 같이 유효하고 신뢰할 수 있는 척도는 치료 전반에 걸쳐 경직을 기록할 수 있으며, 물리치료사와 기타 재활팀원 모두가 쉽게 이해할 수 있다. 투약, 신경차단 또는 기타 의료시술이 시행되거나 근긴장도 증가를 관리해야 하는 경우에 수정된 애쉬워스 척도를 사용한 긴장도 평가가 의료 중재의 상대적 가치를 결정하는데 도움이 될 수 있다. 이 환자의 초기 검사에서 오른쪽 팔의 이완성과 오른쪽 다리의 고관절굴곡근, 슬관절굴곡근, 발바닥굴곡근의 수정된 애쉬워스 척도는 2점으로 평가되었다. 환자의 근긴장도를 정상화하기 위한 자세유지(positioning)와 중재가 적용될 수 있다.

치료 계획과 중재

특정 개별 목표는 초기 검사 후에 설정되며 일반적인 급성 뇌졸중 후 합병증 및 퇴원 권고에 대한 고려사항을 반영해야 한다. 초기 검사의 특정 결과 외에도, 물리치료 중재에는 감각 또는 주의력이 떨어지는 부위의 피부 보호와 관련된 환자와 가족 교육 및 훈련, 손상 쪽의 관절가동범위 손실 예방을 위한 치료적 운동, 관절 보호 기법과 전략, 이러한 영역을 향상시키기 위한 자세유지 프로그램 등이 포함되어야 한다. 관절 및 피부 보호와 관련된 목표는 간호와 같은 다른 의료 제공자와 통합되어야 하며, 해당하는 경우 가족의 도움이 필요할 수 있다. 가능한 한 빨리 침상 이동 훈련, 이동 훈련, 보행훈련과 같은 활동을 증가시키기 위한 중재가 시작되어야 한다. 과제별 활동을 통합하고 운동 학습 원리를 사용하는 신경근 재교육은 장애 및 활동 제한을 해결하는데 사용할 수 있다. 이러한 활동의 강도와 기간은 환자의 생리적 반응, 증가한 활동의 생리적 내성에 영향을 미치는 검사값 및 환자의 주관적 반응에 근거해야 한다.

허혈성 뇌졸중 이후 급성기에 종종 환자들에게 고혈압이 나타난다. 이 고혈압은 치료 없이 다음 24시간 동안 감소하며, 뇌졸중 이후 최대 7일 동안 계속 감소할 수 있다. 뇌졸중 발생 후 허혈성 반음영 영역(penumbra region)의 적절한 뇌관류를 위해 미국심장협회와 미국뇌졸중협회의 지침은 수축기혈압 220mmHg 또는 이완기혈압 120mmHg을 벗어나지 않는 한, 동맥성 고혈압을 치료하지 않을 것을 권고한다. tPA 투여로 인한 출혈의 위험 때문에 혈전용해제치료를 받는 환자의 초기 고혈압 관리에 대한 지침은 더욱 보수적이다. 수축기혈압 180mmHg 초과, 이완기혈압 120mmHg 이상일 경우 고혈압을 치료한다. 물리치료사는 환자의 증상과 의료적 관리에 익숙해야 하는데, 환자 동원 및 운동 중에 고려되어야 하기 때문이다. 혈전용해치료를 받지 않은 환자는 수축기혈압 220mmHg 및 이완기혈압 120mmHg 이하로 유지되도록 치료 전·중·후에 관찰해야 한다. 이를 통해 적절한 뇌관류압을 보장하고 출혈 위험을 줄일 수 있다. 그리고 두개내압이 증가함에 따라 출혈성 변환과 뇌부종 발병의 징후가 있는지 관찰해야 한다.

뇌졸중 환자에게 또 다른 흔한 합병증은 편마비성 어깨통증 증후군이다. 이러한 통증은 뇌졸중 후 운동에 방해가 될 수 있으며, 치료 시작 지연, 치료 중 운동내성 저하, 운동 회복 감소와 관련이 있다. 모든 뇌졸중 환자의 5~84%에서 편마비성 어깨통증 증후군이 나타난다. 증상은 뇌졸중 발생 후 첫 주에 발생할 수 있으며, 한 연구(n=46)에서 참가자의 1/3 이상이 뇌졸중 직후에 어깨통증이 있었다. 위험 요소에는 견관절 아탈구(subluxation), 편측무시(hemineglect), 경직(spasticity), 이완, 어깨 병리가 포함된다. 뇌졸중 후 급성기 환자는 일반적으로 저긴장성 또는 이완성(flaccidity)이 있어 상완이두근 및 회전근개(rotator cuff) 근육에서 비정상적으로 낮은 근긴장도로 인해 아탈구가 발생할 위험이 있다. 치료 계획은 아탈구 발생 위험 및 편마비 어깨통증 증후군의 조기 인식뿐만 아니라 통증 예방을 위한 조기 중재를 모두 포함해야 한다. 견갑골(scapula)의 적절한 정렬은 편안함을 크게 향상하고 어깨 아탈구의 위험을 줄일 수 있다. 견갑골 운동은 허용되는 한 일찍 시작해야 하며, 가능한 한 빨리 전거근(serratus anterior)과 같은 지지 근육을 강화해야 한다. 운동범위는 통증이 없는 범위에서 일어나야 하며, 견관절 이동성과 관련하여 적절한 견갑골 이동성을 보장하고, 견관절 외회전과 최적의 정렬을 강조해야 한다. 치료사가 촉진 또는 치료를 제공하거나 상완골두를 최적 상태로 유지하기 위해 슬링 또는 보조기가 필요할 수 있다. 급성기 추가 중재로 상완이두근 장두와 극상근(supraspintus)에 대한 기능적 전기자극을 포함할 수 있다.

이 환자는 오른쪽 팔의 이완성마비로 인해 편마비성 어깨통증 증후군이 발생할 위험이 있다. 그의 자세유지 프로그램은 양쪽 견갑골과 견관절 관절가동범위의 유지, 구축 및 부종 발생 방지, 통증 및 아탈구를 피하기 위한 견관절의 지지 등을 모두 포함해서 진행되었다. **그림 1-3**과 **1-4**는 각각 바로 누운 자세와 앉은 자세에서 환자를 위한 자세유지 전략을 보여준다. 모든 의료 제공자

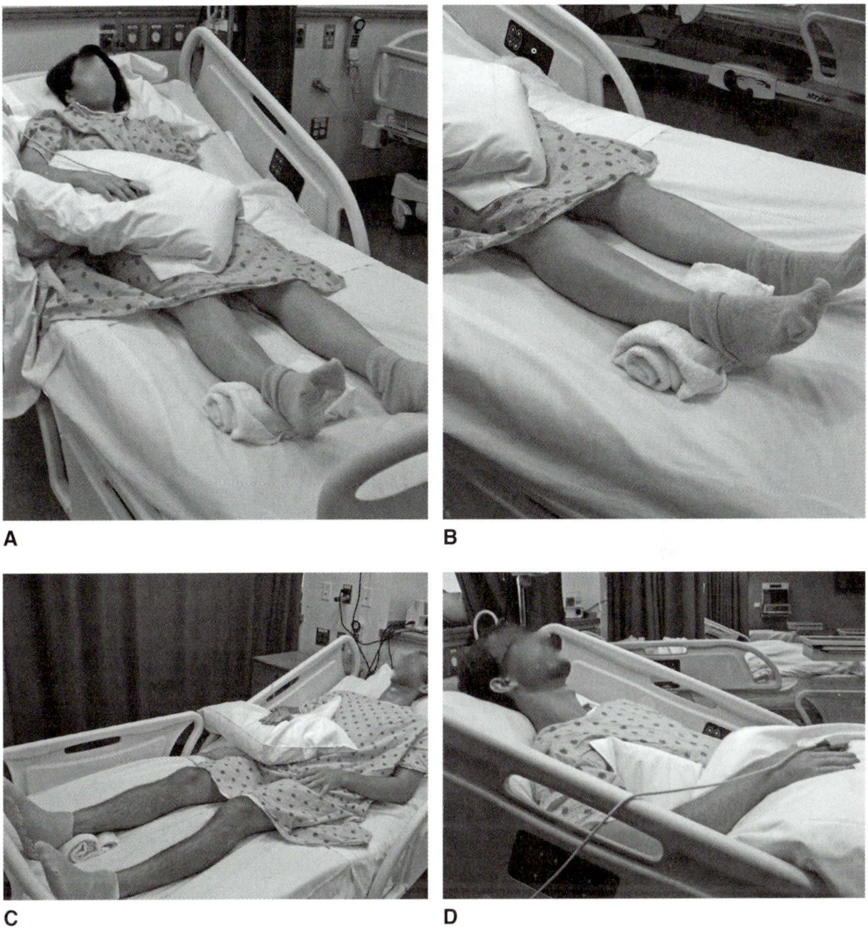

그림 1-3 오른쪽 편마비 환자의 침대 자세유지의 예. A와 C 오른쪽 편마비 환자의 몸 전체 자세유지. B 수건을 말아 발뒤꿈치를 뜨게 한 자세. D 오른쪽 팔 지지와 올림을 위한 베개 배치.

와 환자의 가족 및 간병인은 자세유지 프로그램의 효과와 순응도를 높이기 위해 교육받았다. 급성기의 회복기 동안 오른쪽 어깨의 아탈구와 통증을 예방하기 위해 앉거나 서 있는 것과 반중력자세에서 오른쪽 팔의 무게를 지지하여 견관절을 유지하는데 세심한 주의를 기울여야 한다. 그의 급성재활팀은 오른팔을 지지하기 위해 정확한 자세를 취하고, 아내에게 적절한 자세와 관절가동범

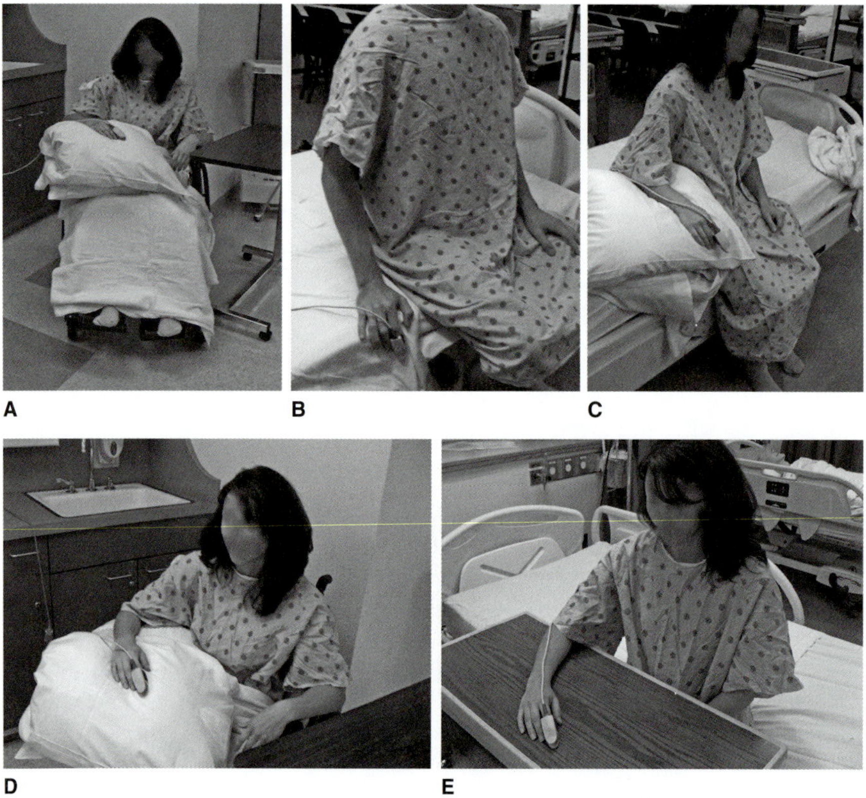

그림 1-4 오른쪽 편마비 환자의 앉은 자세에서 팔 지지의 다양한 예. A 휠체어에서 자세유지. B 침대 가장자리에 능동적인 지지. C 침대 가장자리에서 견관절을 지지하기 위한 베개. D 휠체어에서 팔 지지를 위한 자세유지 클로즈업. E 침대 가장자리에서 견관절을 지지하기 위한 침대 옆 테이블.

위 운동을 교육했으며, 모든 치료 시간 동안 오른쪽 팔에 적극적인 체중지지를 를 포함시켰다. 오른쪽 어깨통증에 대한 환자의 자기 보고(self-report)와 통증 및 아탈구 발생에 대한 주기적인 재검사를 통해 환자를 관찰함으로써 급성 입원 기간 동안 오른쪽 팔 통증이나 아탈구 문제가 발생하지 않았다.

뇌졸중 후 처음 몇 개월 동안 거의 25~33%의 환자들에게 하부 호흡기 감염이 발생한다. 뇌졸중 후 폐렴은 기관내삽관 및 인공호흡의 필요성, 질병과 사망률 증가, 병원 체류 기간 대폭 연장, 관리 비용 증가와 관련이 있다. 뇌졸중 후 폐렴의 발생은 기관내삽관 및 인공호흡기기의 필요성, 증가한 이환율 및 사망률, 상당히 긴 입원 기간 및 더 높은 치료 비용과 관련이 있다. 뇌졸중 후 폐렴의 위험을 증가시키는 중재에는 기관절개술, 영양관, 프로톤펌프억제제(proton pump inhibitors) 또는 위식도역류병 치료를 위한 H2 차단제 사용 및 연하장애가 포함된다. 뇌졸중 후 연하장애는 입원기간 7일 이상 증가와 관련이 있으며, 나쁜 예후 지표로 간주한다. 연하장애의 비디오투시검사(video fluoroscopy studies)가 포함되고, 적절한 중재와 식이요법을 시작하여 불필요한 흡인을 예방한다. 물리치료사는 비디오투시검사 후에 언어병리학의 영양 권고사항에 유의해야 한다. 치료 중재 중 최적의 자세는 삼키는 방법을 더 효과적으로 만들어낼 수 있으므로 최적의 자세를 강조하는 것은 연하장애가 있는 환자들에게 도움이 될 수 있다. 비위관을 통한 공급은 적절한 영양을 보장하고, 흡인 위험을 줄이기 위해 뇌졸중 후 급성 단계에서 일반적으로 사용된다. 연하장애 환자들을 보는 치료사들은 비위관 배치와 관계없이 환자에게 흡인성 폐렴의 징후와 증상을 관찰해야 한다. 징후와 증상으로는 호흡수 상승, 심박동수 상승, 보조근 사용, 가슴막통증(pleuritic chest pain), 점도가 높은 점액, 산소포화도 감소 등이 있다. 이러한 징후와 증상은 흡인성 폐렴의 잠재적 발달을 조사하고 가능한 빨리 치료를 받을 수 있도록 의료진에게 즉시 알려야 한다. 이 환자의 경우 비디오투시검사 상 얇고 두꺼운 액체 흡인 위험이 큰 것으로 나타나 비위관을 배치하고 영양을 시작하였다. 물리치료 주의사항에는 물리치료 재개 전 정확한 비위관 배치를 방사선을 통해 확인하고, 중재 시간 동안 분리 또는 이동되지 않도록 비위관을 보호하는 것이다. 또한 치료사는 환자의 앉아 있는 균형 능력을 최대화하기 위한 중재를 포함했고, 발성/언어병리학자와 함께 환자의 연하장애과 흡인성 폐렴의 발병 위험을 해결하기 위해 삼킬 때 좋은 위치를 확보하기 위해 노력했다.

치료사는 환자의 앉은 균형 능력을 극대화하기 위한 중재를 포함시켰으며, 연하장애 및 호흡기 폐렴 발병 위험을 추가로 해결하기 위한 연하 작업 시 자세유지를 위해 언어병리학자와 협력했다.

근거 중심 임상적 추천

SORT: 추천 분류의 장점

A 일관된, 양질의 환자 지향적 근거

B 일관되지 않거나 제한된 질적 수준의 환자 지향적 근거

C 동의, 질병 중심의 근거, 일반적인 관행, 전문가의 의견 또는 사례 시리즈

1. 뇌졸중 직후 의료진이 규정한 고혈압을 유지하면 환자의 결과가 개선된다. **B 등급**
2. 적절하게 선택된 조기 이동성은 안전하고 전반적인 예후에 도움이 된다. **A 등급**
3. 자세유지, 견갑골 운동, 팔의 점진적 체중부하 및 기능적 전기자극을 포함한 물리치료 중재는 어깨통증을 줄이고 뇌졸중 환자의 견관절을 아탈구로부터 보호한다. **B 등급**

종합 질문

1.1 다음 중 두개내압 증가의 후기에 나타나는 변화를 가장 잘 나타내는 증상은?

A. 두통

B. 구토

C. 기면(lethargy)

D. 느린 눈동자 반응

1.2 안정적인 활력징후를 가진 환자에서 뇌졸중 후 조기 이동성을 시작하기 가장 적합한 시나리오는 다음 중 어느 것인가?

A. 8시간 전에 tPA를 투여한 환자

B. 응급실에서 두부 CT 검사에 양성 출혈이 있는 환자

C. 뇌졸중 발생 후 첫 24시간 동안 비침범측에 초점을 맞춘 고강도 운동

D. 뇌졸중 발생 20시간 후 tPA 투여 대상이 아닌 CT 검사에서 음성인 환자

정답

1.1 **B.** 구토는 두개내압 증가의 후기 단계에서만 나타난다. 두통은 초기 및 후기 단계에서 볼 수 있으며, 다른 징후와 증상을 고려하지 않고 초기 단계와 후기 단계를 구분하는 데 사용할 수 없다(A). 두개내압 증가의 초기 단계에서 기면 및 빛에 대한 느린 동공 반응이 모두 보인다(C, D).

1.2 **D.** 이 환자는 출혈성 뇌졸중이 없으며, tPA를 투여받지 못했기 때문에 출혈의 위험이 없고, 뇌졸중이 발병한 이후 20시간이 지났다. 환자는 물리치료 검사를 시작하기에 안정적이다. tPA 투여 후 활동 및 특정 물리치료 시작 시기에 대한 근거는 많지 않지만 많은 시설과 신경과팀은 뇌내출혈의 발생과 같은 부작용을 관찰하기 위해 tPA 투여 후 최대 24시간 동안 물리치료의 개시를 유보한다(A). 환자는 뇌내출혈에 대한 평가가 필요하다. 환자가 안정되고 신경외과 의사가 외과적 중재 여부를 결정할 때까지 물리치료사는 초기 검사를 시작해서는 안 된다(B). 매우 이른 시간의 고강도 운동은 뇌 회복에 방해가 된다(C).

호흡부전

Respiratory Failure

Scott M. Arnold

CASE 2

1주일 전, 64세 여성이 활동성 호흡장애(dyspnea on exertion, DOE)의 지속적인 악화와 마른 기침(nonproductive cough)으로 인한 호흡곤란으로 병원 응급실을 통해 중환자실(ICU)에 입원했다. 그녀는 2년 전 특발성 폐섬유증(idiopathic pulmonary fibrosis, IPF)으로 오른쪽 폐이식을 받았다. 이식 이후 반복적인 호흡기 감염과 급성 이식편거부반응(graft rejection)으로 인해 여러 번 입원을 하였다. 지난 한 달 동안 코를 통해 공급되는 가정용 산소 공급장치를 2LPM(liter per minute)에서 3LPM으로 증가시켰다. 중환자실 입원 후 활력징후는 심박수 90/m, 혈압 120/81mmHg(평균동맥압 94mmHg), 체온 38°C(101°F), 3LPM에서 휴식 시 산소포화도(SpO_2) 87%, 주목할만한 통증 없이 분당 호흡수 33회이다. 가슴 방사선촬영 결과 우상엽에서 침윤물이 확인되었으며, 환자는 비재호흡마스크(non-rebreather mask)로 산소 10LPM을 주었고, 광범위 항생제를 사용하였다. 잠재적 심장질환은 없으며 중요한 합병증은 식도열공탈장(hiatal hernia)과 오메프라졸(omeprazole)을 복용하는 위식도역류질환(gastroesophageal reflux disease, GERD)이 있다. 다른 관련 약물로는 타크로리무스(tacrolimus)를 포함한 미코페놀레이트 모페틸(mycophenolate mofetil), 프리드니손(prednisone) 그리고 알렌드로네이트(alrendronate)가 있다. 입원 이후 호흡기 상태는 폐쇄성 세기관지염 증후군(bronchiolitis obliterans syndrome, BOS)을 확인한 뒤 계속 악화되고 있다. 동맥혈가스는 저산소증(hypoxia)의 악화로 인한 과탄산혈증(hypercapnia) 증가의 징후를 보여준다. 환자는 2일 전 기관내삽관을 시행하였고 흡입산소농도(fraction of inspired oxygen, FiO_2) 0.4, 호기종말양압(positive end-expiratory pressure, PEEP) 5cm/H_2O로 기계적 인공호흡 지원이 필요하다. 중환자치료팀은 환자의 상태가 앞으로도 며칠 동안 변하지 않거나 악화될 경우 기관절개술을 시행해야 할지에 대한 가능성을 논의하고 있다. 오늘 물리치료상담을 위한 의사의 의뢰가 있었으며, 현재 환자는 성인인 딸과 함께 지내고 있다.

- ▶ 환자의 건강상태에 따른 활동 제한의 원인이 무엇이라고 예상하는가?
- ▶ 적절한 물리치료 검사방법은 무엇인가?
- ▶ 가장 적절한 물리치료 중재는 무엇인가?
- ▶ 물리치료 검사와 중재 시 어떤 주의사항을 취해야 하는가?
- ▶ 물리치료를 방해하는 합병증은 무엇인가?
- ▶ 이 환자의 상황별 요소가 관리에 어떤 영향을 미치거나 변화를 주는가?

주요 정의

- **폐쇄성 세기관지염 증후군**(bronchiolitis obliterans syndrome, BOS): 만성 폐이식 거부반응에 대한 임상 진단
- **기관내관**(endotracheal tube): 기계적 인공호흡기를 통한 호흡기 유지관리를 쉽게 하기 위해 환자의 기관지에 경구 삽입된 플라스틱 튜브로 만들어진 인공 기도
- **특발성 폐섬유증**(Idiopathic pulmonary fibrosis): 진행성이며 폐포 흉터, 폐순응도 감소 및 호흡 능력 감소를 특징으로 생명을 위협하는 폐질환
- **면역억제**(immunosuppression): 질병이나 감염에 대항하는 신체기능의 비활성화 또는 감소, 이식된 장기의 거부반응을 줄이기 위해 이식 환자에게 약물로 인공적으로 달성
- **폐이식**(lung transplantation): 병든 폐 하나 또는 양쪽을 사망한 공여자의 폐로 대체하는 외과적 수술
- **기계적 인공호흡**(mechanical ventilation): 자동장치에 의한 적절한 호흡가스교환의 외부 지원

목표

1. 호흡부전이 있는 인공호흡기 의존 환자에 대한 치료 계획을 설명한다.
2. 폐이식 후 처방된 약물의 적응증을 이해한다.
3. 물리치료 검사나 중재에 영향을 미칠 수 있는 잠재적 약물유해반응(adverse drug reactions, ADRs)을 확인하고 가능한 치료법을 설명한다.
4. 산소 부족으로 인한 증상 및 징후를 확인한다.
5. 장기적인 기계적 인공호흡기로 인해 예상되는 결손에 관한 결과를 작성한다.
6. 환자의 상태 및 장기이식 후 기계적 인공호흡기를 한 환자의 동원 시 주의사항을 열거하고 이에 대해 논의한다.
7. 기계적 인공호흡기를 한 환자를 위한 적절한 치료 계획을 수립한다.

물리치료 시 고려사항

폐이식 환자 중 만성 폐이식 거부반응을 겪는 환자들을 기계적 인공호흡기로 관리하는데 고려할 점:

- **일반적 물리치료 계획/목표**: 관절가동범위, 힘, 유산소 기능 능력의 상실을 예방 및 최소화, 준비 과정을 보여주고 조기 활동 및 이동을 촉진, 기능적 독립성과 안전성을 극대화하는 동시에 2차 장애 최소화, 인공호흡기 떼기 촉진
- **물리치료 중재**: 환자 관리의 다음 단계에 대비하여 조기 환자 동원 및 우선적 운동치료 재개
- **물리치료 시 주의사항**: 기도 보호, 손상 위험을 줄이기 위해 철저한 신체 감독 및 활력징후 특히 산소포화도 관찰과 심장 및 호흡 기능이 감소할 수 있는 잠재적 징후와 증상을 인식
- **물리치료를 방해하는 요인**: 진정제 투여, 중증 질환으로 인한 약화, 기능적 활동의 불내성(intolerance), 장기 면역억제치료의 합병증 및 약물유해반응, 환자 관리에 대한 물리치료사의 전문성 부족

건강 상태의 이해

특발성 폐섬유증은 진행성 및 회복 불가능한 폐질환이며, 폐이식을 위한 두 번째 주요 지표이다. 이 질병은 폐포 조직 주변 간질 공간의 흉터가 두꺼워짐으로 폐순응도가 감소하고 호흡 능력 저하 및 신체기능의 제한을 초래한다. 특발성 폐섬유증의 일차적인 임상증상은 진행성 활동성 호흡장애와 마른기침이고, 평균 발병나이는 55세 이상이다. 특발성 폐섬유증의 정확한 병리는 알려지지 않았지만, 염증성 질환과 자가면역질환 모두 관련이 있다. 위산의 미

세 흡인에 의해 이차적인 폐 염증을 일으키는 것으로 알려진 위식도역류질환은 특발성 폐섬유증이 있는 환자의 79~87%에서 과발생하는 동반질환이다. 특발성 폐섬유증의 예후는 좋지 않으며 진단 후 평균 수명이 2~5년이다. 병의 진행은 비선형(nonlinear)이며, 환자가 입원을 필요로 하는 갑작스러운 급성 호흡곤란을 겪는 경우가 많고, 이러한 악화는 모든 특발성 폐섬유증 사망자의 절반 이상을 초래한다. 일반적인 의료 관리에는 글루코코르티코이드(glucocorticoids)를 이용한 염증 관리 또는 섬유모세포의 증식을 조절하는 면역억제치료가 포함된다. 장기적인 약물치료의 이차적인 결과는 심각할 수 있고 삶의 질이 저하될 수 있다.

폐이식은 특발성 폐섬유증으로 진단받은 환자의 생존 증진 및 삶의 질 향상을 위한 최고의 선택이다. 예측 불가능한 질병의 진행과 좋지 않은 예후로 인해 특발성 폐섬유증 환자는 진단확정 직후 이식을 위한 평가를 받는다. 미국에서 폐이식을 위한 평균 대기시간은 4.9개월이며, 뇌사로 인한 환자들이 폐 기증을 한다.

특발성 폐섬유증 환자들은 질병 심각도와 환자 나이에 따라 양쪽 폐 또는 하나의 폐를 교체한다. 폐이식 후 합병증, 이식거부, 빈번한 감염, 약물 관련 부작용이 포함된다. 고형 장기이식(solid organ transplant) 환자 중 폐이식 환자의 사망률이 가장 높으며, 이식 후 5년과 10년 후 사망률이 각각 49%와 75%에 근접한다. 특발성 폐섬유증이 있는 환자에 대한 이식 후 생존율은 잘 알려지지 않았지만 약간 낮은 편이며 사망률은 각각 5년과 10년에서 52%와 76%이다. 단일폐이식(single lung transplantation, SLT)이 특발성 폐섬유증으로 인한 이식 환자에서 63% 정도 수행되지만, 최적의 결과를 위해 양측폐이식(double lung transplantation, DLT)을 선호하는 것으로 나타났다. 양측폐이식 대 단일폐이식의 3년 및 5년 환자 생존율은 각각 76.3% 대 59.3% 및 73.2% 대 43.8%이다. 단일폐이식을 받은 사람은 염증과 환기관류불균형(ventilation-perfusion mismatch)으로 인해 이식하지 않은 폐에 더 큰 합병증의 위험을 가진다. 한 연구에서는 60세 이하의 특발성 폐섬유증 환자에서 생존율을 비교했을 경우 단일폐이식은 3.8년, 양측폐이식은 5.2년으로 나타난다.

장기이식 환자들은 이식 생존을 개선하고 폐 기능을 최적화하기 위해 평생 면역억제제를 복용해야 한다. 이식 환자의 85%는 이식 후 첫 해에 이식거부반응을 적어도 한 번 이상 겪는다. 감염과 급성 이식거부반응은 이식 후 첫 해에 주요 사망원인으로 남아있다. 그러나 장기적인 이환율과 사망률에서는 급성 면역거부반응보다는 만성 면역거부반응이 더 큰 위험으로 나타난다. 만성 면역거부반응은 임상적으로 폐쇄성 세기관지염 증후군으로 진단되며, 이식된 폐에 있는 작은 기도의 염증과 흉터를 초래한다. 폐쇄성 세기관지염 증후군은 이식 후 5년까지 최대 70%의 폐이식 환자에게 발생하고 증상이 진단될 때쯤에는 상당히 진전된다. 특발성 폐섬유증과 마찬가지로 폐쇄성 세기관지염 증후군도 비가역적 손상이다. 폐쇄성 세기관지염 증후군에 대한 효과적인 치료는 쉽지 않은 것으로 밝혀졌다. 발병 후 평균 수명은 2.4~4.8년이며, 일반적으로 환자의 강제호기량(forced expiratory volume)이 몇 주 동안 20% 이상 감소하는 것으로부터 감지된다. 기관지내시경(bronchoscopy)을 통한 기관지 폐포 세척 후 배양 검사는 폐쇄성 세기관지염 증후군의 진단을 확인한다. 폐쇄성 세기관지염 증후군의 원인은 잘 알려지지 않았지만, 과거의 급성 거부반응의 빈도와 관련있는 것으로 보인다. 또한 위식도역류질환은 폐쇄성 세기관지염 증후군과 특발성 폐섬유증의 공통 위험 요소이다. 프로톤펌프억제제로 위식도역류질환을 치료하는 것이 표준 사례이지만, 위산의 역류를 줄이기 위한 위저 추벽성형술(fundoplication)이 이식 후 폐 기능의 향상을 보여주고, 의사가 추천하기도 한다. 항생제 치료와 결합한 면역억제제의 복용량 조절과 선택은 폐쇄성 세기관지염 증후군을 위한 일반적인 치료법이다. 일부 입원환자들은 인공호흡기 지원이 필요할 수도 있다. 소수의 경우(5% 미만) 이식거부반응 환자들은 재이식이 추천될 수 있다. 재이식 환자의 생존율은 1년 이내 59%, 5년 이내 32%이다. 이는 일차 폐이식의 각각 79%와 45%로 비교된다.

물리치료 환자/고객 관리

중환자실에서 환자를 돌보는 것은 종합적 팀 접근방식을 포함한다. 기계적 인공호흡이 필요한 호흡부전 환자의 경우, 일반적으로 치료팀에 호흡기내과의사, 중환자전담의사, 간호사, 호흡요법사, 약사, 사례관리자 또는 사회복지사, 물리치료사 및 작업치료사와 같은 재활전문가가 포함된다. 만약 환자가 장기이식을 받았다면 팀에 이식 중환자치료 전문가를 포함할 수 있다. 일부 병원에는 필요한 자원과 전문가가 인공호흡기 의존 환자를 위한 별도의 호흡기 중환자실이 있다.

중환자실에서 물리치료사의 역할은 환자의 현재 기능적 능력, 활동과 이동의 준비, 퇴원 후 다음 단계의 치료를 준비하는 것이다. 물리치료사의 역할은 침상 안정으로 인한 문제를 관절가동범위, 힘, 신경학적 기능, 기능적 지구력, 동적 균형과 안전한 이동을 위한 주의사항 내에서의 보행을 통해 방지하거나 최소화하는 것이다. 또한 잠재적 약물유해반응을 예측하고 발생을 최소화하기 위해 적절한 중재를 수행하고, 퇴원 후 재활의 필요성에 관해 환자와 딸에게 교육하여야 한다.

감염 또는 거부반응으로 인한 빈번하고 장기간의 입원은 환자와 가족 모두에게 큰 스트레스를 줄 수 있다. 물리치료사는 환자의 건강 상태가 자신과 가족 구성원 또는 간병인에게 미칠 수 있는 정서적·심리적 영향을 세심하게 살펴야 한다. 가족 구성원들은 집, 직장, 가족, 친구들에게서 멀리 떨어져 있을 수도 있고, 임금 손실이나 예상치 못한 지출과 같은 가족의 건강 상태와 관련된 금전적 부담에 직면할 수도 있다. 약품 부작용, 안정 기간, 독립성의 상실감, 미래에 대한 불확실성은 환자의 동기부여와 치료적 중재 준수에 영향을 미칠 수 있는 문제이다. 우울증 및 불안과 같은 정서적 기분장애의 발생률은 폐이식 전 및 폐이식 후 이식 환자에서 높으며, 물리치료사는 기분 변화가 의심되는 징후 또는 증상을 알고 필요에 따라 적절한 전문 의뢰를 해야 한다.

연구에 따르면, 중환자실 환자들은 환자들에게 해를 끼칠 수 있다는 우려와 시간 부족, 필요한 인력의 부족을 포함한 많은 요인으로 인해 침상에서 움직이지 않는다는 것이 나타났다. 급성기 물리치료사의 필수적인 역할은 중환자실에서 움직이지 않는 환자에게 조기 이동성의 포함이 성공적인 환자 결과에 이바지한다는 근거가 증가하고 있는 사실을 중환자실 팀원과 병원 관리자에게 알리는 것이다.

검사, 평가 및 진단

물리치료사는 환자를 보기 전에 의약품, 검사 수치, 인공호흡기 설정, 최근 진행 상황 기록, 활동 또는 이동성 제한 등의 정보를 도표에서 수집해야 한다. 확인해야 할 중요한 검사 수치에는 헤모글로빈, 헤마토크릿 및 혈액가스의 경향이 포함된다. 검사 수치와 인공호흡기 지지 수준이 안전 한계 내에 있지 않은 경우, 운동 또는 동원에 대해 의사와 상의해야 한다.

의약품 목록을 검토하여 잠재적 약물유해반응을 예측하고 환자 관리에 미치는 영향을 완화할 수 있는 가능한 치료 솔루션을 전략화해야 한다. 면역억제제(antirejection drugs)는 면역체계의 반응성을 감소시킴으로써 효과가 있다. **표 2-1**은 면역억제제의 일반적인 약물유해반응과 이러한 약을 평생 복용해야 하는 환자에게 발생하는 장기 합병증을 열거하고 있다. 이들 약물유해반응의 발생률과 심각성을 최소화하기 위해 이식 전문의들은 흔히 세 가지 약물을 사용하며, 클루코코르티코이드와 칼시뉴린 억제제(calcineurin inhibitor) 또는 시클로스포린(cyclosporine), 림프구 항증식(lymphocyte antiproliferation) 약물을 결합하여 구성한다. 연구에 따르면 타크로리무스와 미코페놀레이트 모페틸은 시클로스포린이나 아자티오프린(azathioprine)에 비해 거부반응 예방에 더 효과적이다. 그러나 특정 면역억제 전략은 이식센터 및 개별 환자의 유

표 2-1 • 면역억제제의 일반적인 약물유해반응

• 빈혈	• 간 및 신장 손상
• 관상동맥질환	• 암
• 태아 기형	• 근육병
• 위식도역류질환	• 새로운 당뇨병 발병
• 고혈압	• 비만
• 감염 위험 증가	• 골다공증

효성 및 내성에 따라 다르다.

약물유해반응을 검토할 때 물리치료사는 환자의 검사 및 후속 치료와 가장 관련성이 높은 치료법을 고려해야 한다. 예를 들어, 골다공증은 이식 후 환자의 최대 절반 정도까지 발생하는 약물유해반응로서, 척추와 장골(long bone)의 골절 위험을 증가시키는 것으로 나타났다. 장기간의 글루코코토르티코이드 사용 결과 골다공증은 폐이식을 기다리는 대부분 환자에게도 만연하고 있으며, 폐이식 대상자의 거의 85%에서 비정상적인 골밀도가 발생하는 것으로 추정되고 있다. 의사들은 흔히 이식 전후 환자의 뼈 손실을 예방하거나 역전시키기 위해 알렌드로네이트(alendronate)와 같은 비스포스포네이트(bisphosphonates)를 처방한다. 물리치료사는 이러한 약물의 잠재적 약물유해반응에 주의를 기울이고 필요에 따라 치료 중재를 수정해야 한다. 아이러니하게도, 비스포네이트는 일부 장기 복용자들에게 드물고 자연적인 대퇴골 전자하(subtrochanteric)와 골간(diaphyseal) 골절의 위험이 증가한다. 게다가 몇몇 새로운 장기 비스포스포네이트 복용자들에게 심각한 관절, 뼈, 근육 통증이 보고되었다. 오메프라졸과 같은 다른 약물의 장기사용은 골다공증 환자의 대퇴경골절 위험을 높이는 것으로 나타났다. 이러한 약물로 환자를 치료하는 물리치료사는 잠재적 골절의 징후와 증상을 모니터해야 하며 환자에게 처방될 수 있는 모든 진통제의 약물유해반응에 유의해야 한다.

물리치료사는 검사 전 환자 의료기록정보를 종합적으로 검토해야 한다. 환자와 환자 주변 환경에 대한 평가는 환자의 방에 도착하는 즉시 시작한다. 그러나 중환자를 치료하는 독특한 환경과 상황으로 인해 표준 물리치료 검사의 수정이 필요할 수 있다. 예를 들어, 기관튜브(endotracheal tube, 기관내관) 또는 기관절제술을 통한 인공호흡 환자는 말을 할 수 없으므로 치료사가 다른 의사소통 수단(몸짓, 대화판 등)을 사용해야 할 수 있다. 환자가 다른 사람에게 자신의 상황에 대해 논의할 수 있는 권한을 부여한 경우, 가족 구성원 또는 방문객은 환자의 이전 기능 수준, 가정 상황, 보조 및 적응 장비에 관한 환자 정보의 귀중한 출처일 수 있다. 환자의 통증 수준은 10점 숫자평가척도(Numeric Rating Scale, NRS) 또는 Wong-Baker 얼굴 통증척도(Wong-Baker Faces Pain Scale)를 사용하여 평가할 수 있다(**그림 2-1**).

물리치료사는 일반적인 활동 수준, 일상생활활동에 대한 내성, 입원 전 일상적인 운동의 참여 및 범위와 관련된 환자의 기능 수준을 조사해야 한다. 일반적으로 폐이식 환자는 이식 전후에 구조화된 폐 재활 프로그램에 참여하므로 가장 최근 치료시간의 세부사항은 목표 설정과 향후 치료에 대한 반응 예측에 유용한 기준 정보를 제공할 수 있다. 또한 물리치료사는 치료 과정에서 발생할 수 있는 일반적인 징후와 거부증상을 숙지해야 한다. 여기에는 활동성 호흡장애, 피로, 마른기침, 발열, 독감과 유사한 증상, 산소포화도 감소, 약해진 폐

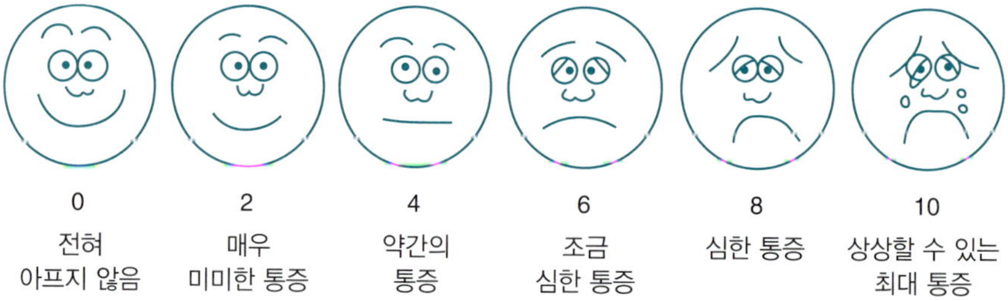

그림 2-1 Wong-Baker 얼굴 통증척도

기능 검사 등이 포함된다.

환자의 모든 외과적 라인과 모니터링 장비 부착 지점을 확인해야 하며, 계획된 중재와 관련하여 치료사의 전반적인 의사결정 과정에서 환자를 안전하게 이동시키는 실행계획을 고려해야 한다. 인공호흡기, 모니터, 혈액투석기, 각종 카테터, 튜브 및 배액관과 같은 보조 장비는 환자 평가와 중재에 대한 잠재적 제약을 나타낸다. 중환자실에서 환자를 이동시키려면 치료팀 간의 의사소통과 협력이 필요하며, 때에 따라서는 환자를 동원하기 전에 의사의 서면 처방이 필요할 수 있다. 예를 들어, 간헐적으로 혈액투석을 받는 환자는 혈관 저항의 변화에 민감한 투석기가 부착되며, 투석기의 올바른 작동에 방해가 될 수 있으므로 이러한 시간 동안 물리치료는 금기이다. 그러나 지속적신장대치요법(continuous renal replacement therapy, CRRT)이나 지속적정맥-정맥혈액투석(continuous veno-venous hemodialysis, CVVHD)과 같은 지속적인 투석을 받는 환자는 의사의 허락을 받은 후에 침대에서 의자로 동원될 수 있으며, 환자 동원에 대한 유일한 금기사항은 대퇴정맥관의 존재이다.

치료 계획과 중재

인공호흡기에 의존하는 환자의 이동은 극도로 주의가 필요하며, 물리치료사의 숙련도를 통해 위험과 이점을 비교해야 한다. 기계적 인공호흡기가 환자의 동원에 대한 금기는 아니지만 환자의 호흡 예비가 감소한 것을 의미한다. 환자 동원은 환자 안전에 대한 위험을 최소화하기 위해 최고 수준의 임상지식, 판단 및 의사결정 능력을 요구한다. 중증 환자의 요구는 다양하기 때문에 임상관리는 근본적인 질병과 생리적 과정, 검사 수치의 중요성, 투여된 의약품의 존재와 효과, 탁월한 의사소통 기술에 대한 철저한 이해가 필요한 역동적인 과정이다. 조기 이동에 대한 임상전문가들 사이의 합의가 발전하고 있지만 어떠한 근거기반 치료 표준도 확립되지 않았다. 이 장과 문헌에 제시된 조기 동원 지침을 따로 생각해서는 안되며, 환자의 전반적인 상태 및 안전 문제를 고려하여 임상의사결정을 지원하기 위해 합리적 절차의 일부로 사용해야 한다.

효과적이고 안전한 환자 동원의 핵심은 각 환자의 특정 요구에 초점을 맞춘 다원적이고 목표 지향적인 접근방식을 사용하여 적절한 환자 선택과 통합된 전략을 개발하고 소통하는 것이다. 환자 손상을 예방하려면 적절한 팀 구성원 간의 커뮤니케이션, 협업 및 긴밀한 조정이 필수적이다. 중환자실 환자를 동원하기 위한 관리 계획은 개별화되어야 하며, 검사 과정을 통해 발견된 특정 결손으로부터 도출된 목표에 근거해야 하고, 환자, 가족 및 다양한 치료팀 구성원들과의 협력을 통해 개발되어야 한다.

기계적 인공호흡기를 필요로 하는 환자의 진료 과정은 근본적인 의학적 상태에 따라 달라지며, 장기간의 고정 기간이 포함될 경우 여러 가지 잠재적인 문제로 복잡해질 수 있다. 심지어 비교적 짧은 기간의 고정도 건강한 노인의 다리 근력 및 체질량에 해로운 영향을 미치는 것으로 나타났다. 10일간의 지속적인 침상 생활을 한 12명의 건강하고 적당히 활동적인 노인(평균 나이 67세)에 대한 연구에서 평균 무릎 신전 근력이 15.6%, 다리 체질량이 6.3% 감소했다. 중증 환자의 생리 장애(physiological stress)와 결합되어 있는 고정은 장기적인 합병증을 유발할 수 있다. 여기에는 장기간의 고정과 진정이 관련있을 수 있는 중증 질환과 신경인지 및 심리적 문제로 인해 높아진 전신 염증 반응 메커니즘으로 인한 지속적인 신경근 약화의 시작이 포함된다. 이러한 합병증은 환자들이 입원 전 기능 수준을 회복하지 못하는 것에 관여할 수 있다. 조기 환자 활동과 이동성은 잠재적 합병증을 피하기 위해 필수적이다. 기계적 인공호흡 환자의 조기 이동이 안전하고 인공호흡기 제거를 촉진할 수 있고 병원 입원 기간이 단축될 수 있다는 근거가 있다.

인공호흡기에 의존하는 환자의 장기적인 물리치료 목표에는 근골격계 상태 향상, 유산소 능력의 최적화 그리고 결국 다음 수준의 치료를 받을 수 있도록 준비시키는 것이 포함된다. 단기 물리치료 목표에는 고정으로 합병증을 예방하고 입원 전 운동요법을 재개하기 위한 조기 동원이 포함되어야 한다. 환자가 신체적으로 안정이 되는 즉시 환자 동원을 고려해야 한다. 폐이식 환자의 운동에는 점진적인 유산소운동 및 근력 강화를 포함하며, 운동 효과는 근력 향상, 글루코코르티코이드 관련 근육병의 부분 회복, 이식 전 수준으로의 골밀도 회복 및 면역억제제 관련 골다공증 위험 감소 등이 포함된다. 물리치료 중재의 진행은 환자의 안전, 이전 중재의 내성 및 의학적 안정성에 근거한다.

안전한 조기 환자 동원에 필요한 세 가지 생리학적 조건은 적절한 심혈관 보호 기능을 갖춘 혈류역학 안정성, 적절한 호흡기로 충분한 산소 공급 및 치료에 참여할 수 있는 인지 능력이다. 중증 환자가 물리치료에 참여할 수 있는 구체적인 선택 기준은 **표 2-2**를 참조한다.

인공호흡기 의존 환자를 동원할 때 최적의 환자 안전이 기본 원칙이다. 중재 전에 필요한 모든 팀 구성원과 장비를 모아야 한다. 물리치료사는 간호사로부터 환자의 현재 상태에 대한 최신 정보를 제공받아야 한다. 환자를 동원하기

표 2-2 • 중증 환자 동원에 대한 공통평가기준

적응증(동원)	금기증(동원 금지)
평균동맥압 60~110mmHg 안정적인 혈압	표준 금기증 및 주의사항
휴식 시 심박수 분당 110회 이하	심장부정맥의 새로운 발병 또는 심근경색의 징후 또는 증상
안정적 호흡 패턴	혈관작용 약물의 새로운 추가 또는 조정
금지사항 없는 환자	대퇴부 유도초(femoral sheath)
흡입산소농도 < 0.6	대동맥내 풍선 펌프(intra-aortic balloon pump)
호기종말양압 $>$ 10cm/H_2O	간헐적인 혈액투석
산소포화도 $>$ 90%	–

전에 환자 동원을 제한할 수 있는 활동 제한(예: 시술 후 침상 안정)을 명확히 해야 한다.

병실에 들어가면 물리치료사는 계획된 중재를 검토하고 진행 허가를 받아야 한다. 간호사는 환자의 통증 수준을 평가하고 환자의 참여를 방해할 수 있는 통증 호소에 대해 미리 경고해야 한다. 또한 활력징후를 확인하고 필요한 경우 다시 측정한다. 모든 환자 라인과 부착물은 환자 동원 전에 위치, 점검 및 적절히 고정되어야 하고 간호사는 불필요한 장비를 분리해야 한다. 중환자실에서 사용되는 많은 장비(예: 정맥 주입 펌프)는 휴대성을 위해 내부 전원공급장치로 설계되었다. 지속적인 모니터링 대상 환자(심전도, 맥박산소측정, 혈압)는 휴대용 모니터링 장비로 계속 관찰해야 한다. 화면이 있는 휴대용 모니터는 치료시간 중에 발생하는 환자의 생리학적 변화에 대한 즉각적인 정보를 치료사에게 제공하고, 외부 장비 없이 추가 정보(산소포화도, 혈압)를 제공할 수 있으므로 환자 안전 관점에서 원격 분석시스템보다 바람직하다.

모든 기관내관 또는 기관절개술은 물리치료사가 점검하고 안전을 유지해야 한다. 치료시간 전후에 간호사 또는 호흡요법사를 통해 기관내관의 위치를 기록하고 확인해야 한다. 인공호흡기에 의존하는 환자를 동원하려면 호흡요법사의 지원이 필요하다. 호흡요법사는 기존 인공호흡기를 휴대용 산소 탱크에 연결하거나 실내에서 이송을 위해 휴대용 인공호흡기를 사용할 수 있다. 조기 이동에 대해 연구한 일부 연구자들은 환자의 적절한 산소 공급을 보장하기 위해 동원 시 흡입산소농도를 0.2로 증가시킬 것을 제안했다. 이송 모드의 일부 인공호흡기는 흡입산소농도를 조절할 수 없으며 100% 산소만 공급할 수 있다. 이것은 탱크에서 산소가 상대적으로 빠르게 배출되기 때문에 여분의 산소 탱크가 필요하게 된다. 최근 장기이식을 받은 환자들은 이식 프로그램이나 병원의 감염 통제 정책에 따라 병실 밖에서 마스크를 착용해야 할 수도 있고, 일부 중환자실에는 환자 마스크가 필요하지 않은 특수 공기 여과 기능이 있을 수 있다.

동원 시 물리치료사는 환자 내성의 징후와 증상을 확인하여야 한다. 지속적 맥박산소측정법(continuous pulse oximetry, CPOX)을 포함한 활력징후는 이동 전·중·후에 관찰해야 한다. 맥박산소측정 손가락 끝 프로브는 피부 온도 또는 관류 변화에 민감하다. 환자가 보조기(예: 보행기)를 꽉 쥐면 판독값이 부족해지거나 잘못 판독될 수도 있다. 부정확한 것으로 의심되는 경우 프로브를 재배치해야 할 수 있다. 대체 위치로는 환자의 비마비측 손, 이마 또는 귓불이 포함된다. 환자가 동원되는 동안 보그 척도(운동자각도) 또는 적절한 호흡곤란척도를 이용한 자각 및 호흡곤란 수준에 대해 자주 질문해야 한다. 보행 중 안전을 위해 과도한 피로나 비상시 앉아야 하는 경우를 대비해 휠체어를 환자 뒤에 대기시켜야 한다. 동원 시간이 끝나면 환자의 치료 반응을 평가해야 한다. 물리치료사는 모든 환자 라인과 부착물을 다시 검사하고 모든 라인과 장비를 원래 상태로 다시 연결하고 재작동하도록 한다. 치료시간 전·중·후에 활력징후, 치료에 대한 환자의 반응, 관찰된 징후 및 증상에 대한 유의한 변화, 동원 전후 기관내관의 위치, 인공호흡기 설정을 포함하여 동원 시간의 세부사항을 문서화해야 한다.

근거 중심 임상적 추천

SORT: 추천 분류의 장점

A 일관된, 양질의 환자 지향적 근거

B 일관되지 않거나 제한된 질적 수준의 환자 지향적 근거

C 동의, 질병 중심의 근거, 일반적인 관행, 전문가의 의견 또는 사례 시리즈

1. 물리치료사가 주의사항을 준수할 경우, 인공호흡기 부착 환자의 조기 동원은 안전하며, 잘 견딜 수 있고 전반적인 입원 기간을 단축시킨다. **A 등급**
2. 조기 환자 동원은 인공호흡기 제거를 촉진한다. **B 등급**

3. 체계적인 물리치료 중재는 만성 폐이식 거부반응 환자들의 기능적 지구력과 삶의 질을 향상시킨다. **B 등급**

종합 질문

2.1 물리치료사는 중환자실 내 인공호흡기 부착 환자의 조기 동원이라는 물리치료 목표를 설정했다. 중증 환자를 동원하는데 적절한 근거는?

A. 중증 근육병 및 다발성신경병증을 포함한 근육 약화 예방

B. 호흡기 기능 개선

C. 피부손상 방지

D. 모두 정답

2.2 성인의 경우 정상적인 헤모글로빈 및 헤마토크릿 수준은 각각 9.0~14.0g/dL 그리고 36~50%이다. 특발성 폐섬유증 진단으로 폐이식 대기 환자는 헤모글로빈 7.2g/dL, 헤마토크릿 23.6%의 수준으로 활동 및 동원에 안전한가?

A. 그렇다. 하지만 물리치료사는 활동 내성의 징후와 증상을 관찰해야 한다.

B. 그렇지 않다. 헤모글로빈 수준 8.0g/dL 이하 및 헤마토크릿 수준 25.0% 이하는 물리치료를 금지한다.

C. 다른 요인에 따라 달라질 수 있다.

D. 물리치료사는 폐이식을 받은 환자들을 치료할 필요가 없다.

2.3 이식 후 면역억제제의 합병증은?

A. 골다공증

B. 감염 위험 증가

C. 2형 당뇨병의 새로운 발병

D. 악성종양

E. 모두 정답

2.4 다음 중 특발성 폐섬유증 환자와 이식 후 폐쇄성 세기관지염 증후군이 있는 환자 모두에서 흔히 발견되는 건강 상태는?

A. 골관절염

B. 위식도역류질환

C. 말초혈관질환

D. 허혈성 심근증

정답

2.1 **D.** 모든 선택은 중환자실에서의 조기 동원에 대한 적절한 근거이다.

2.2 **C.** 헤모글로빈과 헤마토크릿 수치 감소는 세포 수준에서 산소 점유와 운반 능력이 감소했음을 의미한다. 결정은 헤모글로빈과 헤마토크릿 수준과 산소포화도의 최근 및 과거 상태에 근거해야 한다. 헤모글로빈이나 헤마토크릿 또는 둘 다 갑자기 감소하면 잠재적인 출혈 문제를 나타낼 수 있으며, 문제가 해결될 때까지 치료를 중단해야 할 수도 있다. 대조적으로, 만성 빈혈 환자는 무증상일 수 있으며 정상적인 활동을 견딜 수 있다. 물리치료사는 산소 운반 능력이 낮은 모든 환자에서 운동내성의 징후와 증상(예: 숨가쁨, 호흡수 증가, 어지럼증, 피로 증가)을 감시해야 한다.

2.3 **E.** 상기 모든 것은 면역억제제의 합병증이다. 골다공증은 이식 환자의 절반에서 발생하며 척추골절의 발병률은 1/3이다. 면역억제제는 감염에 대항하는 신체 능력을 감소시키며, 감염은 이식 후 첫 해에 주요 사망원인 중 하나이다. 당뇨병의 새로운 발병은 고형 장기이식 환자의 13.4%에서 일어난다.

2.4 **B.** 위식도역류질환은 특발성 폐섬유증 및 이식 후 폐쇄성 세기관지염 증후군 환자에서 유병율이 높다. 골관절염, 말초혈관질환, 허혈성 심근증은 그 자체로 폐이식 환자에서 확인되지 않는다. 관절염의 한 형태인 통풍은 신장이식 환자의 3년까지 7.6%에서 발생한다.

섬망
Delirium

Laura White / Jeremy Fletcher

CASE 3

78세, 남성이 2일 전 집에서 넘어져 오른쪽 고관절에 통증이 있어 병원에 입원했다. 과거 병력으로는 관상동맥질환, 녹내장 및 중등도의 난청이 있다. 그는 대퇴골 전자간 골절로 진단받고 외과적 합병증 없이 개방적 내고정술(open reduction internal fixation, ORIF)을 받았다. 환자의 복용 약에는 진통제(Percocet), 항응고제(Lovenox), 변비약(Colace) 및 알레르기약(Benadryl)이 포함된다. 수술 후 1일 차에 환자를 평가하고 치료하도록 요청받았다. 의료기록을 검토한 결과 환자는 섬망의 위험 요소가 여러 가지 있음을 알게 되었다. 환자는 며칠 동안 지속적인 재활을 위해 전문간호시설(skilled nursing facility, SNF)로 옮겨질 것으로 예상된다. 환자는 단층집에 혼자 사는 은퇴한 회계사이다. 그는 자신의 생활환경에서 독립적으로 보행이 가능하고 이전에 낙상한 경험은 없다.

- ▶ 섬망의 진단과 관련하여 어떤 증상이 나타날 수 있는가?
- ▶ 가장 적절한 검사는 무엇인가?
- ▶ 물리치료를 금기하는 합병증은 무엇인가?
- ▶ 환자의 재활 예후는 무엇인가?
- ▶ 가장 적절한 물리치료 중재는 무엇인가?
- ▶ 물리치료 중재 및 검사에는 어떤 주의사항이 있는가?

주요 정의

- **촉발인자**(precipitating factor): 특정 질환이나 장애를 일으킬 위험을 증가시키는 일시적인 요인
- **선행인자**(predisposing factor): 특정 질환이나 장애를 앓는 사람의 취약성을 증가시키는 개인의 요인
- **정신운동초조**(psychomotor agitation): 과도하고 목적 없는 정신 및 운동 활동
- **정신운동활성지연**(psychomotor retardation): 일반화된 정신 및 운동 활동의 둔화

목표

1. 급성치료시설에서 섬망의 성향과 촉발인자를 나열한다.
2. 섬망의 세 종류인 과활동성, 저활동성, 혼합형의 징후와 증상을 인지한다.
3. 급성치료시설에서 섬망을 감별하는데 사용할 수 있는 신뢰할 수 있고 유효한 임상도구를 확인한다.
4. 섬망을 일으킬 위험이 있는 급성 환자에 대한 예방적 임상중재를 설명한다.
5. 급성치료시설에서 섬망 환자를 위한 물리치료 계획에 포함되어야 할 중재에 대해 논의한다.
6. 섬망 환자의 물리치료 관리에 영향을 줄 수 있는 약물유해반응의 잠재적 영향을 인지한다.

물리치료 시 고려사항

섬망 환자를 관리하는데 고려할 점:

▶ **일반적 물리치료 계획/목표**: 관절가동범위, 근력 및 운동 기능의 손실 방지 또는 최소화, 기능적 독립성 극대화, 낙상 및 운동 관련 부상의 위험 감소

▶ **물리치료 중재**: 재교육 및 인지 자극에 관한 환자 및 간병인 교육, 안전한 이동을 위한 간병인 교육, 물리적·화학적 제한 장치를 줄이기 위한 앉기

및 자세유지 결정, 섬망의 심각성과 지속기간을 줄이기 위한 의료팀과의 의사소통 및 조정

▶ **물리치료 시 주의사항**: 신체적·심리적 고충 관찰, 낙상의 위험을 줄이기 위한 철저한 신체 감시, 잠재적 약물유해반응 인지, 통증 관찰, 활력징후와 산소포화도를 자세히 관찰

▶ **물리치료를 방해하는 요인**: 기억력 저하, 주의력 저하, 의식 수준의 변화, 감각지각장애, 정신운동지연(psychomotor retardation), 정신운동초조(psychomotor agitation), 낙상, 자신과 다른 사람에 대한 폭력적 행동

건강 상태의 이해

섬망은 급성치료시설에서 많이 발생하지만 진단은 제대로 되지 않은 복합증후군이다. 입원환자의 섬망 유병률은 환자와 임상 환경에 따라 다르며, 수술했거나 중환자실의 노인 환자에서 가장 많이 발생한다. 섬망의 유병률은 일반 내과 또는 급성 노인성 질환으로 입원한 노인 환자의 14~42%, 고관절 골절로 치료받는 노인 환자의 28~61%에 이른다. 섬망의 임상 증상은 다소 다를 수 있지만 수술 후 또는 마취 후와 젊은 성인 및 소아 환자의 경우 중환자실에서 더 많이 발생한다. 또한 진행성 암, 뇌졸중 및 심장 수술 후 입원한 환자에게서도 보고되었다.

섬망의 주요 임상적 특징은 하루 종일 동요하는 의식 수준과 인지 기능의 급격한 변화이다. 주의력 저하, 지각 장애, 정신운동초조 또는 지연은 일반적인 특징이다. 임상 증상은 매우 다양할 수 있으므로 섬망은 운동 증상에 따라 과활동성, 저활동성, 혼합형의 세 가지 종류로 분류된다. 과활동성은 불안, 빈번한 자세 변화, 끊임없이 손가락을 두드리는 행동 및 폭력성과 같은 정신운동초조를 특징으로 한다. 저활동성은 언어 자극에 대한 반응이 느리거나 없고, 일

반화된 느린 움직임, 허공을 응시하는 것과 같은 정신운동지연을 특징으로 한다. 혼합형은 운동 행동의 동요가 크고 과활동성과 저활동성의 특징을 모두 보여준다.

섬망은 기본적인 의학적 상태, 약물 중독 또는 중단, 약물 사용의 부작용, 독소 노출 또는 이들 요인의 조합에 의해 유발된다. 섬망의 진단은 병력, 신체검사 및 검사실 결과를 기반으로 한다. 섬망이 발생하는 정확한 생리학적 기전은 잘 알려지지 않았지만 모든 병인학적 요인은 중추신경계 신경전달물질의 합성과 기능에 이상을 일으키는 것으로 보인다. 하나 이상의 요인이 있다고 해서 섬망이 생길 수 있다고 보장할 수는 없다. 오히려 취약인자(vulnerability factors)와 임상인자(clinical factors) 사이의 복잡한 상호작용은 섬망 발생 위험을 증가시킨다. 급성치료시설에서 섬망을 일으키는 취약인자는 65세 이상, 기존 인지장애, 중증 질환의 존재, 현재 고관절 골절 등이다. 입원 시 시력장애와 비정상 혈액요소질소(blood urea nitrogen, BUN) 및 크레아티닌 수치는 노인 환자에게 추가적인 취약인자이다. 임상인자에는 지남력 장애, 변비, 탈수, 저산소증, 고정, 감염, 입원 중 3개 이상 추가되는 약물, 통증, 영양부족, 감각장애 및 수면부족이 포함된다. 임상인자는 수정할 수 없으므로 급성치료시설에서 섬망의 발생률을 줄이기 위한 중재는 임상인자의 발생을 최소화하는데 초점을 맞춘다.

급성치료시설에서 예방과 치료를 통해 섬망에 대처하면 환자의 결과를 개선할 수 있다. 섬망은 사망률 증가, 시설 보호 증가, 치매 발생 위험 증가 등의 여러 가지 부작용을 수반한다. 또한 간호시간 및 입원기간 증가와 연관되어 병원비 지출이 더 증가하게 된다. 섬망의 발생률과 부작용을 줄이는 가장 효과적인 방법은 예방이다. 급성치료시설에서 고위험군의 환자를 확인하고 임상인자를 줄이는 것을 목표로 하는 복합적인 중재 프로그램은 단일 중재보다 효과적일 수 있다. 예방 프로그램에는 노인 전문가에 의한 일상적인 의료평가, 수술 후 조기 동원, 탈수 방지를 위한 수분 섭취 모니터링, 재교육과 같은 중재가 포함된다. 이러한 예방적 중재의 여러 구성 요소를 다루기 위해서는 여러 분야의 팀 접근이 필요하다. 섬망으로 진단받은 환자들의 경우 초기 치료는 대개 근본적인 원인을 확인하고 치료하는데 초점을 맞춘다. 섬망의 지속 기간과 심각성을 줄이기 위해 재교육이나 동원과 같은 비약물적 중재가 시작되어야 한다. 환자가 자신이나 타인에게 해를 끼칠 수 있는 신체적 또는 심리적 고충이 있는 경우 할로페리돌(haloperidol)이나 올란자핀(olanzapine)과 같은 항정신병 약제를 1주 이하로 단기 처방할 수 있다.

물리치료 환자/고객 관리

급성치료시설에서 물리치료사는 섬망을 검사하고 예방 및 치료하는 의료팀에서 중요한 역할을 한다. 물리치료사는 물리치료 검사와 재진 환자 방문을 하는 동안 인지, 운동 기능 및 움직임 변화를 평가한다. 어떤 경우에는 섬망을 특정하는 의식, 인지 및 정신운동 기능의 급격한 변화를 다른 팀원보다 물리치료사가 더 쉽게 확인할 수 있다. 동원은 섬망을 예방하고 치료하는 핵심 요소이므로 물리치료사의 전문성과 임상기술은 심각한 의학적 상태 또는 복합성 질환이 있는 환자의 안전한 움직임에 대해 가족 구성원 및 다른 여러 의료팀 구성원을 교육하는데 필요하다. 섬망 환자에 대한 물리치료사의 주요 역할은 다음과 같다. (1)관절가동범위 및 근력 및 유산소 기능 용량 상실을 예방하거나 최소화한다. (2)안전한 움직임을 촉진한다. (3)비약물적 중재를 통해 통증을 예방하고 평가·치료한다.

검사, 평가 및 진단

물리치료사는 검사나 치료를 시작하기 전에 의료기록을 검토하고, 섬망이 나

표 3-1 • 섬망의 병인학, 취약인자, 임상인자

병인학	취약인자	임상인자
• 기본 건강 상태(감염성, 대사성, 내분비계, 심혈관 또는 뇌혈관) • 약물남용 • 약물금단 • 약물유해반응 • 독소 노출 • 위의 어느 하나라도 있을 시	• 65세 이상 • 기존 인지장애 • 장애 • 중증 질환의 존재 • 현재 고관절 골절 • 시력장애 • 혈액요소질소 > 18	• 지남력 장애 • 변비 • 탈수 • 저산소증 • 고정 • 감염 • 복합성 약물복용(3개 이상) • 통증 • 영양부족 • 감각장애 • 수면부족

타날 위험이 있는지 여부를 확인하기 위해 환자 그리고 보호자와 면담해야 한다. 물리치료사는 섬망의 일반적인 원인은 물론 취약인자와 임상인자를 잘 알고 있어야 한다(**표 3-1**).

검사를 하는 동안 물리치료사는 의료기록과 환자 및 간병인 면담에서 제공된 정보를 기반으로 위험도가 높은 환자의 섬망을 검사해야 한다. 상당수의 취약인자와 임상인자가 없지만 섬망과 일치하는 징후가 있는 환자도 검사해야 한다. 예를 들어 구두 명령에 대해 무기력하고 느린 신체 반응 검사 결과는 섬망에 대한 추가 검사를 나타내는 위험신호이다. 특히 물리치료사는 저활동성 섬망 징후에 주의를 기울여야 한다. 흔히 의료 종사자들은 의식 저하와 정신운동지연이 노화 또는 질병 과정의 정상적인 징후라고 잘못 추측하는 경우도 있다. 의료기록 검토에서 수집한 정보만을 기반으로 본 사례연구 환자는 섬망의 원인이 되는 7가지 이상의 취약인자와 임상인자가 제시되었다. 관상동맥질환(기본 건강 상태), 입원 중 새롭게 추가된 3개 이상의 약물, 약물유해반응, 고령자, 고관절 골절, 녹내장(시력장애), 중등도 난청(감각장애) 등이다. 또한 고관절 골절 치료를 위한 수술 후 1일에 섬망을 유발하는 통증, 이동성 감소 및 변비와 같은 임상인자가 존재한다고 합리적으로 추정할 수 있다.

몇 가지 표준화된 섬망 검사도구가 급성치료시설에서 사용하기 위해 검증되었다. 가장 일반적으로 사용되는 도구 중 하나는 혼동평가도구(Confusion Assessment Method, CAM)이다. 혼동평가도구는 섬망의 선별검사와 진단에 사용될 수 있지만 진단 전후의 증상 심각도의 척도로 사용해서는 안된다. 혼동평가도구는 구조화된 인터뷰에서 환자의 관찰을 바탕으로 5분 이내에 완료할 수 있는 간단한 검사도구이다. 이 도구는 섬망의 9가지 임상 특징과 관련된 항목을 포함하는 평가도구와 섬망을 우울증이나 치매와 같은 다른 정신의학적 진단과 구분할 수 있는 4가지 기능에 중점을 둔 진단 방법을 포함한다. 이러한 4가지 차별화된 특징은 (1)급격한 발병 및 변동 과정, (2)주의력 저하, (3)무질서한 사고, (4)의식 수준의 변화이다. 물리치료사는 혼동평가도구로 섬망을 검사하며, 결과를 의사에게 전달하고, 의사는 진단 알고리즘의 기준을 사용하여 진단을 결정 · 유지한다. 혼동평가도구-중환자실(CAM-ICU)은 대화가 되지 않는 환자와 함께 사용할 수 있는 혼동평가도구의 개정판이다. 청각 또는 시각 검사를 사용하여 주의력을 평가하기 때문에 환자는 구두 명령에 반응해야 한다.

입원 중에는 섬망이 언제든지 생길 수 있으므로 물리치료사는 환자와 마주칠 때마다 인지 상태와 의식 수준을 비공식적으로 평가해야 한다. 물리치료사는 특히 섬망 검사 프로토콜이 없는 병원에서는 간호 교대마다 주의해야 한다.

치료 계획과 중재

물리치료사는 섬망 환자에 대한 물리치료 예후, 목표 및 퇴원 권고사항을 계획할 때 섬망이 인지 및 기능적 결과 모두에 미치는 부정적인 영향을 고려해야 한다. 섬망 환자는 섬망이 없는 환자보다 느린 속도로 회복하는 경향이 있으며, 부정적인 결과로 입원이 12개월 이상 지속될 수 있다. 고관절 골절 수술 후 섬망을 경험하는 환자는 수술 후 섬망이 없는 환자보다 일상생활활동으로 복귀할 가능성이 적다. 물리치료 목표 기간은 예상되는 느린 회복과 더 긴 입원기간을 반영해야 한다. 또한 퇴원에 대한 권고사항은 환자의 섬망이 퇴원 시 해결되었는지를 반영해야 한다. 환자가 본인 집과 같이 친숙한 환경으로 퇴원하는 경우 생소한 재활 환경으로 전환하는 것보다 더 유리할 수 있다.

물리치료사는 섬망으로 진단받았거나 발병 위험이 있는 환자를 치료할 때 특별한 의사소통 기술을 사용하고 신체 환경을 수정해야 한다. 물리치료를 통한 의사소통의 목표는 환자의 지남력(orientation)과 침착하고 안전한 환경에 대한 인식을 유지하는 것이다. 구체적인 의사소통 전략은 **표 3-2**에 나와 있다. 물리치료사는 환자의 가족과 친구들에게 환자의 지남력을 자주 주의시키고, 회상 활동 및 현재 사건에 관해 토론하는 등 환자와의 인지 활동에 참여하도록 교육해야 한다.

물리치료사는 환자에게 명확한 환경을 제공하며, 안전하고 많은 움직임을 촉진하기 위해 환자의 환경을 수정해야 한다. 가능하면 섬망으로 또는 섬망의 위

표 3-2 • 섬망 발병 위험이 있는 환자와의 의사소통 전략

- 환자가 시각 또는 청각 보조기를 착용하고 있는지 확인
- 환자에게 이름, 장소, 날짜, 상황 등의 지남력 검사 실시
- 이름과 역할 등의 자기 소개
- 명확하고 간결한 의사소통
- 전문 의학용어는 피함
- 구두 및 비언어적으로 안심시킴
- 눈 마주침 유지
- 환자와 가족 또는 친구 간의 대화 촉진
- 회상 활동

표 3-3 ● 섬망이 있거나 발생할 위험이 있는 환자에게 제안되는 환경/치료 수정사항
• 환자의 시야 내에 시계와 달력을 배치 • 시간과 일치하는 조명 제공 • 환자의 시야 안에 친숙한 물건과 사진 배치 • 환자의 손이 닿는 곳에 보행보조기 배치(적응 경우에만) • 불필요한 물건, 환자 방에서 어수선함을 제거 • 환자를 방이나 시설 외부로 이송하는 것을 최소화 • 특히 수면 시간 동안 소음 최소화 • 충분한 수면을 취할 수 있도록 치료 일정 수립 • 환자의 편안함과 수면의 질을 향상하기 위한 자세유지 장치 제공

험이 있는 환자를 시끄러운 치료실로 이송하는 것을 최소화해야 한다. **표 3-3**에는 섬망 치료를 위한 비약물적 중재에 대한 몇 가지 임상 지침이 있다.

물리치료사는 환자의 잦은 동원을 돕기 위해 섬망이 있거나 발병 위험이 있는 환자의 간병인을 교육해야 할 수도 있다. 보행가능 환자는 하루에 적어도 세 번 걸어야 하며, 보행이 어려운 환자는 하루에 3번, 적어도 15분 동안 관절가동범위 운동을 수행해야 한다. 저산소증은 섬망을 유발하는 요인으로 장기간의 섬망에 관여할 수 있으므로 물리치료사는 물리치료 중재 시 산소포화도를 자세히 관찰하고 최적화해야 한다. 잦은 동원과 최적의 산소포화도에 대한 환자의 요구를 해결하려면 다른 팀 구성원과의 소통 및 조정이 필요할 수 있다.

섬망을 유발하거나 발병할 위험이 있는 환자의 통증 평가 및 비약물적 관리가 물리치료사의 주요 역할이다. 통증은 임상인자로 섬망이 계속 연장되는 원인이 될 수 있다. 말할 수 없거나 혼란스러운 환자의 통증을 확인하는 것은 대단히 어려울 수 있다. 물리치료사는 찡그리기, 초조, 빈번한 자세 변경과 같은 통증의 비언어적 징후를 식별하고 인식하도록 주의를 기울여야 한다. 오피오이드(아편성), 비스테로이드 항염증제 및 다약제 복용이 일반적으로 섬망의 발병 또는 지속 기간에 관여할 수 있으므로 통증에 대한 비약물적 중재를 최대화해야 한다.

근거 중심 임상적 추천

SORT: 추천 분류의 장점

A 일관된, 양질의 환자 지향적 근거

B 일관되지 않거나 제한된 질적 수준의 환자 지향적 근거

C 동의, 질병 중심의 근거, 일반적인 관행, 전문가의 의견 또는 사례 시리즈

1. 의료팀이 제공하는 예방적인 다중 요소 중재는 위험에 처한 급성치료 환자의 섬망 발생률을 감소시킨다. **B 등급**
2. 혼동평가도구 및 혼동평가도구–중환자실은 숙련된 의료전문가가 수행할 때 섬망에 대한 효과적인 검사도구이다. **A 등급**
3. 비약물적 중재는 섬망과 관련된 사망률 및 이환율을 감소시킨다. **C 등급**

종합 질문

3.1 물리치료사는 급성치료시설에서 나이가 많고 주의력이 저하된 환자를 검사한다. 다음 중 치매 또는 우울증보다는 섬망이라고 의심하게 하는 것은?

A. 만성 기억력 저하

B. 절망감

C. 변동하는 지남력상실

D. 초조

3.2 섬망으로 진단된 급성치료시설에 있는 환자에게 동원을 방해하는 요통이 발병하였다. 환자의 섬망 진단을 고려할 때 의료팀에 가장 적합한 물리치료사의 권고사항은 무엇인가?

A. 환자에게 진통제 처방을 권장한다.

B. 비약물적 통증 관리에 대한 종합적인 평가를 권고한다.

C. 통증이 이완될 때까지 환자가 움직이지 않도록 권고한다.

D. 환자의 불안정한 정신 상태를 고려하여 환자의 현재 통증 보고를 무시하도록 권고한다.

정답

3.1 **C.** 섬망이 치매 및 우울증과 구별되는 주요 특징은 정신 상태의 급격하고 요동치는 변화이다. 혼동평가도구에서 설명된 다른 중요한 차별화된 기능은 주의력 저하, 무질서한 사고 및 변화된 의식 수준이다. 치매나 우울증으로 인한 만성적인 기억력 상실을 보이는 환자는 섬망이 생길 수 있지만, 섬망 환자는 급격하고 요동치는 기억 변화가 예상된다(A). 절망감(B)과 같은 변화된 기분은 섬망이 있는 환자에게 나타날 수 있지만, 이것은 종종 우울증의 증상이므로 잘 구분되지 않는다. 과활동성 섬망 환자는 초조가 나타날 수 있다. 그러나 우울증과 치매를 앓고 있는 사람들에게도 초조가 흔하기 때문에 섬망의 중요한 차별화된 요소는 아니다(D).

3.2 **B.** 통증, 고정 및 추가 약물은 섬망을 유발하는 요인이며 더 심각하고 장기간의 섬망에 관여할 수 있다. 그러므로 비약물적 중재는 섬망이 있거나 발병 위험이 있는 환자의 통증 관리를 위한 최적의 접근법이다.

고관절 전치환술

Total Hip Arthroplasty

Sharon L. Gorman

CASE 4

71세, 여성이 차도에서 떨어져 왼쪽 고관절 골절이 발생하여 어제 병원에 입원했다. 남편은 그녀를 도우려고 했지만, 왼쪽 고관절에 극심한 통증이 있었기 때문에 구급차를 요청했고, 응급실로 이송되었다. 응급실에서 숫자평가척도(numeric rating scale) 결과 9/10의 왼쪽 고관절 통증과 왼쪽 다리가 짧고 외회전되어 있었다. 또한 X-ray 상 대퇴골 전자간 골절이 확인되었다. 과거 병력에는 혈압약(Lopressor, metoprolol, hydrochlorothiazide)으로 9년간 치료한 고혈압, 작년에 진단되어 골다공증치료제(Boniva, ibandronate)로 치료한 골감소증(osteopenia), 10대 때의 충수절제술(appendectomy)이 포함된다. 오늘 아침에 환자는 허리근구획차단술(psoas compartment block, PCB)을 통한 마취와 수술 후 국소침윤마취(local anesthetic infiltration)를 통한 전측방 도달법으로 시행한 최소침습의 고관절 전치환술(total hip arthroplasty, THA)이 예정되었다. 그녀는 폐기종으로 인해 쇠약해지고 휴대용 산소를 흡입하는 나이든 남편과 함께 살고 있으며, 계단의 오른쪽에 난간이 있는 집에 거주한다. 환자는 오늘 아침 수술을 받았고 오후에 마취후회복실(postanesthesia care unit, PACU)에서 정형외과로 옮겨질 것이다. 물리치료는 수술 당일부터 시작하여 왼쪽 다리에 체중이 허용되는 것으로 처방된다.

- 그녀의 수술 절차와 건강상태를 바탕으로 활동 제한과 장애의 원인이 될 것으로 예상하는 것은 무엇인가?
- 검사 우선순위는 무엇인가?
- 가장 적절한 물리치료 중재는 무엇인가?
- 물리치료 중재 시 어떤 주의사항이 있는가?
- 물리치료를 방해하는 합병증은 무엇인가?
- 이 환자의 상황적 요인이 당신의 퇴원 권고에 어떤 영향을 미치거나 변화시키는가?

주요 정의

- **전외측 도달법, 최소침습적 접근법**(anterolateral approach, minimally invasive technique): 국소 수술 부위를 근육 및 조직으로 제한하기 위해 작은 절개를 이용한 외과적 접근법
- **대퇴골 전자간 골절**(intertrochanteric hip fracture): 대퇴골 전자 사이의 골절
- **신경차단**(nerve block): 일시적인 통증 제어를 위해 말초신경 또는 말초신경 주변에 주입된 국소마취제. 일반적으로 정형외과 시술 중에 수행되며 수술 중과 수술 후 기간에 통증과 운동 기능이 저하됨
- **골감소증**(osteopenia): 골밀도의 손실로 인해 잠재적으로 약화된 뼈
- **고관절 전치환술**(total hip arthroplasty, THA): 대퇴골의 절구나 머리와 목 부분을 티타늄 또는 플라스틱으로 대체하는 수술

목표

1. 사용된 수술 절차 유형과 관련된 주의사항을 포함한 고관절 전치환술 주의사항을 설명한다.
2. 심부정맥혈전증(deep vein thrombosis, DVT)을 진단하기 위해 물리치료에 사용되는 검사 도구를 확인한다.
3. 중증 환자의 낙상 위험 검사 및 평가를 수행한다.
4. 개인 및 상황별 문제를 고려하여 퇴원 권고사항을 설명한다.

물리치료 시 고려사항

허리근구획차단술 및 전측방 도달법으로 시행한 최소침습 고관절 전치환술 환자를 관리하는데 고려할 점:

▶ **일반적 물리치료 계획/목표**: 통증 감소, 활동 및 참여 증가, 고관절 강화, 관절가동범위, 근력 및 유산소 기능 용량의 손실을 예방하거나 최소화, 삶의 질 향상

▶ **물리치료 중재**: 기능적 훈련, 계단을 포함한 보행 훈련, 수술 후 문제에 대한 환자 및 가족 교육, 보조기 처방 및 적용, 점진적인 운동 프로그램, 의료팀과의 관리 조정, 환자 안전, 배우자 또는 가족의 지원 능력, 가정에서의 환경 및 상황별 문제, 외래 물리치료의 이용 가능성을 고려한 퇴원 권고 제공

▶ **물리치료 시 주의사항**: 활력징후 모니터링, 의료팀과 공동으로 통증 관리, 검사실 수치 검토, 점진적인 체중부하

▶ **물리치료를 방해하는 요인**: 병적골절, 인공 고관절 탈구, 심부정맥혈전증과 폐렴, 요로감염 같은 수술 후 합병증

건강 상태의 이해

낙상은 노인이 직면하는 가장 보편적이고 심각한 건강 문제 중 하나이다. 65세 이상의 지역사회 주거 성인의 낙상률은 30~40%로 높으며, 시설 보호 중인 노인의 비율은 훨씬 높다. 미국의 경우 220만 명이 넘는 노인들이 부상을 당해 치료가 필요하고, 20~30%가 머리 부상이나 고관절 골절과 같은 중상을 입는다. 노인들의 낙상은 조기 전문간호시설 입원을 포함하여 의료서비스의 이환율, 사망률 및 이용률을 증가시킨다. 의료보험 수혜자에 관한 한 연구에 따르면, 낙상자들이 비낙상자보다 의료보험 사용률이 높았다. 또한 낙상자의 48%만이 낙상 후 의료인에게 이야기한 것으로 보고되었으며, 낙상을 보고한 사람의 60%만이 낙상 예방 정보 또는 중재를 받았다. 의료인들은 노인들의 낙상과 재발을 방지하기 위해 평가하고 중재해야 한다.

미국에서는 매년 30만 건 이상의 고관절 골절이 발생하며, 이 골절의 90%는 65세 이상의 사람들에게서 발생했다. 고관절 골절률은 65세 이상에서 12~13%까지 증가하는데, 고령 인구가 증가함에 따라 고관절 골절의 수는 향후 40년간 3배가 될 수 있다. 여성은 10만 명당 612.7명, 남성 10만 명당

333.4명으로 여성이 남성보다 고관절 골절률이 거의 두 배에 이른다. 고령 인구의 고관절 골절은 대퇴골두와 대퇴골경의 골다공증 또는 골감소증과 같은 병리학적 상태 또는 낙하로 인해 발생할 가능성이 크다. 고관절 골절의 장애 부담과 경제적 비용은 연간 87억 달러 이상으로 추산된다. 고관절 골절 후 1년 동안 고관절 골절이 없는 대조군에 비해 사망률이 2배 증가했다.

환자가 마취나 수술 관련 합병증에 걸릴 위험이 큰 다른 의학적 합병증이 없다면, 노인의 고관절 골절에 대한 수술이 필요하다. 그러나 보행이 어려운 환자 또는 심한 치매 환자는 수술을 받지 않을 수도 있다. 일반적으로 관절낭외 대퇴골 골절(extracapsular femur fractures, ECFX)은 개방적 내고정술로 치료된다. 관절낭내골절(intracapsular fractures, ICFX)은 전위 또는 비전위될 수 있다. 이 환자와 같은 전위된 관절낭내골절은 다른 고정 방법으로 발생할 수 있는 대퇴골두의 순환 장애와 뼈 괴사의 위험으로 인해 고관절 전치환술 또는 반치환술로 치료된다. 전위되지 않은 관절낭내골절은 개방적 내고정술 또는 고관절 전치환술로 치료할 수 있다. **그림 4-1**은 일반적인 대퇴 골절 부위와 고관절 관절낭의 해부학적 관계를 보여준다. 최근 연구에 따르면, 고관절 전치환술로 치료받은 고관절 골절 환자는 개방적 내고정술을 받은 환자에 비해 합

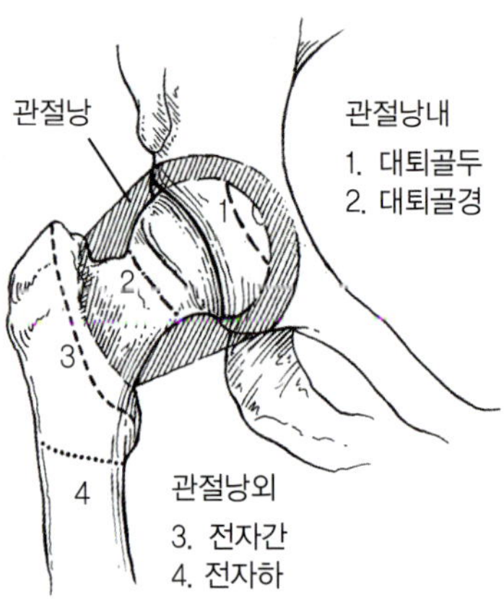

그림 4-1 대퇴 골절 부위와 관절낭과의 관계

병증이 적고 기능적 결과 및 삶의 질이 더 높은 것으로 나타났다.

고관절 전치환술은 대퇴골과 대퇴골두 그리고 대퇴골경을 인공구조물로 교체하는 수술 기법이다(**그림 4-2**). 고관절 반치환술은 대퇴골두와 대퇴골경만 대체되고 절구를 유지한다. 최근 외과적 접근법의 발전에 따라 수술 시 더 작은 부위를 절개할 수 있게 되었다. 전통적인 외과적 접근 방식과 비교하여 이러한 최소침습적 접근법은 근육과 조직의 손상이 적으므로, 수술 후 통증과 보조기 사용이 감소되어 일상활동과 기능에 더 빨리 복귀할 수 있고 조기 퇴원과 관련이 있다. 또한 마취 및 수술 후 통증조절은 물리치료사가 고려해야 할 중요한 요인이다. 국소마취 또는 국소 말초신경차단, 허리근구획차단, 요신경총차단(lumbar plexus blocks) 및 국소침윤마취 프로토콜은 오심, 구토 및 입원 기

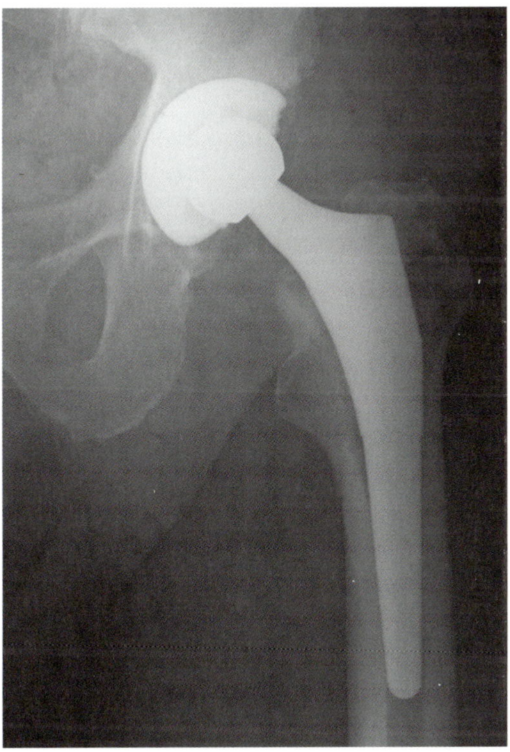

그림 4-2 절구 및 대퇴 구성 요소에 대해 press-fit 기술을 사용하여 이식된 고관절 전치환술의 방사선사진. 시멘트와 나사는 사용되지 않았다.

간을 줄인다.

고관절 주의사항은 고관절 전치환술 이후에 시행될 수 있다. 후외방 도달법 고관절 전치환술 후 주의사항은 고관절 중립을 지난 내전(adduction), 내측회전(internal rotation) 및 90° 이상의 고관절 굴곡 동작을 피하는 것이다. 후외방 도달법 고관절 전치환술은 관절낭 절개 부위의 위치 때문에 고관절 전치환술 후 적어도 4~6주 동안 고관절 주의사항이 필요하다. 이러한 운동 제한에 대한 이론적 근거는 봉합된 관절낭에 상당한 스트레스를 유발할 수 있으며, 이로 인해 관절낭이 벌어지거나 고관절 탈구가 발생할 수 있다는 것이다. 전측방 도달법으로 시행한 최소침습 고관절 전치환술은 최근 수술 기법으로 고관절 관절낭 절개를 강조하지 않는다. 최근 연구결과에 따르면 전측방 도달법 수술을 받은 2,612명 환자의 실제 탈구 비율은 0.15%로 탈구 위험이 매우 낮은 것이 보고되었고, 전측방 도달법을 사용한 고관절 전치환술 이후에는 고관절 주의사항이 필요하지 않다고 결론지었다.

고관절 전치환술 후 전체 합병증 발생률은 약 7%이다. 병원에서 흔히 발생하는 수술 후 합병증으로 골절(0.6%), 심부정맥혈전증(0.6%), 출혈 합병증(0.5%)이 있다. 퇴원 후 합병증에는 출혈, 상처 괴사, 상처 감염 및 심부정맥혈전증으로 인한 재수술이 포함된다. 입원환자에서 흔히 발생하는 일반적인 수술 후 합병증에는 폐렴, 요로감염 및 피부손상이 있다.

물리치료 환자/고객 관리

기능적 움직임과 활동 제한은 물리치료사에게 중요한 관심사이다. 활동 제한 해결을 위해 노력하면 환자가 가정환경으로 퇴원할 수 있는 가장 좋은 기회를 얻게 되며, 필요한 후속 물리치료는 가정방문 물리치료 또는 외래를 통해 수행할 수 있다. 이 환자는 낙상으로 예상치 못한 고관절 전치환술을 했기 때문에 병원 진료 과정과 퇴원 처리는 선택적 고관절 전치환술을 받은 사람과 다를 수 있다. 선택적 고관절 전치환술 환자와 비교할 때, 낙상으로 인한 고관절 전치환술 환자는 더 많은 의학적 합병증, 기능적 움직임 제한 그리고 낙상 위험에 대한 두려움이 증가할 수 있다. 일반적으로 고관절 전치환술을 받을 예정인 환자들에게 수술 전 교육이 수행된다. 수술 전 물리치료 또는 교육에는 수술 절차 및 예상 결과, 운동 처방 및 기타 특정 교육이 포함된다. 체계적인 검토 결과 수술 전 물리치료 과정이 수술 전 및 수술 직후 환자의 보행과 체력, 힘, 건강 상태에 약간의 영향을 미친다는 것을 발견했다. 중요한 점은 수술 전 물리치료 참여가 가정으로의 퇴원 가능성을 증가시키고 재활시설로 퇴원할 위험이 줄어들었다는 것이다. 환자가 병원에서 집으로 퇴원할 수 없는 경우 물리치료사는 전문간호시설 또는 급성치료시설과 같은 적절한 치료를 추천한다. 환자의 의료적 안정은 의료팀의 주요 관심사이며, 퇴원을 결정하는데 사용되고, 환자가 충분히 안정되면 퇴원은 빨리 진행되어야 한다. 가정환경에서 견딜 수 있는 환자의 능력과 관련된 물리치료사의 운동기능장애 검사 및 평가는 퇴원권고의 기초이다.

검사, 평가 및 진단

환자를 만나기 전에 전체 의료기록 검토를 완료해야 한다. 치료사는 관련된 모든 의사처방, 수술 후 진통제, 움직임 또는 이동 주의사항 및 체중부하 제한에 특히 주의해야 한다. 간호기록지는 환자의 마지막 진통제, 진통제 투약 계획 및 돌발성(breakthrough) 진통제 투약에 대한 모든 옵션을 수립하기 위해 검토해야 한다. 일반적으로 검사 결과는 수술 및 헤모글로빈, 헤마토크릿 및 혈소판과 같은 혈액 관련 손실로 인해 영향을 받는 값에 특히 주의해서 검토한다. 백혈구수는 수술 후 감염 합병증의 발생을 평가하기 위해 검토되어야 한다. 물리치료 중재 여부를 결정하는 것은 해당 치료시간과 전체 치료시간 모두에 대해 제안된 중재의 위험과 이점에 근거해야 한다. 또한 낙상 원인을 확인할 수 있는지를 판단하기 위해 응급의료서비스 이전 또는 응급실 기록을 간단히 검토해야 한다. 이 정보는 낙상 위험 평가가 표시되는지, 환경적 이유가 낙상에 영향이 있었는지 아닌지를 결정하는데 도움이 될 수 있다. 사회복지사 또는 사례관리자의 기록은 퇴원 계획에 영향을 줄 수 있는 보험 적용 범위와 같은 가정환경 및 상황에 대한 중요한 정보를 제공할 수 있다.

검사 중 치료사는 환자에게 수술 후 배치될 수 있는 모든 모니터, 라인 및 튜브를 고려해야 한다. 대부분의 모니터, 라인 및 튜브에서 동원할 수 있지만 움직임에 대한 특정 주의사항 또는 금기사항이 표시될 수 있다. 물리치료사의 능력에 따라 라인이 빠지는 등의 부작용을 방지하기 위해 의료진의 추가 지원이 지시될 수 있다. 마취와 수술 후 통증조절에 대한 고려사항이 검사에 포함되어야 한다. 수술 과정에서 환자는 국소마취를 위해 허리근구획차단술을 했다. 수술 직후에 영향을 받는 말초신경 분포에서 감각과 운동 기능이 감소할 가능성이 있다. 치료사는 감각과 운동 기능의 회복을 지속해서 관찰하고 이 정보를 치료 계획에 포함해야 한다. 예를 들어, 치료사는 환자의 안전 보장을 위해 감각과 운동 기능이 실질적으로 회복될 때까지 관련된 사지에 체중부하를 자제하도록 환자에게 조언해야 한다. 환자가 관련된 다리에서 체중을 견딜 수 있다고 해도 마비와 약한 사지에 체중부하를 하면 불안한 버클링(buckling) 또는 낙상으로 이어질 수 있다.

물리치료사는 기능적 움직임 그리고 보행 평가를 위한 표준화된 도구를 선택해야 한다. 급성치료기능지수(Acute Care Index of Function, ACIF)는 급성 정형외과 환자에서 사용하기에 신뢰할 수 있는 유효한 도구로 환자의 심리상태, 움직임, 이동 능력과 관련된 자료를 수집한다. ACIF 항목 대부분은 일상적으로 급성치료에서 검사되지만, ACIF를 완료하면 비교가 가능하고 치료사가 쉽게 이해할 수 있는 표준화된 결과를 점수로 얻을 수 있다. ACIF의 결과는 예후를 공식화하여 퇴원에 도움이 될 수 있다. 다른 표준 결과 측정은 환자 결과에 대한 자료를 수집하기 위해 병원 내의 다른 의료팀에 의해 SF-12, SF-36, Harris Hip Score, Oxford Hip Score 그리고 Western Ontario and McMaster Universities Osteoarthritis Index 등이 사용될 수 있다.

수술 후 심박수, 호흡수, 혈압, 산소포화도와 같은 활력징후와 통증을 주의 깊게 관찰해야 한다. 많은 입원 시설은 숫자통증척도와 같은 통증 측정도구를 사용하므로 치료사는 최상의 치료를 위해 이러한 도구를 사용하여 특징을 측정한다. 특히 검사 수치와 함께 물리치료사가 동원이나 치료적 운동의 형태로 적절한 운동량을 처방하고 있는지 확인하는데 중요하다. 환자의 피로 또는 통증에 대한 보고서와 함께 사용되는 활력징후는 치료사가 활동 또는 운동의 강도를 조정하여 환자가 활동 수준을 안전하게 최대화할 수 있도록 도와준다.

이 환자의 낙상과 골감소증의 병력을 볼 때, 치료사는 낙상 위험 평가를 고려해야 한다. 초기 검사에서는 수술 후 제한된 지구력으로 불가능할 수 있으나 퇴원 전에 치료사가 낙상에 대한 수정 가능한 위험 요소를 확인하여 적절한 퇴원 권고를 할 수 있도록 검사를 완료해야 한다. 급성치료 입원이 매우 짧은 경우, 치료의 후반에서 환자를 돌보는 다른 물리치료사에게 검사를 연기할 수 있다.

치료사는 가정환경 및 환자 배우자의 능력에 대한 세부 정보를 얻어 가정에서의 간병 또는 관리를 지원해야 한다. 이러한 요소에 대한 포괄적인 지식이 없으면 치료사는 적절한 퇴원 권고사항을 결정할 수 없다. 경험이 부족한 치료사의 경우 복잡한 상황별 문제가 있다면 다른 팀 구성원이나 동료와의 토론 또는 협업이 필요할 수 있다. 초기 퇴원 권고에 대한 의사소통은 여러 의료팀과 조율되고 시기적절하게 진행되어야 하며 중재, 환자 반응 또는 진행에 따른 조정이 필요하다.

치료 계획과 중재

개별 물리치료 예상 목표, 예상 결과 및 퇴원 권고사항은 검사 및 평가 후에 결정된다. 이 환자는 계단을 포함한 기능적 움직임 및 보행 개선과 관련된 목표를 통합해야 한다. 추가 목표는 입원환자를 위한 가정 운동 프로그램, 간병인 교육 및 고관절 전치환술의 영향을 받는 특정 근육의 강화를 포함한다. 수술 직후 허리근구획차단술에 의해 손상된 감각과 운동 기능의 평가는 움직임과 보행 훈련 중에 침범된 다리의 안전한 체중부하에 대해 결정한다.

초기 검사에서 지적된 특정 결손을 다루는 것 외에도 물리치료 중재에는 환자의 검사실 결과의 일상적 검토, 중재 시 환자의 생리학적 상태 관찰과 심부정맥혈전증, 폐렴, 폴리카테터 삽입으로 인한 요로감염, 봉합 부위에서의 감염 및 피부손상과 같은 고관절 전치환술 이후의 흔한 합병증에 대한 관찰이 포함되어야 한다.

심부정맥혈전증은 장기간의 고정과 활동 감소로 인해 악화되는 흔한 수술 후 합병증이다. 고관절 전치환술 후 심부정맥혈전증 발생률은 20~27.3%이다. 수술 후 항응고제를 복용해도 심부정맥혈전증은 고관절 전치환술 이후 계속 발생할 수 있다. 심부정맥혈전증의 기타 위험인자는 **표 4-1**에 나와 있다. 이 환자의 경우 위험요인은 별표(*)로 표시된다.

물리치료사는 심부정맥혈전증을 평가할 때 전문적이어야 한다. 호만(Homan) 징후는 심부정맥혈전증을 검사하는데 적절하다고 여겨졌지만 민감도와 특이도가 낮으므로 심부정맥혈전증 임상 검사에서 제외할 것을 권장한다. 8,000명이 넘는 환자를 대상으로 한 14개 연구에서 수집한 데이터를 기반으로 한 새로운 평가는 심부정맥혈전증을 위한 Modified Wells Clinical Prediction Rule(이하 CPR)이다(**표 4-3**). CPR은 심부정맥혈전증에 대한 탁월한 민감도와 특이도를 가지므로, 관리가 쉽고 적절한 후속 검사 및 중재를 의사가 결정할 때 도움을 줄 수 있는 심부정맥혈전증의 정보를 제공한다. CPR은 임상적

표 4-1 • 심부정맥혈전증 발생 위험요인

위험 범주	특정 위험
정맥 손상	이전 병력의 심부정맥혈전증 수술 외상 다리 골절 정맥류 수술 후 패혈증 출산
정체	장시간 침상안정 울혈성심부전 심근경색 골격근 활동이 부족해지는 신경계질환(뇌졸중, 척수손상 등) 만성정맥부전 수술 후 고정(사지 또는 전신)* 장시간 비행
응고항진성 상태	암 자가면역질환 경구용 피임약 임신 말기
기타	60세 이상* 비만

예측 규칙이기 때문에 치료사는 초기 검사에서 심부정맥혈전증의 증상이나 징후(**표 4-2**)가 있으면 CPR을 사용해야 한다.

이 환자는 수술 후 1일 차 오후 치료 시간에 수동적인 배측굴곡(dorsiflexion)을 하였을 때 증가된 왼쪽 종아리 통증과 부종의 증가가 있었다. 심부정맥혈전증의 위험인자와 현재 증상 및 징후를 고려하여 치료사는 CPR로 심부정맥혈전증의 가능성을 평가했다. 검사 결과 환자의 점수는 2점으로 심부정맥혈전증의 중등도 가능성이 예측되었다. 이것은 의료팀 또는 의사에게 즉시 전달되어

표 4-2 • 심부정맥혈전증의 증상과 징후	
증상	징후
통증*	홍반(erythema)
둔한 통증	부종*
긴장(tightness)	호만 징후 양성*

야 하며 치료사의 일지에 명확하게 문서화되어야 한다. 이 경우 의사는 혈액 응고에서 소량의 피브린이 존재하는지를 알아보기 위해 D-dimer 검사를 선택했다. 음성 결과는 심부정맥혈전증을 배제할 수 있지만, 양성은 추가 검사가 필요하다. 이 환자의 결과는 양성으로 다리의 도플러초음파를 통해 왼쪽 오금부(popliteal region)의 심부정맥혈전증을 확인했다.

환자가 D-dimer 양성 또는 도플러초음파검사를 통해 확인된 다리의 원위 심부정맥혈전증이 있다면 항응고제가 투여된다. 환자에게 투여되는 항응고제의 유형에 따라 적절한 항응고 및 응고 안정화를 위해 물리치료 중재가 지연되거나 보류할 수 있다. 이 환자는 로베녹스(Lovenox)로 치료받았고, 약물 투여 4시간 후 물리치료가 재개되었다.

물리치료사는 움직임 기능장애 전문가로서 안전한 퇴원을 권고하는데 적합하다. 최근 연구에 따르면 급성치료시설에서 물리치료사의 퇴원 권고가 83%에 달했고 치료사의 권고가 이행되지 않았을 때, 환자 재입원의 가능성이 증가했다. 복잡한 임상의사결정 과정 모델은 퇴원 권고를 하기 위해 물리치료사의 경험에 비추어 환자의 기능과 장애, 욕구와 요구, 참여 능력 및 상황을 고려한 과정으로 설명된다. 다음으로 보험 정보를 포함한 의료보험과 다른 의료팀과 의견을 공유하면 퇴원 권고가 내려진다. 미국에서는 짧은 입원이 흔하므로 이 과정은 초기 검사 후에 시작되어 환자와의 후속 중재 중에 추가된다.

이 환자는 남편의 간병인 역할을 하였기 때문에 남편이 신체적 도움을 줄 수

표 4-3 • 심부정맥혈전증의 Modified Wells Clinical Prediction Rule		
예측 변수	증상 있을 시 점수	이 환자 점수
활동적인 암(지난 6개월 동안 치료 또는 완화치료)	1	0
종아리 부기(경골조면 10cm 아래)*	1	1
오목부종(pitting edema), 증상 다리에 국한*	1	1
측부 천정맥(collateral superficial veins)	1	0
다리 전체의 부기	1	0
국소적 통증(심부정맥계의 분포와 함께)*	1	1
다리의 마비(paralysis), 불완전마비(paresis) 또는 최근 석고 고정	1	0
최근에 침상 3일 이상(또는 지난 4주 동안 전신마취 또는 국소마취가 필요한 대수술)*	1	1
최소한 가능한 대체 진단*	−2	−2

점수 해석

점수가 3점 이상인 경우 높음: 심부정맥혈전증 확률 75%

점수가 1~2점인 경우 중등도: 심부정맥혈전증 확률 17%

점수가 0점보다 작거나 같은 경우 낮음: 심부정맥혈전증 확률 3%

※ 양쪽 다리에 증상이 있는 환자에서는 증상이 더 심한 다리가 사용

없으므로 치료사는 집으로 퇴원하기 전에 독립적인 일상생활활동(ADL)을 수행할 수 있도록 급성 입원 후 단기 재활이 필요할 수도 있다는 초기 결정을 내렸다. 그녀의 보험은 단기 재활을 위해 어떤 전문간호시설을 선택할지 결정할 수 있는 역할을 할 수 있다. 환자가 아직 집으로 퇴원하지 않았기 때문에 퇴원 시 필요한 장비는 전문간호시설의 치료사에게 유예할 수 있다. 그러나 그녀는 승강 좌변기(raised toilet seat)와 보행기 같은 이동 보조 장치가 필요할 수 있다. 이러한 요구는 급성치료를 받는 동안 차트에 언급할 수 있다. 이 환자는 집으로 돌아가기 전에 지속적인 재활이 필요할 것으로 예상되므로 계속적인 물

리치료 및 작업치료에 대한 권고사항을 분명하게 명시해야 한다. 또한 급성치료시설의 치료사는 전문간호시설 체류 후 잠재적으로 환자가 방문 물리치료 및 외래 물리치료를 포함하여 더 많은 물리치료가 필요하다고 권고할 수 있다.

물리치료사는 환자의 나이와 과거 골감소증의 병력과 함께 낙상 위험 평가(fall risk assessment)를 수행해야 한다. 미국노인학회(American Geriatric Society, AGS)와 영국노인학회(British Geriatric Society, BGS)는 모든 노인에게 낙상 위험 검사를 권장했다. 낙상 위험 검사 기준과 권장되는 후속 조치는 **표 4-4**를 참조한다. 이 검사 기준은 최신 근거와 전문가의 합의를 바탕으로 낙상에 대한 기본 정보를 확인하고 적절한 후속 평가를 권고하는데 도움이 된다. 검사 후 낙상 위험이 큰 사람들의 경우 신체 구조와 기능 그리고 활동 관련

표 4-4 • 미국노인학회/영국노인학회의 낙상 위험 검사 기준
모든 노인에게 낙상이 있었는지 질문해야 한다.
낙상을 보고하는 노인에게 낙상의 빈도와 상황에 대해 질문해야 한다.
노인들은 보행이나 균형에 어려움이 있는지 질문해야 한다.
낙상, 지난 1년 동안 재발성 낙상 또는 보행 및 균형의 어려움을 보고하는 노인들은 다원적인 낙상 위험 평가를 받아야 한다.
한 번 낙상한 노인들은 보행과 균형에 대한 평가를 받아야 한다.
낙상 노인들은 이용 가능한 평가 중 하나를 사용하여 보행과 균형에 대한 평가를 받아야 한다. 보행 및 균형 검사를 수행할 수 없거나 제대로 수행하지 못하는 노인은 다원적인 낙상 위험 평가를 받아야 한다.
보행 및 균형 평가 중에 어려움이나 불안정성을 보이는 노인들은 다원적인 낙상 위험 평가가 필요하다.
보행과 균형을 평가하는 동안 단 한 번의 낙상만 보고하고 어려움이나 불안정성이 없는 노인에게는 낙상 위험 평가를 요구하지 않는다.
다원적인 낙상 위험 평가는 적절한 기술과 훈련을 갖춘 물리치료사를 포함한 의료 제공자가 수행해야 한다.

문제를 식별하여 의료 제공자가 낙상을 방지하기 위해 적절한 중재를 하도록 다원적인 낙상 위험 평가가 권장된다.

미국노인학회와 영국노인학회의 낙상 위험 평가 권고사항에 근거하여 이 환자는 낙상으로 인한 고관절 골절로 인해 다원적인 낙상 위험 평가가 제시된다. 이 평가는 퇴원 전 또는 퇴원 직후에 실시해야 한다. 물리치료사는 균형과 낙상 감소에 관련된 보행, 균형, 기능 및 신체검사 기술을 검사할 수 있는 능력으로 인해 환자에게 다원적인 낙상 위험 평가를 수행하는데 적합하다. **표 4-5**는 미국노인학회와 영국노인학회의 다원적인 낙상 위험 평가에 대한 권고사항이다.

표 4-5 • 미국노인학회/영국노인학회의 다원적인 낙상 위험 평가의 권고사항

위험 범주	특정 위험
병력 중점	• 낙상 병력: 낙상 상황, 빈도, 낙상 시 증상, 손상, 기타 결과에 대한 자세한 설명 • 약물치료 검토: 복용량을 포함한 모든 처방 및 처방전 없이 구매할 수 있는 약물 • 관련 위험 요인의 병력: 급성 또는 만성 의학적 문제
신체검사	• 보행, 균형 및 동원 수준과 다리 관절 기능의 상세한 평가 • 신경기능: 인지 평가, 다리 말초신경, 고유수용성감각, 반사, 피질 검사, 추체외로(extrapyramidal) 및 소뇌 기능 • 다리 근력 강화 • 심혈관 상태: 심박수, 맥박, 혈압 및 적절한 경우 경동맥동 자극에 대한 심박수 및 혈압 반응 • 시력 평가 • 발과 신발 검사
기능적 평가	• 적응 장비 및 이동 보조기구의 사용을 포함한 일상생활활동의 평가 • 낙상 관련 개인의 인지 기능 능력과 두려움 평가
환경 평가	• 가정에서의 안전을 포함한 환경 평가

근거 중심 임상적 추천

SORT: 추천 분류의 장점

A 일관된, 양질의 환자 지향적 근거

B 일관되지 않거나 제한된 질적 수준의 환자 지향적 근거

C 동의, 질병 중심의 근거, 일반적인 관행, 전문가의 의견 또는 사례 시리즈

1. 고관절 전치환술 주의사항은 전측방 도달법으로 시행한 최소침습 고관절 전치환술을 받은 환자에게는 필요하지 않다. **B등급**
2. CPR을 사용하여 심부정맥혈전증의 가능성을 평가할 수 있다. **A등급**
3. 물리치료사 퇴원 권고사항은 급성 환자의 퇴원 계획에 중요한 역할을 한다. **B등급**
4. 노인의 낙상 예방에는 적절한 검사와 다원적인 낙상 위험 평가를 포함한다. **A등급**

종합 질문

4.1 쿠마딘 복용 환자의 항응고 치료 수준을 확인하는데 사용할 수 있는 검사실 결과는 다음 중 어느 것인가?

A. 활성화부분트롬보플라스틴시간(activated partial thromboplastin time, aPTT)

B. 국제표준화비율(International Normalized Ratio, INR)

C. D-dimer

D. 로베녹스

4.2 외래 물리치료 클리닉에 67세의 환자가 내원하였다. 그는 지난해 젖은 나뭇잎 위를 걸을 때 한 번 낙상했으나, 현재 보행 또는 균형에 문제가 없다고 보고한다. 물리치료사가 수행할 가장 적절한 낙상 위험 평가는 무엇인가?

A. 다원적인 낙상 위험 평가를 수행한다.
B. 환자의 집에 대한 환경 평가를 수행한다.
C. 낙상에 대한 두려움 때문에 환자가 일상생활활동이나 활동을 억제하는지 확인한다.
D. 보행과 균형의 표준화된 검사를 수행하여 환자가 불안정함 없이 수행할 수 있는지 확인한다.

정답

4.1 **B.** 국제표준화비율 결과는 쿠마딘의 치료 수준을 나타낼 수 있다. aPTT는 헤파린의 치료 여부를 결정하는데 사용되는 혈액 검사이다(A). D-dimer는 진단 혈액 검사로서 양성 결과가 심부정맥혈전증의 높은 가능성을 나타낸다(C). 로베녹스는 수술 후 심부정맥혈전증 예방 및 치료에 일반적으로 사용되는 저분자량 헤파린(low molecular weight)의 일종이다(D).

4.2 **D.** 미국노인학회와 영국노인학회의 권고사항에 따라 한 번 낙상했지만 보행이나 균형 문제에 대한 보고가 없는 사람은 표준화된 보행 및 균형 검사를 해야 한다. 환자에게 다원적인 낙상 위험 평가가 필요한지 아직 확실하지 않다. 환자가 표준화된 보행 및 균형 검사를 완료할 수 없거나 불안정한 경우에만 다원적인 낙상 위험 평가를 수행한다(A). 환경 평가는 다원적인 낙상 위험 평가의 일부이다(B). 환자가 낙상에 대한 두려움으로 일상생활활동이나 활동을 억제하는 것을 확인하는 것은 다원적인 낙상 위험 평가의 기능적 평가의 일부이다(C).

어지럼

Dizziness

Anne K. Galgon / Heather Dillon Anderson

CASE 5

73세, 여성은 2일 전에 오른쪽 고관절에 심각한 골관절염과 통증으로 인해 고관절 전치환술을 시행하기 위해 입원하였다. 수술은 관골구와 대퇴골두 모두 제거하는 후방도달법으로 시행하였다. 주목할 만한 과거 병력에는 골다공증, 어지럼 호소, 고콜레스테롤혈증(hypercholesterolemia) 그리고 2형 당뇨병이 있었다. 수술팀은 그녀가 고관절 90° 이상 굴곡 금지, 내회전 및 다리 꼬기 금지 등의 고관절 주의사항을 따르고 허용된 만큼의 체중부하만 가능하다고 하였다. 물리치료사는 2~3일 후 남편과 함께 사는 이층집으로 퇴원하기 전에 환자를 평가하고 치료하도록 요청받았다. 남편은 은퇴하였고, 최근 허리 수술로 인해 그녀를 도울 수 있는 신체적 능력이 제한되어 있다. 그녀는 퇴원 후 방문 물리치료와 방문 간호를 받을 것이고, 외래 물리치료를 통해 고관절 수술 후 치료를 계속할 것이다. 그녀는 현재 오른쪽 엉덩이 통증과 자세 변화에 따른 단기간의 어지럼증을 호소하고 있다.

▶ 그녀의 건강 상태에 기초하여 어지럼증 증상에 어떤 영향을 줄 것으로 예상하는가?

▶ 검사 우선순위는 무엇인가?

▶ 가장 적절한 검사는 무엇인가?

▶ 가장 적절한 물리치료 중재는 무엇인가?

▶ 물리치료 중재 시 어떤 주의사항이 있는가?

▶ 물리치료를 방해하는 합병증은 무엇인가?

▶ 개인의 상황적 요인이 환자 또는 고객 관리에 어떤 영향을 주거나 변화시킬 수 있는가?

주요 정의

- **어지럼**(dizziness): 개인마다 다를 수 있으며 머리가 텅 빈 느낌, 방향감각 상실, 불균형 또는 현기증을 포함. 심박수 증가, 실신, 안진 또는 불안감과 관련이 있을 수 있음
- **안진**(nystagmus): 느린(한 방향) 및 빠른 위상(반대 방향)을 포함하는 반복되는 급속한 교대 안구 운동
- **현기증**(vertigo): 주위 공간에 대해 마치 자신 혹은 공간이 움직이고 있다고 느끼는 이상 감각
- **전정안구반사**(vestibulo-ocular reflex, VOR): 머리가 움직이는 동안 시선을 일정하게 유지. 이 반사의 방해는 진동시각(osillopsia)과 머리 움직임으로 인한 어지럼을 유발

목표

1. 급성치료시설에서 어지럼의 원인을 구별하기 위한 절차 및 임상의사결정 과정을 요약하여 설명한다.
2. 어지럼의 원인을 구분할 수 있는 신뢰할 수 있고 유효한 검사 및 방법을 설명한다.
3. 환자를 치료하기 전에 검사해야 하는 중요한 검사실 수치, 약물 및 활력징후 반응을 설명한다.
4. 검사결과를 해석하여 어지럼의 원인을 진단한다.
5. 진단결과에 따라 적절한 물리치료 중재를 설명한다.

물리치료 시 고려사항

수술 후 어지럼 환자의 물리치료 고려사항:

▶ **일반적 물리치료 계획/목표**: 관절가동범위, 힘 그리고 기능적 유산소 용량의 소실 최소화, 어지럼의 증상과 통증 감소, 기능적 독립성을 최대화하면서 2차 손상을 최소화하여 삶의 질 향상

- **물리치료 중재**: 수술 후 주의사항 및 체중부하 제한, 수술과 관련된 합병증, 어지럼에 대한 후속 관리 권장사항 및 고관절 전치환술의 지속적인 관리에 대해 환자와 보호자의 교육. 고관절 주의사항을 유지하면서 수정된 움직임 훈련과 자세성 어지럼증 치료 중 자세전략, 하지 운동, 기능적 이동성 훈련, 간병인 교육
- **물리치료 시 주의사항**: 모든 기능적 이동 중에 고관절 주의사항 준수, 낙상 위험 감소를 위한 철저한 감독, 혈압, 혈당, 약물 그리고 검사실 수치 관찰
- **물리치료를 방해하는 요인**: 어지럼, 통증 증가, 고관절 주의사항, 심부정맥 혈전증

건강 상태의 이해

고관절 전치환술은 보존적 치료가 성공적으로 만성 고관절 통증과 기능부전을 치료하지 못하였을 때 종종 선택되는 일반적인 수술이다. 많은 고관절 수술이 있지만 고관절 전치환술은 대퇴골두뿐만 아니라 고관절 관골구를 인공 구조물로 교체하는 것을 포함한다. 2005년 미국에서 대략 285,000건의 고관절 전치환술이 시행되었다. 노인 인구가 지속적으로 증가하여 고관절 전치환술 발생률 또한 매년 증가할 것으로 예상된다. 고관절 전치환술을 행하는 가장 일반적인 이유 중 하나는 만성통증이 유발하는 심각한 골관절염이다. 추가적인 요소로는 류마티스관절염, 고관절 무혈관 괴사, 유년기의 고관절 질병 그리고 과거 외상이 있다.

수술 후 지침과 주의사항이 다양한 고관절 전치환술에는 여러 접근 방법과 기술이 있다. 고관절 전치환술 환자의 동원에 앞서 어떤 수술적 접근법이 사용되었고, 수술 후 주의사항이 무엇이었는지를 아는 것이 중요하다. 전통적으로, 후방 또는 후측방 도달법은 고관절 외전근 기능을 보존하고 근위 대퇴골과 관

골구에 좋은 환경을 제공하는 것으로 알려져 있다. 과거 이 기술과 관련된 가장 주된 불이익은 높은 탈구율이었다. 하지만 전측방 도달법과 후방도달법을 비교한 Palan 등(2009)의 연구에서 탈구율에서의 차이점이 밝혀지지 않았다. 후방도달법 후의 일반적인 주의사항은 고관절 90° 이상의 굴곡을 피하고, 수술 후 최소 6주 동안 45°를 넘는 고관절 내전과 내측회전을 제한하는 것을 포함한다.

체중부하 제한은 고관절 수술 후에도 흔하며, 일반적으로 특정 유형의 수술 절차에 따라 다르다. 시멘트가 대퇴골 보철물을 관골구 안에 고정하였을 때, 환자는 일반적으로 허용된 체중부하를 견딜 수 있다. 그러나 보다 복잡한 수술 절차나 시멘트를 사용하지 않고 고정된 보철물에서 환측 다리를 통해 얼마나 많은 체중부하를 할 것인지에 대한 제한이 있을 수 있다. 치료사는 외과적 수술에 따라 주의사항이 다양하므로 동원 전에 외과팀과 협의하여 수술 후 프로토콜 및 관련 주의사항을 항상 확인해야 한다.

물리치료는 고관절 전치환술을 받은 환자의 수술 후 중재의 필수 요소이다. Freburger(2000)의 연구에서는 고관절 전치환술을 받은 사람들을 위한 급성치료시설에서의 물리치료 활용 증가는 총 치료 비용의 감소와 가정으로의 퇴원 가능성 증가와 관련이 있다고 밝혔다. 고관절 전치환술에 따른 물리치료 중재의 목적은 환자를 동원하고, 수술 후 주의사항에 대해 환자와 간병인 교육을 제공하고, 적절한 운동을 권장하며, 퇴원 계획을 지원하는 것이다.

수술 후 급성치료시설에서 물리치료 중재를 제공하는 동안 일반적인 환자의 증상에는 통증, 어지럼 및 피로가 포함된다. 물리치료 중재를 효과적으로 시행하려면 수술 후 의료팀과 통증 관리를 조율하는 것이 필수적이고 환자의 어지럼증 호소를 평가하는 것도 중요하다. Post와 Dickerson에 따르면 어지럼증은 25세 이상 환자의 1차 병원 방문의 약 3%에서 나타나는 주요 증상이며, 응급실 방문도 3%에 가깝다. 또한 어지럼은 급성치료시설에서도 흔한 호소이다. 어지럼에 대한 인식과 정의는 사람마다 다르다. 어지럼을 네 가지 확인된 주요 증상[현기증(vertigo), 불균형(disequilibrium), 전실신(presyncope), 머리가 텅빈 느낌(lightheadness)]으로 분류하면 원인을 파악하는 데 도움이 된다.

현기증은 이과학(otologic) 또는 전정기관의 원인과 관련이 있다. 불균형은 전형적인 불균형의 감각으로 묘사된다. 전실신은 기절 이전에 사람이 겪는 느낌과 연관이 있으며, 혈압이 상당히 떨어지는 것과 관련이 있다(기립성저혈압). 기립성저혈압 또는 자세성저혈압은 사람이 반듯이 누운 자세에서 앉거나 서 있는 자세로 움직일 때 심장으로 오는 혈액의 감소를 신체가 적절히 보상할 수 없을 때 발생한다. 기립성저혈압을 유발할 수 있는 일반적인 요인은 나이 관련 생리학적 변화, 혈압 상승, 혈액량 감소, 혈관확장제, 고정 그리고 자율신경부전(autonomic insufficiency) 등이다. 기립성저혈압의 진단 기준은 종종 수축기혈압이 20mmHg 감소하거나, 이완기혈압이 10mmHg 감소하는 경우 또는 사람이 바로 누운 자세에서 선 자세로 바뀐 후 최소 1분 동안 30회의 심박수가 증가하는 것을 포함한다. 머리가 텅빈 느낌은 종종 희미하거나 방향감각을 잃은 느낌으로 묘사된다. 연구에 따르면 머리가 텅빈 느낌은 흔하고 환자가 어지럼증을 자연적으로 묘사하면 불안과 우울증에 대한 질문이 필요하다.

자세성 어지럼증 또는 현기증은 두위안진(positional nystagmus)에 의해 유발될 수 있다. 두위안진을 유발하는 다양한 장애들을 이해하면 치료 계획의 일부인 진단과 중재에 도움이 될 수 있다. 자세성 어지럼의 가장 흔한 원인은 양성발작성두위현기증(benign paroxysmal positional vertigo, BPPV)이다. 양성발작성두위현기증은 안진과 바로 누운 자세에서 앉거나 앉은 자세에서 바로 누운 자세, 침대에서 뒤집기, 머리를 앞으로 굴곡시키거나 위로 쳐다볼 때 현기증을 호소한다. 몇 주 또는 몇 달 동안 짧은 지속시간의 현기증이 발생할 수 있고 증상이 해결된 후 다시 발생할 수 있다. 환자들은 두려움을 느끼고 현기증을 유발하는 자세를 피할 것이다.

양성발작성두위현기증은 균형 치료실에서 치료를 받는 환자에서 볼 때 전정기관 관련 어지럼의 20~30%를 차지할 수 있으며, 노인들에게 더욱 만연해 있다. Oghalai 등은 100명의 노인들(평균 나이 74±1세) 중 61%는 어지럼증을 않고 있고, 71%는 불균형을 호소하고 있다고 하였다. 이 중 다수는 어지럼이나 불균형에 대한 중재를 찾지 않았다. 이러한 노인의 9%는 양성발작성두위현기증을 인식하지 못했다. 양성발작성두위현기증 노인은 일상생활활동의 독립성이 감소하였고, 진단받기 전 3개월 동안 낙상의 유병률이 증가했다. 이러한 부정적인 결과 때문에 양성발작성두위현기증은 감수성이 높은 노인들에게 항상 검사해야 한다. 머리가 텅빈 느낌이 없는 상태에서 회전감각의 불안은 양성발작성두위현기증(민감도 59% 및 특이도 98%)을 예측하는 것으로 나타났다. 하지만 적절한 진단을 위해 자세성검사가 요구된다.

양성발작성두위현기증은 말초 전정기관에 관련된 기계적 장애로 간주한다. 이는 평형모래(otoconia)가 타원주머니평형반(utricle macula)에서 빠져나와 반고리뼈관 내림프로 옮겨진다[반고리관결석(canalithiasis)]. 평형모래는 현미경으로만 확인되기 때문에, 이러한 조건은 영상으로 보이지 않는다. 일부의 경우 평형모래는 반고리뼈관의 마루(cupula)에 부착한다[마루결석(cupulolithiasis)]. 반고리뼈관은 머리가 중력장(gravitational field)과 관련하여 위치할 때 중력에 민감하다. 반고리관결석이나 마루결석은 마루를 구부러지게 한다(**그림 5-1**). 이것은 반고리뼈관과 관련된 전정안구반사(Vestibular Ocular Reflex, VOR)를 자극하고 비정상적인 안진과 현기증이 나타난다. 뒤쪽반고리관의 침범은 양성발작성두위현기증 환자의 76~94%에서 발생할 가능성이 가장 큰 증상이다. 이에 대한 체계적 연구와 반고리관 침범과 유형(반고리관결석 vs 마루결석)은 **표 5-4**에 있으며, 이 경우 감별 진단 단계에서 검토될 것이다. 안진을 줄이기 위한 중재와 어지럼의 증상에 대한 중재가 적절하게 적용될 때 매우 효과적이기 때문에 어떤 반고리관이 포함되어 있는지(앞, 뒤, 수평)와 양성발작성두위현기증 유형을 진단하는 것이 중요하다.

위치현기증(positional vertigo)을 유발하는 다른 전정 조건들은 말초 또는 중추로 분류될 수 있다. 이러한 조건은 양성발작성두위현기증보다 흔하지 않으며, 발병의 다른 병력과 추가적인 징후 및 증상을 나타내어 감별 진단에 도움이

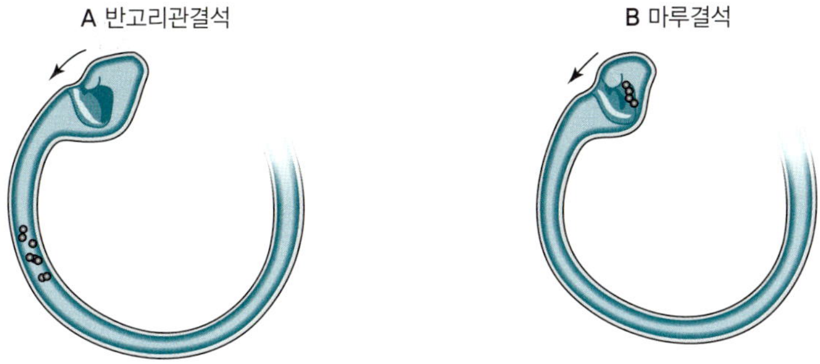

그림 5–1 양성발작성두위현기증의 기전. 반고리뼈관이 중력장에 위치한 경우. A 평행모래(검은 점들)의 변위는 내림프에 항력을 생성하여 마루를 비틀고 1분 미만의 안진을 초래한다. B 평형모래가 마루에 박혀 마루를 비틀어 반고리뼈관이 중력장에서 이동될 때까지 안진이 1분 이상 지속된다.

된다. 위치현기증의 말초장애는 외림프누공(perilymphatic fistula), 위반고리관 벌어짐(dehiscences), 급성 전정신경기능저하 등이 있다. 두위안진과 현기증은 급성 전정 편두통(vestibular migraines)에서 흔히 발생한다. 중추신경계 병변 역시 두위안진과 현기증을 일으킬 수 있다. **표 5–1**은 잠복기, 지속시간, 피로도, 방향 및 강도에 근거한 말초 대 중추의 자세성 어지럼의 일반적인 증상을 보여준다. 중추신경계 장애의 병력 또는 새로운 중추신경계 징후와 증상이 있는 두위안진을 보이는 사람은 즉시 신경학자에게 의뢰해야 한다. 일부 노인들의 경우, 중심 두위안진은 어지럼의 증상 없이 나타난다. 이와 같이 양성인 경우에는 원인이 불분명하며, MRI에서 특이점을 발견하지 못하고, 증상이 없으므로 중재가 제공되지 않는다.

양성발작성두위현기증의 첫 발생은 갑작스럽고 심각하고 불안한 마음을 불러일으킨다. 이와 관련된 현기증은 8번 뇌신경의 급성 전정신경염을 모방할 수 있다. 급성 전정신경염의 흔한 원인 중 하나는 잠복성 단순포진바이러스(herpes simplex virus)의 재활성화이다. 신경염의 결과로 인한 한쪽말초성전정신경기능저하(unilateral peripheral vestibular hypofunction, UVH)는 며칠 동안 지속하는 갑작스럽고 심한 현기증과 불균형을 나타낸다(72시

표 5-1 • 말초 대 중추의 자세성 어지럼의 일반적인 증상

증상 또는 징후	말초 원인	중추 원인
잠복기		
현기증 또는 안진의 발병 시간	0~40초(평균 7.8초)	대기 시간 없음-즉시 시작
현기증과 안진의 지속시간		
단일사건	1분 미만(반고리관결석) 1분 이상(마루결석)	자세가 유지되는 한 지속가능성이 큼
피로도		
반복적인 행동으로 현기증이나 안진의 감소	예	아니오
안진 방향	검사 쪽에 비틀림 방향 고정 및 위 또는 아래 떨림	다양함: 방향을 바꾸거나, 순수한 위 또는 아래 떨림
강도	심한 현기증 뚜렷한 안진 오심 발생 가능성 큼 아침에는 증상이 악화하고 온종일 변함	보통 가벼운 현기증 덜 강한 안진 오심은 덜함 온종일 증상이 일정함
재현성	일관성 없는	더 일관된

간 이상). 머리 움직임으로 진동시(oscillopsia), 어지럼, 불균형이 몇 주에서 몇 달 동안 계속된다. 전정신경염은 말초 전정 병변에서 세 번째로 흔한 원인이고, 연간 발병률은 10만 명당 약 3.5명이다. 급성 한쪽말초성전정신경기능저하는 전정핵에 대한 긴장성 전정감각 입력에 불균형을 일으킨다. 이 비정상적 감각 정부는 눈 운동과 자세 조절 시스템에 영향을 미쳐 결과적으로 수평적(단일 방향의) 자발성 안진을 유발하고, 바로 선자세 인지 감소 그리고 눈 스큐편위(skew deviation), 시각적 비틀림(ocular torsion) 그리고 머리 기울기 반응을 포함하는 머리 방향 삼징후에 영향을 미친다. 발병 후 첫 며칠에

서 몇 주간, 중추신경계는 새로운 감각 정보를 보상할 것이고 이러한 징후와 증상의 감소가 예상된다. 한쪽말초성전정신경기능저하가 머리 움직임을 감지하는 것에 영향을 미치는 것 때문에, 전정안구반사와 균형은 머리가 움직일 때 무너진다. 중앙 보상(central compensation)은 환자가 움직이기 시작하고 정상적인 활동으로 돌아가면서 전정안구반사와 균형을 향상시킬 것으로 기대된다. 급성 전정신경염의 관리는 말초 전정기능을 향상하는 메틸프레드니손(methylprednisone), 오심과 어지럼의 증상을 줄이기 위한 항현기증약(antivertiginous), 전정안구반사 기능과 균형을 향상시키는 중앙 보상을 위한 물리치료를 포함한다. 한쪽말초성전정신경기능저하를 가진 환자는 두위안진을 나타낸다. 전정기관의 생리학 및 한쪽말초성전정신경기능저하와 연관된 중추신경계 변화를 이해하는 것은 한쪽말초성전정신경기능저하와 양성발작성두위현기증의 감별 진단에 도움을 준다.

물리치료 환자/고객 관리

급성치료시설에서 수술 후 고관절 관리에는 조기 동원, 통증 관리, 환자 교육 및 퇴원 계획을 시작하기 위한 기능적 이동성 평가가 포함된다. 물리치료사는 수술 팀과 협력하여 수술 후 주의사항과 체중부하 지침을 시행한다. 물리치료사는 첫 번째로 통증조절을 최적화하고 침대에서 조기 동원을 계획하기 위해 간호사와 조정한다. 또한 물리치료사는 가장 적절한 퇴원 설정과 환자가 필요로 하는 장비 또는 서비스 유형을 결정하기 위해 의료팀과 협력한다.

1차 진단 외에도 어지럼을 보고하는 급성치료시설에서 물리치료사는 어지럼의 원인을 조사해야 한다. 환자의 병력과 증상은 물리치료 검사에 어떤 통합된 검사와 측정을 할 것인지 결정하는 데 필수적이다. 검사와 평가 결과에 따라 어지럼증의 진단이 확립될 수 있으며, 적절한 물리치료 중재가 환자의 치료 계획에 통합될 것이다. 원인이 더 의학적이면 물리치료사는 의료팀과 협력하여 다른 물리치료 중재를 통합할 때 어지럼에 대한 적절한 지침을 따른다.

검사, 평가 및 진단

물리치료사는 환자 검사를 시작하기 전에 환자의 과거 병력, 최근 수술 과정 그리고 입원 중 합병증을 이해하기 위해 차트에서 정보를 얻어야 한다. 환자 동원 전 차트에서 검토해야 하는 추가적인 정보는 약품 목록, 최근 검사실 수치, 체중부하 제한, 수술 후 주의사항 그리고 모든 운동 또는 이동 제한을 포함한다.

약물 목록을 검토할 때 혈압을 감소시키거나 어지럼을 유발하는 것으로 알려진 약물유해반응, 여러 약물의 잠재적 상호작용, 환자가 이전에 복용했던 약물의 철회 및 최근 약물 복용량의 변화를 줄 수 있는 새로운 약물을 구체적으로 검사해야 한다. 또한 귀독성(ototoxicity)으로 불리는 전정계에 손상을 유발하는 것으로 알려진 약물을 인식해야 한다. 토브라마이신(tobramycin), 카나마이신(kanamycin), 젠타마이신(gentamicin)을 포함하는 항생제의 일종인 아미노글리코사이드계(aminoglycosides) 약물은 귀독성 약물유해반응을 일으키는 것으로 잘 알려져 있다. 하지만 이러한 항생제들은 효과와 저렴한 비용으로 인해 일부 세균감염을 치료하는 데 여전히 사용되고 있다. 이 약물 중 가장 자주 사용되는 젠타마이신은 때때로 메니에르증후군을 치료하기 위해 의도적으로 전정기능을 교란하는 데 사용된다.

환자의 가장 최근 검사실 수치를 검토할 때는 헤모글로빈, 헤마토크릿, 백혈구 그리고 혈소판 수를 고려하는 것이 중요하다. 만약 환자가 수술 후 혈전색전증 방지를 위해 항응고 치료를 받고 있다면, 국제표준화비율(INR) 수치를 검토하여야 한다. 만약 검사실 수치 중 어느 것이 정상범위 안에 있지 않으면,

물리치료사는 환자를 동원하기 전 수술팀과 함께 점검해야 한다. **표 5-2**는 급성치료시설에서 어지럼에 대해 호소하는 환자를 검사하는 과정을 설명한다.

물리치료사는 초기 신체검사에서 환자의 통증 수준과 외과적 주의사항 및

표 5-2 • 급성치료시설에서 어지럼 환자의 평가

절차	고려사항
환자 차트 검토	• 과거 병력 • 현재 이벤트 • 입원 중 합병증
약물 목록 검토	• 혈압을 감소시키거나 어지럼을 유발하는 것으로 알려진 약물유해반응 • 여러 약물의 잠재적 상호작용 • 환자가 이전에 복용했던 약물의 철회 • 복용량 변화
특히 현기증 증상을 평가할 때 환자의 병력 수집	환자 어지럼의 유형: • 환자가 정확히 어지럼을 느낄 때 • 환자의 증상 발생 빈도 • 환자에게 비슷한 증상의 병력이 있는지와 그 당시 정확히 어떤 증상이 있었는지 • 어지럼 증상을 유발하는 위치와 증상이 제거되는 위치
바로 누운 상태, 침대 가장자리에 앉은 자세, 바로 선 자세에서 환자의 혈압과 심박수를 측정하여 기립성저혈압을 배제 활력징후 평가 전에 새로운 자세를 취한 후 최소 1분 이상 대기	기립성저혈압 • 수축기혈압 20mmHg 감소 • 이완기혈압 10mmHg 감소 • 심박수가 1분 동안 30회 이상 증가하는 것
기능적 이동, 균형 및 보행 검사	침대 이동성 평가, 평평한 표면과 계단에서의 보행, 정적 및 동적 균형 평가
눈돌림과 전정-눈 상호작용 검사	**표 5-3** 참조
자세유지 검사	**표 5-4** 및 **그림 5-1**과 **5-2** 참조

체중부하 제한에 대한 이해를 평가해야 한다. 만약 환자의 통증이 적절히 통제되지 않는다면 진통제 투여가 성공적인 동원에 도움이 된다. 만약 환자가 주의사항과 체중부하 제한에 대해 알지 못한다면 병실에 표시하는 것과 가족구성원에게 항상 지침을 따르도록 교육하는 것도 도움이 될 수 있다.

다음으로 환자의 다리에서 부종, 맥박 및 자세유지를 검사해야 한다. 고관절 전치환술 후, 대부분의 환자들은 다리를 삼각의 고관절 외전 베개로 벌린 채로 바로 누운 자세로 자리 잡고 있다. 만약 환자의 상처가 눈으로 보인다면 검사해야 하지만, 물리치료사는 수술팀이 통보하지 않는 한 원래의 외과 드레싱을 제거해서는 안 된다.

침범되지 않은 다리와 팔 모두에 대한 기본 근력 평가는 물론, 양다리에 대한 감각 및 고유감각 검사를 완료해야 한다. 그리고 침대 이동성, 이동, 보행 및 균형을 평가하기 위해 조심스럽게 동원해야 한다. 모든 기능적 움직임 및 균형 검사는 수술 후 주의사항 및 체중부하 제한의 경계 안에서 완료되어야 한다. 만약 환자가 전정기관 문제로 인한 어지럼을 앓고 있는 것이 의심된다면, 자세성 어지럼을 평가하기 이전에 동원 평가를 완료하는 것이 중요하다. 자세성 어지럼이 있는 환자는 전정 검사 후 증상의 증가를 경험하는 것이 일반적이기 때문에 기능적 이동성과 균형 검사에 참여할 수 있는 능력에 영향을 미칠 수 있다. 초기 동원 전이나 도중에 환자의 활력징후 반응과 통증 수준을 주의깊게 관찰해야 한다. 만약 환자가 동원 중에 어지럼을 호소하면 기립성저혈압 검사가 필요하다.

만약 기립성저혈압 검사가 음성이고, 환자의 병력이 전정기관과 관련이 있음을 암시하는 경우 물리치료사는 말초전정신경기능저하 또는 중추 관련 장애에 대한 체계적인 검사를 수행해야 한다. 눈돌림 검사 및 전정-눈 상호작용 검사는 최고의 검사도구이며, 병상에서 5분 이내로 수행할 수 있다. 이 검사의 정상, 말초 전정 또는 중추 장애에 대한 주요 검사 결과는 **표 5-3**에 제시되어 있다. 환자는 조명이 잘 켜진 환경에서 눈을 뜨고 똑바로 앉아 있어야 한다. 정

표 5-3 • 동안신경과 전정안구반사 상호작용 검사의 침상에서 주요 검사 소견

		양성 소견	
검사 및 방법	**정상 소견**	**말초성 질환**	**중추성 질환**
동안신경 검사 빛, 눈 위치(고정)	눈 중립 위치	스큐편위, 시각적 비틀림, 머리 기울기 등 머리 방향의 삼징후	한쪽 또는 양쪽 눈 편위(3, 4, 6 뇌신경 병변) 머리 방향의 삼징후
자발적 안진	없음	단방향 안진	수직 또는 방향을 바꾸는 안진
눈 운동과 집중	코로의 완전 가동범위	정상 가동범위와 단방향 안진이 나타날 수 있음	눈은 전체 범위에서 완전히 움직일 수 없거나 함께 또는 대칭적으로 움직일 수 없음
주시 안진	중간지점에서 30° 떨어진 곳에 편차 없이 주시	단방향 안진	방향 변화 안진 또는 수직 안진
원활한 추적	눈이 움직이는 대상을 부드럽게 추적	눈은 매끄럽게 추적함 단방향 안진이 나타날 수 있음	눈이 대상을 부드럽게 따라갈 수 없음
꿈뜰거리는 눈 움직임	눈은 한 대상에서 다른 대상으로 정확하게 움직임	눈은 정확하게 움직이나 단방향 안진이 나타날 수 있음	대상보다 더 가거나 적게 움직임
전정-눈 상호작용(전정안구반사 기능)			
머리충동검사 또는 빠른 전정안구반사	머리가 빠르게 움직일 때, 눈은 대상에 고정을 유지	빠른 움직임 후 단방향 또는 양방향 꿈틀거림	거짓 양성: 동안신경 결손으로 전정안구반사가 중단될 수 있음
동체시력	1~2 라인 손실	2개 라인 손실	중앙 전정안구반사 손실은 동체시력의 손실을 보여줌

상적인 원거리 시력이 필요한 경우, 안경을 착용해야 한다. 먼저 안와(orbit)에서 눈의 위치를 관찰하고 자발적 안진의 존재를 검사한다. 앉은 자세에서 자발

적 안진은 항상 병적으로 간주되므로 추가적인 의학적 조사가 필요하다. 다음으로 환자가 얼굴에서 떨어진 작은 대상(예: 손가락 또는 펜)에 초점을 맞추고 천천히 대상을 콧날로 가져오는 검사를 한다. 대상이 얼굴 가까이 이동함에 따라 눈은 내전되고 동공이 수축해야 한다. 치료사는 환자에게 물체가 흐리거나 두 개로 보일 때 말하라고 지시한다. 눈 운동 범위를 검사하기 위해 환자에게 대상을 오른쪽, 왼쪽, 위, 아래로 가능한 한 멀리 따라가보라고 요청해야 한다. 치료사는 눈이 대칭인지와 움직이는 범위를 관찰해야 한다. 안진과 부드러운 추적을 유지하는 시선 검사는 환자가 정중선의 각 방향(좌, 우, 상, 하)에서 약 30°로 천천히 움직이는 대상을 추적하도록 함으로써 결합될 수 있다. 중심선에서 대략 30°일 때, 치료사는 각 위치를 유지하고, 환자에게 대상에 계속 고정하고 있을 것을 요청한다. 치료사는 눈이 표적을 부드럽게 따라가고 표적이 제자리에 있을 때 가만히 있는지 주목해야 한다. 또한 꿈틀거리는(saccadic) 눈 조절을 측정하기 위해 시야의 중간지점으로부터 약 30° 좌, 우, 상, 하로 환자 앞쪽에 2개의 대상을 제시한 다음, 환자에게 대상 사이를 빠르게 왔다갔다 하라고 요청한다. 치료사는 눈의 빠른 움직임과 편위 없이 대상에 고정되어 있는 것을 관찰한다.

만약 전정신경기능저하가 의심된다면 물리치료사는 전정-눈 상호작용을 위한 머리충동검사(halmagyi)와 동체시력(dynamic visual acuity, DVA)검사를 할 수 있다. 머리충동검사를 수행하기 위해 치료사는 환자가 대상(치료사의 콧등)에 초점을 맞출 때 환자의 머리를 오른쪽으로 빠르게 회전시킨 후 왼쪽으로 회전시킨다. 치료사는 환자의 머리가 움직일 동안 환자의 눈이 대상에 고정되어 있는지 관찰해야 한다. 양성 검사는 환자의 머리가 기능적이지 못한 반고리뼈관으로 향할 때 나타나며 환자의 눈은 대상에 집중할 수 없고, 대상으로 돌아가기 위한 현상(catch-up saccade)이 나타난다. 정확히 수행하였을 때, 머리충동검사는 말초전정신경기능저하를 규명할 수 있다(민감도 71%, 특이도 82%). 동체시력은 전정안구반사의 기능적 검사이고 휴대 가능한 스넬렌

(Snellen) 시력 검사표를 사용하여 침상에서도 검사될 수 있다(**표 5-3**).

노인에서 눈 운동과 전정안구 기능을 검사할 때 매끄러운 추적과 꿈틀거림 조절 그리고 전정안구반사 기능이 나이가 들수록 저하될 수 있다는 점을 고려해야 한다. 75세 이상의 건강하고 활동적인 노인은 전정안구반사 기능저하를 보일 가능성이 크지만 정상 눈 운동 기능은 유지한다. Kerber 등은 눈 운동과 전정안구 기능저하가 있는 노인들은 균형과 보행도 자주 손상된다는 것을 발견했다. 대상을 매끄럽게 추적하는 동안 꿈틀거림 조절을 할 때 추가적인 꿈틀거림은 다른 중추신경계 증상이 나타나지 않는다면 나이에 의해 정상으로 여겨질 수 있다. 하지만 이러한 증상을 보이는 사람들은 균형과 보행 결손을 검사해야 한다.

두위안진검사는 자세성 어지럼의 원인을 결정하기 위한 검사의 다음 단계이다. 딕스 홀파이크 검사(Dix-Hallpike test)는 뒤쪽 및 앞쪽 반고리관 양성발작성두위현기증을 검사한다. 이 검사는 뒤쪽 반고리관 양성발작성두위현기증을 식별하기 위한 높은 민감도(82%)와 특이도(71%)를 가지고 있다. **그림 5-2**의 딕스 홀파이크 검사는 왼 앞쪽 또는 뒤쪽 반고리관에 있는 평형모래를 위한 검사이다. 검사는 먼저 환자를 길게 앉은 자세(long sitting)로 위치시킨다. 물리치료사는 환자의 머리를 45° 오른쪽으로 회전(오른쪽 검사를 위해) 또는 왼쪽으로(왼쪽 검사를 위해) 회전시킨 후 환자의 머리가 침대 모서리에서 목이 약 20° 신전된 상태로 빠르게 바로 눕힌다. 치료사는 환자의 눈에 안진이 있는지 관찰한다. 만약 관찰되면, **표 5-4**에 나타난 바와 같이 관련된 관(앞 또는 뒤쪽)과 양성발작성두위현기증의 유형을 밝히기 위해 안진의 지속시간, 방향 그리고 잠복기를 기록해야 한다. 끝 자세는 최소 30초 동안 유지한다. 만약 안진이 관찰되지 않으면, 다른 쪽 검사 전에 환자를 바로 앉은 자세로 되돌려놓아야 한다. 양쪽이 검사되어야 하고 검사는 안진을 확인하기 위해 반복될 수 있다. 하지만 검사 간 짧은 휴식시간을 빈번하게 반복해서 가지면 반응의 강도가 감소하거나 피로를 유발한다. 또한 검사 사이 휴식은 심각한 증상

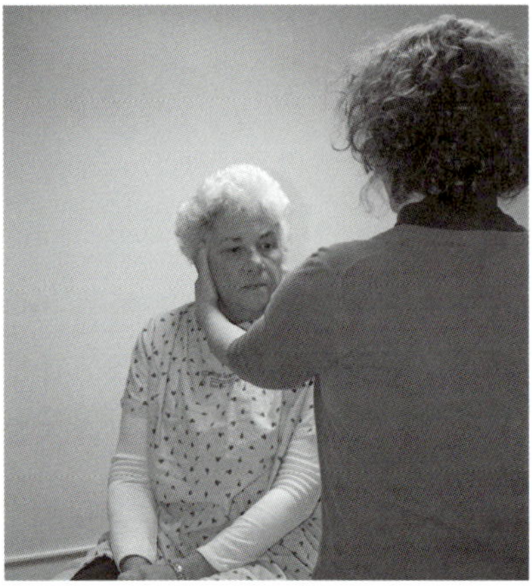

A

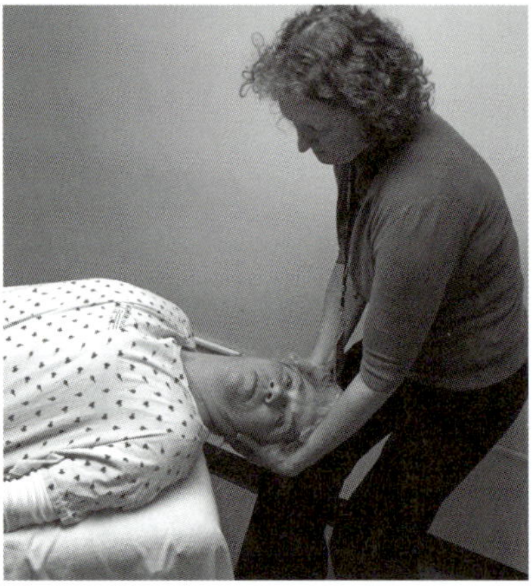

B

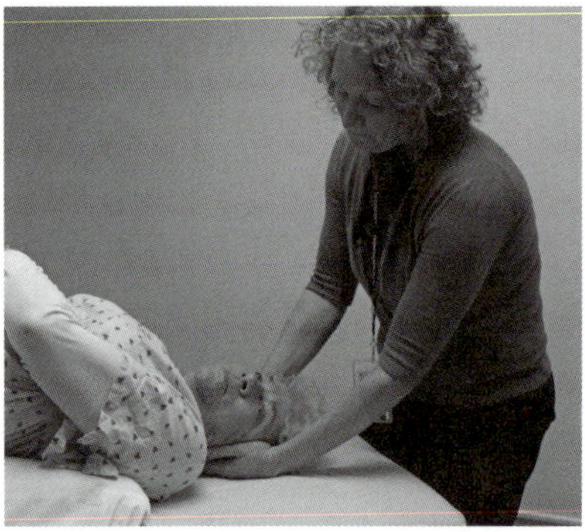

C

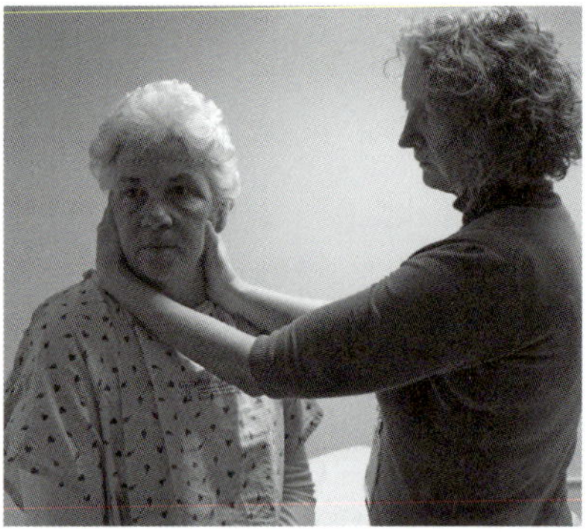

D

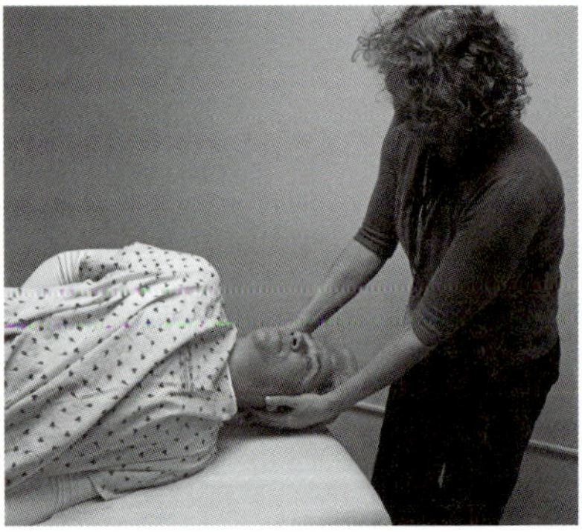

E

그림 5-2 왼쪽 딕스 홀파이크 검사. A 시작 자세: 길게 앉은 자세에서 목 40˚ 왼쪽 회전. B 끝 자세: 바로 누운 자세에서 20˚ 머리 신전. C. 끝 자세 수정: 머리를 지지하고 경추 신전은 피함. D 수정된 딕스 홀파이크 시작 자세: 앉은 자세에서 머리를 오른쪽으로 45˚ 회전. E 수정된 딕스 홀파이크 끝 자세: 머리 회전을 유지한 채 왼쪽 옆으로 누움

표 5-4 • 양성발작성두위현기증 유형 및 증상의 방향과 지속기간 및 증상의 강도에 근거한 반고리관 침범부위 감별 진단

자세 검사	안진 지속 방향	양성발작성두위현기증 유형과 반고리관 침범부위	침범 측면
딕스 홀파이크 검사	위쪽 안진 1분 미만 1분 이상	뒤쪽 반고리관 반고리관결석 마루결석	검사 중 머리 측면 돌림
	아래쪽 안진 1분 미만 1분 이상	앞쪽 반고리관 반고리관결석 마루결석	
Supine roll	수평(또는 가쪽) 안진 향지성(geotropic) 천향성(ageotropic)	수평 반고리관 반고리관결석 마루결석	반고리관결석: 안진과 증상이 강한 쪽 마루결석: 안진과 증상이 적은 쪽

이 있는 사람의 불안감을 감소시켜 준다. 딕스 홀파이크 검사의 금기증은 최근 목 수술을 한 사람, 최근 목 외상을 입은 사람, 심각한 류마티스관절염, 환추축(atlantoaxial) 및 환추후두(occipitoatlantal) 관절 불안정, 경추척수증 또는 신경근병증, 경동맥팽대실신, 키아리기형(Chiari malformations), 혈관박리증후군(vascular dissection syndrome)이 있다. 이러한 금기증을 배제하기 위한 의료진이 없는 경우, 환자가 능동적인 45° 목 회전과 20° 목 신전 상태로 목 통증이나 신경학적 증상 없이 앉아 있을 수 있다면 검사는 안전하다고 간주한다.

비록 민감도와 특이도는 아직 보고되지 않았지만, supine roll(바로 누운 상태에서 고개를 좌우로 돌려 눈 안진 관찰) 검사가 수평 반고리관 양성발작성두위현기증 검사 방법으로 선호된다(**그림 5-3**). 이 검사에서 다른 유형의 두위안진이 관찰될 수 있다. Supine roll 검사를 시행하려면, 환자는 목을 약 30° 굴곡시켜 바로 누운 자세로 있어야 한다. 치료사는 빠르게 환자의 머리를 90° 한

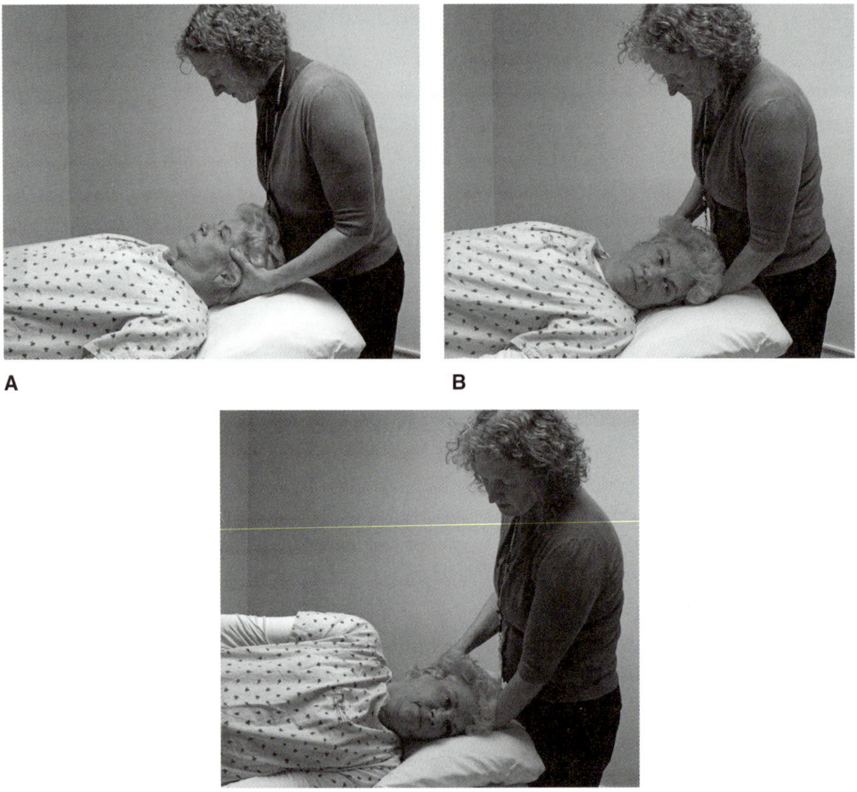

A B C

그림 5-3 왼쪽 supine roll 검사. **A** 시작 자세: 바로 누운 자세에서 목 30° 굴곡. **B** 끝 자세: 왼쪽으로 90° 머리 회전. **C** 끝 자세 수정: 경추 회전 가동범위가 제한이 있을 때 몸통 회전 추가

쪽으로 움직이고 수평 안진을 관찰한다. 30초 후 치료사는 환자의 머리를 시작 자세로 되돌리고 다른 쪽으로 검사를 다시 시작한다. Supine roll 검사 양성은 머리를 좌우로 회전할 때 수평 안진을 포함한다. 안진의 방향은 양성발작성두위현기증의 유형과 안진의 강도를 결정하고, 증상은 침범 측면을 결정한다(**표 5-4**).

고관절 전치환술 후 2일차에 이 검사를 수행할 수 있다. 하지만 고관절 주의사항이 중단되고 고관절에 과도한 불편을 유발하지 않도록 수정해야 한다. 게

다가 노인에서는 정확한 검사 자세를 만드는 것을 방해하는 흉추 후만증, 경추 관절가동범위 감소 등의 자세 정렬 변화가 있을 수 있다. 이 검사를 수행할 때 중요한 고려사항은 머리가 올바른 위치로 이동하여 중력장에 반고리뼈관을 배치하고 안진을 유발하기 위한 평형모래의 적절한 움직임이 있는 것이다. 만약 관절가동범위가 제한되거나 경추 신전이 증가하는 것을 피해야 하는 경우 검사를 수정할 수 있다. **그림 5-2C**는 끝 자세의 수정을 보여준다. 옆으로 누운 자세 검사는 허리 불편이나 몸통 이동성이 낮은 환자를 위한 선택이다.

이 사례 환자의 병력은 1년 전 일시적인 위치현기증이 있었으나 중재 없이 해결되는 것처럼 보였다. 그녀의 검사실 수치는 정상범위였고, 약물 목록에는 어지럼이나 어지럼을 일으키는 것으로 알려진 약이 포함되어 있지 않았다. 고관절 전치환술 후 환자는 머리의 위치를 바꿀 때 특히 머리를 왼쪽으로 돌리면 1분 미만의 현기증(머리가 텅 빈 느낌 없이 회전하는 느낌)을 경험했다고 하였다. 증상은 앉을 때보다 누워있을 때 더 심했다.

고관절 전치환술과 관련된 혈액손실 및 수술 후 환자의 제한된 이동성을 고려해 볼 때, 치료사는 검사 초기에 기립성저혈압을 평가하고 그녀의 활력징후가 정상범위 내에서 안정적임을 확인했다. 그리고 위치현기증이 있는 사람은 위치현기증 검사 후 광범위한 동원을 견디지 못하므로 기능적 이동성, 보행 및 균형 평가를 포함한 표준 물리치료 검사가 수행되었다. 다음에 눈 운동 및 머리충동검사를 실시하였고 정상적인 결과를 나타냈다. 마지막으로, 딕스 홀파이크 기법은 두위안진과 현기증을 검사하기 위해 수행되었다. 치료사는 병원 침대의 머리부분을 눕혀 검사 위치를 변경하고, 검사를 하는 동안 고관절 주의사항을 유지하였다. 환자는 머리를 왼쪽으로 회전할 때 더 많은 증상을 보였으므로 오른쪽에서 우선 검사를 완료하였다. 오른쪽 딕스 홀파이크 검사는 음성이었다(즉, 안진이 없고 어지럼도 없었다). 왼쪽 딕스 홀파이크 검사의 끝 자세에서 치료사는 환자의 어지럼에 대한 호소와 함께 30초 미만의 위쪽 안진을 관찰하였다. 환자의 회복을 위해 몇 분을 준 후, 치료사는 오른쪽과 왼쪽의 수평

관을 배제하기 위해 양방향으로 supine roll 검사를 수행하였고, 증상이나 안진은 발생하지 않았다. 물리치료사는 왼쪽 뒤 반고리관결석 양성발작성두위현기증을 진단했다.

치료 계획과 중재

급성치료시설에서 고관절 전치환술 후 환자를 치료할 때 물리치료사는 일반적으로 수술 후 첫날에 검사를 완료하고 급성 입원 기간 동안 하루 1~3회 정도 환자를 치료한다. 물리치료사는 고관절 전치환술 후 광범위한 환자 교육, 부드러운 고관절 운동, 침대 이동 및 기능적 이동 과제와 같은 개인을 위한 중재를 해야 한다.

환자는 종종 수술 후 통증이 심하고 산만해지므로 수술 후 주의사항 및 체중부하 제한에 대한 지속적인 상기가 필요하다. 가족 구성원을 교육하고 시각적 정보로 환자 교육을 보완하는 것이 중요하다. 이 사례 환자의 경우 남편은 집에 있으며 고관절 주의사항에 대해 상기시킬 수는 있지만, 그녀를 도울 수 있는 신체적 능력은 그의 건강 상태로 인해 제한적이다. 그러므로 환자는 퇴원하기 전에 기능적인 것을 감독하에 시행할 필요가 있다.

고관절 전치환술 직후 시행하는 일반적인 운동은 발목 펌프(ankle pumps), 대퇴사두근 세팅 운동, 대둔근 세팅 운동을 시간당 10회 빈도로 최대하 운동 수준으로 실시한다. 침대 외 활동에 대한 환자의 내성이 증가함에 따라 수술 주의사항 내에서 고관절 굴곡, 외전 및 신전과 같은 다리 운동이 시작될 수 있다. 일상생활활동을 완성하기 위해 걷기와 서기와 같은 기능적 활동뿐만 아니라 팔 운동이 시작될 수 있다.

물리치료사는 환자의 왼쪽 뒤 반고리관결석을 치료하기 위해 왼쪽 이석정복술(canalith repositioning maneuver, CRM)을 사용해야 한다(**그림 5-4**). 이

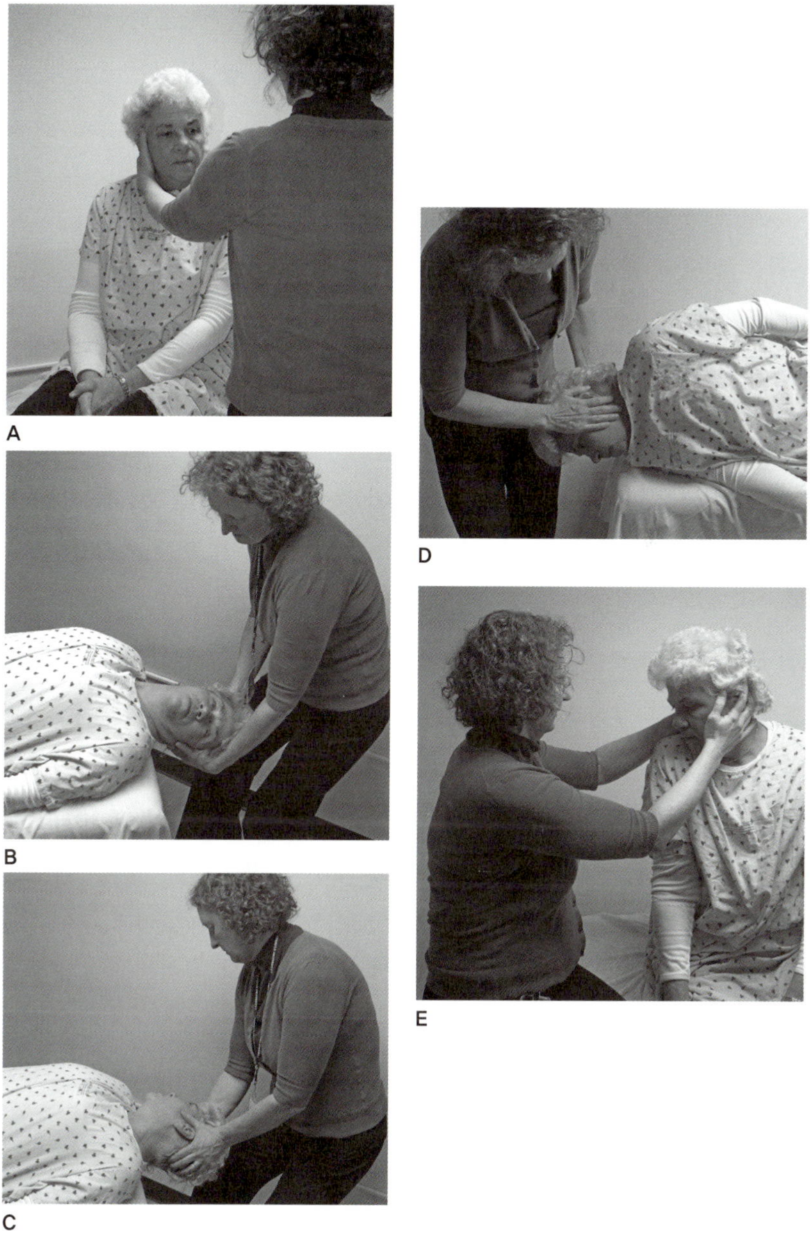

그림 5-4 왼쪽 이석정복술. **A** 시작 자세: 길게 앉은 자세에서 목 45° 왼쪽 회전. **B** 바로 누운 자세에서 10° 머리 신전. **C** 목 45° 오른쪽 회전. **D** 옆으로 누운 자세에서 머리를 바닥쪽으로 45° 회전. **E** 끝 자세: 똑바로 앉은 자세에서 머리 회전을 유지

석정복술의 목적은 점차적으로 뒤쪽 반고리관을 통해 이석을 이동시키고, 이석을 다시 타원낭(utricle)으로 옮겨 반고리관의 중력 영향과 관련된 어지럼 및 안진의 증상을 제거하는 것이다. 환자는 머리가 왼쪽으로 45° 회전된 길게 앉은 자세에서 시작한다(**그림 5-4A**). 다음으로 치료사는 딕스 홀파이크 검사와 비슷한 방식으로 환자를 이동시킨다(**그림 5-4B**). 치료사는 증상과 안진이 해결될 때까지 기다렸다가 추가로 30초 후에 각 후속 위치로 이동해야 한다. 치료사는 환자의 머리를 90° 회전시켜 목이 45° 오른쪽으로 회전된 채로 위치시킨다(**그림 5-4C**). 움직이는 동안 목이 굴곡되지 않도록 한다. 다음으로 치료사는 환자의 머리를 다시 90° 회전시켜 머리가 바닥쪽 45° 아래를 향하게 한다. 치료사가 환자의 머리를 움직일 때 환자가 오른쪽으로 굴러 옆으로 누운 자세가 되도록 한다(**그림 5-4D**). 그다음 정복술을 종료하기 위해 환자를 침대 가장자리에 바로 앉히고, 환자가 앉을 때 머리는 오른쪽으로 45° 회전해야 한다(**그림 5-4E**). 정복술을 끝내면 환자는 어지럼을 느낄 수 있고 균형을 잃을 수 있으므로 환자가 앉을 때 조심스럽게 다루고 보호해야 한다. 정복술을 할 동안 치료사는 환자의 눈을 관찰해야 한다. 만약 안진이 나타나면 환자가 증상이 있을 때마다 눈의 안와와 관련하여 위쪽 안진 및 왼쪽 비틀림을 유지해야 한다. 반대 방향의 안진(예: 아래쪽 안진 및 오른쪽 비틀림)은 평형모래가 반고리관을 통해 이동하여 타원낭으로 나가기보다는 오히려 반고리관 내에서 잘못된 방향으로 움직였음을 나타낼 것이다. 이것은 치료가 실패했다는 것을 나타내므로 치료가 반복되는 것을 멈춰야 하고 처음 위치에서 다시 시작해야 한다. 올바르게 수행된 경우 약 5분 이내로 기법을 완료할 수 있지만 다른 동원 작업을 시작하기 전에 기법이 끝나면 회복하기까지 몇 분간의 시간을 주어야 한다.

양성발삭성누위현기승은 중재 없이 자발적으로 해결될 수도 있지만 증상이 해결되기까지 몇 개월이 걸릴 수 있다. 양성발작성두위현기증 사례의 72%에서 단일 이석정복술로 하루에서 일주일 내에 증상이 해결되었다.

이 환자의 경우, 딕스 홀파이크 검사를 포함한 초기 검사 후 왼쪽 반고리관결석에 대한 이석정복술이 시행되었다. 이 기법은 환자의 하지가 기법을 수행하는 동안 고관절 주의사항을 유지할 수 있도록 두 사람이 필요했으나 그녀가 오른쪽으로 누울 때 고관절 외전 베개를 다리 사이에 유지하여 혼자서 수행할 수 있게 되었다. 그녀의 현기증은 적절한 시기에 퇴원하는 데 필요한 운동과 동원 과정을 방해했을 가능성이 크기 때문에 그녀의 증상을 해결하는 것이 우선순위였다. 그녀의 균형과 일상생활활동의 최적 개선은 양성발작성두위현기증의 공존에 의해 제한될 수 있다. 초기 치료 시간 동안 이석정복술을 수행하는 것은 퇴원 전에 계속되는 물리치료에서 안진의 해결을 위해 재평가할 기회를 제공하는 데 중요하다. 또한 이는 후속 검사가 향후 치료 계획에 통합되어야 하는지 결정하는 데 도움이 된다. 양성발작성두위현기증의 발병률은 양성발작성두위현기증의 이전 병력이 있는 사람에게서 더 높다. 그러나 발병 후 24시간 미만에 치료하면 양성발작성두위현기증의 추가 발병 또는 재발률이 감소할 수 있다.

이석정복술 후 환자에게 다음과 같은 표준적인 지침이 제공되었다. 처음 24시간 동안 평평하게 누워있는 것을 피한다(여분의 베개를 사용하거나 침대 머리 부분을 들어 올림으로서 수행). 물건을 잡을 때 머리를 바닥으로 구부리지 말고 과도한 목 신전을 피한다. 이석정복술 후 24시간이 지난 후에 증상이 호전되었다면 환자의 머리 움직임이나 자세를 제한해서는 안 된다. 이석정복술 후 3일 동안의 머리 움직임 제한은 한때 기법의 성공과 양성발작성두위현기증의 재발을 예방한다고 생각했었다. 그러나 현재의 근거는 이석정복술 후 일정 기간 움직임 제한의 필요성을 지지하지 않고 있다. 이 환자의 경우 치료사의 선호에 따라 24시간 제한이 설정되었으며, 환자의 불안을 줄이고 기능적 동원에 대한 참여를 촉진하였다.

이상적으로 이석정복술에 의해 양성발작성두위현기증이 해결되어 더는 위치현기증과 안진을 경험하지 않을 것이다. 이 환자가 치료 기간 동안 증상이 완전히 해결되더라도 양성발작성두위현기증은 재발하는 것으로 알려져 있어 향후 발생을 인식하는 방법을 교육하는 것이 중요하다. 그녀의 관리계획의 하나로 그녀와 남편에게 위치현기증에 관한 추가 교육을 제공해야 한다. 이 교육에는 양성발작성두위현기증의 성격과 원인, 이석정복술의 목적, 재발 가능성 및 양성발작성두위현기증과 균형 및 동원 장애의 관계가 포함되어야 한다. 양성발작성두위현기증 병력은 다음 치료 단계의 치료사에게도 설명되어야 한다.

근거 중심 임상적 추천

SORT: 추천 분류의 장점

A 일관된, 양질의 환자 지향적 근거

B 일관되지 않거나 제한된 질적 수준의 환자 지향적 근거

C 동의, 질병 중심의 근거, 일반적인 관행, 전문가의 의견 또는 사례 시리즈

1. 딕스 홀파이크 검사는 뒤 반고리관 양성발작성두위현기증을 규명하기 위해 사용될 수 있다. **A 등급**
2. Supine roll 검사는 수평 반고리관 양성발작성두위현기증을 규명하는 방법으로 선호되고 있다. **B 등급**
3. 이석정복술은 뒤 반고리관결석 양성발작성두위현기증과 관련된 증상과 안진을 감소하기 위해 선택되는 치료법이다. **A 등급**
4. 이석정복술 후 제한을 따르는 사람과 제한을 따르지 않은 사람을 비교했을 때 양성발작성두위현기증 재발률에는 차이가 없다. **B 등급**

종합 질문

5.1 수술 후 자세성 어지럼을 호소하여 병원에 입원한 환자가 있다. 환자를 동원하기 전, 물리치료사는 기립성저혈압 검사를 완료해야 한다. 기립성저혈압과 일치하는 활력징후 반응은 다음 중 어느 것인가?

A. 혈압 130/70 및 심박수 100에서 혈압 120/80 및 심박수 120으로 활력징후 변화

B. 혈압 130/70 및 심박수 100에서 혈압 110/60 및 심박수 100으로 활력징후 변화

C. 혈압 130/70 및 심박수 100에서 혈압 130/80 및 심박수 120으로 활력징후 변화

D. 혈압 130/70 및 심박수 100에서 혈압 115/70 및 심박수 70으로 활력징후 변화

5.2 어지럼의 다른 원인을 배제한 후, 치료사는 딕스 홀파이크 검사를 완료하여 환자에게 양성발작성두위현기증을 검사한다. 오른쪽 딕스 홀파이크 끝 자세에서 환자는 30초 미만의 오른쪽 위쪽, 비틀림 안진이 나타났다. 이 환자의 진단명은 무엇인가?

A. 오른쪽 앞 반고리관결석

B. 오른쪽 뒤 마루결석

C. 오른쪽 뒤 반고리관결석

D. 왼쪽 뒤 반고리관결석

정답

5.1 **B.** 기립성저혈압의 진단 기준은 수축기혈압이 20mmHg, 이완기혈압이 10mmHg 감소하거나 사람이 바로 누운 자세에서 선 자세로 바뀐 후 최소 1분 동안 30회의 심박수가 증가하는 것을 포함한다.

5.2 C. 설명된 안진은 오른쪽 뒤 반고리관결석이다. 오른쪽 앞 반고리관결석은 1분 미만의 지속시간으로 오른쪽 비틀림, 아래쪽 안진으로 나타난다(A). 오른쪽 뒤쪽 마루결석은 1분 이상 지속하는 오른쪽 비틀림, 위쪽 안진으로 나타날 수 있다(B). 왼쪽 뒤 반고리관결석은 왼쪽 비틀림, 위쪽 안진으로 나타날 수 있다(D).

슬관절 전치환술

Total Knee Arthroplasty

Alisa L. Curry

CASE 6

69세, 여성이 왼쪽 무릎에 통증과 부종이 발생하여 정형외과 진료실을 방문하였다. 그녀는 지난 2년 동안 무릎 안쪽의 통증을 겪고 있었으나 모든 일상생활활동에서 독립적이었으며 지난 3개월까지 정기적으로 운동할 수 있었다. 그녀의 주 호소는 계단을 내려올 때의 통증이다. 시진 결과 오른쪽보다 왼쪽 무릎의 외반슬 변형이 더 컸으며, 전반적인 삼출액과 촉진 시 열감이 있었다. 왼쪽 무릎의 수동관절가동범위는 5~125°였으며, 통증은 굴곡의 마지막 10°에서 나타났다. X선촬영 AP view에서 안쪽 대퇴골 융기와 경골 고원(tibial plateau)의 삼중관절염(tricompartmental arthritis)을 나타내고 있었다. Merchant view에서 슬개골이 슬개골 고랑 가쪽으로 이동하여 관절공간이 소실되었다. 그녀의 관련 병력으로는 고혈압, 식도열공탈장(hiatal hernia) 및 인슐린 비의존성 당뇨병이 있다. 외과적 병력으로는 2번의 왼쪽 무릎 관절경 수술(5년과 20년 전)과 12년 전 받은 자궁절제술(hysterectomy)이 있다. 수술 전 복용 약물은 위장약인 판토프라졸(pantoprazole), 혈압강하제인 발사르탄(valsartan)과 하이드로클로로타이아자이드(hydrochlorothiazide) 및 비스테로이드성 소염진통제인 이부프로펜(ibuprofen)이 있다. 환자는 4년 전에 은퇴했으나 활동적인 생활방식을 유지했다. 무릎 통증이 발병하기 전 최근 3개월간 골프를 치거나 체육관에서 정기적으로 운동을 했으며, 주 5일간 다양한 자원봉사 활동에 참여했다. 정형외과 의사와 X선 결과에 관해 이야기한 후, 그녀는 슬관절 전치환술(total knee arthroplasty)을 받을 예정이다. 환자는 수술 및 예후에 대한 교육과 수술 전 교육도 받았다. 그녀는 미망인으로 혼자 살고 있지만 근처에 두 명의 성인 자녀가 살고 있으므로 퇴원 후 그녀를 도울 수 있다. 슬관절 전치환술 지침에 따르면 물리치료는 수술 후 1일 차에 시작하도록 처방된다.

- ▶ 보행과 균형을 위한 물리치료 결과 측정에 가장 적절한 것은 무엇인가?
- ▶ 가장 적절한 물리치료 중재는 무엇인가?
- ▶ 물리치료의 효과를 제한할 수 있는 합병증은 무엇인가?
- ▶ 다른 의료팀에 대한 의뢰를 확인한다.

주요 정의

- **빠른 회복 프로토콜**(rapid recovery protocols): 입원기간을 줄이고 수술 후 환자 회복을 가속화하도록 설계된 프로토콜. 일반적으로 수술 전 교육, 수술 기법, 다양한 통증 관리 및 집중적인 재활 중재를 포함
- **슬관절 전치환술**(total knee arthroplasty, TKA): 슬관절의 심하게 닳고 망가진 낡은 관절면을 깎고 그 자리를 금속 합금으로 대체하는 수술
- **정맥혈전증**(venous thrombosis): 정맥내 혈전 발생

목표

1. 골관절염과 그에 대한 약리학적 관리를 정의한다.
2. 슬관절 전치환술에 대한 적응증을 이해한다.
3. 부동성의 합병증을 나열한다.
4. 슬관절 전치환술에 대한 신속한 회복 지침을 설명한다.
5. 경막외(epidural) 또는 지속적인 대퇴신경차단 환자의 다리 운동 기능을 측정하기 위한 수정된 브로마지 척도(Modified Bromage scale)를 설명한다.
6. 치유 과정의 정상적인 단계와 그것이 슬관절 전치환술 후 각 개인의 재활에 어떻게 영향을 미치는지 설명한다.

물리치료 시 고려사항

슬관절 전치환술 후 물리치료 고려사항:

▶ **일반적 물리치료 계획/목표**: 관절가동범위 증가, 부종 조절, 시진하고 상처를 관찰, 기능적 독립성과 안전성 최대화, 삶의 질 향상, 가정 운동 프로그램 수립

▶ **물리치료 중재**: 예상 치유 과정에 대한 환자와 간병인 교육, 심부정맥혈전

증 위험 감소, 낙상 위험에 대한 교육, 보행 훈련, 보행 중 보호를 위한 간병인 교육, 가정 운동 프로그램 처방, 방문 물리치료 또는 외래 물리치료 의뢰

- **물리치료 시 주의사항**: 상처 주의사항, 낙상 위험을 줄이기 위해 밀접한 신체 감독, 활력징후의 지속적인 관찰(특히 혈압), 진통제의 약물유해반응을 인지하고 필요에 따라 중재를 적절히 변경
- **물리치료를 방해하는 요인**: 조절되지 않은 통증, 심부정맥혈전증, 폐색전증, 낙상, 상처치유

건강 상태의 이해

골관절염의 첫 번째 유형은 관절 표면의 마모(wear and tear)로 인한 것으로, 45세 이상의 성인들에게서 발생하며 진행과정은 나이, 비만, 부상, 과사용, 유전 또는 근력 약화에 영향을 받는다. 수술적 치료를 진행하기로 결정하기 전, 보존적 치료(비수술)를 시도하는 경우가 종종 있다. 약리학적 관리에는 통증에 대한 경구용 비마약성 및 마약성 약물과 통증 및 염증에 대한 비스테로이드성 소염제가 포함된다. 일부 약물은 관절 내에 주입되어 전신 약물유해반응의 가능성을 감소시킨다. 여기에는 부종을 줄이기 위한 글루코코르티코이드, 관절 윤활을 위한 하이알루론산(글리코사미노글리칸), 관절통증을 완화하는 마약성 약물 등이 포함된다. 골관절염의 추가적인 보존적 치료에는 물리치료, 활동 수정 및 체중 관리가 포함된다. 외과의는 초기에 관절경 검사와 같은 침범이 적은 수술적 방법을 수행하여 관절 운동을 방해하는 퇴행성 또는 느슨한 연골을 제거하고 슬관절염을 치료할 수 있다. 이 중재는 통증을 감소시키고 관절 움직임과 정렬을 개선한다. 슬관절 전치환술은 체중부하 및 표면상의 손실된 관절연골을 비유기 물질로 대체하도록 설계되었다. 대퇴골 및 경골 구성물은

종종 코발트 크롬 합금으로 만들어지고 슬개골은 폴리에틸렌 플라스틱으로 표면화한다. 슬관절 전치환술의 주요 징후는 슬관절 연골의 감소, 관절가동범위 감소, 관절 기능 감소 및 더 이상 견딜 수 없는 통증으로 기능적인 능력 저하와 관련된다. 슬관절 전치환술의 발생률은 앞으로 수년 내에 계속 상승할 것으로 예상한다. Kurtz 등은 2030년까지 미국의 고관절 전치환술에 대한 수요가 174% 증가한 572,000건으로 추정되며, 슬관절 전치환술에 대한 수요는 673% 증가한 348만 건으로 증가할 것으로 예상했다.

골관절염은 관절 표면의 정렬을 바꿀 수 있다. 몇몇 경우에서 관절의 내측 또는 외측 구성물에 더 많은 마모가 있을 수 있으며 각각 외반슬 또는 내반슬 변형을 유발한다. 수술이 연기되면 슬관절의 뒤쪽 관절주머니 뿐만 아니라 무릎을 안정화하는 내측 또는 외측 측부인대의 과도한 신장에 관여할 수 있다. 슬관절의 변형은 고통스러운 관절염 없이 발생할 수 있지만, 환자는 통증을 견딜 수 없을 때까지 수술적 중재를 연기할 수 있다. 외과의는 경골 절골술 또는 슬관절 부분치환술(unicompartmental knee arthroplasty)과 같은 다른 기법을 선택할 수 있다. 이 수술 기법들은 특정한 지침을 가지고 있다. 관절 표면의 특정 체중부하 표면에서 연골 마모를 직접 처리함으로써 이러한 수술 기법은 일시적 또는 장기간의 통증 완화를 제공할 수 있다. 그러나 환자는 관절연골의 진행성 퇴행이 계속될 수 있으며, 이는 슬관절 전치환술의 필요성을 초래할 수 있다.

수술적 접근법은 안쪽 슬개골 도달법, 광근 아래(subvastus) 절개술, 광근 중간(midvastus) 절개술, 대퇴사두근 보존형 기법(quadriceps-sparing techniques)을 통해 무릎의 안쪽 부뷰을 절개하는 것을 포함한다. 각 기술에는 장단점이 있으므로 외과의 선호도에 따라 선택할 수 있다. 특정 수술적 접근법은 무릎 기능의 회복 속도에 영향을 미친다. 수술 중 슬개골 주변 및 내측 광근의 절개는 보행 훈련 중 대퇴사두근의 억제와 무릎 조절에 영향을 줄 수 있다. 최소침습의 슬관절 전치환술은 기존의 8~10인치인 것에 비해 평균 4~6

인치의 작은 절개를 가진 시술로 정의된다. 대퇴사두근 보존형 기법은 덜 광범위한 수술적 절개, 작은 기구 사용, 슬개골 외전(patellar eversion)의 부족을 포함한다. Weinrauch 등은 최소침습적 슬관절 전치환술에서 광근 아래와 광근 중간 절개술 모두 우수한 단기 임상 결과와 관련이 있다고 보고하였다. 미국에서 슬관절 전치환술의 평균 수명은 20년 이상으로 확인되었다. 슬관절 전치환술 수명을 단축할 수 있는 요소에는 수술 방법, 무릎 운동학, 수술 후 합병증, 수술 전 또는 수술 후 물리치료의 부족 등이 포함된다.

입원환자 재활 시설, 전문간호시설 및 외래환자 재활 시설에서 슬관절 전치환술 환자 관리를 평가하는 수많은 연구가 있었지만, 급성치료시설의 물리치료 재활에 관한 논문은 거의 없었다. 2003년 관절 수술 후 재활에 대한 검토에서 Roos는 조기 동원이 전치환술 후 기능적인 이동을 달성하는 데 있어 가장 중요한 기준이라고 결론내렸다. 급성치료시설에서 환자를 대상으로 한 물리치료는 부동성과 관련된 합병증(예: 심부정맥혈전증, 폐색전증, 관절 운동성 상실, 피부손상)을 예방하는 데 도움이 된다. 이러한 잠재적인 합병증은 통증 관리와 수술 후 다리수술로 유발된 고정으로 인해 슬관절 전치환술 환자에게 복합적으로 나타난다. 정형외과 수술 후 다양한 통증조절 및 동원에 초점을 맞춘 종합적인 접근법이 유용하다. 2009년 조사 결과에 따르면 슬관절 전치환술 환자의 평균 입원기간은 3일이다. 거의 독립적 또는 독립적인 이동 능력, 적절한 보조기로 안전한 보행을 할 수 있는 환자, 굴곡 및 신전으로 수술한 무릎을 움직일 수 있는 능력은 이 기간 내에 집에 돌아갈 수 있을 정도로 안전하다고 간주할 수 있다.

물리치료 환자/고객 관리

물리치료사는 환자가 병원에 입원하기 전 환자를 교육하기 위해 종합적인 팀의 일원으로 참여할 수 있다. 이 수술은 선택적이므로 예측 가능한 결과를 예상할 수 있다. 수술 전 환자 교육의 이점에 대해 의문이 제기되어 왔다. Cochrane(2003)의 연구에 따르면 9건의 무작위 대조 연구에서 수술 전 교육이 통증을 감소시키거나 기능을 향상하거나 급성 입원기간을 단축하는 근거는 거의 발견되지 않았다. 그러나 수술 전 교육은 사회적 지원이 제한적이거나 수술 전 이동성이 현저히 제한적인 환자의 경우 불안을 줄이고 회복을 향상할 수 있다. 최근 근거에 따르면 슬관절 전치환술 전에 제공되는 교육은 병원에서 낙상 횟수 감소와 관련이 있음을 보여주었다. 슬관절 전치환술 후 치료사의 훈련과 전문적인 판단에 따라 환자의 기능적 진행 상황이 결정된다. 재활의 초점은 슬관절 운동, 보행, 기능적 이동성의 증가 및 적절한 통증조절을 제공하고 유지하는 데 도움을 주는 것이다.

지난 10년 동안 수술 후 슬관절 전치환술 환자를 관리하는 가장 좋은 방법을 결정하는 데 초점을 맞춘 연구가 증가했다. 연구는 하루 한 번 물리치료와 하루 두 번 물리치료, 수동적지속운동(continuous passive motion, CPM) 장치 사용, 그룹 운동 및 퇴원 처방을 조사했다. 많은 입원환자의 급성치료 프로그램은 환자에게 지정된 치료 과정을 제공하기 위해 임상적 방법 개발 및 '신속한 회복 지침(rapid recovery protocol)'으로 전환했다. 이것은 수술실에서 시설 기반 치료까지 모든 치료의 효율화에 도움이 되었다. '신속한 회복 지침'이라는 용어는 문헌에서 특별히 정의되지는 않았지만, 많은 임상의는 수술 전 교육, 다각적인 통증 관리, 수술 기법 및 집중적인 재활의 조합을 성공적인 프로그램의 필수 구성요소로 설명한다. 5개의 연구를 평가한 2008년의 리뷰 논문은 신속한 회복 지침이 입원기간 단축, 퇴원 시 능동 및 수동 슬관절가동범위 개선, 환자를 전문간호시설과 같은 2차 수준 시설로 보낼 필요성 감소, 높은 환자 만족도 점수를 나타내었다. 현재, 병원 입원 동안 물리치료의 권장 빈도를 결정하는 일관된 근거는 없다. 국립보건원은 가장 효과적인 빈도에 관한 추가 연구의 필요성을 지지하고 있다. 물리치료협회에서 연구자들은 일일 1회

(QD) vs 1일 2회(BID) 물리치료 중재 모델을 비교하였다. Lawson(2009)은 BID 물리치료가 입원기간 감소 및 기능적 결과 개선을 가져왔고, QD 물리치료는 통증 감소 및 무릎 관절가동범위를 증가시켰다고 하였다. QD와 BID 물리치료 시간 사이의 비교에 관해 흥미로운 점은 목표를 달성하는데 필요한 치료의 평균 시간 및 총 치료 횟수가 두 그룹 간에 유사하다는 것이다. 따라서 집단에 대한 이상적인 치료 계획에 관한 논쟁은 아직 진행 중이지만 환자의 이익을 최대로 고려해야 한다. 정형외과 의사들은 전치환술 수술 후 권장되는 활동과 권장되지 않는 활동에 대한 지침을 발표했다. 치료사는 슬관절 전치환술 후 활동적이고 건강한 생활방식으로 최적으로 복귀할 수 있도록 이러한 권고사항을 숙지하고 환자에게 교육해야 한다.

검사, 평가 및 진단

환자의 병력, 검사실 수치, 약물, 수술 후 주의사항 및 활동 제한에 대한 초기 차트 검토는 검사를 시작할 때 치료사에게 따라야 할 지침을 제공한다. 급성치료시설에서 물리치료사는 환자에게 신체적으로 안전하게 접근하기 위해 이러한 값들에 익숙해져야 한다. 수술 후 검토할 적절한 검사실 수치는 헤마토크릿 및 헤모글로빈, 국제표준화비율(프로트롬빈 시간), 혈소판이 포함된다. 헤모글로빈 수치가 8g/dL 미만인 환자는 어지럼과 지구력 저하를 경험할 수 있으므로 낙상의 위험이 증가할 수 있다. 국제표준화비율 값이 3.0 이상인 환자는 출혈의 위험이 증가할 수 있다. 이 경우 적극적인 물리치료는 치환된 무릎 안에 출혈을 증가시킬 수 있고 또한 낙상이 심각하다면 뇌내출혈을 포함하여 통제할 수 없는 출혈을 유발할 수 있다. 국제표준화비율과 출혈의 위험 증가 가능성은 항응고제에 의해 영향을 받을 수 있다. 항응고제는 주로 수술 후 혈전 발생을 예방하는 데 사용된다. 부기와 통증은 치료 목표를 달성하기 위한 장애물이 될 수 있으므로 즉각적인 회복 과정에서 부기와 통증의 관리가 중요하다. 치료사는 환자의 부기, 절개 부위 회복 그리고 심부정맥혈전증의 가능성을 인식해야 한다. 심부정맥혈전증의 증상은 전치환술 후 통증, 부기 및 관절 경직 등의 전형적인 수술 후 증상과 거의 같을 수 있다. 심부정맥혈전증 진단을 위한 가장 좋은 기준은 정맥조영술(venography) 또는 도플러초음파이다. 그러나 물리치료사는 심부정맥혈전증에 대한 Modified Wells Clinical Prediction Rule을 사용할 수 있다. 심부정맥혈전증 환자의 가능성은 사례4(**표 4-3** 참조)에 요약된 임상 기준을 근거하여 총 점수로 예측할 수 있다. 점수가 3점 이상인 환자는 위험도가 높고(75%), 중등도 위험(17%)은 1~2점, 저위험(3%)은 1점 미만이다. 전치환술을 시행한 모든 환자는 적어도 심부정맥혈전증의 중등도 위험에 처해있다.

통증조절에 대한 다각적인 접근법이 전치환술 환자 집단에 권장된다. 수술 중 마취로 시작하여 통증 관리를 위한 선택 사항은 척수마취, 진통제 및 경막외 카테터를 통한 마취, 단일 주입 또는 연속 말초신경차단이 있다. 말초신경차단은 전치환술 후 통증을 보다 효과적으로 조절하는 것으로 나타났다. 그러나 이러한 신경차단은 재활 기간 동안 다리 기능에 영향을 줄 수 있다. 말초신경차단은 감각신경 경로의 활동전위를 차단하기 위해 로피바카인(ropivacaine)과 같은 마취제를 사용한다. 대퇴신경의 차단은 앞쪽 허벅지, 무릎 그리고 종아리, 발목, 발의 안쪽 면에 감각 및 운동 마취를 제공한다. 경막외진통제 또는 지속적 대퇴신경차단제가 수술 후 첫날에 감소함에 따라 경구용 약물이 통증 관리에 통합된다. 정맥내 마약성제제의 필요를 대체하기 위해 단기 및 장기간의 경구용 마약성제제 및 선택적 COX-2 억제제(Celebrex)가 사용된다. 환자가 여러 가지 마약성 약물을 사용할 때 중독의 가능성에 대한 우려가 있지만, 2009년 Cochrane 리뷰에서는 중독이나 남용의 병력이 없는 환자에게 마약성제제를 사용하는 것이 중독, 남용 또는 기타 심각한 부작용이 발생할 위험이 매우 작은 일부 환자의 장기간 통증 완화에 효과적이라고 결론지었다. 많은 환자가 경구용 마약성제제를 너무 빨리(특히 병원 퇴원 후) 중단하기를 원하는데, 이는 수술 후 운동에 대한 내성이 약해 재활과정이 느려질 수도 있다. 약물은 초기 물리치료를 견딜 수 있는 도구로 활용되어야 하며 무릎 관절가동범위 및 기능적 목표에 도달하면 종합적인 의료팀에 의해 약물의 사용을 점점 줄여야 한다.

물리치료사는 환자를 동원하기 시작할 때 다리의 근육 조절을 관찰해야 한다. 경막외 또는 대퇴신경차단은 대퇴사두근에 대한 감각 및 운동 조절을 감소시킴으로써 환자의 다리를 기능적으로 사용하는 능력을 감소시킨다. 환자는 수술한 다리에 대한 통제력이 부족함을 알지 못할 수도 있다. 그녀가 대퇴사두근을 완전히 수축하려 하지 않는다면 낙상에 대한 높은 위험에 처할 수 있다. 낙상으로 인해 절개가 부분적으로 또는 완전히 열리거나 관절주머니 회복 중단 또는 대퇴사두근이 파열될 수 있는데 이는 어느 것이든 다른 수술적 중재로 이어질 수 있다. 경막외 또는 지속적 대퇴신경차단 환자의 경우 물리치료사는 다리 운동 기능의 정도를 결정하기 위해 수정된 브로마지 척도를 사용할 수 있다. 브로마지 척도는 수년간 마취 시 운동 차단을 위해 가장 빈번하게 사용되는 척도이다. 물리치료사는 수정된 브로마지 척도를 사용하여 마취 시 운동 차단 정도를 예측할 수 있다. 수정된 브로마지 척도는 1~6 사이의 척도이다. 1점은 환자가 발이나 무릎을 움직일 수 없는 완전한 차단을 나타내고, 2점은 환자가 발만 움직일 수 있는 거의 완전한 운동 차단을 나타낸다. 그리고 3점은 환자가 단지 무릎을 움직일 수 있음을 나타내며, 4점은 고관절 굴곡에 약화가 있음을 나타낸다. 5점은 바로 누운 자세에서 검사했을 때 고관절 굴곡의 약화가 없음을 나타내고, 6점은 환자가 부분적으로 무릎 굴곡을 수행할 수 있음을 나타낸다. 이 척도를 사용하면 종합적인 의료팀이 상대적으로 다리 동작의 질을 평가할 수 있다. 물리치료사는 점수를 이용하여 환자의 낙상 위험을 파악하고 이동을 위한 앉은 자세에서 일어서기 시작할 때 안전한 시기를 결정할 수 있다.

일단 경막외 또는 말초신경 마취가 중단되면 도수근력검사 및 기타 표준화된 도구를 기능 평가에 통합할 수 있다. 각 치료 세션에서 치료목표를 재평가하고 필요한 경우 수정하여 다양한 양식으로 환자의 기능적 능력, 보행 거리, 통증 관리를 최대화해야 한다. 슬관절 전치환술 환자를 위한 더 일반적인 표준화된 측정과 검사는 다음이 포함되지만 이에 국한되지는 않는다. 일어서서 걷기(TUG) 검사, Tinetti 수행지향적 척도(Tinetti Performance-Oriented Scale, POMA), 버그균형척도(BBS), 관절가동범위(ROM), Western Ontario and McMaster Universities Osteoarthritis Index(WOMAC), 시각적상사측정(MAS), SF-12 또는 SF-36 그리고 기능적독립측정(FIM) 등이 있다. 위의 모든 검사는 환자 결과에 대해 주관적이고 객관적인 데이터를 제공하고 가정으로의 안전한 퇴원을 위한 임상의사결정 과정을 지원한다.

치료 계획과 중재

치료사는 환자의 가정환경과 장애에 대비하여 가정 운동 프로그램을 준비해야 한다. 환자와 퇴원 후 환자를 도울 사람을 인터뷰하는 것은 가정환경에 대한 정보를 바탕으로 목표 지향적인 치료 계획을 수립하는 데 도움이 된다. 슬관절 전치환술 후 활용되는 일반적인 운동으로는 무릎 굴곡 및 신전, 고관절 외전 및 내전, 발목 족저굴곡 및 배측굴곡 그리고 정상 보행 자세의 강화가 있다. 운동은 그룹 운동 수업에 통합될 수 있다. 이 방법을 통해 환자는 가정 운동 프로그램을 연습하고, 물리치료사의 피드백을 받아 병원 환경에서 운동하며, 무릎 관절가동범위를 개선하기 위한 다른 환자의 기법을 관찰할 수 있다. 또한 그룹 운동은 동기 부여와 격려를 제공할 수 있다. 만성 요통이 있는 성인을 대상으로 한 2007년 연구에서 개별적인 수동적 기법보다 능동적인 집단 운동에 대한 준수도가 더 높았다. 급성치료시설에서 퇴원하기 전에 정확한 무릎 관절가동범위 목표에 대해서는 일치된 의견이 없다. 그러나 물리치료사는 다양한 기능

표 6-1 • 일상생활활동을 위한 슬관절의 기능적인 관절가동범위

	바로 서기	계단 내려가기(굴곡된 다리)	계단 내려가기(신전된 다리)	신발끈 묶기	허리 세운 상태로 스쿼트	욕조 사용	다리가 앞으로 나아갈 때 정상 보행
관절가동범위	0° 신전	86~107° 굴곡	0° 신전	106° 굴곡	117° 굴곡	135° 굴곡	0° 신전

적 활동에 참여하는데 필요한 무릎 관절가동범위를 알고 있어야 한다(**표 6-1**). 목표는 환자가 수행해야 하는 활동을 위해 필요한 관절가동범위를 달성하는데 도움이 되도록 설정해야 한다.

슬관절 전치환술 후 재활에 수동적지속운동기계를 사용할지 여부는 물리치료협회에서 또 하나의 오랜 논쟁거리이다. 수동적지속운동기계가 표준화된 슬관절 전치환술 재활 지침과 함께 사용되었을 때 수동 및 능동적 무릎 굴곡을 증가시켰지만 이러한 효과는 임상적으로 가치가 있기에는 너무 작았으며, 병원 입원기간에도 영향을 미치지 않았다는 Cochrane 리뷰와 Denis 등의 연구에 강력한 근거가 있다.

보행거리, 활동 내성 및 통증 관리가 진행됨에 따라 의료팀은 환자가 병원에서 퇴원할 준비가 되었는지에 관한 결정을 내린다. 환자는 입원환자 급성치료시설 또는 전문간호시설로 퇴원하여 물리치료 서비스를 계속 받을 수 있다. 최근 연구에 따르면 고관절 전치환술 후 병원에서 집으로 바로 퇴원하는 것이 병원의 재입원율 감소와 관련이 있다고 한다. 가정으로 퇴원할 때의 주된 이점은 감염 위험이 감소하고, 익숙한 환경으로 퇴원하여 환자가 정상적인 식습관 및 휴식 습관으로 돌아갈 수 있게 해준다. 치유의 3단계(염증, 증식, 재형성)는 슬관절 전치환술 후 발생하며, 물리치료사가 활동 진행을 안내하는데 사용할 수 있다. 염증 단계(수술 후 최대 72시간) 동안 물리치료, 약물 그리고 동원은 중요하다. 재생 단계(수술 후 3~6주)에서 환자는 느슨한 흉터조직을 가지며 무릎 관절가동범위를 증가시킬 수 있다. 수술 후 수주에서 수개월 동안 혈관이 풍부한 육아조직이 발달한다. 콜라겐섬유는 수술 후 6~8주까지 이동성이 남아 있다. 이 시간이 지나면 콜라겐섬유가 성숙하여 흉터 유착을 조작하려는 시도가 잠재적으로 근육, 힘줄 또는 인대와 같은 건강한 연부조직을 손상시킬 수 있다. 예상 치유 일정에 따라 치료사는 환자가 수술 후 처음 6~8주 동안 최대한의 관절가동범위와 유연성을 얻도록 권장해야 한다. 6주 후에 환자가 흉터 조직을 독립적으로 변경하는 것은 거의 불가능하다. 이 시점에서 관절가동범위가 가능하지 않으면 환자는 마취 상태에서 조작이 필요할 수 있다. 모든 활동에서 수술한 다리를 적극적으로 사용하도록 권장해야 한다. 연구에서 무릎의 굴곡과 신전을 촉진하기 위해 기능적 이동 중에 발생하는 것과 같은 닫힌 사슬 운동을 지지한다. 이 환자의 인슐린 비의존성 당뇨병 관리는 포도당 수치가 지속적으로 증가하면 상처치유에 영향을 줄 수 있으므로 수술 후 우려가 된다. 슬관절 전치환술 후 통증 및 재활과 관련된 스트레스 요인은 고혈당증과 인슐린 억제를 촉진한다. 이차적인 문제는 재활 과정 중 특히 상처치유에 해로운 영향을 미칠 수 있다. 혈당조절이 잘 안 되어 발생하는 합병증으로는 감염 위험, 이환율 및 사망률, 입원기간의 증가 등이 있다. 혈당 수치를 자세히 관찰하고, 식이요법을 잘 조절하고, 단기간 당뇨병 치료제를 사용할 수 있게 되면 환자가 수술 스트레스를 견딜 수 있게 해준다. 조기 퇴원은 환자의 식이요법과 수면 패턴에서 정상을 회복하는 데 도움이 되며 치유 과정에도 도움이 된다.

근거 중심 임상적 추천

SORT: 추천 분류의 장점

A 일관된, 양질의 환자 지향적 근거

B 일관되지 않거나 제한된 질적 수준의 환자 지향적 근거

C 동의, 질병 중심의 근거, 일반적인 관행, 전문가의 의견 또는 사례 시리즈

1. 슬관절 전치환술에 앞서 교육을 제공하는 것은 사회적 지원이 제한적이거나 수술 전 이동성이 현저히 제한적인 환자에게 혜택을 준다. **B 등급**
2. 말초신경차단 환자에서 물리치료사는 수정된 브로마지 척도를 사용하여 마취 시 운동 차단 정도와 기능적 활동과 보행을 수행하는 데 필요한 도움 수준을 예측할 수 있다. **B 등급**
3. 슬관절 전치환술 후 표준 재활 지침에 수동적지속운동기계를 추가하는 것은 입원기간에 영향을 미치지 않으며 달성된 무릎 관절가동범위의 증가는 임상적으로 유의하지 않다. **A 등급**

종합 질문

6.1 환자가 슬관절 전치환술 5주 후에 수영장에 갈 수 있는지에 대해 질문한다. 가장 적합한 대답은 무엇인가?

A. 상처 봉합이 완료되지 않아 수영장에 들어가면 감염 가능성이 커진다.
B. 수영은 물의 열 효과로 인해 유연성을 높이기 위한 실용적인 선택이다. 수술 후 3~4주에 상처 봉합이 완료되면 수영을 시작할 수 있다.
C. 수영은 슬관절의 완전한 굴곡을 촉진하지 않는다.
D. 환자는 슬관절 전치환술 후 5주 후에도 병원에 있을 가능성이 크다.

6.2 다음 중 슬관절 전치환술의 빠른 회복 지침의 구성요소가 아닌 것은 무엇인가?

A. 외과의사의 수술 기술
B. 환자의 나이와 성별
C. 수술 전 교육과 다각적인 통증조절
D. POD 1일부터 물리치료 시행

6.3 지속적 대퇴신경차단 환자는 수정된 브로마지 척도에서 점수가 2점이다. 이 점수는 무엇을 가장 정확하게 나타내는가?

A. 대퇴신경 운동 조절의 저하 가능성–중등도의 낙상 위험

B. 완전한 대퇴신경 복구–낮은 낙상 위험

C. 완전한 대퇴신경차단–심각한 낙상 위험

D. 수정된 브로마지 척도는 지속적인 대퇴신경차단 환자에게 사용할 수 없다.

정답

6.1 **B.** 상처는 슬관절 전치환술 5주 후에는 봉합되어야 한다(A). 물의 부력 및 열 효과는 통증 감소와 함께 슬관절가동범위를 증가시킬 수 있다. 미국에서의 슬관절 전치환술 후의 평균 체류 기간은 3~4일이다(D).

6.2 **B.** 환자의 나이와 성별은 슬관절 전치환술의 빠른 회복 지침의 구성요소로 고려되지 않는다.

6.3 **A.** 수정된 브로마지 척도는 1~6까지의 등급 시스템을 가지고 있으며 지정된 방법으로 환자가 다리를 움직일 수 있는 능력에 따라 마취 시 운동 차단 정도를 예측하는 데 사용된다. 2점은 환자가 발바닥에만 영향을 미칠 수 있다는 것을 나타내므로 중등도 정도의 낙상 위험을 나타낸다. 완전한 대퇴신경의 복구는 가장 높은 점수 6점을 반영한다(B). 완전한 대퇴신경차단은 환자가 그녀의 발 또는 무릎을 움직일 수 없으므로 심각한 낙상 위험이 있다(C).

요추 유합술

Lumbar Spinal Fusion

Christina N. Brown / Nicholas S. Testa

CASE 7

78세, 남성은 예정된 L2–S1 후방 감압술(posterior decompression), 자가이식 후 후외측 유합술(posterolateral fusion with autograft), 기계를 이용한 후방 유합술(posterior instrumented fusion)을 위해 병원에 입원하였다. 환자는 약물 및 물리치료를 포함하는 실패한 보존적인 치료를 받았고 만성 요통과 양측 다리의 신경병증을 앓고 있다. 진단 영상에서 L2–S1 척추협착증이 확인되었다. 수술 중 환자는 2,000mL의 심각한 혈액손실을 입었다. 과거 병력으로는 고혈압, 식도역류질환 및 빈혈이 있고, 외과적 병력으로는 충수절제술(appendectomy)이 있다. 입원 시 환자의 약물 목록에는 바이코딘(Vicodin), 데메롤(Demerol) 및 모르핀(morphine), 플렉세릴(Flexeril), 트라마돌(Tramadol), 아세트아미노펜(acetaminophen), 프로토닉스(Protonix) 및 에날라프릴(Enalapril)이 포함된다. 부작용으로 인해 바이코딘, 데메롤, 모르핀은 최근 중단되었으며, 울트람(Ultram)으로 대체되었다. 차트 검토에서 헤모글로빈 9.3, 헤마토크릿 26.7 및 심박수 120이 나타났다. 이러한 수치와 빈혈 증세로 인해 환자에게 수혈이 처방되었다. 환자는 수술 후 첫 8시간 동안 침대에 누워있었고, 간호사의 도움을 받아 전날 저녁 침대 가장자리에 서있을 수 있었다. 정형외과 의사는 환자가 흉요천추보조기(thoracolumbosacral orthosis, TLSO)를 착용하여야 하고 수술 후 척추 주의사항을 따라야 한다고 했다. 환자는 아내와 이층 집에서 살고 있으며, 침실과 욕실은 2층에 있다. 4개의 계단을 통해 집에 들어가야 하며, 2층으로는 12개의 계단이 있다. 환자는 표준 워커, 롤링 워커, 변기 겸용 의자(commode), 목발 및 흉요천추보조기 등과 같은 의료 장비(DME)를 소유하고 있다. 환자의 아내는 집에서 남편을 간병하는 것에 대해 우려를 표시했다. 정형외과 의사는 수술 후 1일 차에 물리치료를 처방했다.

- ▶ 환자의 진단과 수술을 바탕으로 환자의 활동 제한에 관여하는 요인이 무엇이라고 생각하는가?
- ▶ 검사 우선순위는 무엇인가?
- ▶ 급성치료 단계에서 가장 적절한 물리치료 중재는 무엇인가?
- ▶ 물리치료 검사 및 중재에는 어떤 주의사항이 있는가?
- ▶ 환자 관리 과정에 영향을 미칠 수 있는 복잡한 요인은 무엇인가?

주요 정의

- **자가이식**(autograft): 자기의 조직을 이식하는 것
- **감압술**(decompression): 척수 또는 신경근에 대한 압력을 완화시키기 위해 판(lamina) 또는 주변 구조물을 제거하는 수술 절차
- **경막 파열**(dural tear): 경막이 찢어진 척추수술의 합병증
- **유합술**(fusion): 두 개 이상의 인접한 척추뼈가 기구 사용 여부와 상관없이 함께 결합하는 수술 절차
- **흉요천추보조기**(thoracolumbosacral orthosis, TLSO): 과도한 운동을 제한하여 척추를 보호하기 위해 수술 후 사용할 수 있는 견고한 보조기

목표

1. 만성 요통과 허리 척추협착증에 대한 보존적 및 수술적 관리에 대해 설명한다.
2. 경막 파열 시 징후, 증상 및 의미를 이해한다.
3. 물리치료 검사 또는 중재에 영향을 미칠 수 있는 부작용을 확인하고 가능한 치료법을 설명한다.
4. 환자를 보기 전 검사해야 하는 중요한 검사실 수치와 비정상 수치의 물리치료 영향을 확인한다.
5. 요추 유합술 후 적절한 치료를 계획한다.
6. 퇴원 계획 과정과 물리치료사의 역할에 영향을 미치는 요인을 설명한다.

물리치료 시 고려사항

요추 유합술 후 환자를 관리하는데 고려할 점:

▶ **일반적 물리치료 계획/목표**: 관절가동범위 손실 최소화 또는 예방, 힘 및 유산소 기능적 용량의 손실을 방지하거나 최소화, 이차적인 장애를 최소화

하면서 기능적 독립성과 안정성을 극대화, 삶의 질을 향상

- **물리치료 중재**: 수술 후 척추 주의사항에 대한 환자와 간병인 교육, 흉요천추보조기 사용, 심부정맥혈전증의 위험 감소, 낙상 위험 감소, 침상 동원, 이동, 보행 및 계단 훈련, 양측 팔 및 다리에 대한 능동관절가동범위 운동, 퇴원 계획에 관해 사회복지사와 협의
- **물리치료 시 주의사항**: 수술 후 척추 주의사항 확인, 낙상의 위험을 줄이기 위한 세심한 신체 관찰, 활력징후(혈압, 심박수, 산소포화도, 호흡률) 및 검사실 수치(헤모글로빈, 헤마토크릿)에 대한 정밀한 관찰, 잠재적 약물유해반응 인식
- **물리치료를 방해하는 요인**: 척추성 두통, 빈혈, 심부정맥혈전증, 낙상

건강 상태의 이해

요추(척추, 디스크, 인대, 수막, 척수)와 관련된 구조의 손상으로 인해 요통이 발생할 수 있다. 평생 어느 시점에서 성인의 70%가 급성 요통을 경험할 것으로 추정된다. 이 경우 10~30%에서 재발이나 증상 지속성이 1년 이상으로 입증되면 만성통증이 되는데, 만성통증은 3개월 이상 지속하는 통증으로 정의된다. 요통의 경제적 영향은 중요하다. 요통은 미국에서 매년 12.2~906억 달러의 비용이 소요되는 것으로 추산된다.

요통에 대한 1차 진료를 받는 환자의 85% 이상이 증상에 대한 결정적인 유발 요인이 불분명하다. 원인을 확인할 수 있는 15% 중 역학적 요통(mechanical LBP)의 일반적인 진단은 디스크 추간판탈출증, 척추협착증, 골다공증성 골절, 허리 좌상(strain)이나 염좌(sprain) 및 외상 관련 골절이다. 비역학적 요통의 일반적인 원인은 암, 감염 및 염증성 질환이다. 역학적 장애가 요통의 97%를 차지하고 비역학적 장애가 1%를 차지하며 내장 질환(골반 장기

또는 신장 질환, 대동맥류 및 위장장애)이 나머지 2%를 차지한다. 역학적 요통의 위험 요인으로는 비만, 임신 및 무거운 물건을 들어 올리는 활동이나 장시간 앉아있는 것이다. 근육통은 만성 요통의 또 다른 원인이다.

요통의 진단은 종종 복잡하다. 그것은 철저하고 정확한 환자 병력, 신체검사, 심리사회적 평가, 영상 진단 및 비근골격계(전신성) 통증 원인을 배제한다. 일반적으로 비특이적인 요통의 진단에는 영상 진단이 권장되지 않는다. 증상 관리를 목표로 한 치료는 위험신호 또는 전신질환이 없는 50세 미만의 환자에게 적용된다. 전신질환이 의심되거나 50세 이상일 때 방사선촬영과 병리검사를 권장한다. 비특이적 통증이 1~2개월간 지속될 때 방사선사진을 사용한다. 일반적으로 자기공명영상촬영(MRI) 또는 특정한 경우 컴퓨터단층촬영(CT)은 위험신호, 심각하고 빠른 증상 진행, 지속적인 통증 및 신경근 증상이 6주 이상 있을 때나 주사 또는 수술을 고려하고 있는 경우 권장된다. 영상 진단은 수술 절차의 성공, 질병 진행, 새로운 뼈 형성, 골절 그리고 혈종, 감염 및 불안정과 같은 합병증의 여부를 평가하기 위해 수술 후 사용할 수 있다.

요통의 보존적 치료는 다각적으로 개인의 요구를 고려해야 한다. 약리학적 관리에는 아세트아미노펜, 비스테로이드 항염증제(nonsteroidal anti-inflammatory drugs, NSAID), 마약성진통제, 트라마돌, 삼환계 항우울제(tricyclic antidepressants), 골격근 이완제 및 선택적세라토닌재흡수억제제(selective serotonin reuptake inhibitors, SSRIs)가 포함된다. 다른 가능한 중재는 치료적 운동, 요가, 마사지, 침, 인지 행동 치료, 점진적인 이완, 척추도수교정(spinal manipulation) 및 경막외 글루코코르티코이드 주사이다. 물리치료는 요통 환자에게 흔히 제공되며 환자 교육, 치료적 운동, 도수교정 및 동원으로 구성될 수 있다. 체계적인 문헌고찰에서 Morris와 Louw는 의사 또는 물리치료사에 의한 요통의 보존적 치료가 더 효과적인지 판단하려고 노력했으나 그 근거가 불충분하고 추가적인 연구가 필요하다는 결론을 내렸다.

수술적 방법은 보존적 치료에도 불구하고 진단적 소견과 일치하는 통증, 심각한 기능 제한 및 장애, 지속적인 통증 등을 나타내는 환자에게 고려된다. 척추 유합술(spinal fusion), 감압술(decompression) 및 디스크 인공관절 성형술(disc arthroplasty)을 포함한 다양한 수술 옵션이 있다. 척추 유합술에는 전방고정(anterior interbody fusion, AIF), 후방고정(posterior interbody fusion, PIF), 추체고정(transforaminal interbody fusion, TIF), 측방고정(extreme lateral interbody fusion, XLIF)을 포함한 다양한 접근법을 사용할 수 있다. Bhandari 등(2005)은 잠재적 수술 후보자인 12개월 이상의 만성 요통 환자 349명을 대상으로 물리치료사가 주도하는 척추 안정화 시험 그룹과 요추 유합술 그룹의 결과를 검토하였다. 환자들은 치료 후 2년 동안 추적 관찰되었다. 이 연구의 결론에서 오스웨스트리 장애 지수(Oswestry Disability Index), 보행 검사 또는 이차 측정 결과 언급된 보존적인 방법에 비해 유합술의 중요한 이점은 없었다.

요추협착은 요통의 일반적인 원인이다. 요추협착은 척주관, 외측함요(lateral recess) 또는 척추간공의 좁아짐으로, 유전적이거나 선천적으로 척주관이 좁아진 것이 원인일 수 있다. 다른 원인으로는 나이와 관련된 퇴행성 변화, 후관절 비대(facet hypertrophy), 추간판탈출증, 척추전방전위증 및 황색인대의 비대가 있다. 미국에서는 1백만 명이 넘는 사람들이 척추협착과 관련된 요통과 신경인성 파행에 시달리고 있다. 50세 이상 성인 1,000명 중 5명에게 영향을 미치며 노인에게는 더 일반적이다. 또한 남성이 여성보다 2:1의 비율로 더 많은 영향을 미치고, 요추협착은 노인 인구에서 척추수술의 주요 원인이다.

요추협착은 보통 중년에 많이 발생한다. 특징적인 증상은 신경인성 파행이며, 이는 피부분절 분포에서 먼 쪽으로 방사되는 뒤가쪽 대퇴부에 통증(때때로 감각 이상)을 나타낸다. 통증은 종종 척수 신전(장시간의 서기 및 보행)에서 증가하고, 척수 굴곡(앉은 자세) 위치에서 완화된다. 요추협착의 다른 구별 요소는 다리 피로, 약화 및 무거움, 제한된 보행 및 운동내성, 요실금, 슬개골 또는 아킬레스건 반사가 감소하거나 소실된 상태 및 구부정한 선 자세 등이 있다.

척추협착을 진단할 때 신경인성과 혈관성 파행을 구별하는 것이 중요하다. 혈관성 파행은 말초혈관질환과 관련이 있으며, 통증은 활동으로 악화하고 척추의 위치와 상관없이 휴식으로 완화된다. 또한 고관절 골관절염을 배제하는 것도 중요하다.

방사선사진은 척추전방전위증, 척추측만증, 골절 및 후관절 병리와 같은 뼈 변화뿐만 아니라 디스크 공간 감소, 신생물 또는 감염을 기술하기 위해 초기에 선택되는 영상 진단이다. 척추협착 증상이 6주 이상 지속할 경우 CT 또는 MRI를 권장한다. MRI는 중심관과 외측함요의 신경압박 및 척추협착 정도를 평가하는 데 이상적이다. MRI는 증상이 매우 심해서 일상생활을 방해하고, 척추협착이 의심될 때 사용할 수 있도록 유보해야 한다. 척주관협착을 진단하기 위해 MRI는 90%의 민감도와 72~100%의 특이도를 가지고 있고, CT는 90%의 민감도와 80~96%의 특이도를 가지고 있다. 60세 이상의 20%에서 영상 진단으로 입증된 척추협착이 있었으나 무증상이었다.

요추협착과 가벼운 증상이 있는 환자의 경우 통증 관리에 초점을 둔 보존적인 조치를 목표로 한다. 보존적인 관리에는 모달리티(열, 냉, 경피신경 전기자극, 초음파, 마사지, 견인, 침), 환자 교육 및 활동 수정, 약리학적 관리(비스테로이드 항염증제, 삼환계 항우울제, 경구 글루코코르티코이드, 근육이완제), 카이로프랙틱 치료, 경막외 글루코코르티코이드 주사, 선택적 신경근 차단 및 물리치료(굴곡 기반 운동, 심혈관 훈련, 코어 근육 강화 및 긴장된 근육 스트레칭, 환자 교육) 등이 포함된다. 요추협착의 중등도에서 중증까지의 증상이 보존적 치료를 받음에도 불구하고 지속할 경우 수술을 받을 수 있다. 수술에 대한 징후로는 심각한 증상[끊임없는 고통, 마미증후군(cauda equina syndrome)], 일상생활활동과 보행에 영향을 미치는 중요한 기능적 제한, 보존적인 관리에 반응하지 않는 신경인성 파행이 포함된다.

척추궁절제술(laminectomy)을 통한 감압술은 요추협착 환자에게 가장 일반적인 수술적 치료법이다. 이 과정은 척수신경근의 압력을 줄이고 안정성을 촉진하기 위해 수행된다. 감압술은 척추궁부분절제술(laminotomy), 척추궁절제술 또는 추간판절제술(discectomy)로 구성될 수 있다. 척추궁부분절제술은 신경근의 압박을 없애기 위해 판(laminae)을 부분적으로 제거하는 것이다. 척추궁절제술은 신경근을 위한 공간을 허용하기 위해 부분 또는 전체 판과 황색인대, 후관절 및 뼈돌기(osteophytes)의 일부분을 제거하는 것이다. 추간판절제술은 고리(annulus)를 통해 탈출하여 척수신경근에 압력을 가할 수 있는 디스크 수핵(nucleus pulposus) 부분을 제거하는 것이다. 추간공절개술(foraminotomy)과 함께 척추궁절제술을 시행하는 것은 잠재적으로 외상과 불안정성을 초래할 수 있으며, 척추융합술이 필요할 수 있다. 다열근(multifidi muscles)의 거상(elevation)과 후인(retraction)을 포함한 감압술은 척추 주변근육(paraspinal muscle)의 약화와 위축으로 이어질 수 있다. 또한 감압술은 척추의 불안정성을 초래하는 극간(interspinous) 또는 극상(supraspinous) 인대의 제거를 포함할 수 있다. 양측 요추 감압술은 안정성을 높이기 위해 뼈와 연부조직의 최소한 제거에 초점을 맞춘 척추궁절제술 또는 척추궁부분절제술로 구성된 한쪽(unilateral) 접근법을 통해 완료될 수 있다. 한쪽 접근법으로 양측 감압술을 시행한 100명의 환자에 대한 전향적 연구를 수행했다. 추적 관찰(수술 후 평균 5.4년) 결과, 수술 전과 비교하여 오스웨스트리 점수에서 유의한 개선이 나타났으며 척추 불안정이 없었다. 요추 척추융합술 후 치유를 촉진하기 위해 수술 부위에서 최소한의 움직임과 안정성을 제공하기 위해 보조기를 사용할 수 있다. 융합술 후 완전한 치유가 일어나기까지는 6~12개월이 걸릴 수 있다.

새로운 최소침습수술기법이 연구되고 있다. 척추 신전을 방지하기 위해 극간 삽입술(interspinous spacer, X-STOP)을 사용하는 것은 요추협착 환자에게 하나의 선택이다. 2년 추적 관찰에서 극간 삽입술은 요추협착과 신경인성 파행 환자에서 성공적이었다. 그러나 이 기술은 높은 실패율을 가지고 있는 것으로 밝혀졌으며, 퇴행성 척추전방전위증이 있는 환자에서 척추협착증이 발생할 때 추가 수술적 중재가 필요하다.

척추수술에는 많은 합병증이 있다. 주요 합병증으로는 깊은 감염(2.4%), 새로운 신경근통증(7.1%), 폐질환 또는 호흡곤란증후군(0.9%), 혈전증 또는 폐색전증(0.9%) 등이 있다. 가벼운 합병증에는 제공 부위 통증(4.3%), 경막 파열(5.6%), 위장장애(1.4%) 및 얕은 감염(0.9%)이 포함된다. Cavusoglu 등은 양측 신경감압술 후 경막 파열과 감염을 포함한 합병증에 주목했다. 요추협착에 대한 수술적 중재 후 뇌척수액 누출로 인한 경막 파열의 발생률은 8.5%로 추정된다. 경막 파열과 관련된 부작용으로는 입원기간의 증가, 신경학적 결과의 악화, 뇌척수액 샛길 발생이 포함된다. 경막 파열 치료를 위해 피브린 글루(fibrin glue)를 봉합사와 함께 사용하여 뇌척수액 누출을 줄일 수 있다. 외과적 중재에도 불구하고 증상과 기능적 제한이 지속되는 척추수술후통증증후군(failed back surgery syndrome)은 척추수술 후 환자의 10~40%에서 발생한다.

감압술을 받은 요추협착 환자의 80%가 우수한 결과를 경험할 수 있다. 그러나 수술을 받은 사람들의 약 25%는 증상이 완화되지 않거나 증상이 재발한다. 예후가 좋지 않은 경우는 최소 1년 동안 중증 이상이 있는 환자의 수술 지연과 관련이 있다.

물리치료 환자/고객 관리

요추 감압술 및 융합술 후 환자 관리에는 일반적으로 정형외과 의사, 간호사, 사회복지사, 물리치료사와 작업치료사로 구성된 팀 접근이 포함되며, 호흡요법사와 영양사도 참여할 수 있다. 물리치료사는 환자가 입원해 있는 동안 환자 및 팀원들과 함께 최적의 기능적 결과를 촉진한다. 물리치료사의 역할은 환자의 기능적 상태에 대한 초기 평가 수행, 환자의 반응 및 잠재적인 합병증 요인에 근거하여 적절한 치료 계획을 수립, 시행, 수정과 함께 환자와 가족 교육,

의료팀 구성원들과의 의사소통 및 협력, 간결하고 정확한 문서 제공, 퇴원을 위해 환자와 가족을 준비하는 것 등이 포함된다.

검사, 평가 및 진단

급성치료시설에서 환자를 보기 전에 물리치료사는 필요한 모든 정보를 수집하기 위해 철저한 차트 검토를 수행해야 한다. 병리 검사는 환자가 수술을 위해 안정적인지 확인하기 위해 수술 전 수행된다. 그러나 수술의 결과로 검사 수치는 바뀔 수도 있다. 물리치료사는 환자의 안전한 활동 참여 능력과 관련하여 실험실 가치를 해석해야 한다. 최근 외과 수술을 받은 환자에서 검토할 특정 검사실 수치에는 국제표준화비율, 헤마토크릿, 헤모글로빈, 혈당, 백혈구수 및 산소포화도 수준 등이 포함된다.

Garritan 등은 정상범위를 벗어나는 수준의 사람들은 피로, 심장부정맥, 약화, 운동 시 호흡곤란, 혼동, 고혈압과 저혈압 및 발한 상태를 나타낼 수 있다고 하였다. 환자가 이러한 징후나 증상을 나타내면, 치료사는 치료를 수정하거나 중단하고 적절한 간호 및 의료진에게 알려야 한다. 차트 검토에서 수집할 수 있는 기타 관련 정보에는 과거 의료 및 수술 기록, 사회력, 현재 상태 병력, 수술 절차 및 모든 합병증, 이전 활력징후 및 모든 동원 제한 또는 주의사항이 포함된다.

물리치료사는 입원환자 약물 목록을 검토해야 한다. **표 7-1**은 약물 종류, 적응증 및 일반적인 약물유해반응을 포함한 현재 환자의 약물에 대한 개요를 제공한다. 수술 후 환자가 복용하는 8가지 약물 중 6가지가 진통제이다. 이러한 약물들이 초래하는 진정, 어지럼, 오심 및 변비는 환자가 물리치료에 완전히 참여할 수 있는 일반적인 장벽이다. 심각한 진정작용으로 인해 바이코딘, 데메롤 및 모르핀은 수술 후 1일 차에 중단되었으며 울트람으로 대체되었다. 치료

표 7-1 • 환자 약물 개요

약물 이름	약물 종류	적응증	일반적인 약물유해반응
메페리딘(데메롤) 모르핀	마약성진통제	중등도에서 중증 통증	진정, 이상행복감, 호흡저하, 오심/구토, 변비, 어지럼, 두통
트라마돌(울트람)	마약성진통제 및 노르에피네프린 및 세로토닌의 재흡수를 차단	중등도에서 중증 통증	오심, 두통, 어지럼
사이크로벤자프린(플렉세릴)	다빈도 근육이완제	근육 경련	진정, 졸음, 어지럼, 머리가 텅 빈 느낌, 오심, 두통, 변비, 약화, 소화불량
아세트아미노펜(타이레놀)	해열진통제	경증에서 중등도 통증, 발열	오심, 발진, 두통
하이드로콘/아세트아미노펜(바이코딘)	하이드로콘과 아세트아미노펜 복합체, 마약성진통제	중등도에서 중등도-중증 통증	진정, 어지럼, 오심/구토, 변비
판토프라졸(프로토닉스)	프로톤펌프억제제	위식도역류질환, 위 및 십이지장 궤양	설사, 체기, 두통
에날라프릴(바스텍)	ACE 억제제	고혈압, 울혈성 심부전	마른기침, 저혈압, 어지럼, 피로, 고칼륨혈증

사는 환자가 허용 가능한 통증 수준으로 이동할 수 있도록 진통제가 최고 효과에 도달했을 때 치료 시간을 예약해야 하고, 수술 후 안전하게 이동할 수 있는 환자의 능력을 억제할 수 있는 약물유해반응을 세밀히 관찰해야 한다. 또한 치료사는 환자의 진전을 방해하는 약물유해반응에 관해 의료팀의 다른 구성원과 의사소통해야 하며, 환자에게 가장 좋은 시간을 찾기 위해 치료 시간을 변경할 수 있을 만큼 유연해야 한다. 물리치료사는 급성치료시설에서 환자복용 약물의 변화가 일반적이며 이러한 변화를 인지하고 있어야 한다.

다음으로 물리치료사는 환자 상담을 시행한다. 이 과정에서 차트에 없었던 정보를 얻는 동안 환자와의 신뢰 관계를 발전시키기 시작한다. 가족이나 간병인이 참석할 수 있으며 병력 기록 과정에 포함될 수 있다. 수집해야 하는 정보에는 가족과 간병인 지원, 집 구성(계단, 경사로, 난간, 집 층수, 침실 및 욕실의 위치 포함), 보조기 또는 기타 의료장비가 있는 경우, 퇴원 전 의료장비의 필요 유무 및 물리치료에 대한 환자의 목표가 포함된다. 물리치료사는 환자에게 최적의 퇴원 계획에 대해 상의해야 하고, 환자의 기능적인 진행 상황과 병원 과정에 따라 퇴원 계획이 변경될 수 있다. 이 검사 구성 요소가 완료되면 물리치료사는 심혈관 및 폐, 피부계, 근골격계 및 신경근육계, 환자의 의사소통 능력에 대한 검토를 수행한다.

정형외과 의사의 지시에 따라 환자는 경막 파열이 지속되는 경우 수술 후 최대 8시간 동안 침상 안정을 할 수 있다. 물리치료는 수술 후 1일 차에 시작된다. 일반적으로 치료사가 환자를 볼 때 바로 누운 자세이지만, 환자는 압박의 감소를 위해 교대로 옆으로 누운 자세로 재위치할 수 있다. 또한 이 위치는 폐 위생을 돕고 수술 드레싱을 잘 보이게 한다. 노란색 고리로 둘러싸여 있을 수 있는 맑은 배수는 뇌척수액 누출을 나타낼 수 있다. 이것이 발견되면 물리치료사는 간호사 및 적절한 의료진에게 즉시 통보해야 한다. 환자는 수술 후 48~72시간 동안 외과 절개 부위에서 배액된다. 환자는 배액관을 가지고 동원할 수 있다. 치료사는 환자 모니터링 장치, 정맥내 라인 및 카테터에 대해 인식하고 있어야 한다. 환자는 처음 24시간 동안 또는 의료팀이 더 이상 필요하지 않다고 결정할 때까지 심박수, 혈압 및 산소포화도를 평가하는 모니터에 연결된다. 물리치료사는 이러한 값이 빠르게 변할 수 있으므로 치료 기간 내내 혈압, 심박수, 산소포화도를 관찰해야 한다.

검사를 하는 동안 치료사는 환자의 인지 상태를 평가한다. 이를 위해 물리치료사는 날짜, 시간, 장소, 입원 이유 등의 질문을 할 수 있다. 이러한 기본적인 질문을 하는 이유는 전신마취가 개인마다 다르게 영향을 미치기 때문이다. 마취 후 흔히 나타나는 부작용으로는 저혈압, 머리가 텅 빈 느낌(lightheadedness), 진정, 실조, 섬망, 혼동, 근력 약화 등이 있다. 이러한 증상은 쇠약하거나 약물 제거 장애가 있는 환자에서 지속할 수 있다.

수술 전 척추협착의 결과로 환자의 감각이 손상될 수 있으므로 수술로 인해 감각이 좋아졌는지 판단하기 위해 치료사는 다리의 감각을 세밀하게 평가해야 한다. 관절가동범위와 사지의 힘은 바로 누운 자세와 앉은 자세로 검사해야 한다. 팔의 힘과 관절가동범위를 평가하는 것은 매우 중요하다. 왜냐하면 환자는 흉요천추보조기를 입고 벗어야 하고, 보조기를 사용하며, 침대 안팎을 적절하고 안전하게 이동할 수 있어야 하기 때문이다. 환자가 이동하기 전에 물리치료사는 척추 주의사항, 흉요천추보조기 및 보조기 사용에 대해 환자를 교육한다.

물리치료사는 다리 힘과 관절가동범위를 평가하기 위해 환자가 누운 자세에서 침대 가장자리에 앉는 자세로 변경하는 것을 돕는다. 바로 누운 자세에서 앉은 자세로 이동하려면 환자가 고관절과 슬관절을 90°로 굴곡한 갈고리 누운 자세(hooklying position)를 취한 다음, 무릎과 어깨를 동시에 움직여 옆으로 굴러가는 통나무 굴리기(log roll) 기술이 사용된다. 이 기술은 척추를 비틀지 않고 척추와 배의 안정화 근육을 사용할 수 있게 한다. 이러한 움직임은 수술 부위에 가해진 스트레스를 감소시킨다. 환자는 침대에서 가장 가까운 팔을 밀어서 앉은 자세를 시작한다. 처음에 치료사는 옆으로 누운 자세에서 앉는 자세로 전환하는 환자를 도울 필요가 있다. 앉은 상태에서 흉요천추보조기를 착용한다(일부 의사들은 누워서 착용하는 것을 권고). 그러나 모든 척추 외과의사가 수술 후 환자에게 흉요천추보조기를 착용하라고 요청하는 것은 아니다. 흉요천추보조기를 사용하면 통증이 감소하고, 추가 손상으로부터 척추를 보호하며, 기형과 자세를 교정하고, 흉추와 요추의 이동성을 감소시키는 것으로 나타났다.

요추 융합술 후 반복적으로 적용되는 중요한 주의사항은 외과의사가 처방하기까지 20~30분 이상 앉아 있어서는 안 된다는 것이다. 이러한 제한은 앉은 자세에서 요추에 더 큰 하중이 가해져 수술 부위에 원치 않는 스트레스를 준다는 개념에서 비롯되며, 이는 잠재적으로 치유 과정을 방해할 수 있다. 체중이 70kg인 경우, 요추(L3)의 하중은 바로 누운 자세 25kg, 서 있는 자세 150kg, 앉은 자세에서 175kg, 앉아서 앞으로 구부리는 동안 200kg, 서 있는 동안 허리를 굽히면 225kg이다. 따라서 척추수술 후, 환자들은 수술 부위에 스트레스나 하중을 증가시키는 활동을 피하는 것을 포함하는 척추 주의사항을 배우게 된다. 척추 주의사항에는 척추 굴곡 및 회전, 들어 올리기, 밀기 및 당기기 방지가 포함된다. 환자의 안전과 안정성에 필요한 보조장치를 사용하여 보행을 평가할 수 있다. 현재 환자가 침상에서 안정 중이고 여러 가지 마약성 및 비마약성 약물을 복용하고 있으므로 서서히 선 자세로 전환하고 증상이 있는 기립성저혈압을 관찰하는 것이 중요하다.

환자를 동원할 때 물리치료사는 경막 파열이나 빈혈과 관련된 징후와 증상을 모니터해야 한다. 경막 파열이 지속된 환자는 머리를 들어도 가라앉지 않는 심한 두통이 나타날 가능성이 크다. 이런 경우 가장 좋은 방법은 환자를 다시 침대로 돌려놓고 즉시 간호사 또는 외과의사에게 알리는 것이다. 수술 후에는 어느 정도의 출혈이 있지만 물리치료사는 호흡곤란, 두통, 머리가 텅 빈 느낌, 피로, 불면증, 창백함과 같은 빈혈의 징후와 증상을 알고 있어야 한다. 물리치료사 또는 다른 지원인력에 의해 이러한 증상이 발견되면 환자는 즉시 침대로 돌아가 의사의 진료를 받아야 한다. 그리고 물리치료사는 징후와 증상이 안정될 때까지 치료를 연기해야 한다. 환자는 수혈이 필요할 수 있으므로 헤모글로빈 및 헤마토크릿 수치를 재평가하기 위해 수혈 후 검사가 수행된다. 물리치료사는 차트를 자주 검토하여 물리치료가 안전하고 적절한지 판단해야 한다. 검사를 통해 물리치료사는 환자의 반응을 평가하고 다른 의료팀에게 의뢰할 수 있는 모든 요인을 식별해야 한다. 또한 수술 후 무기폐(atelectasis) 위험을 줄이기 위해 환자가 물리치료 시간 사이에 강화폐활량계(incentive spirometer)를 사용하도록 권장해야 한다.

치료 계획과 중재

급성치료시설에서 물리치료의 주요 목표는 치유 과정을 촉진하고 환자가 집으로 돌아갈 수 있도록 준비하는 것이다. 단기 목표는 초기 검사 시점에서의 환자의 기능 상태와 최적 퇴원 계획에 근거한다. 물리치료의 목표는 이동, 보행 및 계단에서의 독립성 달성에 중점을 둔다. 환자가 이러한 목표를 달성하는 데 도움이 되도록 치료 계획에는 척추 주의사항, 흉요천추보조기 사용, 심부정맥혈전증 위험 감소 및 낙상 위험 감소에 관한 환자 및 간병인 교육, 침상 이동성, 이동 및 보행 훈련, 양쪽 사지의 관절가동범위 및 퇴원 계획과 관련한 사회복지사와의 조정이 포함되어야 한다. 수술 후 합병증이 없다면 요추 융합술을 한 대부분의 환자는 수술 후 2~4일 이내에 집으로 돌아가지만 이는 시설에 따라 다를 수 있다. 처음 며칠은 환자가 집으로 돌아왔을 때 안전하고 성공적이 될 수 있는데 필요한 지식과 장비를 갖도록 하는 것이 중요하다. 이러한 이유로 물리치료사는 환자의 장비 요구 사항과 퇴원 계획의 적절성에 대해 환자를 계속 평가한다. 물리치료사는 초기 검사 중에 시작된 퇴원 계획 과정에서 필수적인 역할을 한다. Smith 등은 급성치료시설에서 72명의 퇴원 계획에 물리치료사의 역할을 후향적으로 연구했다. 그들은 물리치료사의 퇴원 권고가 83%에 달한다는 것을 발견했고, 권고사항을 따르지 않은 경우 재입원은 2.9배 더 높았다.

급성치료시설에서 주요 수술 후 주의사항 중 하나는 심부정맥혈전증의 예방이다. 심부정맥혈전증이 발생하는 위험 요소는 고령, 다리 골절, 마비 또는 장기간의 부동, 이전의 심부정맥혈전증, 수술, 비만, 울혈성 심부전, 심근경색 그리고 뇌졸중이다. Kehl-Pruett에 의한 검토에서 정형외과 수술 후 입원환자의 심부정맥혈전증 발생률은 40~60%였다. 척추수술을 받은 환자 중 최대 18%가 심부정맥혈전증을 경험한다. 수술 후 척추 주의사항 외에도 환자들은 침대에서 발목 펌프 운동을 수행하는 것이 중요하다는 교육을 받는다. 이 운동은 환자가 깨어있는 시간마다 1분씩 양쪽 발목을 능동적으로 족저굴곡과 배측굴곡을 하는 것이다. 이것은 정맥 복귀 및 순환을 촉진하여 심부정맥혈전증을 예방하는데 도움을 준다. 환자는 양측 간헐적공기압박장치를 사용하여 심부정맥혈전증 발생률을 7~15% 감소시킨다. 고령 및 신경학적 결손과 같은 심부정맥혈전증 위험인자를 가진 사람들에게는 헤파린, 간헐적공기압박장치 또는 단계적 압박스타킹을 포함한 추가적인 예방적 방법이 권장된다. 이 사례 환자의 경우 심부정맥혈전증 예방에 대한 의사의 처방으로 간헐적공기압박장치 및 항색전 압박스타킹이 포함된다.

물리치료사는 환자가 척추 주의사항 강조에 중점을 두고 검사 및 평가에서 수행되는 활동을 연습하도록 도와준다. 이러한 활동으로는 침대로 들어가고 나오는 통나무 구르기와 바로 누운 자세에서 앉기, 앉기에서 서기, 앉기에서 바로 눕기 등의 활동이 포함된다. 환자는 흉요천추보조기를 착용하고 벗는 것(가능한 경우 아내의 도움을 받아)을 연습해야 하며, 보행 중을 포함하여 침대에서 일어날 때마다 흉요천추보조기를 착용해야 한다. 모든 보행 속도에서 흉요천추보조기를 착용하면 골반경사와 회전뿐만 아니라 척추의 축력(axial force)을 줄일 수 있다. 환자는 흉요천추보조기 또는 절개 부위의 감염으로 인해 피부가 지속적으로 빨갛게 되거나 손상되는 부위를 관찰할 수 있도록 피부를 확인하는 교육을 받아야 한다. 척추수술 후 환자가 보행을 시작할 때 통증이 심하거나 선 자세 균형이 저하된 경우 바퀴 달린 보행기(rollator walker)를 사용하여 안정성을 높일 것을 권장한다. 이 사례 환자는 통증, 선 자세 균형 감소 및 전반적인 약화로 인해 낙상 위험이 증가한다. 따라서 치료사가 환자 퇴원 전에 흉요천추보조기와 보행기를 여러 번 사용하도록 환자를 훈련시키는 것이 중요하다. 환자가 안전하게 보행할 수 있게 되면 계단 훈련을 시작해야 한다. 보행 및 계단 훈련 중 환자 안전과 낙상 예방을 위해 적절한 수준의 감독과 지원을 제공하는 것이 중요하다.

환자의 통증이 통제되고 물리치료 목표가 충족되면 환자의 퇴원 준비가 시작된다. 가정으로의 퇴원 대신 재활 시설로 퇴원할 것을 제안할 수 있는 요인은 동원의 독립성 부족, 가정에서의 보조 감소, 수술 후 진행 지연 및 수술 후 합병증을 포함한다. 이 사례 환자는 침대 동원과 이동에 대한 중등도의 지원, 보행의 불안정성으로 인한 최소한의 지원, 흉요천추보조기를 입고 벗는 것에 대한 지원을 계속 필요로 했다. 환자의 아내는 집에서 환자를 관리할 수 없다고 생각했다. 이러한 모든 요인들로 인해 물리치료사는 퇴원하기 전에 단기 재활 시설로 퇴원할 것을 권장했다.

근거 중심 임상적 추천

SORT: 추천 분류의 장점

A 일관된, 양질의 환자 지향적 근거

B 일관되지 않거나 제한된 질적 수준의 환자 지향적 근거

C 동의, 질병 중심의 근거, 일반적인 관행, 전문가의 의견 또는 사례 시리즈

1. 보존적인 비수술적 관리는 증상이 경미한 요추협착 환자에게 효과적이다. **B 등급**
2. 요추협착 환자의 수술적 중재는 기능 향상과 관련이 있다. **B 등급**
3. 간헐적공기압박장치는 선택적인 척추수술 후 심부정맥혈전증의 발생률을 감소시킨다. **B 등급**
4. 조기 및 진행성 보행은 선택적인 척추수술 후 심부정맥혈전증의 위험을 줄이기 위한 효과적인 방법이다. **C 등급**

종합 질문

7.1 척추수술 후 합병증 중 하나는 경막 파열이 지속되는 것이다. 다음 중 경막 파열이 지속된 환자에게 나타나는 증상은?

A. 가라앉지 않는 심한 두통
B. 식은땀
C. 호흡곤란
D. 객담 생성

7.2 통나무 구르기 기술은 침대 안팎으로 이동할 수 있게 한다. 설명으로 바른 것은?

A. 허리의 비틀림을 방지하기 위해 무릎을 굴곡하고 바로 누운 자세에서 옆으로 누운 자세로 구르기 위해 복근과 허리의 안정화 근육을 사용
B. 사지의 근력을 사용
C. 가족이나 간병인의 도움을 받음
D. B와 C

7.3 다음 중 흉요천추보조기의 적응증으로 올바르지 않은 것은?

A. 통증조절을 위해
B. 척추 부상으로부터 보호하기 위해
C. 흉추와 요추의 움직임을 감소시키기 위해
D. 요추의 회전을 촉진하기 위해

정답

7.1 **A.** 경막 파열이 지속될 때 가장 흔한 두 가지 징후 및 증상이 있다. 첫 번째로 환자는 처음 24시간 동안 수술 후 배액관에 깨끗한 액체가 보인다. 이 맑은 액체는 경막 파열에 이차적으로 유출된 뇌척수액이다. 두 번째로 흔한 징후 및 증상은 머리를 높여도 가라앉지 않는 지속적인 두통이다.

7.2 **A.** 척추 자체에는 다양한 역할을 하는 여러 작은 근육이 있다. 이 다양한 근육은 척추의 신전, 회전 및 안정화를 도울 수 있다. 바로 누운 자세에서 복근과 함께 이 작은 근육을 사용하면 팔 또는 다리를 사용하지 않고도 시상면에서 회전할 수 있다. 또한 이 기술은 수술 부위에 가해지는 스트레스의 양을 최소화한다.

7.3 **D.** 흉요천추보조기는 통증을 조절하고(A), 척추를 손상으로부터 보호하며(B), 기형의 교정과 올바른 자세를 취하고 흉추와 요추의 이동성을 감소시킨다(C). 흉추와 요추의 이동성을 감소시키므로 요추 회전을 촉진하는 데 사용되지 않는다.

뇌종양 개두술 후

After craniotomy in Brain tumor

Erin E. Jobst

CASE 8

62세, 오른손잡이 남성이 점차 악화되는 지속적인 두통과 증가하는 왼쪽의 약화 및 보행 불안정으로 인해 병원을 방문했다. MRI에서 광범위한 주위 혈관성 부종이 있는 우측 두정엽(parietal lobe) 내에서 큰 부피 증가가 나타났다. 또한 감별진단에서 단독 전이 또는 원발성 중추신경계 신생물이 확인되었다. 환자는 병원에 입원하여 그다음 날 종양을 절제하였다. 입원 시 약물로는 덱사메타손(dexamethasone), 인슐린(insulin), 온단세트론(ondansetron), 옥시코돈(oxycodone), 아세트아미노펜(acetaminophen), 비사코딜(bisacodyl) 그리고 세나-도큐세이트(senna-docusate)가 있다. 환자의 물리치료 평가는 수술 후 3일 차에 시행되었고, 내일 퇴원할 것으로 예상된다. 환자는 전직 선생님으로 아내와 함께 단층집에 거주하며 아내가 병간호를 할 수 있다.

- ▶ 그의 건강상태에 따른 활동 제한에 관여하는 원인이 무엇이라고 예상하는가?
- ▶ 적절한 검사방법은 무엇인가?
- ▶ 가장 적절한 물리치료 중재는 무엇인가?
- ▶ 물리치료 검사와 중재 시 주의사항은 무엇인가?
- ▶ 물리치료를 방해할 수 있는 합병증은 무엇인가?
- ▶ 환자의 상황별 요소가 관리에 어떤 영향을 미치거나 변화를 주는가?

주요 정의

- **개두술**(craniotomy): 뇌종양을 절제하기 위한 가장 일반적인 수술 절차
- **전이**(metastasis): 신체의 다른 부위, 일반적으로 림프계 또는 혈관계에 의해 암세포가 하나 이상의 영역으로 퍼짐
- **신생물, 종양**(neoplasm, tumor): 이상증식으로 인한 비정상적인 조직 덩어리. 종양은 암성(악성) 또는 비암성(양성)일 수 있음

목표

1. 양성 및 악성 뇌종양에 대한 치료 계획을 설명한다.
2. 환자의 개두술(craniotomy) 후에 처방된 약물에 대한 적응증을 이해한다.
3. 물리치료 검사 또는 중재에 영향을 줄 수 있는 잠재적 약물유해반응을 확인하고 가능한 치료법을 설명한다.
4. 상승하는 두개내압(intracranial pressure, ICP)의 징후와 증상을 이해한다.
5. 두정엽 손상 또는 기능장애로 예상되는 결손을 설명한다.
6. 전형적인 개두술 후 주의사항을 나열하고 근거를 설명한다.
7. 예후를 알지 못하는 환자의 상태 및 뇌종양 절제술(brain tumor resection)에 대한 적절한 치료 계획을 수립한다.

물리치료 시 고려사항

뇌종양으로 인한 개두술 환자를 관리하는데 고려할 점:

- ▶ **일반적 물리치료 계획/목표**: 가동범위, 힘 및 유산소 기능 용량의 손실 방지와 최소화, 이차적인 장애를 최소화하면서 기능적 독립성과 안전성의 극대화, 삶의 질 향상
- ▶ **물리치료 중재**: 개두술 주의사항과 관련하여 환자와 간병인 교육, 심부정맥

혈전증 위험 감소, 낙상 위험 감소, 보행 훈련, 보행 중 안전한 보호를 위한 간병인 교육, 가정 운동 프로그램의 처방, 지시가 있을 때 방문 물리치료 또는 외래 물리치료 의뢰

- **물리치료 시 주의사항**: 개두술 주의사항, 낙상 위험 감소를 위한 세심한 관찰, 활력징후, 특히 혈압의 일관된 관찰, 잠재적 약물유해반응 인식
- **물리치료를 방해하는 요인**: 뇌부종, 두통, 심부정맥혈전증, 발작, 낙상, 예후 미지수(물리치료에 환자가 참여하는 동안 생검 표본에서 조직병리학이 완료되지 않은 경우)

건강 상태의 이해

뇌종양은 뇌 자체의 조직으로부터(원발성 뇌종양) 또는 신체 암의 전이(이차성 또는 전이성 뇌종양)에 기인한 통제할 수 없이 성장하는 고형 성장(solid growth)이다. 원발성 뇌종양은 신경조직, 수막, 선조직(glandular tissue), 뇌신경 또는 혈관에서 유래할 수 있다. 원발성 뇌종양은 발생한 원발성 세포 유형에 따라 명명된다[예: 성상세포종(astrocytomas)은 성상교세포(astrocytes)에서 발생하며, 희소돌기아교세포종(oligodendrogliomas)은 희소돌기아교세포(oligodendrocytes)에서 발생]. 이들은 양성 또는 악성일 수 있다. 그러나 양성종양과 악성종양의 구분은 다른 신체 부위의 종양과 마찬가지로 명확하지 않다. 예를 들어, 원발성 뇌종양이 조직학적으로 양성일지라도, 양성종양이 완전히 절제되지 않으면 환자의 기능에 대한 치료, 예후 및 영향이 악성종양의 치료, 예후 및 영향과 매우 유사할 수 있다. 이것은 뇌종양이 뇌 내부에서 성장하고 퍼져서 근처의 정상적인 뇌조직을 압박하고 훼손하여 필수적인 뇌 기능을 방해할 수 있기 때문이다. 일반적으로 양성 뇌종양은 천천히 성장하고, 뚜렷한 경계를 가지며, 드물게 퍼진다. 반대로 악성 뇌종양은 빠르게 성장하고,

침습적이며, 생명을 위협한다.

성인에서는 전이성 뇌종양이 원발성 뇌종양보다 훨씬 흔하다. 뇌전이는 전신암에 걸린 성인의 10~30%에서 발생한다. 매년 약 25만 명의 미국인이 질병이 진행되는 동안 전이성 뇌종양을 일으킨다. 뇌전이의 기원은 보통 폐, 유방, 피부(흑색종), 신장 및 결장(잘록창자, colon)의 주요 암이다. 대조적으로 2011년 미국에서 65,000건 미만의 원발성 뇌종양이 진단될 것으로 예상되었다. 원발성 중추신경계 종양 중에서 약 22,000명이 악성이 될 것이다. 성인의 경우 원발성 뇌종양 진단 당시의 평균 연령은 57세이며, 이 종양의 60% 이상이 대뇌반구에 위치한다. 가장 흔한 원발성 뇌종양은 전형적으로 양성 뇌수막종(모든 원발성 뇌종양 및 중추신경계종양의 34.4%)이다. 다형성교모세포종(glioblastoma multiforme)은 가장 흔한 악성 원발성 뇌종양(모든 원발성 뇌종양 및 중추신경계종양의 16.7%)이다.

뇌종양의 징후와 증상은 특정 뇌 구조의 직접적인 침투 또는 압박뿐만 아니라 종양 주위의 부종으로 인한 두개내압의 증가로 인한 결과일 수 있다. 가장 흔한 증상 중 하나는 재발성이 있는 쉼 없이 지속되는 깊고 둔한 두통이다. 두통은 운동, 머리를 심장 아래로 두기, 기침이나 재채기와 같이 두개내압을 높이는 활동으로 인해 증가할 수 있다. 종양의 위치가 특정한 결손을 결정하는 반면, 다른 일반적인 증상과 징후는 발작, 구토, 시력 변화(혈전증, 이중 시야), 약화 또는 마비, 보행과 균형에 대한 어려움, 말하기 어려움, 정신적 예민함 또는 성격 변화 그리고 의식의 변화를 포함한다. 많은 징후와 증상의 심각도는 종양의 크기와 위치에 따라 다르다.

검사에서 징후와 증상(예; 감염, 약물)을 나타내는 다른 원인을 배제한 후 뇌종양이 의심되는 경우에는 영상이 진단에 필수적인 도구이다. MRI는 탁월한 해부학적 세부 묘사를 제공하고, 뼈 근처의 종양, 느리게 성장하는 종양 및 크기가 수 밀리미터에 불과한 종양을 감지할 수 있으므로 표준기준(gold standard)이다. 뇌종양의 유형과 등급의 확실한 진단은 생검으로 얻은 조직의 조직 검사를 통해 확인해야 한다. 이어서 뇌종양은 지배적인 세포 유형에 따라 분류되고, 병리학적 특징(예: 세포 분화 정도, 종양 내 괴사 세포의 존재)의 존재에 기초하여 등급화된다. 뇌종양에는 많은 분류체계가 있지만 중추신경계 종양에 대한 보편적인 방법은 세계보건기구(World Health Organization, WHO)의 등급 시스템이다. WHO 등급 시스템은 4등급의 종양 지침으로 I~IV까지 등급을 부여하며, 등급은 악성종양의 정도를 나타낸다. 일반적으로 더 높은 등급의 악성종양(예: 다형성교모세포종)은 낮은 등급 악성종양(예: 희소돌기아교세포종)보다 빨리 성장하고 예후가 안 좋을 것으로 예상된다. 사용된 분류체계에 따라 뇌종양은 하나 이상의 이름 또는 다른 등급을 가질 수 있다. 이것은 환자, 가족 구성원 및 의료진에게 혼동을 줄 수 있다. 100가지가 넘는 뇌종양에 대해 잘 아는 것은 불가능하지만 가장 널리 퍼진 유형을 이해하고 분류명과 등급에서 가능한 한 일관성을 유지하는 것이 중요하다.

일반적으로 치료 옵션은 다각적이다. 표준접근법은 수술, 방사선요법 또는 화학요법을 사용하여 가능한 한 종양 크기를 줄이는 것이다. 이러한 치료법은 일반적으로 조합하여 사용되거나 단독으로 사용된다. 치료 및 예후는 종양 절제 가능성, 종양 위치, 환자의 나이 및 종양 조직학에 달려 있다. 대부분 뇌종양에서의 수술은 보통 정상적인 뇌 기능에 영향을 주지 않고 종양을 완전히 제거하거나 가능한 한 많이 제거하는 것이 바람직한 선택이다. 뇌에 접근하기 위해 신경외과 의사는 피부, 피하조직, 모상(galea), 근육(절개 부위에 따라 다름)을 절단하고 두개골에 여러 개의 구멍이 뚫리는 개두술을 시행한다. 구멍 사이의 뼈를 잘라내어 뼈, 근육 및 경막 피판(dural flaps)을 뒤집어 뇌를 노출한다. 종양이 제거된 후 골편(bone flap)을 교체한 후 제자리에 고정하고 두피(scalp)를 닫는다. 일부 낮은 등급의 종양은 수술적 제거만으로 성공적으로 치료할 수 있다(예: 수막종, 뇌하수체선종). 종양의 위치로 인해 수술 제거가 불가능한 경우 방사선을 주 치료로 사용할 수 있다. 양성종양이 완전히 절제되지 않으면 수술 후 방사선요법을 시행할 수도 있다. 종양 부위에 방사선을 집중시키고 전체 뇌에 대한 방사선량을 최소화하기 위한 방사선수술이 사용될 수 있다. 감마나이프(gamma knife), 외부방사선치료(external beam radiation therapy) 및 정위적방사선치료(stereotactic radiotherapy)는 독특한 방사선수술의 예이다. 전이성 뇌종양의 경우 방사선요법이 가장 일반적인 치료법이다. 흔히 뇌전이는 생명을 위협하므로 신체 다른 부위의 종양 치료와 병행할 수 없으므로 먼저 치료하는 경우가 많다. 성인의 경우 화학요법은 일반적으로 수술이나 방사선치료 후에 시행된다. 전통적인 경로를 통해 제공되는 대부분의 화학요법 제제는 혈뇌장벽(blood-brain barrier, BBB)을 넘을 수 없다. 따라서 화학요법 약물은 뇌실카테터(ventricular access catheter)를 통해 뇌, 경막내, 동맥내 또는 뇌척수액에 직접 투여될 수 있다.

뇌종양 환자의 가장 중요한 예후 인자는 일차 세포 유형, 종양세포의 공격성(얼마나 빠르게 성장하는지) 및 환자의 나이이다. 예를 들어, 낮은 등급 성상세포종이 있는 50세의 5년 상대 생존율은 40%이다. 이 비율은 50세 성인에서 높은 등급인 아교모세포종이 있는 경우에는 6%로 떨어진다. 모든 뇌종양에서 생존율은 나이가 증가함에 따라 감소된다.

물리치료 환자/고객 관리

뇌종양으로 진단되어 수술한 환자의 치료 팀은 일반적으로 신경과, 신경외과, 내분비학자, 간호사, 심리학자, 사회복지사 및 재활 전문가를 포함한다. 종양이 악성종양이면 방사선 및 의학 종양 전문의도 포함된다. 환자가 뇌종양 진단을 받고 뇌 수술을 받아 병원에 입원할 수도 있지만, 치료사가 평가를 수행할 때 종양의 유형에 대한 최종 진단을 아직 알지 못할 수도 있다. 이 경우 팀의 모든 구성원은 향후 의료 중재 및 장기 예후가 알려지지 않았음을 상기해야 한다. 때로는 물리치료사가 뇌종양의 조직학을 설명하는 최근의 신경병리학 차트를 읽을 수 있다. 그러나 환자와 가족 구성원이 최종 진단을 알게 된 것이 분명하지 않다면 진단(각 예후 및 치료 계획 포함)에 대한 논의는 일반적으로 신경외과 의사 또는 주치의에게서 언급되어야 한다. 그러나 종양이 악성이라는 진단을 환자와 가족이 알고 있다면 배려심 있는 치료사는 발생 가능한 신경 및 기능저하의 잠재성에 대해 환자와 가족을 준비시키는 동시에 환자의 독립적인 생활방식에 대한 비현실적이고 낙관적인 전망이나 비관적인 태도를 피해야 한다. 환자의 예후와 상관없이 개두술 후 물리치료사의 역할은 환자의 현재 기능을 평가하고 퇴원을 준비하는 것이다. 물리치료사의 구체적인 역할은 수술 후 합병증을 예방하거나 최소화하는 것이다. 지정된 수술 후 주의사항 내에서 운동 범위, 강도, 신경기능, 이동 및 걸음걸이 중 동적 균형 및 안전성을 평가한다. 또한 잠재적 약물유해반응을 예측하고 그 발생을 최소화하기 위해 적절한 중재를 수정한다. 수술 후 주의사항, 이동성 훈련 및 현재 및 진단 결과가 현재 및 미래의 이동성에 미치는 영향에 대해 환자와 부인에게 교육한다.

검사, 평가 및 진단

환자를 보기 전 물리치료사는 차트에서 약물, 검사 수치, 수술 후 주의사항 및 모든 운동 또는 이동성 제한사항과 같은 정보를 얻을 필요가 있다. 중요한 검사 수치에는 헤모글로빈, 헤마토크릿, 혈소판 수치 및 혈압의 추세가 포함된다. 헤모글로빈, 헤마토크릿, 세포수가 안전한 범위 내에 있지 않으면 운동이나 동원은 금지되어야 한다.

약물 목록을 검토하여 잠재적 약물유해반응을 예측하고 환자 관리에 미치는 영향을 완화하기 위해 가능한 치료 해결책을 전략화해야 한다. 덱사메타손(dexamethasone)은 뇌부종을 억제하기 위한 전신성 글루코코르티코이드(systemic glucocorticoid)로, 수술 후 오심과 두통을 줄이는 데 도움이 될 수 있다. 환자가 수술 후 방사선치료를 받지 않는다면 복용량은 보통 몇 주 동안에 걸쳐 점차 감소한다. 입원환자 재활에 영향을 미칠 수 있는 전신성 글루코르티코이드의 일반적인 약물유해반응에는 우울증, 감정 변화 및 상승한 혈압이 포함된다. 이 환자가 당뇨병 환자는 아니지만 덱사메타손은 혈당 농도를 높이는 경향이 있으므로 정상혈당을 유지하기 위해 인슐린이 필요한 경우가 있다. 인슐린과 신체 활동 모두 혈당 농도를 감소시켜 저혈당증의 위험을 증가시키기 때문에 치료 시간을 인슐린 투여와 가깝게 일치시켜서는 안 된다. 또한 수술 후 오심과 구토를 예방하기 위해 온단세트론을 투여하는데 흔히 조기 동원은 오심을 증가시키기 때문에 초기 물리치료 검사 전에 복용하는 것이 환자에게 도움이 될 수 있다. 옥시코돈과 아세트아미노펜은 개두술 후 두피신경(scalp nerves)의 신장과 과민으로 인해 발생하는 경미하거나 심한 두통에 복용하는 진통제이다. 비사코딜과 세나-도큐세이트는 대변을 부드럽게 유지하기 위한 완하제로 환자가 배변 중 긴장을 피할 수 있게 하여 두개내압 상승을 예방한다.

정상 두개내압의 유지 및 상승한 두개내압의 신속한 인식은 수술 후 단계에서 가장 중요하다. 두개내압이 증가하면 뇌로 가는 혈류(그리고 산소)를 감소시켜 신경학적 손상을 일으킬 수 있다.

두개내압이 증가하면 뇌탈출(brain herniation)이 일어날 수도 있다. 두개내압은 뇌척수액이 뇌실 내에서 작용하는 압력이다. 두개내압의 결정요인은 뇌부피, 뇌척수액, 뇌내혈액이다. 일반적으로 두개내압의 범위는 4~15mmHg이다. 뇌수술 후 뇌부종은 두개내압(지속 압력 상승 15~20mmHg 이상)의 위험한 증가를 피하고자 유체 제한과 글루코코르티코이드로 조절된다. 또한 수축기혈압의 상한은 두개내압의 증가를 최소화하기 위해 보통 신경외과 의사(예: 수축기혈압 160mmHg 이하)에 의해 설정된다. 물리치료사는 혈압의 변화가 의료적 중재나 물리치료 중재와 관련이 있는지 또는 신경학적 위축(예: 뇌내출혈)을 의미하는지에 대해 합리적인 판단을 할 수 있도록 환자의 최근 혈압 동향을 알아야 한다.

뇌수술을 받은 모든 환자가 침습성 두개내압 감시 장치를 장착하는 것은 아니며, 환자를 중환자실에서 병동으로 옮길 때 두개내압 감시가 중단되는 경우가 많다. 따라서 수술 후 첫날 뇌부종이 증가하는 것에 따른 신경학적 상태 변화를 예상해야 하며, 두개내압 상승의 징후와 증상을 주의 깊게 평가해야 한다. 두개내압이 상승하는 첫 신호 중 하나는 혼동에서 무기력, 안절부절못함에 이르는 정신상태의 변화이다. 다른 징후로는 시력의 변화, 두통, 병변 측면에 반대되는 운동 기능의 점진적인 손상, 비정상적인 호흡 속도 및 깊이가 있다. 특히 치료사는 환자의 위치가 변경되는 동안 그리고 신체적 노력이 증가함에 따라 활력징후와 신경학적 상태를 지속해서 관찰해야 한다.

종양의 정확한 위치 및 제거된 종양의 정도는 알 수 없을지라도 일반적인 종양 위치는 치료사가 예상해야 하는 인지 및 신체 결손을 결정한다. 두정엽은 체성감각 입력을 시각 정보와 함께 처리하고 통합하여 환경과의 상호작용을 안내하는 일종의 지도를 형성한다. 특히 오른쪽 두정엽 손상은 신체의 왼쪽이나 왼쪽 외부 공간을 무시하게 된다(편측무시).

물리치료사는 환자의 명료함, 정신상태, 지남력을 평가한다. 수술 후 환자의 이전 기능 수준이나 현재 활동 수준과 관련하여 구체적인 질문을 해야 한다. 실독증(alexia)을 평가하기 위해 치료사는 환자에게 작성된 개두술 주의사항을 크게 읽어달라고 요청할 수 있다. 침대 가장자리에 앉은 환자를 대상으로 능동적인 가동범위, 힘 및 감각 검사를 쉽게 실시할 수 있다. 발살바현상을 하지 않도록 도수근력검사 중 환자에게 호흡을 지시해야 한다. 힘 및 감각 검사 시 대칭에 특별히 주의해야 한다. 환자가 각 사지에 닿는 감각이 온전하다면 치료사는 양쪽의 사지를 동시에 검사해야 한다.

다리 관절의 고유감각(관절 운동 및 위치 감각)을 검사해야 한다. 환자가 근위 발가락 움직임을 정확하게 감지할 수 없는 경우 치료사는 움직임을 올바르게 식별할 수 있을 때까지 원위 관절을 점진적으로 검사한다. 실행증(apraxia)

은 기본적인 의식 수준에 변화가 없고 운동장애나 감각장애가 없음에도 불구하고 이미 학습되어 할 수 있는 운동이나 행동을 못 하는 장애이다. 환자에게 두 가지 기본적인 실행증 검사를 할 수 있다. 착의실행증(dressing apraxia)을 검사하기 위해 치료사는 환자의 가운을 뒤집어 환자에게 다시 바르게 입어 달라고 요청할 수 있다. 관념운동성 실행증(ideomotor apraxia)의 경우 치료사는 환자에게 손을 흔들거나 발로 차는 것(예: 상상의 공)과 같은 일반적인 작업을 수행하도록 요청하고, 명령에 대한 적절한 움직임을 할 수 없다면 관념운동성 실행증을 의미한다. 환자가 겉옷, 바지 또는 신발을 착용하는 동안 물리치료사는 두정엽 장애의 다른 징후인 손과 눈 협응작용(hand-eye coordination)과 공간무시(spatial neglect) 등을 주의 깊게 관찰해야 한다.

정적 균형을 평가하기 위해 롬버그검사(Romberg test)를 수행할 수 있다. 환자는 발을 모으고 눈을 뜬 채 서 있다가 20~30초 동안 눈을 감고 서 있어야 한다. 다리 고유감각에 상당한 장애가 있는 환자들은 동요 증가, 눈 뜨기, 심지어 넘어짐(양성 반응) 등 눈을 감고 균형을 유지하는 데 더 큰 어려움을 겪는다. 일반적으로 한다리서기검사(one legged stance tests, OLSTs)는 정적 서기 균형을 검사하기 위해 사용된다. 이 사례의 환자는 한쪽 뇌종양으로 한다리서기검사는 다리를 직접 비교할 수 있으므로 더 차별적인 정보를 제공할 수 있다. 두 다리는 번갈아 가며 시험해야 하며, 양쪽의 차이를 기록해야 한다. 다리가 서로 닿거나 발이 지면에 닿거나 팔이 시작 위치에서 움직이면 검사를 중지한다. 시력이 환자의 안정성에 관여하는 정도를 결정하기 위해 눈을 감은 상태에서 한다리서기검사를 반복할 수 있다. 눈을 감은 상태에서 병변 반대쪽 다리의 선 자세 시간이 짧으면 말초 고유감각이 손상되었음을 나타낼 수 있다.

두정엽 기능장애가 있는 환자의 보행 양상은 편마비 또는 감각운동실조 양상으로 나타날 수 있다. 이 경우 환자는 정상적이고 양측으로 동등한 다리의 힘, 고유감각(왼발과 발목)의 중등도 손상, 왼쪽 다리의 감각상실을 보였다. 그의 보행 양상은 불규칙한 걸음길이(step length)로 넓은 기저면을 보였지만 직선으로 걸을 때 균형을 잃지 않았다. 이 사례의 환자는 편측무시(왼쪽)의 존재를 평가하기 위해 어느 방향으로든 방향을 바꾸어야 하며, 운동실조 보행 양상이 환자가 균형을 잃을 정도로 증가하는지 평가해야 한다. 보행 중에 치료사는 환자가 효과적이고 안전하게 다중 작업을 할 수 있는지를 결정할 수도 있다. 다중 작업을 할 수 없는 일반적인 예로는 대화에 참여하기 위해 걸음을 멈추어야 하는 환자의 경우이다. 말을 하다 걸음을 멈추는 사람은 낙상의 위험이 커진다.

마지막으로 물리치료사는 환자의 턱운동범위를 평가해야 한다. 대부분의 머리 수술은 측두근의 절개를 포함한다. 이로 인해 턱 이동성이 손상되고 근막통증이 6개월까지 지속될 수 있다.

검사를 하는 동안 물리치료사는 환자가 자신의 결함에 대해 이해를 하고 있는지 확인해야 한다. 질병인식불능증(anosognosia)은 우뇌 기능장애가 있는 환자에서 더 흔하다. 질병인식불능증의 존재는 특히 환자의 재활 참여를 저해할 수 있다. 왜냐하면 환자가 검사에서 입증된 결함의 존재를 알지 못하거나 부인하기 때문이다. 균형장애와 이러한 결손을 인식하지 못하는 것은 환자를 높은 낙상 위험에 처하게 한다. 또한 뇌졸중 후 개인의 기능적 결과에 대한 부정적인 예측 변수임이 밝혀졌다.

치료 계획과 중재

이 환자의 뇌종양 분류 및 등급은 알 수 없으므로 물리치료사는 환자나 그의 아내와 상호작용할 때 예후에 대한 언급을 피하도록 한다. 뇌종양의 유형에 따라 치료 및 예후가 크게 달라지므로 환자는 방사선 및 화학요법을 위해 병원으로 돌아올 수 있다. 그러나 단기 목표는 변함없이 환자가 내일 아내와 함께 안전하게 집으로 돌아갈 수 있는지를 결정하는 것이다. 급성치료시설에서 모든 환자의 장애를 해결하는 것은 불가능하지만 치료 계획과 중재 계획은 항상 의학적으로 규정된 주의사항에서 기능적 업무를 안전하게 수행하고, 향후 최적의 기능적 결과를 보장하는 환자의 능력에 우선순위를 두어야 한다. 뇌종양 개두술 후 환자를 위한 중재는 개두술 주의사항에 관해 환자와 간병인 교육, 심부정맥혈전증의 위험 감소, 낙상 위험 감소, 보행 훈련, 보행 중 낙상 방지를 위한 간병인 교육, 가정 운동 프로그램의 처방, 방문 물리치료 또는 외래 물리치료 의뢰 등을 포함한다. 개두술 후 주의사항의 목적은 수술 후 잠재적으로 위험한 두개내압 상승을 예방하기 위해서이다. 일반적으로 환자는 수술 후 6주 동안 이 주의사항을 따르도록 권고된다. **표 8-1**은 물리치료사가 환자와 간병인에게 강조하기 위해 기능적 고려사항과 함께 개두술 주의사항을 나열한 것이다. 주의사항은 문서로 된 교육 자료를 권장한다. 따라야 할 개두술 주의사항 중 가장 어려운 사항은 수축기혈압을 160mmHg 이하로 유지하는 것이다. 환자가 160mmHg의 수축기혈압에 해당하는 신체 활동의 수준을 이해하려면 치료 시간 중 활력징후 관찰과 다양한 활동 수준에서 수축기혈압에 대해 환자에게 알리는 두 가지 작업이 필요하다. 환자는 노력(exertion) 수준과 수축기혈압을 연관시키기 위해 운동자각도(rating of perceived exertion, RPE)를 사용하는 방법을 교육받을 수 있다. 추가적인 주의사항은 호흡 참기에 대한 제한이다. 치료사는 배변 중 환자의 호흡이 멈추지 않는지 확인해야 한다. 이러한 습관은 혈압과 두개내압을 증가시키는 발살바현상을 초래할 수 있다. 수술, 마취 및 이동성 감소는 변비의 가능성을 증가시킨다. 배변 중 압력을 최소화하기 위해 환자는 배변 중에 숨을 쉬도록 권장하고, 처방된 대변 연화제를 복용하며, 가능한 신체활동을 증가시키고, 경구약의 빈도를 줄이며, 수분을 유지하도록 해야 한다. 치료사는 두개내압 상승의 징후와 증상을 알기 위해 환자와 간병인을 교육해야 한다. 신경학적 상태의 변화는 미묘할 수 있고, 환자는 그들의 결손이나 증상에 대해 의사소통하거나 이해력이 없을 수 있으므로 간병인이 환자를 세밀히 관찰하고 질문할 수 있도록 특별한 주의를 기울여야 한다.

표 8-1 • 개두술 주의사항

제한	기능적 고려사항
수축기혈압 160mmHg 이하 유지	치료사는 퇴원 후 가장 힘든 예상 활동에 대한 환자의 수축기혈압을 측정(예: 계단 오르내리기) 수축기혈압과 관련된 운동 강도 이하 또는 160mmHg에서 신체적인 힘 발휘 수준을 유지하도록 환자를 교육
호흡 참기 금지	장운동을 하거나 격렬한 작업을 수행하는 동안 숫자를 세거나 읽기(발살바현상 회피)
숨막히는 기침이나 재채기 금지 코 풀기 금지	격렬한 기침은 피하기
머리를 심장 수준 이상 유지	침대에서 머리를 높이기 위해 베개 사용 신발을 신거나 끈을 묶는 데 굽히지 않음 보조장치를 사용하여 바닥에서 물건을 가져옴
4.5kg 이상 들기, 밀기, 당기기 금지	어린 아이들과 애완동물의 몸무게를 고려
고관절 굴곡 끝 범위까지 금지	흉강내압과 두개내압을 증가시킬 수 있는 고관절 굴곡이 지속된 자세를 피함
자극적인 환경 자극 최소화	외부 자극을 최소화하도록 환경 수정

심부정맥혈전증과 폐색전증은 뇌종양에 대한 개두술 이후 가장 빈번한 합병증이다. 이 환자들은 두개내 출혈의 위험이 있으므로 일반적으로 항응고제가 투여되지 않기 때문이다. 심부정맥혈전증 위험을 줄이기 위한 3가지 전략은 조기 동원, 다리 탄력 스타킹 또는 능동적인 발목 움직임 동안 발생하는 근육 움직임을 모방한 공기압력장치, 능동적인 발목배측굴곡 등이다. 환자와 간병인은 심부정맥혈전증의 징후 및 증상(종아리 통증 또는 조임, 다리 부종, 감염된 다리의 온도 상승)을 인식하도록 교육받아야 하지만 심부정맥혈전증은 종종 무증상이다. 이것은 각 심부정맥혈전증 예방 전략의 일관된 사용의 중요성을 강조한다.

보행 중 안전을 증진하기 위해 감각운동실조 보행 양상을 보이는 환자는 시력에 더 의존함으로써 체성감각 정보처리장애를 보완하도록 가르칠 수 있다. 보행 검사 중에 안정성이나 내구성이 향상되면 보조장치를 처방해야 한다. 지시가 있는 경우 간병인은 보행 벨트를 제공하고 보행 중 환자를 안전하게 보호하는 방법을 교육한다. 질병인식불능증 환자는 기능적 결함에 대한 이해력이 감소하여 낙상 위험이 크기 때문에 낙상에 대한 안전 주의사항을 강화해야 한다.

환자는 개두술 후 처음 6주 동안 피로 혹은 두통이 증가하거나 단조로운 피로감을 예상해야 한다. 에너지 보존 기술, 특히 하루 중 휴식을 취하는 것이 도움이 될 수 있다. 암 환자의 경우 중등도의 강도로 진행되는 보행 프로그램(나이별 최대 심박수의 50~70%, 운동자각도 12~13)은 삶의 질을 향상하고, 암 관련 피로를 감소시키며, 화학요법 또는 방사선치료를 받는 성인의 유산소 기능 용량을 향상한다. 보행 프로그램의 처방은 운동 수준이 규정된 최대혈압(수축기혈압) 한도를 초과하지 않는 한 개두술 후 환자에게 유익할 수 있다.

환자가 턱 벌림과 닫힘에 장애가 있는 경우 완전한 턱 동작 범위를 얻기 위해 가정 운동을 처방해야 한다. 턱 운동은 다음을 포함한다. (1)입을 가능한 한 크게 벌리고 몇 초 동안 유지한다. (2)입을 약간 벌리고 턱을 좌우로 움직인다. (3)입을 넓게 벌리고 턱을 좌우로 움직인다. (4)30초 동안 과장된 씹기 동작을 한다. 이 운동을 각각 10회 반복하여 하루에 3번 실시해야 한다. 한 번에 여러 개의 껌을 씹는 것도 관자근을 운동시킬 수 있다. 개두술 후 4~6개월까지 추적 관찰한 71명의 환자를 대상으로 한 설문 조사에서 정상적인 턱관절 운동 시 턱 내밀기가 제한적이고, 28%가 통증을 호소했다. 개두술 후 두통이 있는 환자들이 없는 환자들에 비해 저작근 압통을 보였다. 개두술 환자를 위한 가정 운동 프로그램의 처방이 턱 기능장애와 관자근 관련 두통의 발생률이 감소하는지는 알려지지 않았다.

근거 중심 임상적 추천

SORT: 추천 분류의 장점

A 일관된, 양질의 환자 지향적 근거

B 일관되지 않거나 제한된 질적 수준의 환자 지향적 근거

C 동의, 질병 중심의 근거, 일반적인 관행, 전문가의 의견 또는 사례 시리즈

1. 침습성 두개내압 모니터링 감시 없이 두개내압 상승 징후와 증상을 감지할 수 있다. **A등급**
2. 한쪽 뇌 병변이 있는 환자의 경우 물리치료사는 한다리서기검사를 사용하여 정적 선 자세 균형에서 다리 사이의 차이를 판단할 수 있다. **B등급**
3. 개두술 주의사항은 두개내압의 증가를 최소화한다. **B등급**
4. 개두술 후 턱관절 운동은 턱의 이동성 및 관자근과 관련된 두통을 감소시킨다. **C등급**

종합 질문

8.1 물리치료사는 뇌종양 절제술을 위한 개두술 3일 후에 퇴원하는 환자를 위한 자가 운동 프로그램을 처방했다. 자가 운동 프로그램의 일부로 포함할 적절한 중재가 아닌 것은?

A. 균형과 안정을 위해 지지대가 있는 한 다리 스쿼트

B. 운동자각도 12~13의 매일 걷기 프로그램

C. 다리 먼 쪽에 무거운 중량의 저항운동

D. 하루 3번 전체 턱 벌림과 닫기를 여러 번 반복

8.2 두정엽에 국한된 병변의 징후는 무엇인가?

A. 환자는 요구가 있을 때 특정 작업을 수행할 수 없지만 혼자 남겨졌을 때는 작업을 수행할 수 있다.

B. 환자는 병변 반대 부분의 신체와 환경자극을 무시한다.

C. 환자는 자신의 상태로 인한 결손을 부인하거나 인식이 부족하다.

D. 위 사항 모두

8.3 개두술 3일 후, 환자는 물리치료사와 함께 보행할 때 약하고 어지럽고 발한이 발생한다. 어떤 약물이 이러한 약물유해반응에 가장 큰 원인이 되는가?

A. 인슐린(Insulin)

B. 덱사메타손(Dexamethasone)

C. 옥시코돈(Oxycodone)

D. 온단세트론(Ondansetron)

정답

8.1 C. 저항 훈련은 수축기혈압의 급격한 증가를 초래할 수 있으므로 피해야 한다. 증가한 수축기혈압은 두개내압을 상승시키며, 이는 초기 개두술 단계에서 금기이다. 또한 많은 사람이 저항운동을 수행할 때 발살바현상을 초래하여 수축기혈압과 두개내압을 추가로 증가시킨다. 다른 운동은 개두술 후에 나타나는 일반적인 결손을 적절히 해결한다.

8.2 D. 나열된 모든 항목은 두정엽 손상과 관련이 있다. 관념운동성 실행증(A), 편측무시(B), 질병인식불능증(C)

8.3 A. 인슐린 투여와 신체 활동으로 혈당 농도가 낮아져 저혈당증을 앓고 있을 가능성이 크다. 마약성진통제 옥시코돈은 기립성저혈압을 일으켜 현기증을 유발할 수 있다. 그러나 환자가 경험한 발한은 기립성저혈압보다 전형적인 저혈당이다. 치료시는 환자가 앉히고, 혈압과 산소포화도를 측정하고, 간호사에게 혈당 검사를 의뢰해야 한다. 환자가 저혈당증인 경우, 과일 주스 같은 급성작용 구강 포도당 공급원(fastacting oral glucose source)을 투여해야 한다. 저혈당의 재발을 최소화하기 위해 인슐린 투여 및 치료 중재는 시간을 근접하게 맞춰서는 안 된다.

유방암 – 요추로 전이

Breast Cancer—Metastasis to Lumbar Spine

Erin E. Jobst

CASE 9

54세, 여성이 12일 전 심한 요통으로 병원에 입원했는데, 특별한 손상기전은 없었다. 주목할 만한 병력으로는 4년 전 유방암으로 인해 부분 유방절제술과 방사선치료를 받은 적이 있다. X선 및 방사성핵종골스캔(radionuclide bone scan) 진단은 3번과 4번 요추 몸체에서 골전이를 보여준다. 환자는 5일 전에 방사선요법과 비스포스포네이트(bisphosphonate, 골다공증 치료제)를 시작했으며, 며칠 안에 남편과 함께 사는 단층 주택으로 퇴원할 예정이다. 그녀는 외래로 계속 암 치료를 받을 것이다. 종양 전문의는 그녀가 '척추 주의사항(척추 고정 및 척추운동 제한)'을 가지고 있지만, 체중부하에 제한은 없으며 통증을 견딜 수 있는 범위 내에서 걸어 다닐 수 있다고 말했다. 그녀의 현재 증상은 요통과 피로이다.

- ▶ 환자의 건강 상태에 따라 활동 제한에 관여하는 요인은 무엇일까?
- ▶ 검사 우선순위는 무엇인가?
- ▶ 가장 적절한 물리치료 중재는 무엇인가?
- ▶ 물리치료를 방해하는 합병증은 무엇인가?

주요 정의

- **골스캔**(bone scan): 뼈의 전이성 병변의 존재와 양을 감지하는 방사선동위원소 검사
- **전이**(metastasis): 신체의 다른 부위, 일반적으로 림프계 또는 혈관계에 의해 암세포가 하나 이상의 영역으로 퍼짐
- **부분 절제술**(partial mastectomy): 유방 종양 및 주변 조직의 제거
- **방사선치료**(radiation therapy): 암세포를 파괴하기 위해 고에너지 x-선, γ-선, 중성자, 양성자 또는 방사선동위원소를 사용하는 국소 암 치료

목표

1. 암과 관련된 피로를 설명한다.
2. 암과 관련된 피로를 측정하기 위한 신뢰할 수 있고 유효한 결과 도구를 확인한다.
3. 물리치료 전에 검사해야 할 중요한 검사실 값을 확인한다.
4. 암과 관련된 피로를 최소화하기 위해 적절한 강도의 유산소운동프로그램을 처방한다.
5. 암 치료를 받는 환자에게 유산소운동의 이점을 설명한다.

물리치료 시 고려사항

유방암 생존자 관리 중 요추 전이된 환자의 물리치료 고려사항:

▶ **일반적 물리치료 계획/목표**: 운동 범위, 힘과 유산소의 기능상실 예방 또는 최소화, 암 관련 피로 감소, 병리학적 골절 위험 감소, 삶의 질 향상

▶ **물리치료 중재**: 병리학적 골절과 합병증에 관한 환자 교육, 병리학적 척추 골절의 위험을 줄이기 위한 수정된 이동 훈련, 에너지 보존 기술, 가볍게 적당한 강도의 유산소 걷기 프로그램

▶ **물리치료 시 주의사항**: 척추 주의사항, 낙상 위험을 줄이기 위한 밀착 신체

관리, 활력징후 모니터링

▶ **물리치료를 방해하는 요인**: 척수압박, 병리학적 골절

건강 상태의 이해

유방암은 미국에서 여성들에게 가장 흔한 암 중 하나로 여성 8명 중 한 명에게 영향을 미친다. 유방암의 치료는 수술, 방사선, 화학요법 또는 호르몬요법을 포함한다. 전이는 초기 암 진단 후 3년 이내에 가장 자주 발생한다. 암 전이(먼저 재발)의 가장 흔한 부위는 간, 폐, 뼈, 뇌이다.

특히 뼈는 유방암과 전립선암의 일반적인 전이 부위이다. 전이는 어떤 뼈에서도 발생할 수 있지만 척추가 가장 일반적이며 다른 부위로는 골반, 대퇴골, 상완골, 늑골 및 두개골이 있다. 골전이의 골격 합병증은 뼈 통증, 병리학적 골절, 척수압박, 악성 고칼슘혈증 등이다. 일반적으로 골전이의 첫 번째 증상은 깊고 날카로운 심한 뼈의 통증이다. 일반적으로 통증 패턴은 활동과 체중부하에 의해 악화되는 간헐적 통증, 야간 통증 증가 및 지속적인 통증으로 진행된다. 골전이는 용해성(lytic), 모세포성(blastic) 또는 두 가지가 혼합된 것일 수 있다. 암세포가 뼈(용해성)를 파괴하기 시작하면 뼈는 암을 둘러싸기 위해 새로운 뼈(모세포성)를 자라게 하려고 시도할 수 있다. 뼈를 침범한 암세포는 뼈가 골절될 정도로 점차 그 구조를 약화시킬 수 있다. 이러한 병리학적 골절은 손상이나 낙상으로 인해 발생할 수 있지만, 일상생활의 간단한 활동에서도 발생할 수 있다. 암세포가 뼈를 손상시키면 칼슘이 혈액으로 방출되어 환자에게 고칼슘혈증이 관찰된다. 척추 전이의 가장 심각한 합병증은 척수압박(경추 및 흉추 영역) 및 협착 또는 말총증후군(요추 영역)이다. 척수압박은 척주관에 종양이 침범하거나 척추를 약화시키는 골 병변으로 인한 것일 수 있다. 후자의 경우, 척추골절에 대한 위험이 큰 약한 척추가 되고 척주관에 충돌하여

신경 구조를 압박할 수 있다. 신경 구조의 충돌은 관련된 척추 수준에 따라 통증, 무감각, 약함, 마비, 장 및 방광 징후를 유발할 수 있다.

골전이의 치료 옵션으로는 뼈 통증을 감소시키고 골절을 예방하기 위한 방사선치료, 약화된 뼈를 안정화하거나 병리학적 골절을 치료하기 위한 수술, 진통제 및 비스포스포네이트가 있다. 방사선치료의 부작용 중 하나는 혈액 세포 수(주로 백혈구와 혈소판)가 감소하여 감염과 출혈의 위험이 증가되는 것이다. 비스포스포네이트는 정맥주사로 투여되는 약물로서 골절의 위험을 현저히 줄이거나 병리학적 골절의 발병을 지연시킨다. 이 약제는 파골세포의 뼈 흡수와 종양 관련 골 용해를 억제한다. 비스포스포네이트는 골절 예방에 효과적일 뿐만 아니라, 전이성 유방암 환자의 마약 요구량을 감소시키는 것으로 나타났다. 전이성 골 질환의 예후는 수년 동안 측정된 생존과 관련된 유방암 및 전립선암과 함께 최초 부위에 따라 달라진다.

암과 관련된 피로(휴식으로 가라앉지 않는 극단적인 피로)는 암이나 암 치료의 일반적인 부작용이다. 암 관련 피로는 압도적일 수 있으므로 환자가 치료계획을 따르는 것을 포함하여 정상적인 활동을 유지하기가 어려울 수 있다. 피로는 강도와 지속 시간이 변동할 수 있으므로 환자가 활동을 계획하기 어려울 수 있다. 악성세포 또는 면역세포에서 방출되는 사이토카인(cytokines), 빈혈, 방사선치료, 화학요법 및 상태 악화를 포함한 여러 가지 원인이 암 관련 피로와 연관되어 있다. 빈혈 같은 특정 원인이 확인되면 적혈구형성을 증가시키기 위해 일반적으로 수혈이나 약물에 의해 치료된다. 그러나 대부분의 암 관련 피로는 쉽게 치료할 수 없다.

물리치료 환자/고객 관리

국소적 치료에서 전신적 치료까지 다양한 암 치료 방법이 있다. 치료법은 질병의 진행과 암 치료에 대한 환자의 암 치료 내성에 따라 자주 바뀐다. 물리치료사는 종양학팀과 협력하여 기능적인 목표를 세우고 환자의 삶의 질을 향상시킨다. 1차 물리치료 목표는 암 진단 전에 기능적인 수준으로 환자들이 복귀할 수 있도록 하는 것이다. 예후와 상관없이 전체 재활팀의 목표는 환자의 삶의 질을 최대한 유지하는 것이다.

검사, 평가 및 진단

이 환자를 보기 전에 물리치료사는 검사 수치, 체중부하 제한 및 운동 또는 이동성 제한을 포함한 정보를 차트에서 수집해야 한다. 확인해야 할 중요한 검사 수치에는 헤모글로빈, 헤마토크릿, 백혈구 수 및 혈소판 수가 포함된다. 이러한 값이 안전한 범위 내에 있지 않으면 운동 또는 동원은 보류되어야 한다.

검사 도중 물리치료사는 환자의 피로와 통증 수준뿐만 아니라 척추 주의사항 및 낙상 위험 주의사항에 대한 환자의 지식을 평가한다. 간이피로평가(brief fatigue inventory, BFI)는 암 환자의 심각한 피로를 확인하고 측정하는 빠르고 신뢰할 수 있는 도구이다. 간이피로평가 0은 일상생활에서 피로나 피로 간섭이 없음을 나타낸다. 10은 일상생활에서 상상할 수 있는 최악의 피로나 최악의 피로 간섭을 나타낸다. 통증은 0에서 10까지의 통증을 평가하도록 환자에게 요청하는 숫자평가척도(numerical rating scale, NRS)로 평가할 수 있다. 0은 통증을 나타내지 않으며, 10은 상상할 수 있는 최악의 통증이다. 숫자평가척도의 유효성은 충분히 입증되었다. 숫자평가척도 점수의 30% 변화(약 2점의 변화에 해당)는 통증에서 임상적 최소유의차(minimal clinically important difference, MCID)를 나타내는 것으로 나타났다. 따라서 물리치료사는 중재 전후에 통증을 평가하여 환자가 임상적으로 중요한 통증 차이가 있는지를 판단할 수 있다(보고된 통증이 적어도 2점 이상 변화했는지 주목). 또한 통증은 시각상사척도(visual analog scale, VAS)를 사용하여 측정할 수 있다. 시각상사척도의 장점은 언어와 무관하며 대부분 환자가 쉽게 이해할 수 있다는 것이다. 통증 및 피로 수준은 검사와 물리치료 중재를 통하여 재평가되어야 한다.

치료 계획과 중재

구체적인 물리치료 목표는 평가 후 설정되며 환자의 퇴원 계획을 고려해야 한다. 암과 관련된 피로와 병리학적 골절 위험 감소와 관련된 목표를 반드시 통합해야 한다.

덧붙여 물리치료 중재는 검사에서 나온 특정 결과 외에 병리학적 골절과 합병증에 관한 환자 교육, 병리학적 척추골절의 위험을 줄이기 위한 수정된 이동성 훈련, 에너지 보존 기술 그리고 유산소 걷기 프로그램을 포함해야 한다.

병리학적 골절의 가능성을 줄이기 위해서는 척추 주의사항을 따르도록 환자에게 교육해야 한다. 누운 자세에서 앉는 동안 팔의 비틀림이나 척추 회전을 피하는 목적으로 그녀에게 척추 전체가 딱딱한 통나무 구르기처럼 동시에 움직이는 "log roll"을 교육해야 한다. 또한 환자는 바닥에서 물건을 들어 올리거나 몸을 돌릴 때 척추 굴곡과 회전을 피해야 하며, 대신 엉덩이와 무릎을 구부리고 방향을 바꾸기 위해 발을 회전하도록 교육해야 한다. 일반적으로 들어 올리는 제한은 약 4.5kg 이하로 설정하고 움직임 중 통증이 급격히 증가하지 않아야 한다. 증가된 통증은 병적골절 또는 새로운 골전이를 나타낼 수 있으므로 즉시 의사에게 알려야 한다.

암 관련 피로에 대한 물리치료 중재에는 에너지 보존 기술과 유산소운동 프로그램의 처방이 포함될 수 있다. 자주 사용하는 물품은 손이 닿는 곳 또는 한 곳에 보관하고 간병인의 도움을 요청해야 한다. 이러한 원칙을 강화하기 위해 작업치료사와의 상담 및 협동이 권장되고, 이동성 제한이 없는 한 유산소운동 프로그램을 암 치료 계획에 포함해야 한다. 물리치료사는 환자의 현재 기능적 활동 수준과 유산소 능력을 객관적으로 판단하기 위해 6분 걷기검사(6minute walk test, 6MWT)를 실시할 수 있다. 낙상 위험이 우려되는 경우에 6분 걷기 검사 동안 보조장치를 사용할 수 있다. 물리치료사는 혈압, 심박수, 운동자각도(rating of perceived exertion, RPE) 등 검사 전후의 모든 징후나 증상을 관찰한다. 산소포화도는 맥박산소측정법(SpO_2)으로 측정할 수 있다. 운동불내성(exercise intolerance)의 징후 또는 증상 없이 달성된 환자의 보행속도는 기본 운동 강도 처방으로 사용할 수 있다. 입원환자 걷기 프로그램(총 3~24시간)에 참여한 화학요법 또는 방사선치료를 받은 환자는 일반적인 암 치료를 받은 환자에 비해 임상적으로 삶의 질이 향상되었고 암 관련 피로가 감소되었으며 통계적으로 유산소 기능의 향상 또는 현저한 감소를 완화시켰다. 암 치료 중 일주일에 최소 60분 이상 걷는 것을 목표로 매일 걷기를 권장해야 한다.

근거 중심 임상적 추천

SORT: 추천 분류의 장점

A 일관된, 양질의 환자 지향적 근거

B 일관되지 않거나 제한된 질적 수준의 환자 지향적 근거

C 동의, 질병 중심의 근거, 일반적인 관행, 전문가의 의견 또는 사례 시리즈

1. 척추 주의사항을 따라 병리학적 골절의 위험을 감소시킨다. **C 등급**
2. 물리치료사들은 6분 걷기검사를 통해 안전하고 적절한 강도의 유산소운동 프로그램을 처방할 수 있다. **B 등급**
3. 일주일에 60분 이상 경도-중도 보행 프로그램(연령별 최대심박수의 50~

70%)은 화학요법이나 방사선치료를 받는 개인의 삶의 질을 높이고 암 관련 피로를 감소시키며 유산소 기능을 향상시킨다. **A 등급**

종합 질문

9.1 물리치료사는 병원에서 전립선암에 대한 화학요법을 받는 환자를 평가한다. 다음 중 화학요법과 관련된 부작용이 아닌 것은?

A. 손발 저림 및 무감각

B. 탈모

C. 다행증(euphoria)

D. 오심(nausea)

9.2 물리치료사는 유방암 환자를 치료하고 있다. 지난 몇 차례의 치료 중 환자는 점차 요통이 증가한다고 호소했다. 오늘 환자는 걷기로 인해 통증이 악화되고 대퇴부 양쪽으로 통증이 퍼지고 있다고 한다. 다음 중 가장 중요한 것은?

A. 의사에게 환자의 증상에 대해 즉시 알리고 의사가 물리치료 처방을 재개할 때까지 치료를 중단한다.

B. 환자에게 다리 체중부하를 줄일 수 있는 보행기를 제공한다.

C. 환자에게 통증이 있을 때 척추는 약간 구부리고 보행 속도는 줄이라고 조언한다.

D. 치료 시간 후 의사에게 알리고 차트에 환자의 증상을 기록한다.

정답

9.1 C. 항종양약물은 암을 치료하기 위해 여러 조합으로 사용된다. 일반적으로 화학요법은 빠르게 분열된 세포를 죽임으로써 작용하는데 정상 세포도 영향을 받는다. 골수, 모낭, 상피 내층 등의 세포가 죽으면 화학요법의 가장 흔한 부작용인 탈모, 오심, 구토, 설사, 빈혈, 면역억제와 사지의 무감각증 또는 감각 이상이 나타난다. 비록 신경질환이 화학요법을 중단한 후 개선되거나 사라질 수 있지만 물리치료사는 안전을 높이고 보행 양상을 정상화하기 위해 적절한 보조장치를 제공해야 한다.

9.2 A. 활동 특히 체중부하에 의해 통증이 증가하는 것은 암 환자의 주요 문제이다. 척추로의 골전이는 병적골절을 유발할 수 있다. 양측 대퇴부에 증가하는 통증은 척수를 침해하는 현재 또는 임박한 척추골절을 나타낼 수 있다. 환자의 통증에 대한 호소는 즉시 의사에게 전달되어야 하며 물리치료는 의학적 처방이 나올 때까지 보류되어야 한다.

유방암 – 유방절제술 후 상태

Breast Cancer—Status/Post Mastectomy

Barbara E. Nicholson

CASE 10

38세, 여성이 유방암으로 인해 이차적인 오른쪽 액와림프절 절개를 한 양측변형유방절제(bilateral modified radical mastectomies)로 병원에 입원했다. 그녀는 10개의 오른쪽 액와림프절을 제거했다. 그녀는 BRCA1 유전자 돌연변이에 양성이었기 때문에 왼쪽 유방에 대해 예방적유방절제술을 선택했으며, 이후 유방재건술을 받을 예정이다. 그녀는 2살과 5살의 두 아이와 든든한 남편을 둔 가정주부이며, 그녀의 부모님은 가까운 곳에 살고 있으며, 낮에 손주들을 돌보는 것을 즐긴다. 그녀는 일주일에 5회 정도 달리기를 하고, 요가 수업을 듣는 등 항상 좋은 건강 상태를 유지해 왔으므로 암 진단은 그녀에게 큰 충격으로 다가왔다. 현재 외모, 힘, 림프부종 그리고 예후에 대해 걱정하고 있다.

- ▶ 이 환자의 상황적 요인이 환자 관리에 어떤 영향을 미치거나 변화시키는가?
- ▶ 물리치료 검사와 중재 시 어떤 주의사항을 취해야 하는가?
- ▶ 이 경우 명백하게 나타나는 심리적 요인을 파악한다.
- ▶ 다른 의료팀 구성원들에 대한 의뢰를 확인한다.

주요 정의

- **액와림프절 절제술**(axillary lymph node dissection): 암세포 제거와 진단 목적으로 액와림프절의 외과적 제거
- **BRCA1 및 BRCA2 유전자 돌연변이**(BRCA1 and BRCA2 gene mutations): 정상적인 BRCA1 및 BRCA2 유전자는 유방세포 손상을 복구하고 세포가 정상적으로 성장하도록 유지함. 이러한 유전자가 돌연변이가 되면 비정상적으로 기능하고 유방암 위험을 증가시킴
- **Class I 압축 의류**(Class I compression garment): 20~30mmHg의 압력을 제공하는 팔 림프부종 치료에 사용되는 압축 슬리브
- **림프부종**(lymphedema): 간질의 단백질이 풍부한 액체가 비정상적으로 증가하면 염증, 감염 및 조직이 손상됨
- **변형근치유방절제술**(modified radical mastectomy): 암의 영향을 받는 유방, 주변 조직 및 림프절의 제거
- **예방적유방절제술**(prophylactic mastectomy): 암 발생 위험을 줄이기 위해 암세포가 들어있지 않은 것으로 생각되는 유방의 제거
- **감시림프절절제술**(sentinel lymph node dissection): 종양으로부터 림프 배수를 받는 첫 번째 림프절의 생검. 이 림프절에 암성 세포가 포함되어 있으면 더 넓은 액와림프절 제거술을 해야 함
- **장액종**(seroma): 수술 후 발생할 수 있는 투명한 액체를 함유한 덩이

목표

1. 림프부종을 설명한다.
2. 림프부종의 위험을 줄이기 위한 적절한 지침을 설명한다.
3. 양측 유방절제술 후 환자 상태에 적합한 운동프로그램을 처방한다.
4. 암과 관련된 피로를 최소화하기 위해 적절한 강도의 유산소운동프로그램을 처방한다.
5. 유방절제술 후 적절한 진료 의뢰를 확인한다.

물리치료 시 고려사항

유방암 생존자 관리 중 오른쪽 액와림프절 절제술을 시행한 양측 유방절제술 환자를 관리하는데 고려할 점:

- **일반적 물리치료 계획/목표**: 어깨 관절가동범위 및 힘의 손실을 방지하거나 최소화, 경추 및 흉추 통증을 감소, 흉터조직과 근막 제한을 감소
- **물리치료 중재**: 양측 유방절제술 후 림프부종 위험 감소 및 적절한 운동프로그램에 대한 환자 교육
- **물리치료 시 주의사항**: 수술 후 들어올리기 및 어깨 관절가동범위 주의사항
- **물리치료를 방해하는 요인**: 유방절제 흉터의 부실한 상처치유, 감염, 배액 합병증, 혈종 형성

건강 상태의 이해

미국에는 260만 명의 유방암 생존자가 있다. 유방암의 5~10%는 BRCA1 또는 BRCA2 유전자 돌연변이의 양성이다. 평균적으로 여성이 유방암에 걸릴 확률은 12~13%이다. 그러나 BRCA1 또는 BRCA2 유전자 변이를 가진 여성은 유방암에 걸릴 위험이 60%에 이른다. 또한 그들은 난소, 흑색종, 대장, 췌장, 갑상선과 같은 다른 암에 걸릴 위험도 더 크다. 유방암 생존자 중 특정한 그룹은 유방암 수술 후 예방적 난소절제술을 하기도 한다. 이 생존자들은 질병의 치료뿐만 아니라 질병의 부작용으로부터 치유될 수 있도록 가능한 최선의 치료를 찾고 있다. 유방암 치료의 부작용으로 테니스, 골프, 요가와 같은 숙련된 활동과 알람시계를 끄는 것과 같은 간단한 활동을 하지 못하게 하는 기능적·신체적 장애가 있다. 유방암 수술 후 6~12개월 사이에 여성의 50%에서 능동적인 어깨 관절가동범위 제한과 통증 및 림프부종이 보고되었다. 유방암 관련 림

프부종은 액와림프절을 제거한 후에 발생할 수 있는 단백질이 많은 부종이다. 이 유형의 림프부종 발생률과 심각도는 절개된 림프절의 수와 후속 치료에 따라 다르다. 유방외과의사가 선택할 수 있는 액와 절개에는 두 가지 종류가 있다. 첫 번째는 감시림프절절제술로, 제거되는 림프절 수를 최소화해 림프부종의 위험을 감소시킨다. 두 번째는 액와 절개로 만약 감시림프절들이 암세포를 포함하고 있다면 외과의사는 모든 암 림프절을 제거하기 위해 액와 절개를 시행한다. 림프부종에 대한 위험요인은 제거된 액와림프절 수, 방사선치료, 감염, 이동성 부족, 비만 등이다. 림프부종은 제거된 림프절의 몸통 쪽에 있는 팔에 영향을 미쳐 변형, 신체적 불편, 기능적 장애 및 정서적 고통을 유발할 수 있다.

물리치료 환자/고객 관리

수술 전 평가는 유방암 환자들의 어깨 기능 관련 조기 교육과 중재를 가능하게 한다. 1단계부터 3단계까지의 유방암 수술을 받은 94명의 여성을 대상으로 한 2010년 연구는 물리치료사에 의해 통증, 피로, 팔 용적, 팔 관절가동범위와 힘에 대한 사전평가를 받았다. 대상자는 림프부종 위험 감소에 대한 교육을 받았고, 수술 전후의 운동프로그램을 받았다. 이 여성들은 수술 후 1, 3, 6, 12개월에 총 4차례 방문했으며, 방문 중 장애가 발견되면 추가 물리치료 중재를 받았다. 12개월째에는 92%의 대상자가 어깨에 완전한 관절가동범위를 가지고 있었다. 이 연구에서는 물리치료 중재를 받지 않은 대상자 그룹을 가지고 있지 않았지만, 유방암을 가진 여성 347명을 대상으로 한 캐나다의 연구에 따르면 물리치료 중재를 받지 않은 여성의 50%가 수술 후 6~12개월 사이에 어깨 관절가동범위 제한이 있는 것으로 나타났다. 따라서 조기 물리치료 중재는 유방암 여성의 팔에 병적상태를 감소시키는 데 도움이 될 수 있다. 물리치료사가 항상 유방암 환자의 수술 전 관리에 포함되는 것은 아니므로, 급성치료시설에서 물리치료사가 환자들에게 미래의 기능 제한을 줄이기 위한 적절한 수술 후 운동프로그램과 림프부종 위험 제거에 대해 교육하는 것은 필수적이다. 물리치료사는 외과의사와 긴밀히 협력하여 유방절제술 후 각 환자에게 적합한 운동 시간 및 추가적인 주의사항을 결정해야 한다. 양쪽 가슴을 수술로 제거하는 것은 유방암 생존자들에게 충격적인 경험이 될 수 있다. 물리치료사는 종양 전문학 사회복지사와도 긴밀하게 협력하여 환자 상담 및 지원에 필요한 사항을 의뢰하는 것이 중요하다. 또한 환자는 통증, 흉터조직 유착, 림프부종, 근력 강화 및 관절가동범위 향상을 위해 외래 물리치료가 필요할 수 있다.

검사, 평가 및 진단

물리치료사는 환자를 보기 전에 수술 후 이동성, 운동 주의사항 및 제한사항에 대한 정보를 차트를 통해 얻어야 한다. 만약 차트에 구체적인 정보가 없다면 치료사는 반드시 의사의 설명을 들어야 한다. 물리치료사는 검사 중 환자의 통증 정도와 경추의 능동관절가동범위를 평가한다. 초기 유방절제 후 어깨 운동의 강도와 시기뿐만 아니라 관절가동범위에 대한 구체적인 지침에는 논란이 있다. 초기 어깨 능동관절운동(일반적으로 약 90°의 굴곡과 외전으로 제한됨)은 수술 후 처음 며칠부터 시작하는 것으로 문헌에 기술되어 있다. 초기 어깨의 능동적인 가동범위에 관한 우려는 장액종 형성(seroma formation)의 잠재적 위험 증가, 상처치유 지연, 손상된 림프관의 조기 재생에 대한 간섭과 관련이 있다. 환자는 들어 올리기와 양팔의 관절가동범위에 제한이 있으므로 어린 아이들을 돌보는 것은 어려울 것이다. 검사 또는 후속 치료 중에 가족 구성원이 참석하는 경우, 치료사는 환자가 주의사항을 따라야 할 필요성과 집에서 도움을 제공해야 할 필요성을 강화해야 한다. 양측 유방절제술을 시행한 환자는 배액관을 장착한 상태로 집으로 돌아갈 가능성이 크다. 이 환자는 일반적으로 배액관이 제거될 때까지 활동을 제한하는 것이 좋다. 병원에서 물리치료사는 배액관 제거 후 외과의사의 처방을 받아 시작할 수 있는 적절한 운동프로그램을 제공한다. 최적의 결과를 얻으려면 초기 평가 또는 후속 치료 중에 림프부종 위험 감소에 대한 철저한 검토가 이루어져야 한다.

치료 계획과 중재

구체적인 물리치료 목표는 평가 후 설정되며 어깨 관절가동범위 및 림프부종 위험 감소와 관련된 목표를 통합해야 한다. **표 10-1**은 유방절제술 이후 팔의 관절가동범위 및 근력 강화 진행에 대한 일반적인 물리치료 지침을 설명한다.

급성치료 물리치료사는 환자에게 수술 후 운동 지침을 설명하는 첫 번째 사람일 수 있다. 수술 후 처음 며칠 동안은 어깨의 일반적인 활동과 관절가동범위를 제한해야 한다. 수술 후 3~14일까지의 대표적인 운동프로그램으로 어깨 돌리기, 능동 견갑골 후인, 능동 목 회전, 심호흡하고 누운 자세에서 90°까지의 능동 보조 어깨 굴곡 등이 포함될 수 있다. 이 운동의 목적은 팔과 목의 관절가동범위를 유지하고, 자세 변화를 방지하며, 목의 근긴장을 최소화하는 것이다. 배액관은 보통 24시간 동안 액체가 25cc보다 적게 있을 때 제거된다. 환자마다 다르지만 일반적으로 외과의사는 1개월 이상 배액관을 처방하지 않는다. 유방암의 경험은 많은 스트레스를 주고, 스트레스를 받는 동안 사람들은 얕은 호흡을 한다. 환자가 심호흡을 하면 스트레스를 줄일 수 있고 늑골 움직임도 촉진된다. 자세 교육도 중요한데 유방을 제거한 후 환자는 몸의 미관상 변화로 인해 보호 자세를 발달시킬 수 있다. 보호 자세란 양쪽 어깨의 내측회전, 위쪽 흉추 척추후만증 증가, 두부전방자세 등을 말한다. 환자에게 좋은 자세를 교육하는 것은 어깨충돌증후군과 경추의 통증 위험을 줄이는 데 도움이 된다. 수술 후 2~8주까지 환자는 어깨 관절가동범위 운동을 서서히 진행한

표 10-1 • 유방절제술 후 팔 운동 지침

기간 (수술 이후 주)	운동	주의사항/제한
0~2	• 능동운동: 어깨 돌리기, 견갑골 후인, 목 회전 • 누운 자세에서 어깨 굴곡 능동 보조 • 손, 손목, 팔꿈치 관절가동범위 및 근력 강화 운동 • 심호흡 • 보호 자세를 제한하는 자세 교육	• 수술 후 처음 며칠 동안 그리고 배액관이 제거될 때까지 견관절 굴곡 능동 보조 관절가동운동을 90°로 제한 • 수술 후 3~14일 점차 증가함 • 4~5kg 이상 들어올리기 금지
2~4	• 느리고 점진적인 완전한 견관절 능동 관절가동범위 운동 • 견갑골 안정화 운동	• 수술 후 2~8주에는 5kg 이상 들어올리기 금지
4~8	• 어깨와 몸통 관절가동범위를 증가시키는 느리고 지속적인 스트레칭 • 부드러운 흉터 마사지 시작 • 가벼운 무게로 팔과 자세근육강화를 위한 점진적 저항운동	• 수술 후 2~8주에는 5kg 이상 들어올리기 금지 • 만약 견관절의 완전한 관절가동범위가 나오지 않으면 외래 물리치료사와 상담

다. 적절한 운동에는 완전한 어깨 관절가동범위를 달성하기 위한 능동 보조 관절가동범위 운동이 포함된다. 그리고 능동적인 어깨 굴곡, 외전 및 외측회전을 강조해야 한다. 유방절제술 후 1~2개월에는 어깨와 체간 관절가동범위를 증가시키기 위해 느리게 지속하는 스트레칭이 적절하다. 또한 절개 부위에 환자 스스로 하는 흉터 제거 마사지법을 가르치는 데 적절한 시기이다. 저부하 저항운동을 시작할 수 있지만 약 5kg 이상 들어 올리는 것은 8주 이후에 실시할 수 있다. 물리치료사는 수술 후 8주 이내에 완전한 어깨 관절가동범위에 도달하지 못하거나 여전한 통증과 흉터조직이 단단하다면 이러한 징후와 증상을 개선하기 위해 외래 물리치료사에게 치료를 받을 수 있게 해야 한다. 어깨 관절가동범위 제한이 치료되지 않은 채로 남아 있다면 충돌증후군, 유착성관절낭

염, 어깨힘줄염 또는 윤활낭염으로 진행될 수 있고 어깨의 근력과 관절가동범위가 감소하면 림프부종이 발생할 수 있다.

물리치료사는 환자에게 림프부종의 징후와 증상, 림프부종의 위험 감소, 압박의류의 사용에 대해 철저히 교육해야 한다. **표 10-2**는 림프부종의 각 단계에서 발생하는 구체적인 징후와 증상을 나타낸다.

유방암 관련 림프부종 발병률은 7~47%에 이른다. 림프절 제거 후 언제든지 발생할 수 있지만 일반적으로 수술 후 1~3년 정도에 발생한다. 림프부종은 팔의 통증, 충만함 또는 무거운 느낌이 나타날 수 있고 대상 팔에서 크기, 모양, 조직 질감의 변화가 발생할 수 있다. 환자들은 반지, 옷 또는 시계줄이 평소보다 더 꽉 끼는 것을 알아차릴 수 있다. 물리치료사는 환자가 이러한 감각을 알아차리고 있다면 즉시 의료서비스 제공자와 후속 조치를 취하고 림프부종에 대한 초기 치료에 관해 질문해야 한다고 교육한다. **표 10-3**에는 전미림프부종네트워크(National Lymphedema Network, NLN)에서 고안한 림프부종 위험 감소 전략의 개요를 보여준다.

표 10-2 • 림프부종 단계

단계	임상적 특징
0단계: 잠복기	림프관 및/또는 림프절 손상 림프부종은 존재하지 않음
1단계: 가역적 단계	사지가 부어오르고 무거움 함요부종이 생길 수 있음 붓기는 휴식 및/또는 사지 올리기로 감소
2단계: 비가역적 단계	사지가 부어 있고 해면상임 조직에 섬유증이 발생하여 사지를 힘들게 할 수 있음 붓기는 휴식과 올리기로 사라지지 않음
3단계: 림프성 코끼리다리	코끼리피부병이 나타남 유방암 집단에서는 드물게 발생

표 10-3 • 전미림프부종네트워크의 위험 감소 전략

피부 관리 목표: 감염 위험을 줄이기 위한 외상/손상 예방	• 사지를 깨끗하고 건조하게 유지한다. • 균열을 방지하기 위해 보습제를 매일 바른다. • 손톱 관리 주의: 큐티클을 자르지 않는다. • 자외선 차단제와 방충제로 피부를 보호한다. • 면도기를 사용할 때, 면도날에 의한 상처를 조심한다. • 가능하면 침범된 사지에 찔림, 주사, 채혈하는 것을 피한다. • 손상이 발생할 수 있는 활동을 할 때는 장갑을 껴야 한다. • 긁힘이나 찔림이 발생하면 비누와 물로 씻어내고 항생제를 바른 후 감염 징후를 관찰한다. • 발진, 가려움, 발적, 통증, 피부 온도 증가, 발열 또는 독감 같은 증상은 즉시 의사에게 연락해야 한다.
활동/생활방식	• 운동은 점진적으로 증가한다. • 새로운 활동 중에 휴식을 자주 취한다. • 크기, 모양, 통증, 무거움, 단단함, 조직 질감의 변화를 관찰한다. • 최적의 체중을 유지한다.
사지 압박 방지	• 가능한 침범받은 쪽에 혈압측정을 피한다. • 헐렁한 악세사리와 옷을 착용한다.
압박의류	• 몸에 꼭 맞아야 한다. • 개방된 상처가 있거나 혈액순환이 나쁜 환자를 제외하고, 격렬한 활동(예: 역도, 장시간 서 있는 자세, 달리기)을 위한 압박의류로 위험한 사지를 지지한다. • 항공 여행에 적합한 압박의류를 입는 것을 고려한다. • 극도의 추위에 노출되는 것을 피한다. • 특히 뜨거운 욕조와 사우나에 장시간 노출되는 것을 피한다. • 38.9℃(102℉) 이상의 수온에 사지를 두지 않는다.

림프부종이 발생하면 수동 림프배액, 붕대, 압박의류, 운동 등으로 치료한다. 치료의 정도는 림프부종의 단계에 따라 달라진다. 조기 진단이 되면 치료를 통해 더 진행된 단계로 나아가는 것을 막을 수 있다는 몇 가지 근거가 있다. 초기 림프부종 1단계를 줄이는 데 있어 압박의류의 효과가 연구되었다. Stout(2007) 등은 196명의 유방암 생존자를 대상으로 팔 림프부종의 발생률과

림프부종의 치료에 있어 I급 팔 압박의류의 효과를 측정하였고, 이 연구는 압박의류가 초기 1단계 림프부종의 치료에 효과적이라는 것을 입증했다.

Torres 등은 유방암 관련 림프부종의 위험을 줄이기 위한 조기 물리치료의 효과를 알아보기 위해 액와 절개를 한 120명의 유방 수술 여성을 포함한 무작위대조시험을 계획하였다. 각 참가자는 수술 전과 퇴원 후 3일과 5일 사이에 평가하였고 수술 후 1, 3, 6, 12개월에 4차례의 추적조사가 예정되었다. 대조군은 림프계 및 림프부종 위험 감소에 대한 교육을 받았다. 중재 그룹은 림프계 및 림프부종 위험 감소, 수동 림프배액, 흉터조직마사지 및 점진적 능동 어깨 운동에 대한 교육을 받았다. 12개월 추적 관찰 후 대조군의 25%가 림프부종을 보였으나 중재군은 7%에 불과했다. 따라서 수술 전 및 수술 후 물리치료는 이차성 림프부종에 효과적일 수 있다. 급성치료 물리치료사들은 유방암 관련 림프부종의 위험을 줄이기 위해 교육과 핵심 참고자료를 제공하는 가교역할을 할 수 있다.

근거 중심 임상적 추천

SORT: 추천 분류의 장점

A 일관된, 양질의 환자 지향적 근거

B 일관되지 않거나 제한된 질적 수준의 환자 지향적 근거

C 동의, 질병 중심의 근거, 일반적인 관행, 전문가의 의견 또는 사례 시리즈

1. 유방암 집단의 조기 어깨 관절가동범위 운동은 팔의 관절가동범위 및 힘의 기능장애를 감소시킨다. **B 등급**
2. 림프부종의 초기 단계에서 압박의류를 사용하면 더 심한 림프부종으로 진행할 위험이 줄어든다. **B 등급**

3. 어깨 관절가동범위와 강화 운동, 수동 림프배액, 흉터 마사지, 유방암 수술 전후에 제공되는 림프부종 위험 감소에 대한 교육 등 물리치료 중재로 유방암 관련 림프부종의 위험을 감소시킨다. **A 등급**

종합 질문

10.1 왼쪽의 유방암 및 예방적유방절제술에 오른쪽 액와림프절 절제술을 한 그녀는 견관절 회복에 대해 매우 걱정하고 있다. 그녀의 친구는 동결견을 앓고 있으며, 자신은 다른 모든 문제와 함께 이러한 합병증을 원하지 않기 때문에 병원에 있을 때 어깨 운동을 시작해야 한다고 요청했다. 물리치료사의 가장 적절한 조치 방법은 무엇인가?

A. 견관절의 완전한 수동관절가동범위 운동을 시작한다.

B. 2주 동안 팔을 옆에 두고 외래 물리치료를 받아야 한다고 설명한다.

C. 부드러운 손, 손목, 팔꿈치 어깨 관절가동범위 운동을 제외하고 2~3일 동안 또는 배액관이 제거될 때까지 아주 적은 활동을 수행해야 한다는 것을 설명하고 적절한 운동지침 안내자료를 제공한다.

D. 압박의류를 제공한다.

10.2 10.1의 환자에게 물리치료사가 림프부종의 위험을 줄이기 위해 제공할 수 있는 최선의 교육은 무엇인가?

A. 모든 활동 중에 해당 팔의 사용을 중지한다.

B. 적절한 피부관리, 다리 제한 방지, 활동적인 생활습관 및 정상 체중 유지, 압박의류 착용 등으로 치료한다.

C. 유방절제술을 한 사람은 림프부종에 걸릴 위험이 없다.

D. 만약 부종이 발생하면 팔에 냉찜질을 한다.

정답

10.1 C. 견관절의 수동관절가동범위 운동은 림프관 및 수술 절개의 적절한 치유를 방해할 수 있으므로 수술 후 처음 2~3일 동안 90° 이상의 굴곡을 초과하여 수행하면 안 된다(A). 수술 후 처음 며칠 동안은 견관절의 굴곡이 90° 이하로 유지된 상태에서 부드러운 운동을 시작할 수 있다. 환자에게 팔을 옆으로 2주 동안 놓아두라고 하면 동결견과 위쪽 몸통부 반의 긴장이 증가할 수 있다(B). 압박의류는 어깨 관절가동범위에 영향을 미치지 않는다(D).

10.2 B. 림프계의 해부학과 생리학 그리고 림프부종 위험 감소 지침의 철저한 교육은 환자의 림프부종에 대한 두려움을 감소시킬 수 있다. 림프계 및 림프부종의 초기 징후 그리고 초기 단계에서 림프부종에 대한 도움을 받는 방법에 대한 교육은 가장 유익한 조언이다. 환자가 팔의 사용을 중지하면 환자가 약해지고 림프부종의 위험이 커진다(A). 림프부종의 위험은 유방수술의 유형보다 제거된 림프절의 수에 따라 달라진다(C). 림프부종은 염증으로 붓는 것이 아니다(D). 림프계 손상으로 인해 발생할 수 있다.

두경부암-목 절개 후 상태

Head and Neck Cancer Status/Post Neck Dissection

Margaret L. McNeely

CASE 11

46세, 남성이 머리와 목의 편평세포암종 진단을 받았다. 그는 오른쪽 편도선 암성종양(cancerous tumor)의 외과적 절제와 레벨 I~IV까지 포함하는 오른쪽 앞가쪽 선택적경부곽청술(selective neck dissection, SND)을 위해 병원에 입원했다. 그는 대기업의 관리자이고, 결혼하였으며, 성인인 아들과 십대인 딸을 두었다. 그는 진단을 받기 전 비흡연자로 건강한 편이었으며 가끔 술을 마시곤 했다. 그는 달리기를 즐기고 조기축구를 한다. 검사 결과 암이 인유두종바이러스(Human Papilloma Virus, HPV) P16에 양성인 것으로 확인되었다. 환자는 앞으로 5~10일 이내에 퇴원할 것으로 예상되고, 외래로 보조 방사선치료를 받을 것이다. 물리치료사는 수술 3일 차에 환자를 평가하고 치료하도록 요청받았다.

- ▶ 검사의 우선순위는 무엇인가?
- ▶ 퇴원 전에 척수더부신경손상을 감별할 수 있는 어떤 검사와 징후를 평가해야 하는가?
- ▶ 목과 어깨 회복에 관한 재활 예후는 무엇인가?
- ▶ 환자의 현재 회복 단계를 바탕으로 어깨에 대한 물리치료 계획을 설명한다.

주요 정의

- **두경부암**(head and neck cancer): 비강, 부비동, 입술, 입, 침샘, 목구멍 또는 후두를 포함하여 머리나 목 부위에서 발생하는 암
- **목 절제술**(neck dissection): 목의 림프절 및 기타 조직을 제거하기 위한 수술
- **방사선치료**(radiation therapy): 암세포를 파괴하기 위해 고에너지 x-선, γ-선, 중성자, 양성자 또는 방사선동위원소를 사용하는 국소 암 치료
- **편평세포암종**(squamous cell carcinoma): 중층편평상피의 조직에서 기원하여 피부 표면을 구성하는 편평세포로 형성된 악성종양. 호흡기와 소화관의 통로 및 속이 빈 장기의 안쪽에서 발견됨

목표

1. 목 절개와 관련된 주요 후유증에 관해 설명한다.
2. 목 절개와 관련된 손상을 평가하는 데 사용가능한 타당하고 신뢰할 수 있는 결과 도구를 확인한다.
3. 초기 재활 기간 동안 목과 어깨의 손상을 최소화하는 데 도움이 되는 적절한 운동을 처방한다.
4. 척수더부신경손상과 관련된 목 절개에서 회복하는 개인을 위한 환자 교육의 목표 및 목적을 설명한다.

물리치료 시 고려사항

목 절개 후 환자를 관리하는데 고려할 점:

- ▶ **일반적 물리치료 계획/목표:** 수술 후 합병증 예방(예: 폐렴, 심부정맥혈전증), 목과 어깨의 관절가동범위의 손실 및 통증과 불편함을 예방하거나 최소화함

▶ **물리치료 중재**: 수술 및 목 절개와 관련된 후유증에 대한 환자 교육, 수술 후 합병증을 예방하기 위한 조기 동원, 치유 단계에 따라 해당 부위에 적절하게 처방된 훈련

▶ **물리치료 시 주의사항**: 활력징후 모니터링, 절개 및 수술 부위 치유, 증가한 부종, 통증이나 피로의 악화, 운동의 세밀한 감독

▶ **물리치료를 방해하는 요인**: 감염, 장액종 형성, 부실한 상처 치료, 통증

건강 상태의 이해

두경부암(head and neck cancer, HNC)은 구강, 구인두, 후두인두, 부비동 또는 비인두의 점막 내층에서 발생하는 암이다. 가장 흔한 조직학적 유형은 편평세포암종이고, 북미에서 두경부암은 모든 악성종양의 약 3%를 차지한다. 진단 시 평균 연령은 62세이며, 40세 이상의 개인에서 90% 이상이 발생하고, 남성 대 여성의 비율은 3:1이다. 대부분 두경부암의 병인은 흡연 및 과음과 같은 생활습관과 관련이 있고, 흡연과 함께 음주 시 비흡연자 또는 비음주자보다 두경부암 위험이 2.5배 증가한다. 두경부암의 추가 위험요소로 바이러스, 먼지 및 화학물질 노출, 만성칸디다성감염, 영양 및 비타민 결핍이 있다.

두경부암의 전반적인 발병률은 미국 전역에서 흡연률의 감소와 함께 지난 수년간 감소했다. 그러나 같은 기간 동안 HPV16 감염과 관련된 편도선과 혀 기반의 편평세포암종 발병률이 증가했다. HPV 관련 두경부암 발생률의 증가 추세는 과음이나 흡연을 하지 않는 50세 미만의 백인 남성에게서 주로 나타났다. 두경부암의 예후는 진단 단계와 종양 부위에 달려 있다. 초기 단계(I 및 II)의 5년 생존율은 60~95%이며, 후기 단계(III 및 IV)의 생존율은 0~50%이다. 두경부암의 전반적인 생존율은 지난 수십 년 동안 크게 변화하지 않았으나 HPV 양성 두경부암 환자의 경우, 전체생존기간(overall survival, OS) 및 무

진행생존기간(progression-free survival, PFS)이 다른 병인에 의한 두경부암과 비교할 때 상당히 양호한 편이다.

일반적으로 두경부암의 징후와 증상은 1차 암 부위에서 발생하며, 암의 영향을 받는 조직과 일치한다. 전형적인 징후로는 치유되지 않는 구강의 염증이나 궤양(예: 구강암), 사라지지 않는 인후통(예: 인두암), 목소리의 변화 혹은 쉰 목소리(예: 후두암) 또는 목의 덩어리(예: 림프절전이) 등이 있다. 두경부암과 관련된 증상에는 갑작스러운 체중감소, 피로, 통증 및 연하장애가 포함될 수 있다.

수술 및 방사선치료는 두경부암의 치료 옵션이다. 수술은 절제 가능한 종양의 주요 치료법이며, 방사선요법은 많은 초기 암의 침습 수술의 대안인 국소치료 방식이다. 대부분 두경부암은 수술과 관련된 미용적·기능적 결손을 피하면서 동등한 생존 결과를 갖는 1차 화학방사선요법으로 치료할 수 있다.

두경부암에 대한 외과적 치료는 종양 병기 또는 림프절전이의 치료 목적으로 사용되는 목의 림프절 절개를 포함하는 것이 가장 일반적이다. 두경부암 환자에서 목의 외과적 치료를 위해 여러 가지 림프절 해부 접근법이 사용된다(**표 11-1**, **그림 11-1**).

목 절개와 관련된 급성 후유증에는 통증, 감각상실, 목과 어깨의 경직, 림프부종이 포함된다(**표 11-2**). 환자에게 관찰된 가장 현저한 장기 후유증은 척수더부신경의 제거 또는 손상과 관련이 있다.

척수더부신경 또는 11번 뇌신경은 승모근과 흉쇄유돌근의 운동신경 역할을 한다. 목 절개 절차를 기술하기 위해 목은 6개의 뚜렷한 해부학적 림프절 수준으로 나뉜다. II와 V는 목과 어깨 기능에 미치는 영향면에서 특히 중요하다. II 영역은 내경정맥을 따라 뻗은 림프절의 위쪽 3분의 1을 포함하며, 흉쇄유돌근의 안쪽에 있는 조직 내에서 발견된다. V는 후경삼각 림프절을 포함한다. 척수더부신경은 II와 V를 통과하며, 신경은 이 두 수준에서 림프절에 근접한다. 환자가 이 두 수준 중 하나 또는 둘 다에서 림프절을 제거하는 목 절개 수술을 받

표 11-1 • 목 절개 분류

유형	특징	절개된 림프절 수준
근치적경부곽청술(radical neck dissection, RND)	척수더부신경, 내경정맥, 흉쇄유돌근의 손실	레벨 I~V까지의 림프절 제거
수정된 근치적경부곽청술(modified radical neck dissection, MRND)	척수더부신경, 내경정맥, 흉쇄유돌근 등의 하나 또는 그 이상의 보존	레벨 I~V까지의 림프절 제거
선택적경부곽청술(selective neck dissection, SND)	>레벨 I~V까지의 림프절 제거 비림프성 구조물(척수더부신경, 내경정맥, 흉쇄유돌근)을 명시하지 않음	가쪽: 레벨 II~IV까지의 림프절 제거 앞가쪽: 레벨 I, II, III, IV에서 림프절 제거 뒤가쪽: 레벨 II, III, IV 및 V에서 림프절 제거 앞쪽: 레벨 VI(기관 전 및 기관 옆 림프절)에서 림프절 제거
확대경부곽청술(extended neck dissection, END)	RND에서 제거된 구조물 이외의 하나 이상의 추가 비림프성 구조물 제거	모든 종류의 목 절개

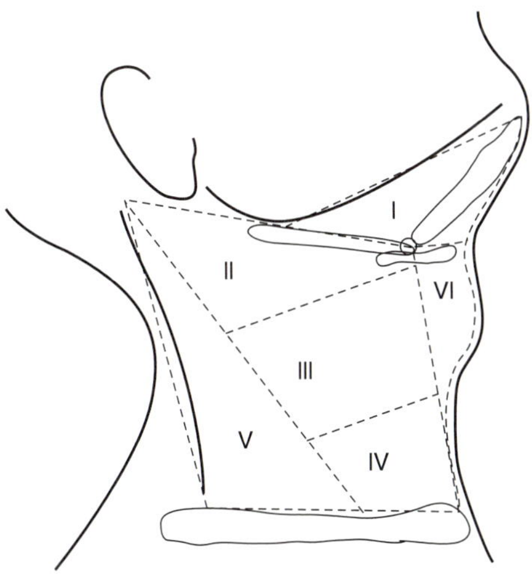

그림 11-1 목 절제술은 목림프암 치료를 위해 내용물을 제거하는 수술 절차이다. 목의 절개는 6가지 레벨(I~VI)로 분류되며, 각 레벨은 특정 경계를 가지고, 특정 림프절과 해부학적 구조를 포함한다.

표 11-2 • 목 절개 후유증

- 절개 부위 통증
- 절개 및 목 부위의 유착 조직-섬유질 조직 발생
- 머리와 목의 감각상실
- 목의 불편함과 경직
- 흉쇄유돌근을 제거한 경우, 미용상 결손
- 얼굴과 목에 림프부종
- 운동신경손상(척수더부신경)
- 승모근 위축: 목과 어깨 윤곽의 변화
- 어깨의 불편함과 경직
- 팔 근육의 근력 손상
- 기능 및 활동 제한사항

을 때(수술 중 신경이 유지되더라도), 척수더부신경은 수술 손상에 취약해진다. 근치적경부곽청술(radical neck dissection, RND)로 인한 신경절제술로 환자의 60~100%는 견관절 부위의 통증과 기능장애 및 영구적인 승모근의 탈신경을 포함하는 지속적인 어깨 증후군이 있을 것으로 추정된다.

승모근의 기능을 보존하고 이와 같은 증후군을 예방하기 위해 수정된 근치적경부곽청술(modified radical neck dissection, MRND)이 사용된다. 수술 후 승모근의 마비 확률은 여전히 절개 과정 중에 신경손상이 발생할 수 있으므로 20~60% 사이인 것으로 추정된다. 이때의 척수더부신경 기능장애는 일시적이며 12~18개월 이내에 완전한 신경 회복이 예상된다. 목 수준 V의 절개와 관련이 없는 가쪽 및 앞가쪽 선택적경부곽청술은 V의 절개를 포함하는 목 절개술과 비교할 때 어깨 및 목의 이환율이 낮은 편이다.

목 절개 후의 목 관련 손상은 목 부위의 통증이나 불편함 및 운동의 경직을 포함한다. 목의 뻣뻣함이나 경직은 종종 누르거나 질식시키는 느낌으로 묘사되며, 일부 환자들은 마치 목 주위에 꽉 조이는 밴드나 칼라가 있는 것처럼 표현한다. 수술 중 흉쇄유돌근이 제거되면 환자는 목의 조직이 눈에 띄게 가라

않고 반대쪽 목 회전 및 항중력 목 굴곡(예: 누운 자세에서 목을 들 때)과 같은 움직임이 손상될 수 있다.

목 절제 수술 후 초기 어깨 손상은 통증, 약화 및 능동적 어깨 운동의 제한을 포함한다. 수동적 어깨 관절가동범위는 초기에 손상되지 않지만 수술 후 몇 주 이내에 어깨의 경직이 발생할 수 있다. 수술 중 척수더부신경이 손상된 경우 수술 후 6~12주에 걸쳐 승모근의 점진적인 위축이 발생한다. 견관절에 기능적으로 손상된 관절가동범위는 머리를 빗거나 옷을 입거나 머리 위의 물체에 손을 대는 것과 같은 간단한 작업에 어려움을 초래한다.

물리치료 환자/고객 관리

수술 후 초기 치료 목표는 수술 후 합병증을 예방하기 위해 환자를 운동시키는 데 중점을 둔다. 일단 수술 부위(수술 후 2~6일)에서 배액관이 제거되거나 의사의 처방을 받으면 통증을 최소화하고 경직을 예방하기 위해 목과 어깨에 부드러운 관절가동범위 운동을 시작할 수 있다.

검사, 평가 및 진단

원칙적으로 수술 전 목과 어깨의 검사가 이루어져야 한다. 개인의 나이, 기존 상태 및 암 자체로 인해 수술 전에 일부 장애가 발생할 수 있지만, 이 평가는 결과 및 후속 치료에 필요한 중요한 기준 정보를 제공한다(**표 11-3**).

물리치료사는 목절제술 후 환자를 보기 전에 암의 종류와 위치, 목절제술 유형, 수술 중 제거 또는 보존된 구조물, 수술 후 회복 과정에 대한 자세한 정보를 의료기록에서 얻어야 한다. 환자의 치유 단계에 따라 물리치료사는 일반적인 이동성, 자세, 경추 및 어깨 관절가동범위에 대한 철저한 검사를 수행해야

표 11-3 • 환자 교육 초점

교육 목표	교육 목적
• 수술과 목 절개 관련 후유증에 대한 지식을 향상한다. • 수술 후 물리치료와 운동의 필요성과 이점에 대한 이해를 높인다. • 목절제술과 관련된 후유증의 지속적인 관리를 촉진한다.	• 환자들에게 후유증을 조기에 식별하는 방법과 언제, 어떻게 의료팀에 보고할지 이해하게 한다. • 예방 및 유지 관리 프로그램 및 전략 준수를 향상한다. • 2차 합병증을 줄이고, 전체 재활 시간을 줄인다.

한다. 또한 승모근 마비의 조기 징후 평가를 위한 견갑골 위치 측정 및 목과 어깨의 통증을 평가하기 위한 숫자평가척도 또는 시각적상사척도 평가를 포함해야 한다.

목 절개 후 삶의 질에 영향을 미치는 요인을 측정하기 위해 목절개손상지수(Neck Dissection Impairment Index, NDII)가 개발되었다. 목절개손상지수는 목 절개 관련 장애를 평가하기 위한 신뢰성 있고 유효한 자기보고 설문지로서 환자가 설문지 작성을 완료하는 데 약 5분 정도 소요된다.

치료 계획과 중재

물리치료사는 환자에게 취하거나 피해야 할 자세나 활동에 관한 구체적인 지침을 제공해야 한다. **표 11-4**는 목 절개 후 며칠 이내에 실시해야 하는 구체적인 교육을 정리한 것이다. 이 환자의 경우 목 절제술에 레벨 II 림프절 제거가 포함되므로 수술 후 승모근의 마비가 발생할 위험이 있다.

이 환자의 경우 물리치료사는 완전한 신경 회복에 필요한 시간(약 12~18개월)과 승모근 기능의 상실이 자신의 일과 생활습관 활동에 어떤 영향을 미칠

표 11–4 • 목 절제술 후 환자 교육

구성 요소	세부 내용
척수더부신경손상의 병리 및 결과	• 수술 후 발생할 수 있는 목과 어깨 부위의 예상 변화를 이해(예: 수술 후 6~12주 동안 점진적 승모근 위축이 발생할 수 있음) • 완전한 신경 회복에 필요한 시간의 이해(12~18개월) • 목과 어깨 관절가동범위를 유지하기 위한 운동의 중요성 강조 • 올바른 자세의 중요성 및 자세를 바로잡기 위한 필요성 강조
해야 할 것과 하지 말아야 할 것	• 지지 자세를 장려(예: 팔걸이 사용, 장시간 서 있거나 걸을 때 주머니로 받쳐준다) • 어깨 복합체의 당김(예: 무거운 물건 운반)을 피함 • 머리 위로 활동이 길어지지 않도록 자주 사용하는 물건을 낮은 선반에 배치

수 있는지를 강조해야 한다. 단기목표(향후 4~6개월)는 어깨 복합체의 당김을 피하기 위해 누워서 타는 자전거(recumbent bike) 같은 달리기의 대안이 권장된다. 달리기와 스포츠로 다시 전환할 때 어깨보조기를 사용하면 어깨 정렬을 유지하는 데 도움이 될 수 있고, 오른손잡이로 조정 가능한 앞팔 지지대가 환자의 책상에 부착되어 컴퓨터 마우스 또는 키보드를 사용할 때 목과 어깨에 가해지는 스트레스를 줄일 수 있다.

목 절제술 후 회복 과정은 다양하므로 조직 치유 단계에 따라 점진적으로 접근하는 것이 가장 좋다. 표 11–5는 물리치료 목표 및 목 절개 수술 후 1일에서 1년까지의 권장 중재에 관해 설명한다.

회복은 척수더부신경의 손상 심각도에 따라 달라지며 일반적으로 수술 후 급성(3~6주), 아급성(3주에서 3~6개월), 신경 회복(5~6개월), 만성기(척수더부신경의 재신경지배 가능성이 정점에 달했을 때, 18개월)의 4단계로 나눌 수 있다. 급성 재활 단계에서 치료의 주된 원칙은 어깨를 보호하고 견관절의 온전함을 유지하는 것이다. 병원 퇴원 후 목표는 어깨처짐 방지, 통증 감소 또는 제

표 11-5 • 목 절제술 후 어깨와 목의 관리 계획

수술에 관련된 기간	물리치료 목표	중재 제안	특별 고려사항
급성: 수술 후 초기 단계 (POD 1–3 또는 배액관이 제거될 때까지)	• 일반적인 조기 이동–합병증의 예방(폐렴, 심부정맥 혈전증 등)	• 배액관이 설치된 상태에서 높이(90°)에 제한이 있는 어깨의 부드러운 능동관절가동운동 • 이동성 평가 • 흉부 물리치료, 필요에 따라 보행보조장치 제공	• 외과의사의 승인 필요 • 활력징후 모니터링 • 합병증: 장액종 형성, 감염 • 얼굴과 목의 급성 부종
급성: 조기 회복 단계 (POD 3–6 또는 배액관 제거 후 및 다음 3~6주)	• 절개 부위 및 림프관의 치유 최적화 • 어깨에 유착성관절낭염 예방	• 지지 자세에서 목과 어깨를 위한 부드러운 능동관절가동범위 운동 • 능동적인 견갑골 후인 및 거상 운동(저항 없음) • 자세 교정	• 치유 단계 관찰(예: POD 6의 부드러운 목 관절가동범위 운동) • 교육 및 가정 운동 프로그램 제공 • 승모근 기능이상 및 견관절 제한 징후 모니터링 • 외래 물리치료 의뢰
아급성 재활 단계: 능동적인 승모근 수축 징후 없음 (3~16주 또는 그 이상)	• 견관절의 수동관절가동범위의 유지 관리 • 흉근 단축 예방 • 능형근 및 견갑거근 신장 약화 예방	• 견관절 수동/능동보조 관절가동범위 운동 • 흉근, 전거근, 광배근, 견갑하근 등의 신장 운동 • 지지 자세에서 능형근, 견갑거근, 상완이두근, 상완삼두근, 극하근, 소원근 등의 강화 • 자세 교육	• 정확한 자세에 대한 지시 • 견갑골 위치에 대한 손상된 운동감각 주의 • 근치적경부곽청술 또는 목 절개 수준 V가 포함된 경우 테이핑 또는 어깨보조기 고려
신경 회복 단계: 능동적인 승모근 수축의 징후 (12~52주 이상)	• 승모근 재교육	• 견갑골 거상 후인 운동 허용 범위 유지 • 양측 운동 • 승모근 활성화를 강조하기 위한 운동 수정 • 능동적인 외전 관절가동범위가 회복될 때, 머리 위로 팔 이동 및 기능 활동 진행	• 능동적인 승모근 수축의 초기 징후가 발견될 때 이 단계를 시작: 회복은 3개월 또는 12개월 이상으로 지연될 수 있음 • 반복 제한: 승모근 수축의 관찰

거, 흉근 단축 방지, 승모근 기능상실을 보상하기 위한 보상 근육을 강화하여 견갑골 안정화 등을 포함한다. 지속적인 통증이 있는 환자의 경우 어깨복합체를 지지하고 처짐을 최소화하기 위해 어깨와 견갑골의 정렬을 최적화하는 어깨보조기(Akman-Sari orthosis)를 사용할 수 있다.

능동적인 승모근 수축의 초기 징후가 뚜렷하게 나타나는 회복 단계에서 운동의 초점은 승모근 재훈련과 강화에 있다. 일단 신경 회복이 완료되거나 추가적인 회복이 예상되지 않는 경우 지속적인 운동은 원하는 견갑골 위치를 최적화하고 여가 및 업무 관련 활동으로 돌아가기 위한 움직임을 강화하는 데 중점을 두어야 한다.

갑상선암 환자에 관한 연구에서 조기 중재의 효과를 입증하는 몇 가지 근거를 제시하였는데, 이 연구에서 목 절개 후 첫날에 능동적인 목 신장 운동이 시작되어 장·단기적으로 목 증상이 호전되는 것으로 나타났다. 두경부암 집단에서도 견관절의 관절가동범위 운동과 점진적 저항운동 훈련은 수술 후 아급성 또는 후속 회복 단계에서 어깨통증과 기능장애를 개선하는 데 도움이 되는 것으로 나타났다.

근거 중심 임상적 추천

SORT: 추천 분류의 장점

A 일관된, 양질의 환자 지향적 근거

B 일관되지 않거나 제한된 질적 수준의 환자 지향적 근거

C 동의, 질병 중심의 근거, 일반적인 관행, 전문가의 의견 또는 사례 시리즈

1. 견갑골과 어깨 정렬을 최적화하는 어깨보조기는 승모근과 관련된 어깨통증을 감소시킨다. **B 등급**

2. 목 절제술 후 조기에 수행된 능동적 목 신장은 목 관련 증상을 감소시킨다. **B 등급**

3. 아급성 목 절개 후 회복 단계에서 어깨 관절가동범위 운동과 점진적인 저항운동은 어깨통증과 기능장애를 줄여준다. **B 등급**

종합 질문

11.1 급성치료 병원의 물리치료사는 구강인두암의 목 절제술 10일 후에 환자를 평가한다. 다음 중 일반적인 척수더부신경손상과 관련된 표현이 아닌 것은?

A. 계단 변형

B. 익상견갑골

C. 어깨처짐

D. 제한된 능동적 견관절 외전 범위

11.2 물리치료사는 목 절제술을 포함한 수술 후 14일 차에 퇴원하는 척수더부신경손상 환자에게 가정 운동을 처방했다. 다음 중 회복 시점에서 가장 적절한 어깨 운동의 초점은?

A. 부드러운 경추 관절가동범위 운동과 능동적 어깨 거상(90°를 넘어가지 않는 범위)

B. 능동적이고 중력에 대항하는 어깨 굴곡 및 외전 관절가동범위 운동

C. 흉근의 단축을 방지하고 견관절 관절가동범위 유지를 위한 부드러운 운동

D. 중력에 대항하는 견관절의 능동적인 외전과 승모근 강화 및 견갑상완리듬을 회복시키는 운동

정답

11.1 **A.** 승모근 마비를 초래하는 척수더부신경손상의 전형적인 징후로는 어깨처짐, 익상견갑골, 어깨외전 90° 이하 제한 등이다. 다른 징후로는 견갑골의 안정 상태에서의 위치 변화, 목선 윤곽의 변화를 초래하는 승모근 위축, 머리 위로 어깨를 움직일 때의 통증 등이 있다.

11.2 **C.** 수술 후 초기 유착성관절낭염은 견관절의 움직임 부족과 머리와 체간(두부전방자세와 둥근 어깨)의 보호자세로 인해 발생할 수 있다. 수술 초기에 환자는 통증과 절개 부위 개방에 대한 두려움 때문에 움직임을 꺼릴 수도 있다. 운동범위(예: ≤ 90°)의 제한을 가진 부드러운 어깨 관절가동범위 운동과 배액관이 제거될 때까지 경추 관절가동범위 운동은 연기하는 것이 권장된다. 퇴원 후 수동적인 견관절 운동을 유지하고 흉근의 적응성 근육 단축과 같은 2차 변화를 방지하고, 승모근의 기능적 상실을 보상하기 위해 대체 근육을 강화하는 데 중점을 두어야 한다. 이차적인 충돌증후군을 예방하려면 적절한 견갑골 운동과 익상견갑골이 없는 동작으로 수행될 수 있을 때까지 중력에 대한 외전 움직임을 피해야 한다.

심근경색

Myocardial Infarction

Ronald De Vera Barredo

CASE 12

54세, 한 회사 임원은 갑작스러운 가슴과 왼쪽 팔 통증을 호소하면서 응급실로 왔다. 그는 창백하고, 땀이 나며 메스꺼움을 느낀다고 하였다. 감별진단에는 위 그리고 근골격계 병인, 심근경색, 심장막염 및 심근염 등이 있다. 12유도 심전도 판독값은 전면 유도 V1−6, I 및 aVL의 ST분절 상승과 하부 유도의 ST분절 상호하강을 나타낸다. 심장 효소는 크레아틴키나아제−MB(CK−MB)와 트로포닌의 수치가 높아졌다. 심장도관삽입은 왼쪽 관상동맥의 앞쪽하행분지의 폐색을 나타냈다. 환자는 즉시 관상동맥우회술(coronary artery bypass graft, CABG)을 합병증 없이 받았다. 수술 후 약물은 스타틴(statin), 베타−아드레날린성 차단제 및 안지오텐신전환효소(angiotensin-converting enzyme, ACE) 억제제를 처방받았다. 환자는 중환자실에서 밤새 머무른 후 준중환자실(step-down unit)로 옮겨졌다. 그는 5일 이내에 퇴원할 것으로 예상되는 1단계 심장재활을 위해 물리치료를 받았다. 환자에게는 아내와 두 명의 십대 자녀가 있다. 그는 하루에 한 갑의 담배를 피우며, 혈압과 콜레스테롤 수치가 높았고, 당뇨병과 죽상경화증 및 관상동맥질환의 병력이 있다.

- ▶ 가장 적합한 검사 방법은 무엇인가?
- ▶ 검사 우선순위는 무엇인가?
- ▶ 가장 적절한 물리치료 중재는 무엇인가?
- ▶ 물리치료 검사 또는 중재 시 어떤 부분을 주의해야 하는가?
- ▶ 그의 재활 예후는 어떠한가?

주요 정의

- **죽상경화증**(atherosclerosis): 동맥의 플라크 형성
- **심장도관삽입**(cardiac catheterization): 팔, 다리 또는 목의 정맥을 통하여 심장에 작은 도관을 삽입하는 것으로 심장 상태를 진단 또는 치료하기 위해 수행
- **관상동맥우회술**(coronary artery bypass graft, CABG): 정맥 또는 동맥 일부를 제거하고 이 혈관을 막힌 관상동맥에 이식하여 동맥의 개방성을 회복시키는 수술 절차
- **관상동맥질환**(coronary artery disease, CAD): 관상동맥의 죽상경화증
- CK **동질효소**(creatine kinase-muscle brain, CK-MB): 심장근육에 대한 특이적 효소, 혈액을 이용하여 심근경색과 같은 허혈성 심장질환을 추적하기 위해 사용

목표

1. 심근경색의 병태생리학을 설명한다.
2. 심근경색의 유무를 결정하는 진단 검사의 역할에 대해 논의한다.
3. 관상동맥우회술 후 약물의 역할에 관해 설명한다.
4. 1단계 심장재활에 대한 여러 분야의 접근법과 물리치료의 역할에 관해 설명한다.
5. 조기 심장재활에서 활동 평가, 지구력 평가 및 보행 검사의 유용성을 설명한다.
6. 1단계 심장재활에서 환자를 위한 적절한 치료 계획을 수립한다.

물리치료 시 고려사항

심근경색 후 1단계 심장재활 환자를 관리하는데 고려할 점:

- ▶ **일반적 물리치료 계획/목표**: 운동내성과 기능 용량을 증가시키고, 기능적 독립성과 안전성을 최대화하며, 이차적 장애를 최소화하고, 상태와 관련된 위험요인을 관리
- ▶ **물리치료 중재**: 위험인자 감소에 관한 환자와 보호자 교육, 가동범위 및 기

능훈련 운동, 지구력 훈련, 퇴원 전 등급별 운동 시험

- **물리치료 시 주의사항**: 세밀한 증상 모니터링, 활력징후 특히 혈압의 일관성 있는 모니터링, 심장 약물의 잠재적 약물부작용 인식
- **물리치료를 방해하는 요인**: 기립성저혈압, 운동에 대한 비정상적인 생리반응, 좌심실 기능장애, 심부전, 심실성 부정맥, 낮은 기능 용량

건강 상태의 이해

죽상경화증은 동맥에서 플라크가 형성되는 질병이다. 관상동맥에서 죽상경화증이 생기면 관상동맥질환이 발생한다. 관상동맥질환으로 플라크가 쌓이게 되면 산소가 공급된 혈액이 심장으로 유입되는 것을 방해한다. 이에 따라 손상된 혈류가 심근조직의 산소 요구를 충족시키지 못하면 허혈이 발생하여 흉통(협심증), 발한 및 오심과 같은 증상과 징후가 발생한다. 이러한 증상은 일반적으로 관상동맥협착이 75% 이상일 때 발생한다. 왼쪽 관상동맥의 앞쪽 하행분지는 가장 큰 작업량을 가진 좌심실에 공급된다. 치료되지 못한 폐색은 사망에 이르거나 영구적인 심장손상을 초래하여 흔히 왼쪽 관상동맥 앞쪽 하행분지의 막힘을 '미망인 제조기'라고 한다.

관상동맥질환으로 인해 협심증을 겪는 환자들은 첫 번째 단계로 혈액효소 수치, 심전도, 가슴 X선 등의 검사를 통해 심근경색이나 생명을 위협하는 질환을 제외하는 것이다. 혈청 내의 크레아틴키나아제-MB 및 심장 트로포닌을 포함한 몇몇 효소의 상승은 심장손상에 특이적인 것으로 간주했다. 트로포닌 I(TnI)는 심근허혈, 트로포닌 T(TnT)는 심근손상에 특이적이다. 심전도는 심장의 전기적 활동을 평가하는 통증이 없는 비침습적 검사이다. 심장질환은 그 상태와 일치하는 비정상적인 리듬으로 나타날 수 있는데 전면 유도에서 V1–6, I 및 aVL에서의 ST분절 상승과 하부 유도에서의 ST분절의 상호하강은 급성

심근경색과 일치한다.

일반적으로 심장카테터는 서혜부의 혈관에 삽입되어 심장에 연결되는 가늘고 유연한 튜브를 사용하여 심장의 특정 상태를 진단 및 치료하는 의료 행위이다. X-ray에 나타나는 조영제는 카테터에서 방출할 수 있다. 염료가 관상동맥을 통해 이동함에 따라 동맥 막힘의 정도 또는 심각도를 결정할 수 있는데 이를 심장혈관조영술이라고 한다. 풍선 카테터가 막힌 영역에 위치되고 팽창되어 플라크가 동맥벽에 밀려 혈관의 지름을 증가시키는 경피경관관상동맥성형술(percutaneous transluminal coronary angioplasty, PTCA)을 수행함으로써 혈류를 개선할 수 있다. 관상동맥의 재차단을 방지하기 위해 스텐트를 사용한다. 관상동맥우회술은 막힌 것을 혈관확장술로 치료할 수 없을 때 혈관 재혈류를 위한 또 다른 중재이다. 관상동맥우회술은 의학적 치료에 실패하고 혈관확장 수술에 적합하지 않은 환자의 협심증을 완화하기 위해 시행된다. 관상동맥우회술은 당뇨 환자에게서 흔히 관찰되는 다발성 관상동맥 가지에 여러 개의 협착이 있는 환자에게 이상적이다. 관상동맥우회술은 왼쪽 주 관상동맥이 크게 좁아지는 환자와 특히 심장근육 펌프 기능이 저하된 환자들의 장기 생존을 개선하는 것으로 나타났다. 대동맥관상동맥우회(aorto-coronary bypass, ACG) 수술로도 불리는 관상동맥우회술은 관상동맥의 협착 병변을 우회하기 위해 자가성 복재정맥 또는 동맥 이식편을 사용한다.

관상동맥우회술 후 심장 부하를 감소시키기 위해 약물이 투여된다. 여기에는 흔히 혈중 콜레스테롤 수치를 낮추는 스타틴, 심박수와 혈압을 낮추고 산소 요구량을 줄이기 위한 β-차단제, 고혈압 치료제인 ACE 억제제를 포함한다. 이러한 약물은 불규칙한 심박수(항부정맥약)의 예방, 절개(진통제)와 관련된 불편함 관리, 규칙적인 장운동(완하제 또는 대변연화제)이 가능하도록 단기간에 투여할 수 있다.

관상동맥우회술과 같은 심장 수술을 받은 환자들은 치료의 목적으로 심장재활에 참여한다. 심장재활은 심근경색, 심장질환(예: 관상동맥질환, 협심증 또는 심부전), 우회술, 혈관성형술, 스텐트와 같은 심장 수술을 포함하여 심장질환이 있는 사람들의 건강과 행복을 향상하는 데 의학적으로 도움이 되는 프로그램이다. 신체적, 사회적, 심리적 기능을 촉진하기 위한 다원적 프로그램으로서 심장재활은 위험의 계층화, 정서적 행복과 심리적 요인의 개선, 관상동맥질환 위험요인의 감소, 증상의 최소화라는 네 가지 목표에 따라 진행된다. 심장재활은 3단계로 진행된다. 1단계는 심장질환이 발생한 후 환자에게 예방 및 재활서비스로 구성된 입원 단계이다. 일반적으로 2단계는 질환 이환 후 처음 3~6개월 이내에 외래환자 운동프로그램 단계이지만 질환 발생 후 1년 동안 계속된다. 3단계는 외래 및 지역사회 환경에서 환자에게 예방 및 재활서비스를 장기간 제공하는 유지관리 단계이다. 단계에 따라 프로그램에는 의학적 평가, 신체 활동 평가, 상담 및 교육 그리고 지원 및 훈련이 포함될 수 있다. 심장재활은 남녀노소 나이에 상관없이 운동내성과 운동능력을 향상시키는 것으로 나타났고, 지질 및 지질단백질 수치, 협심증, 좌심실 기능부전 등의 개선이 입증됐다.

물리치료 환자/고객 관리

관상동맥우회술 후 합병증이 없는 환자들은 보통 중환자실에 1~2일 정도 머물고 집으로 돌아가기 전 3~5일 동안 준중환자실로 옮겨진다. 입원하는 동안 환자는 1단계 심장재활을 시작한다. 1단계 심장재활의 주요 초점은 수술 후 환자가 견딜 수 있는 낮은 수준의 활동으로 진행되는 조기 동원에 있다. 심장질환의 원인이 된 합병증과 생활습관 요인의 존재를 고려할 때 이 시기에는 환자는 물론 가족 교육이 필수적이다. 또한 입원환자 심장재활은 심박수의 자가 모니터링, 운동 자각 그리고 심장 피로의 징후와 증상에 대한 지침을 포함한다.

환자의 관리에 필수적인 것은 환자와 가족뿐만 아니라 의사, 간호사, 물리·

작업치료사, 영양사와 심리학자 또는 기타 정신건강전문가를 포함하는 심장재활팀의 역할이다. 재활팀이 급성기병원에서 환자가 집으로 돌아갈 수 없다고 결정하면 환자가 안전하게 집으로 돌아갈 수 있는 수준으로 기능이 회복될 때까지 입원환자 재활시설로 옮길 수 있다.

검사, 평가 및 진단

관상동맥우회술 후 회복 중인 환자들은 기능손상이 있을 가능성이 있다. 이러한 장애는 심근의 직접적인 손상, 혈액량 감소, 헤마토크릿 및 알부민 수치 감소를 일으키는 혈액손실, 수술 후 움직임 제한 그리고 가슴과 이식 부위의 수술 후 감염 등이 원인이 될 수 있다. 또한 기증된 부위의 손상은 기능장애를 가져올 수 있다. 예를 들어, 복재정맥을 사용하면 혈액순환, 감각 및 힘이 저하될 수 있다. 따라서 물리치료사는 사지의 힘, 운동범위 및 감각, 수술 및 제공된 절개 부위의 외과적 상태를 평가해야 한다. 관상동맥우회술 후에 혈액학, 혈액 응고 및 혈청 화학치에 대한 검사 수치가 크게 변하므로 물리치료를 시작하기 전에 이러한 수치를 검토하는 것이 필수적이다.

관상동맥우회술 후 환자는 중환자실에서 준중환자실로 옮겨져 원격측정 모니터링을 지속한다. 치료사는 환자와 함께할 때 부정맥에 대한 심전도를 직접 관찰하거나 환자를 치료하기 전에 원격측정 전문가에게 알려 물리치료 중에 심박수와 리듬을 감시할 수 있어야 한다. 물리치료사는 빈맥 및 사지의 체온변화, 말초맥박 감소, 심리상태 변화 및 저혈압에 이르는 부적절한 심장 출력의 징후와 증상을 알아야 하고 여러 가지 신장 합병증을 인지해야 한다. 심방세동(atrial fibrillation, AF)은 관상동맥우회술 후 흔한 합병증으로 뇌혈관사고(뇌졸중) 위험이 2~5배 가량 증가한다. 심방세동이 24시간 이상 지속되면 항응고제를 투여하여 혈전 및 색전 형성의 가능성을 감소시킬 수 있다. 심실성 부정맥은 관상동맥우회술 후 언제든지 발생할 수 있지만 수술 후 초기에는 더 흔하다. 드물지만 심장압전증(cardiac tamponade)에 이르는 심낭삼출(pericardial effusion)은 수술 후 초기 단계에서 많이 발생하나 수술 후 6개월까지도 발생할 수 있다. 심음 미약, 경정맥압 상승 및 저혈압 Beck의 삼중체(Beck's triad)는 심장압전증의 특징이다. 또한 심장압전증은 호흡 중 수축기 혈압이 10mmHg 이상 떨어지는 모순맥박(pulsus paradoxus), 호흡곤란, 흉통 및 어지럼을 동반할 수 있다.

물리치료사는 환자의 호흡기 손상 징후를 관찰해야 한다. 수술 후 폐합병증은 수술 후 주기적인 한숨 없는 얕고 단조로운 호흡 양상으로의 변화, 장기간의 누운 자세 유지 및 일시적인 횡격막 기능장애를 비롯한 많은 요인에 의해 초래된 폐 팽창의 부족으로 인해 발생한다. 이들은 수술 후 호흡 변화, 기침 장애 및 호흡곤란을 초래한다. 관상동맥우회술 후 흔한 저산소혈증은 맥박산소측정기에서 감소한 산소포화도에 나타날 수 있다. 흉막삼출(pleural effusion)은 수술 후 흔히 발생하는 합병증으로 호흡곤란을 일으킬 수 있다. 삼출은 이차적으로 내흉동맥에 출혈을 발생시킬 수 있다. 작은 삼출은 일반적으로 관리할 수 있고 자연적으로 해결할 수 있지만 더 큰 삼출은 흉강천자(thoracentesis)가 필요할 수 있다. 물리치료사는 환자의 호흡상태, 기침 효율, 숨소리를 평가해야 한다.

1단계 심장재활의 주된 초점은 수술 후 조기 동원에 있으므로 물리치료사는 활동 또는 지구력 평가를 수행하여 점차 증가하는 활동 강도나 유산소운동에 대한 환자의 생리학적 반응을 평가해야 한다. 평가는 대개 환자가 누운 자세에서 앉은 자세 그리고 마지막으로 서 있는 자세까지 진행한다. 이 과정에서 환자의 심박수, 심전도, 혈압, 맥박산소측정기에 의한 포화상태 및 모든 징후와 증상이 모니터링된다. 자세 변화에 대한 환자의 반응이 안정적이고 안전하다고 판단되면 치료사가 생리적 반응과 징후 및 증상을 계속 관찰하면서 간단한 운동이나 일상생활의 일부 활동을 수행하도록 요청한다.

활동평가 중 환자의 생리적 반응이 안전하고 적절하면 치료사는 지구력 평가를 수행할 수 있다. 환자는 스스로 선택한 편안하고 여유로운 속도로 복도에서 2~3분 동안 점진적인 보행을 수행하도록 지시받고, 치료사는 환자의 활력징후 및 다른 징후와 증상이 있는지 환자가 계속 걷는 동안 관찰한다. 또한 운동자각도 척도를 사용하여 환자가 피로감을 느끼기 시작할 때까지 속도가 지속하는 동안 '다소 힘든'(6~20의 척도에서 13) 또는 '다소 강한'(1~10의 척도에서 4)의 운동자각도를 보고할 때까지 반복한다. 평가가 끝나면 치료사는 총 운동 시간을 지구력의 기준 척도로 기록한다.

지구력 평가의 대안은 6분 걷기검사(Six-Minute Walk Test, 6MWT)와 같은 시간 측정 검사를 사용하는 것이다. 환자들은 보조기를 사용하거나 사용하지 않고 지정된 코스에서 가능한 한 많은 거리를 이동할 수 있는 속도로 걷도록 지시받는다. 검사가 끝나면 혈압, 심박수, 산소포화도, 운동자각도, 호흡곤란, 피로도가 기록된다. 6분 걷기검사는 가장 광범위하게 연구된 보행 검사로, 호흡기 또는 심혈관질환 환자에게 더 잘 용인된다. 6분 걷기검사의 결과는 최대산소 소비와 강한 상관관계를 가진다.

치료 계획과 중재

심장재활의 여러 특성으로 인해 물리치료사는 심장재활팀과 긴밀히 협력하여 운동, 생활습관 변화, 지속적인 교육, 인지행동치료, 정서적 지원의 중요성과 필요성을 강조한다. 심장재활팀이 환자가 퇴원할 수 없다고 판단한 경우 기능 회복이 이루어지기 전까지 1단계 프로그램이 연장된 재활시설로 환자를 옮길 수 있다.

1단계 프로그램에는 환자의 필요에 맞는 활동 및 지구력 평가에 기초한 맞춤형 운동프로그램이 포함된다. 1단계 프로그램은 심박수, 운동자각도의 자가 모니터링 및 운동이나 신체 활동 중이나 후에 심장 통증의 징후와 증상에 대한 교육을 강조한다. 회복 과정에서 수행할 수 있는 활동과 피해야 할 활동에 대한 교육이 제공된다. **표 12-1**은 관상동맥우회술 이후에 일반적으로 처방되는 흉골 주의사항의 대표적인 예를 제시한다. 향후 심장질환의 위험을 줄이기 위한 생활습관 수정 전략(예: 금연, 규칙적인 운동, 식이요법 변경)을 1단계 전체에 걸쳐 교육하고 강조한다. 마지막으로, 환자들은 환자 커뮤니티에서 이용할 수 있는 2단계 프로그램에 대해 알게 된다. 심장 관리에 환자 교육을 제공하는 것은 혈압, 사망률, 운동능력 및 식습관의 측정 가능한 개선을 가져왔다.

운동은 관상동맥우회술 후 회복 과정에서 중요한 부분이다. 운동범위는 처음 24~48시간 이내 초기 단계부터 시작하여 수동적에서 능동보조 그리고 능동운동으로 진행할 수 있고, 물리치료사는 가슴 확장을 개선하고 호흡을 촉진하기 위해 운동을 처방할 수 있다. 저위험 환자는 병상에서 자가치료 활동을 수행하도록 권장해야 한다. 환자가 준중환자실로 옮겨지면 환자가 침대 안팎으로 더 많은 기능적 활동을 수행할 것으로 예상한다. 운동이나 기능적 활동을 수행하는 동안 물리치료사는 환자의 생리적 반응, 운동자각 및 응급 징후와 증상을 지속해서 관찰해야 한다. 운동검사를 종료하기 위해 사용되는 지침은 운동 시간을 중단할 시기를 결정하는 데 사용할 수 있다(**표 12-2**).

표 12-1 • 흉골 주의사항 예방책

팔의 움직임 제한에 초점을 맞춘 주의사항	팔에서 흉골 하중을 최소화하는 데 초점을 맞춘 주의사항
• 양측 어깨 굴곡을 90° 이상 수행하지 않음 • 한쪽 또는 양쪽 팔 운동경기 금지 • 상의 착용 시 팔을 뒤로 뻗지 않음 • 어깨의 과격한 외회전과 함께 수평외전을 피함	• 5kg 이상 들지 말 것 • 자동차 운전 금지 • 침대에서 움직이고 침대에서 나올 때 팔로 밀거나 당기지 않음

표 12-2 • 운동 중단을 위한 절대적 지표와 상대적 지표

절대적 지표	상대적 지표
징후와 증상 • 중등도나 심각한(3~4등급) 협심증 • 청색증, 창백, 다른 재관류부전 징후 • 운동실조, 현기증 또는 거의 실신과 같은 신경계 징후나 증상이 증가	**징후와 증상** • 협심증 증가 • 피로, 호흡곤란, 근육통, 다리 파행 • 피부 온도 감소, 식은땀, 말초 청색증과 같은 증상
생리적 반응 • 작업 부하가 증가하고 허혈의 증거가 있음에도 불구하고 수축기혈압(SBP)이 10mmHg 이상 떨어짐 • 비정상적인 ECG 반응 • 지속성 심실성 빈맥 • 진단 Q파(V1 또는 aVR 제외)가 없는 수준에서 1.0mm 이상의 ST분절 높이	**생리적 반응** • 혈압 변화 - 허혈의 증거 없이 작업 부하가 증가함에도 SBP에서 10mmHg 이상 떨어짐 - 고혈압(SBP>250mmHg 또는 DBP>115mmHg) • 비정상적인 ECG 반응 - 심실조기수축(PVCs), 심실상빈맥, 심장차단 또는 서맥성부정맥과 같은 비정상적인 심장박동 - 과도한 ST 억제 또는 표시된 축 이동과 같은 ST 또는 QRS 변경 - 심실성빈맥과 구별할 수 없는 다발성 분지 차단 또는 심실 내 전도 결함의 발생
기타 • ECG 및 SBP와 같은 생리적 반응을 감시할 수 없음 • 환자가 멈추려는 욕구를 나타냄	

운동 시작 전에 수행된 활동 및 지구력 평가 결과는 환자가 수행할 수 있고 견딜 수 있는 위치 및 기능적 활동에 대한 물리치료사의 기준 측정값을 제공한다. **표 12-3**은 침대와 침대 옆의 활동에서 걷기 및 계단 오르기로의 진행을 보여주는 1단계 기능 활동의 예를 제공한다.

퇴원 전이나 직후, 대부분의 환자는 낮은 수준 등급의 운동검사를 통해 가정에서 이 환자의 활동이 초과해서는 안 되는 대사당량(metabolic equivalent task, MET) 수준뿐만 아니라, 일상생활에서 운동이나 활동을 수행할 때 가정에서 합리적으로 일할 수 있는 최대 MET를 결정한다. 일상생활의 거의 모

표 12-3 • 1단계 심장재활 동안의 기능적 활동

기능적 활동	침대와 침대 옆 활동	병실에서의 활동	방 및 복도에서의 활동	외부에서의 활동
침대 이동	환자는 도움을 받아 침대에서 일어나 앉는다.	환자는 필요에 따라 도움을 받아 침대에서 일어나 앉는다.	독립적으로 침대에서 일어나 앉는다.	지속적
서기	환자는 도움을 받아 침대 옆에 선다.	환자는 필요에 따라 도움을 받아 침대 옆에 선다.	독립적으로 선다.	지속적
걷기	해당하지 않음	환자는 도움을 받아 욕실을 포함한 방안을 걷는다.	환자는 하루 2~3회 도움을 받아 복도를 걷는다.	환자는 하루 3~4회 도움을 받아 계단을 오르내리고 복도를 걷는다.
자가관리	환자는 침대 또는 침대 옆에서 자가관리를 수행한다.	욕실에서 자가관리 활동을 수행한다.	지속적	지속적

든 활동은 4MET 이하의 에너지로 수행될 수 있다. 그러나 계단 오르기에는 5~6MET가 필요하다. 집에서 2~6주 정도 회복한 뒤 2단계 심장재활을 시작할 준비가 된다.

근거 중심 임상적 추천

SORT: 추천 분류의 장점

A 일관된, 양질의 환자 지향적 근거

B 일관되지 않거나 제한된 질적 수준의 환자 지향적 근거

C 동의, 질병 중심의 근거, 일반적인 관행, 전문가의 의견 또는 사례 시리즈

1. 심리적·교육적으로 감독된 운동 중재가 포함된 심장재활은 관상동맥우회술 이후 환자에게 권장된다. **A 등급**

2. 심장재활은 나이와 관계없이 남성과 여성의 운동내성과 운동능력을 향상시킨다. **A 등급**

3. 관상동맥우회술 이후 흉골 주의사항은 비정상적인 회복 가능성을 줄이는데 효과적이다. **C 등급**

종합 질문

12.1 다음 중 심장재활을 받는 환자의 운동능력 향상을 보여주는 결과는 무엇인가?

A. 지구력 검사 중 피로점에 도달하는 시간이 단축되고, 6분 걷기검사 거리가 증가한다.

B. 지구력 검사 중 피로점에 도달하는 시간이 증가하고, 6분 걷기검사 거리가 감소한다.

C. 지구력 검사 중 피로점에 도달하는 시간이 단축되고, 6분 걷기검사 거리가 감소한다.

D. 지구력 검사 중 피로점에 도달하는 시간이 증가하고, 6분 걷기검사 거리가 증가한다.

정답

12.1 **D.** 지구력 검사 동안, 운동능력이 증가하는 환자는 동일한 강도로 피로점에 도달하기 전에 더 오랜 시간 동안 걸을 수 있고 기준치와 비교했을 때, 6분 걷기검사로 더 먼 거리를 걸을 수 있다.

좌심실보조장치

Left Ventricular Assistive Device

Jaime C. Paz

CASE 13

59세, 남성은 울혈성심부전(congestive heart failure, CHF)이 악화하여 7일 전에 병원에 입원했다. 처음에는 이뇨제와 양성수축변력제(positive inotropes)로 의학적 관리가 이루어졌으나, 혈류 안정성을 얻기 위해 좌심실보조장치(left ventricular assist device, LVAD) 이식이 필요했다. 입원기간 환자는 1B 등급으로 심장이식 대기자에 등록되었다. 환자의 과거 병력은 울혈성심부전, 고혈압, 2형 당뇨병, 관상동맥질환 및 천식이 있다. 그는 결혼하여 단층집에 살고 있고, 세 자녀가 근처에 살면서 도움을 주고 있다.

- ▶ 가장 적합한 검사 방법은 무엇인가?
- ▶ 그의 건강상태에 근거한 활동 제한의 요인은 무엇인가?
- ▶ 물리치료를 방해하는 합병증은 무엇인가?
- ▶ 가장 적절한 물리치료 중재는 무엇인가?
- ▶ 물리치료 검사 또는 중재 시 어떤 부분을 주의해야 하는가?
- ▶ 건강상태의 각 단계에 따라 물리치료 계획을 설명한다.

주요 정의

- **울혈성심부전**(congestive heart failure, CHF): 혈액을 말초로 보내는 심장의 펌프 기능이 거의 없어진 상태. 결과적으로 폐에 피가 고이고 호흡곤란을 유발
- **심장이식**(heart transplant): 최근 사망한 개인의 기증된 심장으로 만성 질환이 있는 심장을 대체
- **1B 등급**(status 1B): 기관 이식에 대한 우선순위가 다른 환자를 분류하기 위해 1984년 미국연방법에 따라 설립된 국가 비영리 이식 장기 및 환자 관리 시스템인 United Organ of Organ Sharing(UNOS)에 의해 정의된 것으로 장기이식 순위에서 1A 등급 다음
- **심실보조장치**(ventricular assist device, VAD): 좌심실, 우심실 또는 양쪽 심실을 보조하여 심장 출력을 향상시키는 기계 장치

목표

1. 좌심실보조장치 이식에 대한 적응증을 설명한다.
2. 좌심실보조장치 기계적 순환 보조와 관련된 메커니즘을 이해한다.
3. 물리치료 검사 또는 중재에 영향을 줄 수 있는 일반적인 심장 약물의 부작용을 확인한다.
4. 좌심실보조장치 이식 환자의 잠재적인 합병증을 확인한다.
5. 환자 집단에 대한 물리치료 검사 개요를 작성한다.
6. 기계적 순환 지원에 따른 개개인의 치료 계획을 세운다.

물리치료 시 고려사항

좌심실보조장치 이식 환자를 관리하는데 고려할 점:

▶ **일반적 물리치료 계획/목표**: 관절가동범위, 근력 및 기능적 능력의 상실을 방지하거나 최소화하고, 기능적 독립성과 안전성을 극대화하는 동시에 2차 손상을 최소화하며, 삶의 질 향상

- ▶ **물리치료 중재**: 좌심실보조장치 주의사항에 관해 환자와 간병인 교육, 심부정맥혈전증의 위험 감소 및 낙상 위험 감소, 보행 훈련, 보행 중 안전한 보호를 위한 간병인 훈련, 가정 운동프로그램의 처방, 지속적인 재활
- ▶ **물리치료 시 주의사항**: 좌심실보조장치 주의사항, 낙상 위험을 줄이기 위한 철저한 신체 감독과 활력징후 및 좌심실보조장치 변수의 일관된 관찰
- ▶ **물리치료를 방해하는 요인**: 심부정맥혈전증, 호흡곤란, 감염, 낙상, 좌심실보조장치 실패

건강 상태의 이해

심부전은 심혈관 및 폐 시스템과 관련된 여러 가지 관련 질환에서 기인하는 진행성 증후군이다. 질병관리본부에 따르면, 심장질환 진단을 받은 성인의 수는 2,680만 명이며, 10만 명 중 약 204명이 심장질환으로 사망했다. 2009년 국립심장, 폐 및 혈액 연구소는 미국의 심부전 유병률을 570만 명으로 보고했다.

고혈압, 허혈성 심장병, 선천성 심장병, 판막성 심장병 및 만성 폐질환은 모두 심장 펌프 기능장애로 진행될 수 있다. 심부전은 우심실이나 좌심실뿐만 아니라 두 심실 모두에서 동시에 발생할 수 있다. 좌심실이 펌프질을 할 수 없으면 폐울혈과 호흡곤란을 유발할 수 있으므로 일반적으로 좌측 심부전을 울혈성심부전이라고 한다.

심부전의 의학적 관리는 심실 부하를 줄이기 위한 다양한 의약품을 사용하는 약리학적 지원으로 구성된다. 강심배당체(cardiac glycosides)인 디기탈리스(digitalis)제제는 심장의 수축력을 향상하는 양성수축변력제이다. 가장 흔히 사용되는 강심배당체는 디곡신(digoxin)이다. 또한 양성수축변력제는 이뇨제(예: Lasix)와 함께 처방하여 심실 부하를 줄일 수 있다. 심부전 치료에 사용되는 또 다른 약제는 안지오텐신전환효소(ACE) 억제제이다. ACE 억제제(예:

lisinopril, captopril)는 혈액량을 감소시키고 전체 말초저항을 감소시킴으로써 심장 작업 부하를 감소시키는 데 도움을 준다. 디곡신 및 이뇨제와 관련된 흔한 부작용은 임상적으로 중요한 의미가 있다. 디곡신과 관련된 부작용은 심장부정맥, 피로 및 정신상태 변화를 포함한다. 불행하게도 이러한 징후와 증상은 심부전의 임상 증상과 구별되지 않을 수 있다. 이뇨제는 어지러움, 약화 및 기립성저혈압을 일으킬 수 있다. 라식스(Lasix)와 같은 루프이뇨제는 칼륨 고갈로 이어질 수 있으며, 이는 근육경련과 심장부정맥을 일으킬 수 있으므로 부작용을 줄이기 위해 칼륨보존이뇨제 또는 칼륨보충제를 복용한다. ACE 억제제는 비교적 부작용이 적고, 강심배당체 또는 이뇨제와 관련된 부작용보다 덜 심각하다. 환자는 피부발진, 위장관 불쾌감 또는 마른기침을 나타낼 수 있다.

심부전 분류는 최적의 질병 관리를 위해 필수적인 요소이다. 가장 많이 활용되는 분류체계는 개정된 뉴욕심장협회(New York Heart Association, NYHA) 기능별 심장질환 분류체계이다. 뉴욕심장협회는 신체 활동 제한(1등급)에서 피곤함, 호흡곤란 또는 협심증(4등급)과 같은 증상 및 징후를 보이는 심각한 질병에 이르는 4가지 진행성 질환을 기준으로 심장질환을 분류한다. 이 분류체계는 환자의 기능적 능력에 대한 좋은 설명을 제공하지만, 관리전략은 제시되지 않았다. 따라서 미국심장학회(American College of Cardiology)는 미국심장협회(American Heart Association)와 공동으로 심부전 환자의 관리를 돕기 위한 4단계 시스템을 고안했다(**표 13-1**).

심실보조장치(VADs)는 지난 30년 동안 심부전 환자들에게 사용됐다. 현재 심실보조장치는 심실 기능을 일부 또는 완전히 대체하는 것을 목표로 심장이식 대기환자 수술(Bridge to Transplantation, BTT) 또는 심장이식 대체수술(destination therapy, DT)에 활용되고 있다. 심실보조장치가 있는 BTT 환자는 기증자 심장이 이용 가능할 때까지 기계적 지원을 유지할 것이다. 이 기간에 심실보조장치는 환자가 기능적 용량과 지구력을 향상하는 데 도움이 될 수 있으며, 이로 인해 이식 후 결과가 더 성공적으로 나타날 수 있다. DT를 위해

표 13-1 • 미국심장학회/미국심장협회 심부전 환자 단계에 따른 권장 치료법

단계	설명	권장 치료법
A	심장 구조에는 구조적 또는 기능적 이상이 없지만 심부전과 관련된 상태 때문에 심부전이 발생할 위험이 크다.	생활습관 수정(예: 금연, 운동 증가) 고혈압 관리 적합한 환자에게 ACE 억제제 또는 안지오텐신 수용체길항제(ARB) 제공
B	심부전의 징후나 증상은 없지만 심부전과 관련된 구조적 변화가 있다.	적절한 환자에서 베타차단제를 추가한 A 단계와 유사한 관리
C	구조적인 심장질환이 현재 또는 과거의 심부전 증상으로 인해 존재한다.	A 단계와 유사한 관리에서 추가로 • 수분 보유력이 있는 경우 이뇨제 • ACE 억제제 • 특정 환자를 위한 베타차단제 • Hydralazine/nitrates 혈관확장제 • 디기탈리스 • 양심실조율(biventricular pacing) • 삽입형 제세동기(implantable defibrillators)
D	환자가 최종 단계이거나 다른 전통적 관리에서도 증세가 호전되지 않아 전문화된 관리가 필요하다.	A, B, C 단계 관리에서 추가로 • 심장이식 • 억제를 위한 만성수축변력제 • 기계적 보조장치 • 실험 수술이나 약물 • 호스피스

심실보조장치가 이식된 경우 불행히도 환자는 이식 후보자가 아니며, 심실보조장치가 마지막 치료 옵션이다.

이러한 기계적 순환 보조장치에는 외과적으로 이식된 케이블 라인과 펌프 메커니즘에 연결된 외부 제어상자가 있다. 일반적으로 외부 제어상자는 배터리 팩으로 전원이 공급된다. 심실보조장치 펌프와 원래의 심장과의 동기화는 외부 시스템 제어기에 연결된 경피적 리드에 의해 이루어진다. 몇몇 회사는 박동성 또는 연속 펌프장치를 갖춘 심실보조장치를 제조한다. 두 가지 유형의 펌

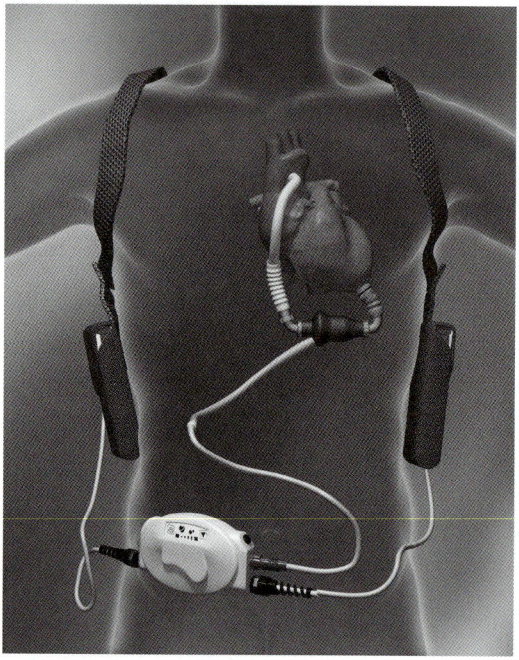

그림 13-1 지속적인 펌프 메커니즘을 가진 Heartmate II 좌심실보조장치.

프 모두 심부전이 있는 환자의 기능적 능력과 삶의 질을 향상시킨다. 좌심실보조장치 이식을 받은 환자들은 향상된 유산소 지구력을 보여주었다. 좌심실보조장치 이식 후 1~2년 뒤, 6분 걷기검사에서 환자들은 약 300m를 걸어 좌심실보조장치 이식 전 보행 거리를 두 배로 늘렸다.

좌심실보조장치 이식으로 인한 합병증은 심장 수술과 일치한다. 여기에는 부정맥, 혈전색전증, 뇌졸중, 감염, 호흡부전, 위장장애 및 사망이 포함된다. 좌심실보조장치를 이식한 환자는 펌프의 밸브 기능장애, 리드 및 구동 라인의 단선, 펌프 메커니즘의 저하와 같은 기계적 합병증을 경험할 수도 있다. 기계적 합병증은 수리되거나 다른 좌심실보조장치로 교체해야 할 수도 있다. DT에 대한 심실보조장치 이식을 받는 환자는 1~2년을 살 것으로 예상된다.

물리치료 환자/고객 관리

좌심실보조장치 이식을 받은 환자들은 만성 심장질환을 앓고 있는 다른 환자들과 유사한 몇 가지 문제뿐만 아니라 기계적 순환 자원에 고유한 요인도 고려해야 한다. 중심 혈류역학의 손상과 불용성 근위축으로 인한 발병과 동시에 심각한 합병증이 발생할 수 있다. 좌심실보조장치의 기계적 및 안전 특성을 이해하는 것은 기능 활동 및 운동 중에 감시할 매개 변수를 결정하는 데 필수적이다. 물리치료사는 각 환자에게 이식된 특정 좌심실보조장치의 개별 펌프 특성을 숙지해야 한다. 일반적으로 좌심실보조장치는 심박출량 또는 기기에서 혈류 용량을 설명한다. 또한 좌심실보조장치는 운동 중에 고정 또는 적응할 수 있는 능력을 갖추고 있다. 추가적인 고려사항으로는 어깨 홀스터에 고정되어야 하는 전원 및 시스템 컨트롤러와 같은 외부 펌프 메커니즘의 관리가 있다. 이동 중에 환자의 신체에서 빠지는 경피 리드를 보호하기 위해 제어상자에서 펌프까지 이 중요한 링크에 장애가 발생하지 않도록 복부 바인더를 항상 착용해야 한다. 좌심실보조장치 이식을 받는 환자는 투약 관리를 통해 기계적 순환 안정성을 유지하면서 혈류학적 안정성을 최적화할 수 있다. 통상적으로 사용되는 제제는 베타차단제(예: carvedilol) 및 ACE 억제제 또는 안지오텐신수용체 길항제를 포함한다. 또한 아스피린 치료는 HeartMate 이식을 받은 모든 환자에게 사용된다. 이러한 약물의 조합은 특히 우심실 기능을 보존하고 장기적인 좌심실보조장치 착용에 대한 전신성 고혈압의 해로운 영향을 줄이는 데 도움이 된다.

좌심실보조장치 이식 환자에 대한 재활의 주요 목표는 심장이식을 기다리는 동안 또는 그의 남은 생애 동안 기능적 능력을 최적화하는 것이다.

검사, 평가 및 진단

물리치료사는 환자를 보기 전에 투약, 검사 수치, 수술 후 주의사항, 운동이나 이동성 제한사항 등 환자의 의료기록을 철저히 검토할 필요가 있다. 좌심실보조장치 이식에는 전형적으로 흉골절개술이 필요하므로 흉골 주의사항을 따라야 한다. 점검할 중요한 검사 수치는 헤모글로빈, 헤마토크릿, 혈소판 수, 좌심실보조장치의 혈압 및 혈류 흐름, 심박출량의 경향이 포함된다. 헤모글로빈, 헤마토크릿 및 세포 수가 안전 범위 내에 있지 않으면 운동이나 동원을 보류해야 한다.

일반적으로 물리치료 검사는 환자가 혈류학적으로 이동에 안정되어 있으면 수술 후 첫날에 시작할 수 있다. 환자와의 초기 접촉은 중요하거나 집중적인 치료 시설에 있을 가능성이 크며, 개별 시설에 따라 다를 수 있다. 의료기록의 철저한 검토와 의료진과의 협의는 물리치료 검사 시작의 적정성을 판단하는 데 도움이 된다. 환자의 호흡이 불충분하거나 운동불내성(예: 흉통 또는 두근거림)의 증상이 보고되고 수축기혈압이 80mmHg 미만이거나 20mmHg 이상 감소하고, 심실보조장치 유량이 3L/분 미만이고, 감소한 박출량이 감지되거나, 장치가 경보를 울리거나, 치료사가 급성 출혈이나 신경학적 변화를 발견하는 경우는 물리치료가 종료되거나 보류되어야 하며 의료팀에 통보되어야 한다.

최근에 가슴 수술을 받은 다른 환자들과 마찬가지로 검사는 환자의 정신상태, 피부 상태, 감각, 관절가동범위, 힘 및 기능적 이동성에 대한 평가를 포함한다. 이 환자들은 흉골 절제술 후 상태이므로 수술 후 폐 합병증을 예방하는 데는 폐음과 기침 효율성의 점검이 필수적이다. 마지막으로 기능적 이동 준비를 쉽게 하도록 환자의 병상 장비를 조사해야 한다.

환자가 배나 가슴의 튜브 출구 부위에 통증을 호소하는 경우가 많으므로 환자의 통증척도검사가 필요하다. 환자들은 후만이나 측만을 조장할 수 있는 자세나 부목을 선호하는 경향이 있다. 직립 자세를 유지하는 것은 매우 중요하다. 왜냐하면 앞으로 또는 옆으로 구부린 자세는 좌심실보조장치 드라이브 라인에 있는 펌프의 흐름을 방해할 수 있기 때문이다.

환자의 혈류학적 반응에 대한 지속적인 평가는 초기 검사와 기능 활동 및 운동 진행 과정 모두에서 매우 중요하다. 좌심실보조장치의 전원 기반 모니터는 화면에서 읽을 수 있는 유량 또는 심박출량을 제공한다.

일부 좌심실보조장치는 생리적 수축과 확장을 모방하는 맥동성 흐름을 생성한다. 환자가 맥동기전을 가진 좌심실보조장치를 이식한 경우 혈압측정띠와 청진기를 사용하여 표준 혈압을 측정할 수 있다. 대조적으로 Heartmate II는 좌심실에서 전신 순환계로의 지속적인 혈액 흐름을 생성하여 수축기 및 이완기 압력을 나타내는 식별 가능한 코로트코프음(Korotkoff sounds)이 나타나지 않기 때문에 전통적인 수은혈압계의 혈압측정은 불가능하다. Heartmate II는 수축기혈압과 이완기혈압을 감지할 수 없으므로 평균동맥압(mean arterial pressure, MAP)이 측정된다. 평균동맥압은 좌심실보조장치가 기능적 활동을 얼마나 잘 수행할 수 있는지를 보여준다. 환자가 중환자실에 있으면 평균동맥압을 수시로 모니터해야 한다. 환자가 중환자실에 없는 경우 평균동맥압은 청진기를 이용한 소리의 경우보다 더 잘 감지되는 도플러초음파로 평가할 수 있다. 이 측정을 수행하기 위해 치료사는 표준 혈압측정띠를 도플러초음파와 함께 사용하여 혈압측정띠에서 압력을 방출할 때 첫 번째 소리를 듣는다. 식별할 수 있는 수축기 및 이완기 압력이 없으므로 단일 압력은 평균동맥압을 나타낸다. 기계 기능 및 설정에 따라 휴식 및 활동 시 70~95mmHg의 평균동맥압이 대부분 환자에게 적합하다.

적절한 운동강도와 활동에 대한 반응을 결정하기 위해 물리치료사는 혈압, Borg Scale을 사용한 운동자각도 및 맥박산소측정법으로 측정한 산소포화도를 모니터할 수 있다. 운동자각도 20에서 11~13은 환자 집단이 일정 기간 안전하게 훈련하고 훈련 효과를 얻기에 충분한 강도 수준이다. 산소포화도 모니터 지침은 좌심실보조장치가 없는 다른 환자와 유사하게 90% 이상의 산소포화도를 유지한다.

좌심실보조장치를 이식한 환자와 활용된 결과 측정에는 Minnesota Living With Heart Failure 설문지, Kansas City Cardiomyopathy 설문지, SF-36을 통한 건강 관련 삶의 질, 기능적독립측정(Functional Independence Measure, FIM) 및 6분 걷기검사가 포함된다. 예후는 나이, 합병증 수, 좌심실보조장치 이식 시기, 장치 오작동 및 이식 후 감염과 같은 합병증을 포함한 여러 요인에 따라 달라진다. 심장이식을 기다리는 1B 상태인 환자의 경우, 기증자 심장의 평균 대기시간은 78일이다.

치료 계획과 중재

좌심실보조장치 환자를 관리하는 것은 울혈성심부전 환자를 관리하는 것과 비슷하지만 다소 다른 면이 있다. 울혈성심부전 환자와 달리 좌심실보조장치 환자는 전부하(확장기말용적)를 유지하기 위해 체액을 제한하는 경우는 거의 없으며, 기계 펌프의 흐름이나 심박출량을 유지하는 데 도움이 된다. 입원환자 물리치료 중재는 장치의 외부 구성 요소를 적절히 관리하기 위한 팔과 다리의 관절가동범위 운동, 근력 강화 운동, 이동 및 보행 훈련, 일상생활활동의 에너지 절약, 폐 위생, 유산소 조절 및 환자 교육이 포함될 수 있다. 수술 후 초기 8주 동안 물리치료 중재 시 흉골 주의사항을 시행해야 한다. 흉골 주의사항은 좌심실보조장치를 이식하는데 필요한 절개 부위에서 흉골이 치유되도록 설계된 운동 제한사항이다. 흉골 주의사항은 양쪽으로 약 4.5kg 이상의 무게를 들어 올리지 말고, 한쪽 또는 양쪽의 팔 스포츠 금지, 운전 금지, 머리 위로 손을 뻗는 것 금지 그리고 능동적인 어깨 굴곡이나 90° 이상 외전 금지 등이 포함된다. 팔 관절가동범위 운동과 400g~1.5kg 물건 들기는 일반적으로 견갑골 불안정이 감지되지 않으면 허용된다. 절개 부위에 흉골 불안정성이 나타나면 환자에게 관절가동범위를 최소화하도록 지시해야 한다. 절개 부위의 통증, 압통, 발열 또는 화농성 배액물의 존재는 감염을 나타낼 수 있다.

중재 중 기립성저혈압 또는 현기증의 임상적 증상을 보이는 환자는 드라이브 라인 폐색 또는 펌프 오작동을 나타낼 수 있으므로 즉시 평가해야 한다. 드라이브 라인 부위에서의 감염 예방과 복부 바인더를 통한 보호는 기계 펌프의 적절한 기능을 보장하는 데 중요하다. 환자는 샤워를 할 수는 있지만 욕조와 수영장 사용은 제한된다. 샤워 시 심실보조장치 시스템 구성 요소를 보호할 수 있도록 특수 설계된 워터 키트가 제공된다. 간호사 또는 작업치료사와의 협의는 이 상황에 도움이 된다. 좌심실보조장치 이식 환자들은 기능적인 능력과 유산소 지구력을 8~12주 동안 증가시키는 경향이 있다. 따라서 급성치료시설에서 초기 중재 계획의 초점은 지구력 훈련 준비에 있어 합병증을 예방하고 기능적 능력을 최대화하는 것이다. 퇴원 계획은 환자가 움직이기 시작하자마자 시작되며 환자는 입원 치료에 집중하도록 한다. 1B 상태로 이식 목록에 등록된 이 환자의 경우 적절한 장기 기증자를 기다리기 위해 퇴원할 가능성이 있다. 이식을 기다리는 동안 호기성 검사는 이식 후 성공적인 결과를 촉진하는 데 필수적이다.

근거 중심 임상적 추천

SORT: 추천 분류의 장점

A 일관된, 양질의 환자 지향적 근거

B 일관되지 않거나 제한된 질적 수준의 환자 지향적 근거

C 동의, 질병 중심의 근거, 일반적인 관행, 전문가의 의견 또는 사례 시리즈

1. 좌심실보조장치를 이식받은 뉴욕심장협회 등급 III에서 IV로 분류된 심장 질환자는 투약으로만 관리하는 환자에 비해 삶의 질과 기능적 능력의 향상을 보여준다. **B 등급**
2. 좌심실보조장치가 이식된 환자의 물리치료는 수술 후 첫날부터 안전하게 수행할 수 있다. **C 등급**
3. 좌심실보조장치가 이식된 환자의 혈류학적 모니터링에는 기계와 환자 변수가 모두 고려되어야 안전한 동원이 보장된다. **C 등급**
4. 6분 걷기검사는 좌심실보조장치가 이식된 환자의 기능적 용량과 유산소 지구력에 적합한 검사법이다. **B 등급**

종합 질문

13.1 다음 중 좌심실보조장치 삽입 후 투약 관리에 적합한 것은?

A. 기계식 펌프는 약물의 심박동수 변동 및 근육 수축력 모두를 대체할 것이다.
B. 심장 약물치료는 고유 심장 펌프 기능을 강화하고 기계적 펌프 기능을 저해하는 것을 방지하는 데 필요하다.
C. 좌심실보조장치는 더는 약물치료가 필요하지 않도록 심장근육을 강화하는 데 도움을 줄 것이다.
D. 심장 약물치료는 심장조직을 치료하고 좌심실보조장치를 제거하는 목적의 치료에 필요하다.

13.2 다음 중 기계식 펌프 기능이 감소한 징후나 증상은 무엇인가?

A. 빈맥
B. 통증
C. 과호흡
D. 어지럼증

정답

13.1 B. 좌심실보조장치 환자는 기계적 펌프에 과부하를 일으킬 수 있는 전신 고혈압뿐만 아니라 우심실부전을 예방하는 데 도움이 되는 베타차단제, ACE 억제제 및 아스피린 요법이 필요하다. ACE 억제제는 순환계에서 적절한 체액을 유지함으로써 근육 수축력을 보조할 수 있지만, 베타차단제는 심박동수 변동 기능을 지원할 수 있다(A). 좌심실보조장치가 일부 심장근육 기능 회복에 도움을 줄 수 있지만, 만성질환이 있는 심장을 지원하기 위해서는 투약이 항상 필요하다(C). 심부전이 진행된 환자의 심장조직은 심근허혈증이 길어진 환자에게서처럼 반드시 치료되는 것은 아니다(D).

13.2 D. 좌심실보조장치 펌프 기능의 감소는 기립성저혈압의 원인이 될 수 있으며, 현기증 또는 어지럼증이 나타날 수 있다. 빈맥은 환자가 베타차단제를 사용할 것이기 때문에 가능성이 작다(A). 통증은 수술과 수술 후 치유의 많은 부분에서 발생할 수 있으므로 기계 펌프에 대한 특이성이 낮다(B). 과호흡은 활동이나 불안감이 증가함에 따라 발생할 수 있으며, 기계식 펌프에 대한 특이성이 낮다(C).

만성폐쇄성폐질환

Chronic Obstructive Pulmonary Disease

Lawrence P. Cahalin

CASE 14

56세, 남성이 만성폐쇄성폐질환(chronic obstructive pulmonary disease, COPD) 악화 진단으로 2011년 12월 초 입원하였다. 이 환자는 76갑(하루 2갑씩 38년)의 흡연력을 가지고 있다. 그리고 두드러진 통가슴(barrel-shaped chest)과 가벼운 역행성호흡패턴(paradoxical breathing pattern)을 가지고 있으며 신체활동이 악화되고 있다. 그의 흉부 방사선사진은 현저하게 커진 폐로 인해 편평한 횡격막, 증가한 음영 그리고 수많은 폐기포(bullae)를 보여준다. 환자는 현저한 호흡곤란 및 피로, 발열, 기능 및 운동내성 감소, 과도한 기침(호흡하기가 더 어려워짐) 및 현저한 불안감을 유발하는 만성폐쇄성폐질환 악화로 지난 6개월 동안 두 차례 입원했다. 환자는 겨울철에 더 자주 악화하는 것을 보고하고 대부분의 계절 내내 실내에 머무르려고 한다. 입원하기 6개월 전 환자는 삽관을 시행하여 1주간 기계환기를 받았다. 그러나 3개월 전 가장 최근에 입원했을 때 바이팝(bilevel positive airway pressure, BiPAP)으로 비침습적 기계환기를 시도하여 삽관으로 기계환기가 필요하지 않았다. 현재 입원 중인 응급실 입원기록에는 환자가 마지막 입원보다 역행성호흡패턴이 적고 호흡을 촉진하기 위한 자세를 취하고 있다. 환자의 폐기능검사(pulmonary function test, PFT) 결과는 지난 1년 동안 안정적이었지만(표 14-1), 동맥혈가스(arterial blood gas, ABG) 수치는 점차 악화되었다(표 14-3). 입원 중 동맥혈가스 수치는 상당히 높은 이산화탄소 수준과 낮은 산소 수준을 보여준다. 의료진은 그의 동맥혈가스 수치, 두드러진 호흡곤란과 피로, 역행성호흡패턴 때문에 삽관 및 기계환기와 바이팝을 고려하고 있다. 입원 후 둘째 날에는 물리치료사가 상담을 통해 환자를 검사하고 치료하며 환자에게 가장 적합한 치료 계획(침습성 대 비침습성 인공호흡)을 결정하는 데 있어 의료진과 협의한다.

▶ 이 진단과 관련된 검사 징후는 무엇인가?

▶ 환자의 진단을 토대로 그의 상태에 관여하는 요인이 무엇이 될 것으로 예상하는가?

▶ 만성폐쇄성폐질환의 급성 악화로 입원한 환자에게 가장 적절한 물리치료 결과 측정 방법

은 무엇인가?

- 재활 예후는 어떠한가?
- 가장 적절한 물리치료 중재는 무엇인가?
- 물리치료 검사나 중재 중에 주의사항은 무엇인가?

주요 정의

- **동맥혈가스**(arterial blood gas, ABG): 동맥혈의 산도(pH), 산소분압(PaO_2), 이산화탄소분압(PCO_2) 등을 측정. 일반값은 산소분압의 경우 75~100mmHg이고 이산화탄소분압의 경우 35~45mmHg
- **바이팝**(bilevel positive airway pressure, BiPAP): 두 가지 수준의 양압환기를 제공하는 환기. 숨을 들이마실 때 높은 압력을 제공하고 숨을 내쉴 때는 낮은 압력이 들어감
- **지속기도양압**(continuous positive airway pressure, CPAP): 흡입 및 호기 중 일정한 양의 압력을 제공하는 환기
- **기계적 인공호흡**(mechanical ventilation): 자동장치에 의한 적절한 호흡가스교환의 외부 지원
- **산소포화도**(oxygen saturation, SaO_2): 혈액 내 헤모글로빈 분자에 결합된 산소의 백분율. 96~100%가 정상
- **역행성호흡패턴**(paradoxical breathing pattern): 위쪽 가슴의 움직임 후 복부 움직임이 이루어지는 호흡
- **폐기능검사**(pulmonary function test, PFT): 폐에서 호기 및 흡입에 대한 정보를 제공하는 호흡 검사

목표

1. 만성폐쇄성폐질환 및 만성폐쇄성폐질환의 급성 악화 원인에 관해 설명한다.
2. 만성폐쇄성폐질환의 심각도와 만성폐쇄성폐질환 악화와 관련된 요인을 정량화하기 위한 몇 가지 결과 측정 방법을 확인한다.
3. 물리치료사가 급성 만성폐쇄성폐질환 악화 환자를 검사하고 관리하는 방법을 설명한다.

물리치료 시 고려사항

만성폐쇄성폐질환 급성 악화 환자를 관리하는데 고려할 점:

- **일반적 물리치료 계획/목표**: 관절가동범위, 근력 및 유산소 기능상실 방지 또는 최소화, 기계환기 시 호흡기 및 말초 골격근육 약화 감소, 삶의 질 향상
- **물리치료 중재**: 호흡 및 기계적 환기에 관한 환자 교육, 호흡기 및 말초 골격근육 강화, 기능적 상태를 개선하기 위한 기능적 이동성 및 운동 훈련, 에너지 절약 기술
- **물리치료 시 주의사항**: 활력징후 모니터링, 산소포화도 저하 및 이산화탄소 분압(PCO_2) 상승; 호흡근 약화, 피로
- **물리치료를 방해하는 요인**: 침습적 기계환기, 산소포화도 저하

건강 상태의 이해

만성폐쇄성폐질환은 폐기종, 기관지염 및 천식을 포함하는 폐질환으로 폐에서 공기의 호기를 훼손한다. 만성폐쇄성폐질환은 주요 건강 문제이다. 미국에서는 약 2천 4백만 명의 성인이 만성폐쇄성폐질환을 앓고 있으며, 사망원인 중 4위를 차지하고 있다. 2000년 통계에 만성폐쇄성폐질환은 8백만 건의 외래 방문, 150만 건의 응급실 방문, 72만 6,000건의 입원 및 11만 9,000건의 사망이 있었다. 흡연은 만성폐쇄성폐질환의 발병 및 진행에 있어 가장 중요한 위험 요소이다. 다른 주요 위험요인으로는 대기오염, 재발성 호흡기 감염, 유전적 요인 및 알레르기가 있다. 만성폐쇄성폐질환의 환자는 중등도에서 중증의 증상이 나타날 때까지 진단이 되지 않으므로 일반적으로 예후가 좋지 않다. 대기오염이나 담배 연기에 지속해서 노출되면 예후가 훨씬 더 악화된다. 그러나 만성폐쇄성폐질환이 조기에 진단되고 불리한 조건에 대한 노출이 제거되면 예후가 개선된다. 전형적으로 만성폐쇄성폐질환의 진단 및 예후는 폐활량측정을 사용하여 수행된다. 예후는 BODE index를 사용하여 예측할 수 있고, BODE index는 만성폐쇄성폐질환 환자의 사망위험을 예측하는 4가지 요인에 기초하

여 계산한다. 4가지 요인은 체질량 지수(B), 기류 제한(O), 호흡곤란 정도(D), 운동능력(E)이다. BODE index는 더 나은 생존율과 관련된 객관적인 척도를 제공하며, 만성폐쇄성폐질환과 관련된 장애 및 환자의 예후를 정량화할 때 매우 유용하다.

표 14-1은 3개월 전 가장 최근, 퇴원하기 전에 수행한 환자의 폐기능검사 결과를 보여준다. 환자의 결과치는 만성폐쇄성폐질환이 없는 비슷한 또래 남성의 예상치와 크게 다르다.

환자의 노력성호기량(FEV_1)은 0.42L이었고, 예측값은 2.7L이다. 따라서 노력성호기량(FEV_1)의 예측값의 비율은 16%(0.42/2.7=16%)에 불과했다. 환자의 노력성폐활량(FVC)은 1.11L로 비슷하게 감소하여 예측 비율의 33%를 나타내고 이는 중증 폐색폐질환의 또 다른 징후이다. 따라서 폐활량 측정 결과에 따르면 이 환자는 1초 동안 호기를 시작할 때 예상되는 것의 16%만 내쉬고 완전한 강제 호기 중에는 예상되는 것의 33%만 내쉬는 것으로 나타났다. FEV_1/FVC 비율(0.42/1.11=38%)은 폐색폐질환의 심각도를 분류하는 데 도움이 되는 유용한 측정값이다. 일반적으로 폐질환이 없는 사람은 최대 흡기 후 흡입되는 공기의 75%를 내쉰다. 개인이 폐색폐질환을 앓는 경우 공기 배출량이 감소

표 14-1 • 사례 환자의 폐기능검사와 국가직업호흡기사망률시스템(NORMS)의 비교

	관찰	예측	예측 비율(%)
폐활량 측정 결과			
FEV_1 (L)	0.42	2.7	16
FVC (L)	1.11	3.32	33
FEV_1/FVC	35	81	43
체적변동기록 결과			
전폐용량	7.17	4.99	144
잔기량	6.06	1.78	340

하여 FEV_1/FVC 비율이 75% 미만이 되고, 비율이 낮을수록 폐색폐질환이 더 심각하다고 할 수 있다. 이 환자는 FEV_1/FVC 비율이 38%에 불과하므로 매우 심각한 폐색폐질환으로 볼 수 있다.

미국흉부학회(The American Thoracic Society)는 FEV_1, FVC의 예측값과 경도, 중등도 또는 중증 폐질환과 관련된 일산화탄소의 확산능력 비율(diffusion capacity for carbon monoxide, DLCO)을 발표했다(**표 14-2**).

3개월 전의 폐활량 측정 결과에 따르면 현재 환자는 FEV_1(16%) 및 FVC(33%)로 예측치의 비율이 각각 40% 및 50% 미만이므로 심한 만성폐쇄성폐질환으로 분류된다. 이 환자는 DLCO를 측정할 수 없는 심각한 호흡곤란으로 호흡을 유지할 수 없었다. 호흡곤란은 그의 급성 만성폐쇄성폐질환의 악화 빈도에 대한 근거를 제시한다.

흡입된 담배 연기는 폐실질을 파괴하고 흡입된 공기가 제거될 수 있는 명확한 경로가 없어 폐포 및 기관지 조직의 파괴로 인해 심각한 공기 포집을 일으키고 갇혀 있는 공기는 기도를 압박하고(기도 지름이 줄어들어 공기가 적게 배출될 수 있음) 가슴 골격에 압력을 가하여 독특한 통가슴을 만든다. 폐 내 공기 포집의 최종 결과는 폐 내 공기량에 대한 정보를 제공하는 체적변동기록 검사 결과에서 더 살 이해할 수 있다. **표 14-1**은 2011년 9월 입원 후 퇴원하기 전 환자의 체적변동기록 결과를 보여주는데 표시된 전폐용량(total lung capacity, TLC)과 잔기량(residual volume, RV) 측정치에서 뚜렷한 공기 포집이 나타났

표 14-2 • 미국흉부학회 폐질환 분류

검사	정상(예측 비율)	경도(예측 비율)	중등도(예측 비율)	중증(예측 비율)
FVC	≥ 80	60~80	50~60	≤ 50
FEV1	≥ 80	60~80	40~60	≤ 40
DLCO	80	60~80	40~60	≤ 40

다. 그의 전폐용량은 7.17L(예측의 144%)였고, 잔기량은 6.06L(예측의 340%)였다. 잔기량은 최대 호기 후 폐에 남아 있는 공기의 양이다. 이 환자는 잔기량이 평균보다 훨씬 더 크고 통가슴뿐만 아니라 입원 당시 촬영된 흉부 방사선검사에서 관찰된 편평한 횡격막과 관련이 있는 심각한 공기 포집을 가지고 있다. 공기 포집은 호흡기 감염이 발병하여 급성 만성폐쇄성폐질환의 악화를 일으키기 쉬운 호흡기 환경이 조성된다. 환자의 징후와 증상 및 비정상적인 폐기능검사 결과를 생성하는 기전에 대한 이해는 물리치료사가 폐질환의 심각성을 파악하고 환기의 용량과 기능적 결과를 최적화하기 위해 이용할 수 있는 특정 치료방법을 결정하는 데 도움이 된다.

물리치료 환자/고객 관리

만성폐쇄성폐질환의 급성 악화 환자의 관리는 물리치료사가 중요한 역할을 하는 팀 접근방식이 필요하다. 물리치료사의 역할은 다음과 같다. (1)환자의 호흡패턴, 산소포화도, 증상 및 기능적 작업 중 활력징후를 검사하고, (2)신체위치변화, 호흡운동, 기능적 및 운동 훈련, 약물치료, 폐소리에 대한 흉벽진동(airway clearance) 기술을 검사하고, (3)휴식 또는 휴식 후에 기능적인 작업수행 중이나 후에 가슴 확장 및 호흡근 강도와 내구성을 검사하고, (4)보행 검사를 통해 퇴원 시 기능적 상태를 기록한다.

검사, 평가 및 진단

만성폐쇄성폐질환의 급성 악화를 겪고 있는 환자의 현재 상태는 이전 입원 및 치료 기록을 검토함으로써 더 잘 평가할 수 있다. 현재의 검사 수치 중 특히 동맥혈가스는 반드시 검토되어야 한다. **표 14-3**은 지난 6개월 동안 이 환자의 동

표 14-3 • 만성폐쇄성폐질환의 급성 악화를 나타내는 사례 환자의 6개월 동안 동맥혈가스 수치

날짜	입원/퇴원 PaO_2	입원/퇴원 $PaCO_2$	입원/퇴원 pH
2011/6	50mmHg/70mmHg	65mmHg/54mmHg	7.26/7.38
2011/9	48mmHg/68mmHg	68mmHg/52mmHg	7.24/7.38
2011/12	44mmHg/68mmHg	70mmHg/50mmHg	7.20/7.37

맥혈가스를 보여준다.

동맥혈산소분압(PaO_2)의 점진적인 감소, 동맥혈탄산가스분압($PaCO_2$)의 증가, 수소이온농도(pH)의 감소는 환자의 상태가 악화하는 것을 나타낸다.

이 환자 검사에는 호흡패턴 검사, 호흡근 근력 및 지구력 검사, 폐 청진, 맥박산소측정을 통한 산소포화도 관찰 보행 검사 등이 포함된다. 이러한 평가 결과는 더욱 구체적인 물리치료 진단과 예후를 제공할 수 있으며, 근거기반 임상 권장사항을 제공할 수 있다.

치료사는 촉진이나 시각적으로 호흡패턴을 검사하거나 정교한 장치를 사용하여 가슴과 배 동작을 검사할 수 있다. 휴식 시 정상적인 호흡은 일반적으로 배와 가슴의 움직임이 분당 10~12회의 호흡으로 같고 동시에 발생한다. 건강한 개인 또는 폐질환 환자의 극심한 운동은 호흡수를 증가시키고, 호흡패턴을 변경하여 최적의 환기를 달성하기 위해 상부 가슴 운동(횡격막 사용으로 인한 배 근육 운동보다 보조 근육 사용 증가)을 더 많이 사용하게 된다. 상부 가슴 호흡은 팔을 지렛대로 사용하여 환기를 증가시킴으로써 이루어진다. 폐질환 환자는 약함, 피로, 마비, 모방 마비 등으로 횡격막이 손상됐을 때 상부 가슴 호흡에 의존한다. 횡격막의 모방 마비는 폐의 과다팽창이 심한 환자에게서 관찰된다. 이 환자의 흉부방사선촬영 검사는 그의 체적변동기록과 일치하는 폐의 심한 과다팽창과 평편한 횡격막이 나타났다.

이 불충분한 생체역학적 자세는 횡격막 수축에 손상을 입히고 그의 초기 입원 시 지적된 역행성호흡패턴에 영향을 준다. 역행성호흡패턴은 흡기 중 배의 위쪽 및 바깥쪽 가슴 운동과 안쪽 운동으로 특징지어진다.

호흡근의 근력과 지구력에 대한 검사는 급성치료시설에서 자주 수행되지는 않지만, 종종 최대흡기량 측정을 위해 흡기근의 폐활량측정을 통해 간접적으로 평가한다. 호흡 근력과 지구력 측정은 호흡곤란 및 현저한 역행성호흡패턴을 보이는 환자에서는 연기되어야 한다. 그러나 일단 환자가 안정되고 호흡패턴이 정상화되면 호흡 근력과 지구력을 측정할 수 있다. 최대흡기압(MIP)의 경우, 치료사는 환자에게 완전히 숨을 내쉬도록 요청한다(잔기량 근처). 다음으로 환자는 가능한 한 강력하게 흡입해야 한다. 치료사는 최대흡기압을 기록하고 안정적인 값이 나올 때까지 환자에게 검사를 반복하도록 한다. 최대호기압(MEP)의 경우, 치료사는 먼저 환자에게 숨을 완전히 들이마시라고 요청한다. 다음으로 가능한 한 강력하게 숨을 내쉴 것을 환자에게 요청한다. 치료사는 최대호기압을 기록하고 안정적인 값이 나올 때까지 환자에게 검사를 반복하도록 한다. 또한 흡기근 지구력을 측정하기 위해 환자는 일정한 흡기 속도로 각 흡기 노력을 관찰하면서 최대흡기압의 50%보다 큰 수준으로 흡입하도록 한다. 치료사는 환자가 최대흡기압의 50%가 넘는 수준에서 지속해서 흡기를 할 수 있는 시간이나 흡기의 수를 기록한다. 지구력 검사는 환자가 두 번의 연속 시도에서 최대흡기압의 50%보다 큰 흡기력을 달성할 수 없을 때 종료한다.

물리치료사는 폐 청진을 해야 한다. 폐 청진은 기도를 통한 공기의 이동, 특정 폐질환의 비정상적인 소리, 호흡운동, 분비물 제거기술 및 기침 운동의 필요성에 대한 중요한 정보를 제공할 수 있다. 청진을 통해 흡기 및 호기 중 가슴 특정 영역에서 소리의 지속 시간뿐만 아니라 소리의 질을 평가하는 것은 비정상적인 폐소리와 정상을 구분하는데 도움이 된다. 어느 부위에서든 비정상적인 폐소리가 들리면 특정 질환을 확인하기 위해 더욱 정교한 검사가 필요하다. 주목할 만한 두 가지 구체적인 결과는 다음과 같다. (1)환자가 숨을 들이쉬고 내쉴 때 소리가 들리지 않고, (2)나음(crackles), 수포음(rhonchi), 천명음(wheezing) 같은 우발적인 폐소리가 존재한다. 소리의 부재는 폐의 특정 부위에서 공기의 흐름이 거의 일어나지 않거나 없음을 시사하는 반면, 수포음과 천명음의 존재는 이동이 필요한 폐분비물의 존재를 나타낼 수 있다. 이 사례 환자는 위의 두 가지 결과를 보여주었다.

6분 걷기검사와 같은 표준화된 보행 검사는 기능적 수행, 보행, 균형, 심혈관 및 폐 상태, 증상 그리고 치료 중재 반응에 대한 중요한 정보를 제공할 수 있다. 검사 전·중·후에 환자의 운동자각도 및 산소포화도를 측정하는 것이 중요하다. 환자가 언제든지 저산소 상태(산소포화도 < 88~92%)가 되면 안전한 산소 수준을 유지하기 위해 휴식 중과 운동 중 보충 산소를 제공한다. 환자가 병원에서 가장 최근에 퇴원할 당시 6분 걷기검사에서 그의 나이에 대한 예상 거리의 50%만 보행했다. 환자의 6분 걷기검사의 결과를 사용하여 퇴원 시 환자의 기능적 용적을 결정하고, 에너지 보존, 운동 훈련에 필요한 추가 교육에 대한 정보를 제공하며, 환자가 퇴원할 때 산소포화도 저하를 예방하기 위해 보충 산소 제공 여부를 결정할 수 있다. 환자가 보행한 거리는 생존율이 낮을 것으로 예측되는 수준이었다.

치료 계획과 중재

표 14-4는 현재 및 두 번의 입원기간 동안 환자에게 제공된 치료 및 중재 계획을 정리한 것이다. 의료적 관리에는 침습성 및 비침습성 인공환기뿐만 아니라 최적의 투약 치료(저산소혈증 상태 산소, 흡입형 베타2-교감신경작용제, 흡입형 항콜린성약물, 항생제 및 전신성 글루코코르티코이드가 필요함)가 포함된다. 환자 자가관리에는 이전 입원 중에 학습한 조동(flutter) 장치의 독립적 사용이 포함된다. 물리치료 중재에는 체위배액, 가슴 타진과 진동, 심호흡, 기침 운동이 포함된다. 흡기근 훈련은 공기가 장치를 통해 폐로 이동하기 전에 특정

표 14-4 • 이전 및 현재 입원에 대한 치료 및 중재 계획

치료 종류	날짜(입원기간) 2011/6 (9일)	날짜(입원기간) 2011/9 (7일)	날짜(입원기간) 2011/12 (6일)
의학적			
침습적 기계환기	5일	0일	0일
바이팝	0일	6일	5일
물리치료			
호흡운동	7일 동안 10분	5일 동안 15분	3일 동안 10분
흡기근훈련(IMT)	–	1일 동안 10분	3일 동안 10분
자전거 (저항 없음)	–	1일 동안 3분 (분당 40회전)	3일 동안 3~5분 (분당 50회전)
저항 훈련 (세라밴드)	–	–	2일 하루 걸러, 3~5회 반복
복도 보행	–	3일 하루 두세 번 3~6m	3일 하루 두세 번 3~6m
환자 자가관리	1일 동안 10분	6일 동안 10분	5일 동안 15분

수준의 흡기 압력을 달성해야 하는 임계장치를 통해 제공된다. 임계장치를 사용하여 환자는 최대흡기압의 20%에서 5분 동안 1일 2회 흡입 연습을 했다. 추가로 고정식 자전거 타기, 앉은 자세에서 무릎 신전 및 어깨 굴곡 저항 훈련(노란색 세라밴드 사용), 앞 바퀴가 달린 워커를 사용한 복도 보행이 포함되었다. 현재, 입원기간 동안 바이팝을 사용하여 자전거 타기 및 저항운동을 시행하여 호흡곤란과 피로를 줄이고 운동시간을 연장했다. 바이팝은 운동 회복을 돕기 위해 5일 중 3일 동안에 사용되었다. 모든 운동은 서서히 도입되어 4/10 이하의 운동자각도로 수행되었다.

현재와 이전 입원의 주된 차이점은 물리치료 중재의 기능 및 운동 훈련 중과 후에 바이팝을 사용하는 것이다. 실제로 이 환자는 운동 중 바이팝 사용을 제안했다. 그는 집에서 바이팝을 사용하는 것이 고정식 자전거를 더 빠른 속도로 그리고 더 긴 시간 동안 페달을 밟을 수 있게 해준다고 설명했다. 그 후 고정식 자전거가 환자의 방으로 옮겨졌고 환자는 바이팝 마스크를 착용하고 자전거 타기를 했다. 환자는 이전의 입원기간보다 더 빠르고 더 오래 자전거 타기를 할 수 있었다. 또한 바이팝을 사용하여 운동하면서 회복되었으며, 광범위한 의학적 검사가 며칠간 수행되었다. 바이팝의 사용은 이전에 호흡곤란, 피로, 뚜렷한 동기 부족으로 제한되었던 흡기근 훈련을 수월하게 하였다.

만성폐쇄성폐질환의 급성 악화가 있는 환자에 대한 바이팝이나 지속기도양압(continuous positive air way pressure, CPAP)의 사용을 뒷받침하는 근거가 뚜렷하다. 2002년 8개 연구를 대상으로 한 메타분석 결과, 만성폐쇄성폐질환이 급성으로 악화하는 환자에게 비침습양압환기(noninvasive positive pressure ventilation, NIPPV)를 사용하면 사망률, 기계환기 필요성, 입원기간 등이 크게 줄어든 것으로 나타났다.

만성폐쇄성폐질환의 급성 악화 환자에서 비침습양압환기가 일관되고 양호한 효과가 있었지만 중증의 지속적인 만성폐쇄성폐질환 환자의 비침습양압환기에 대한 최근 메타분석은 호흡곤란과 삶의 질은 일관되게 개선되었지만 가스교환과 폐 과다팽창 및 호흡작용에서의 일관성은 떨어졌다. 만성폐쇄성폐질환의 급성 악화로 입원한 사례연구 환자는 삽관 및 기계환기가 필요하지 않아 휴식 시 비침습양압환기(즉, 바이팝)로부터 도움이 되었으며, 이로 인해 이전보다 입원기간이 짧아졌다.

만성폐쇄성폐질환 환자에서 기능 또는 운동 훈련 중 바이팝 또는 지속기도양압 사용의 이점은 문헌을 통해 잘 나타나 있다. 급성 만성폐쇄성폐질환 악화 시 운동 중 비침습양압환기의 영향을 구체적으로 조사한 연구는 아직 없다. 하지만 만성폐쇄성폐질환 환자에서 운동 중 비침습양압환기 사용에 관한 7가지 연구를 2002년 체계적으로 검토한 결과 비침습양압환기가 증상과 운동 기간을 유의하게 개선한다는 것을 발견했다. 그리고 다른 연구에 따르면 비침습양압환기는 이 심각한 환자의 운동 지속 시간을 증가시켰으며, 이러한 개선은 호흡근 강도와 지구력, 환기, 동맥혈가스를 포함한 몇 가지 기준의 호흡 변수와 상당히 관련이 있었다. 최근 연구에 따르면 비침습양압환기가 중등도 만성폐쇄성폐질환 환자의 운동 지속 시간, 호흡곤란 및 삶의 질을 크게 향상하는 것으로 나타났다. 사례 환자는 운동 중 비침습양압환기 달성에 기여한 기준선에서 폐기능검사가 매우 낮고, 잔기량이 매우 많으며, 운동내성이 좋지 않았다.

유산소운동이나 근력 강화훈련은 만성폐쇄성폐질환의 급성 악화 환자에게 도움이 되므로 물리치료 계획에 포함되어야 한다. 2005년, 만성폐쇄성폐질환이 급격하게 악화하는 환자에 대한 호흡기 재활의 효과를 조사하는 6개 연구에 대한 체계적인 검토 결과 호흡기 재활은 이후 입원 및 사망률을 감소시키고 삶의 질과 운동능력을 향상한 것으로 나타났다. 그러나 급성 악화 후 운동이 시행된 기간은 다양했고, 6개 연구 중 2개만이 입원 중에 운동 훈련의 효과를 조사했다. 만성폐쇄성폐질환 환자의 운동에 관한 후속 연구는 이러한 문제점 중 일부를 확인하고 말초근육훈련에 초점을 두고 입원 및 외래환자 환경에서 운동을 더 자세히 검토할 것을 요구했다. 이전 연구결과는 만성폐쇄성폐질환의 급성 악화 기간의 입원 동안에 말초골격 근력이 약화하였으며 병원 퇴원 후 90일 만에 부분적으로 회복되었다. 만성폐쇄성폐질환 환자 말초근육훈련에 관한 9건의 연구를 체계적으로 검토한 결과 근력 강화훈련은 사지의 근력을 향상시켰지만 폐기능검사, 심리상태, 활동수준 또는 운동내성은 개선되지 않았다. 한 가지 발견은 골격 근력의 감소가 전신 염증과 상당히 관련이 있다는 것이다. 따라서 급성 염증 시 운동이 염증반응을 증가시키고 골격 근력을 더욱 악화할 가능성 때문에 만성폐쇄성폐질환 악화로 인한 입원환자의 운동 처방에 대한 우려가 제기되었다. 그러나 만성폐쇄성폐질환 악화로 입원한 환자의 폐재활 효과를 조사한 연구 결과 유해한 영향을 미치지 않았으며, 환자는 일반적인 치료와 비교하여 운동능력과 건강상태의 향상을 보였다.

한 연구에서 횡격막호흡은 주로 호흡 속도를 늦추기 때문에 만성폐쇄성폐질환 환자들은 횡격막호흡을 하지 않아야 하고, 호흡 속도를 정상화하기 위해 입술을 오므린 호흡(pursed-lips breathing, PLB)이 수행되어야 한다고 제안했다. 사례 환자의 경우 입술을 오므린 호흡이 호흡 재교육의 가장 효과적이고 유익한 형태 중 하나였다. 2007년, 또 다른 연구에 따르면 입술을 오므린 호흡은 기능적 업무 중 호흡곤란을 크게 개선하고 중증 만성폐쇄성폐질환 환자의 운동성 호흡곤란 및 신체기능의 지속적인 개선을 확인했다.

분비액 제거기술에는 체위배액 및 타진, 앉은 위치에서의 호기양압 시 조동장치(flutter)를 통한 진동 등이 있다. 이 환자는 이전에 조동장치를 받았으며 급성 만성폐쇄성폐질환 악화 시 유용하다는 것을 알게 되었다. 환자는 집에서 하루에 두 번 5~10분 동안(일반적으로 깨어난 후, 아침과 잠자리에 들기 전 저녁) 장치를 사용했다.

만성폐쇄성폐질환 급성 악화 환자에 대한 더 많은 연구가 필요하다. 폐질환 환자의 물리치료 관리에 대한 포괄적인 개요가 영국흉부학회 및 물리치료학회에서 발표되었으므로 유용한 자료로 활용될 수 있다.

근거 중심 임상적 추천

SORT: 추천 분류의 장점

A 일관된, 양질의 환자 지향적 근거

B 일관되지 않거나 제한된 질적 수준의 환자 지향적 근거

C 동의, 질병 중심의 근거, 일반적인 관행, 전문가의 의견 또는 사례 시리즈

1. 바이팝 또는 지속기도양압 비침습적 기계환기는 만성폐쇄성폐질환이 급격히 악화하는 환자의 사망률, 기계환기의 필요성, 입원기간을 감소시킨다. **A 등급**

2. 기능 활동 또는 운동 훈련 중에 바이팝 또는 지속기도양압을 사용하면 만성폐쇄성폐질환이 있는 환자의 증상, 운동 지속기간, 호흡곤란 및 삶의 질이 크게 향상된다. **A 등급**

3. 유산소운동이나 근력 강화훈련은 만성폐쇄성폐질환의 입원과 사망률을 줄이고 삶의 질, 운동능력, 사지의 근력을 향상시킨다. **B 등급**

4. 만성폐쇄성폐질환 환자에게 흡기근 훈련은 최대환기량, 호흡곤란, 호흡근 근력 및 지구력, 운동능력, 보행 검사 거리 및 삶의 질을 개선하고 병원 입원과 입원일수, 1차 진료의 이용을 감소시킨다. **A 등급**

5. 만성폐쇄성폐질환 환자에게 호흡운동, 호흡 재훈련, 입술을 오므린 호흡, 분비액 제거기술은 호흡패턴 및 호흡근 동원, 1회 호흡량, 가스교환, 산소 소비량, 가래 생성을 개선한다. **B 등급**, 입술을 오므린 호흡은 **A 등급**인 경우에는 제외된다.

종합 질문

14.1 사례 환자를 위한 횡격막호흡운동 적용은?

A. 수행해서는 안 된다.
B. 가슴과 복부 운동을 검사하면서 조심스럽게 수행해야 한다.
C. 가슴과 복부 운동에 상관없이 수행한다.
D. 하루에 여러 번 수행되어야 한다.

14.2 운동 중 사례연구 환자가 비침습양압환기를 사용하는 경우는?

A. 운동 중에 호흡근을 회복시키고 산소 공급을 악화시켰다.
B. 운동 중에 호흡근을 운동시키고 산소 공급을 악화시켰다.
C. 운동 중에 호흡근을 회복시키고 산소 공급을 개선했다.
D. 운동 중에 호흡근을 운동시키고 산소 공급을 개선했다.

정답

14.1 **A.** 이 환자는 역행성호흡패턴에 관여한 폐의 과다팽창으로 인해 횡격막의 위치가 생체역학적으로 좋지 않다. 중등도에서 중증의 만성폐쇄성폐질환을 앓고 있으며, 생체역학적 위치가 손상되어 충분한 횡격막 운동이 없는 폐의 과다팽창 환자들의 횡격막 호흡은 좋지 못하므로 입술을 오므린 호흡(PLB)이 이러한 환자에게 가장 유용한 호흡 형태일 수 있다.

14.2 **C.** 2002년 만성폐쇄성폐질환 환자에서 운동 중 비침습양압환기 사용에 관한 7가지 연구를 체계적으로 검토한 결과, 비침습양압환기가 증상과 운동 기간을 유의하게 개선한다는 것을 발견했다. 이 연구들은 비침습양압환기가 호흡근의 작용을 감소시키는 환기를 돕고 근육들이 더 효과적으로 작용하기 때문에 산소 수요를 줄임으로써 산소가 개선될 가능성이 있다는 것을 보여준다.

폐암 엽절제술 상태

Lung Cancer Status/Post Lobe Resection

Lindsey M. Montana

CASE 15

57세, 여성이 지난 한 달 동안 전반적인 피로와 지속적인 마른기침에 대한 증상을 가지고 주치의를 방문했다. 추가 진단 결과 그녀의 좌상부 폐 영역에서 국소적 종괴가 발견되었는데, 이는 1단계 비소세포성폐암(non-small cell lung cancer, NSCLC)으로 확인되었다. 이 환자는 2주 후 굴곡성 기관지내시경 검사를 받기 위해 병원에 입원했고, 좌상엽 엽절제술과 함께 후외측 흉부절개술을 시행하였다. 그녀의 특이한 과거 병력으로는 발작성 심방세동, 고지질혈증, 연간 30갑의 흡연력이었다. 환자는 수술 후 1일 차에 좌하엽 무기폐와 기침이 잘 안 되어 물리치료 평가를 의뢰하였다. 이 환자는 은퇴한 전기공으로 지역 볼링 리그에 적극적으로 참여하고 있다. 그녀는 남편, 십대 손자와 함께 이층집에서 살고 있으며, 수술 5일 후에 퇴원할 예정이다.

▶ 환자의 건강상태에 근거하여 활동 제한의 원인이 될 수 있는 것은 무엇인가?

▶ 물리치료를 방해하는 합병증은 무엇인가?

▶ 가장 적절한 물리치료 중재는 무엇인가?

▶ 재활 예후는 어떠한가?

▶ 다른 의료팀에게 의뢰할 내용을 확인한다.

주요 정의

- **무기폐**(atelectasis): 폐 또는 폐 일부가 팽창된 상태를 유지하지 못하고 쭈그러든 상태
- **기관지내시경**(bronchoscopy): 호흡기질환의 진단을 위해 내시경으로 기관지를 직접 관찰하는 검사
- **객혈**(hemoptysis): 폐 또는 기관지 출혈로 인해 입으로 혈액을 토하는 일
- **기흉**(pneumothorax): 흉막강 내 공기의 존재
- **피하기종**(subcutaneous emphysema): 폐의 공기 누출로 인한 피하조직 내의 공기 침입

목표

1. 비소세포성폐암의 발병률, 유병률 및 위험인자를 이해한다.
2. 초기 폐암의 절제를 위한 두 가지 표준 수술절차를 설명한다.
3. 입원기간 연장 또는 물리치료 중재를 방해할 수 있는 가슴 수술의 합병증을 확인한다.
4. 폐 수술 후 물리치료 검사, 평가 및 진단의 핵심 요소를 설명한다.
5. 이 사례에서 논의된 목표, 중재 및 고려사항을 토대로 적절한 물리치료 계획을 수립한다.

물리치료 시 고려사항

폐암으로 인한 엽절제술 환자를 관리하는데 고려할 점:

▶ **일반적 물리치료 계획/목표**: 관절가동범위, 근력, 유산소 기능용량 및 수술 후 합병증의 위험을 방지하거나 최소화, 폐 부피, 산소수송, 환기-관류 조화, 기도청결의 최적화, 신체 지구력과 기능적 독립성을 회복하여 삶의 질을 극대화

▶ **물리치료 중재**: 폐 수술 후 조기 및 빈번한 이동성의 이점에 관해 환자와 가족 및 간병인 교육, 수술 후 폐렴 및 무기폐 위험 감소를 위한 심호흡 활동

및 효과적인 기도청결기법(airway clearance techniques, ACTs), 팔 및 가슴벽 운동, 보행 및 계단 훈련, 가정 운동 처방 등 퇴원 계획의 안전한 진행에 초점을 맞춘 프로그램

▶ **물리치료 시 주의사항**: 활력징후, 검사 수치, 흉부 X선의 일관성 있는 모니터링, 낙상 위험을 줄이기 위한 긴밀한 신체 관리, 복합적인 튜브 및 라인 관리

▶ **물리치료를 방해하는 요인**: 무기폐, 기흉, 폐렴, 피하기종, 심방세동, 저산소혈증, 심부정맥혈전증, 폐색전증, 급성 폐손상, 호흡부전

건강 상태의 이해

폐암은 남녀 모두에서 두 번째로 흔한 암이다. 매년 22만 건 이상의 새로운 진단과 약 15만 7천 건의 폐암 관련 사망자가 발생하며, 2011년 미국에서는 40만 명이 폐암 환자로 추정되었다. 비소세포성폐암은 모든 폐암 진단의 85~90%를 차지하며 편평세포암종(squamous cell carcinoma), 선암종(adenocarcinoma) 및 대세포암종(large cell carcinoma)의 세 가지 유형으로 나눌 수 있다. 흡연은 폐암 발병의 가장 큰 위험인자이며 환경적 요인(석면, 방사선, 비소, 대기오염 등의 노출), 개인 또는 가족력이 뒤따른다. 질병의 초기 단계에는 증상 및 징후가 항상 나타나는 것은 아니지만 지속적인 기침, 객혈, 흉막성 흉통, 호흡곤란, 전신 피로, 체중감소, 기관지염 또는 폐렴과 같은 재발성 폐 감염이 포함된다. 일반적으로 비소세포성폐암에 대한 치료는 다각적이며 수술, 화학요법 또는 방사선요법 중 하나 또는 조합으로 구성된다.

외과적 절제술은 초기 단계의 국소성 폐암에 대한 선택적 치료법이다. 폐절제술은 기본적이고 다양한 흉부외과 수술로 수행할 수 있으며, 폐 조직 절제 부분에 따라 명명된다(**표 15-1**).

표 15-1 • 일반적 폐절제술

절제술	폐 제거 부위
쐐기절제술(wedge resection)	작은 표본 또는 쐐기
구역절제술(segmentectomy)	전체 기관지폐 분절
엽절제술(lobectomy)	전체 엽
기관지성형술/소매절제술 (bronchoplastic/sleeve resection)	전체 엽과 주 기관지의 일부
폐절제술(pneumonectomy)	폐 전체, 주변 흉막을 포함하거나 포함하지 않을 수 있음

후외측 개흉술은 폐종양 절제를 위한 가장 일반적인 외과적 접근법이다. 흉강 내 접근은 병변의 위치에 가장 적당한 늑간강에서 늑골이 펼쳐진 절개를 통해 전형적으로 이루어진다. 전거근, 늑간극, 광배근, 승모근, 능형근의 외과적 분할이 발생할 수 있다. 수술 후 2개의 흉관을 삽입하여 가슴막 공간으로부터 장액-혈액성 및 공기를 배출한다. 흉관 채취 시스템은 수봉식(underwater seal) 또는 낮은 벽 흡인기에 연결되어 배액을 적절하게 촉진하고, 음의 흉막 내 압력을 복원하며, 공기 누출이 있는지 확인할 수 있다. 가능한 경우 덜 침습적인 외과 기술[예: 비디오흉강경수술(videoassisted thoracic surgery, VATS) 또는 근육보존법]이 수술 후 외상 및 합병증의 위험을 줄이기 위해 활용된다.

비디오흉강경수술은 초기 단계의 명확한 비소세포성폐암의 절제를 위한 최소침습수술기법이다. 비디오흉강경수술은 일반적으로 로봇의 보조를 통해 수행하고 늑골의 손상을 줄일 수 있다. 비디오흉강경수술의 장점으로는 개흉술과 비교하여 입원기간 단축, 수술 후 급성통증 감소, 수술 후 심각한 합병증의 감소 등이다. 단점은 흉강의 직접적인 시각화보다는 비디오 영상으로 볼 수 있고 작은 절개를 통한 장비 기동성 및 촉각 피드백의 한계가 있다.

임상적으로 중요한 폐합병증은 폐절제술을 위해 흉부외과 수술을 받은 모든 환자의 10~20%에서 발생한다. 이러한 합병증에는 무기폐, 폐렴, 기흉, 급성 폐 손상 및 급성 호흡곤란증후군이 포함된다. 중증의 관상동맥증후군이나 심부전 같은 심한 수술 후 합병증은 이 집단의 2~4%에서만 발생한다. 환자의 10~15%는 심하지 않지만 임상적으로 중요한 심장합병증인 심방세동을 경험하고, 5~6%의 환자는 피하기종이나 폐색전증을 경험한다. 일산화탄소 확산 능력으로 인해 폐확산 용량을 70%로 감소시키는 수술 전 합병증이 있는 환자와 수술 전 화학요법 치료를 받은 환자는 수술 후 폐 합병증에 걸릴 위험이 크다.

비소세포성폐암 환자의 가장 중요한 예후 인자는 원발 세포 유형, 질병의 공격성 및 진단 당시의 병기이다. 생존에 있어 다른 결정 요인은 환자의 전반적인 건강 및 합병증뿐만 아니라 치료에 대한 암의 반응이다. 진단 당시 1기 비소세포성폐암의 5년 생존율은 45~49%까지이며, 4기의 5년 생존율은 1%로 감소한다.

물리치료 환자/고객 관리

급성치료시설에서 물리치료사는 여러 전문팀의 다른 구성원과 협조하고 필요에 따라 새로운 서비스에 대해 협의한다. 폐 수술 관리에 관련된 팀원은 흉부종양외과팀, 병리학 간호, 물리치료, 호흡기치료, 작업치료, 사례관리 및 사회사업을 포함한다. 추가로 심장학, 폐의학, 통합의학, 영양서비스, 금연 및 환자 대리인도 포함될 수 있다. 환자에게 최고의 치료를 제공하는 물리치료사로서 환자가 언제 다른 서비스의 의뢰로 혜택을 받을 수 있는지를 파악하고 의료팀과 이러한 사항을 논의하는 것이 중요하다.

환자의 급성 폐 수술 후 물리치료의 주된 역할은 환자의 기능적 및 지구력

능력을 회복 또는 최적화하고 환자 교육 및 숙련된 중재를 제공하여 수술 후 합병증을 예방하고 적절한 퇴원 계획을 수립하는 것이다. 치료 중재는 환자의 종합적 상태, 수술 방식의 유형 및 절제된 폐 조직의 양에 따라 달라질 수 있다.

검사, 평가 및 진단

환자를 보기 전 물리치료사는 과거 병력, 현재 병력, 수술 기록, 약물, 검사 수치, 수술 후 주의사항, 심박수와 혈압 지표 그리고 가장 최근의 수술 후 흉부 영상을 포함하여 철저하게 기록을 검토해야 한다. 검토해야 할 중요한 검사 수치로는 헤모글로빈(Hgb), 헤마토크릿(Hct), 혈소판 수(Plt), 프로트롬빈시간(PT), 국제표준화비율(INR), 백혈구수(WBC) 등이 있다. 물리치료를 시작하기 전에 전담 간호사와 함께 환자의 병원 과정을 검토하는 것이 좋다. 물리치료 금기증은 혈류학적 불안정성, 조절되지 않는 심장부정맥, 폐색전증이 의증(rule out, R/O)되는 영상, 헤모글로빈＜7.0g/dL, 혈소판 수＜10,000 그리고 국제표준화비율＞3.0 등이다. 물리치료사는 풍부한 지식과 제도적 지침을 존중해야 한다. 또한 운동 금기가 차트 검토 과정에서 확인되면, 수술팀에 통보하고 치료를 보류해야 한다.

환자 관찰 중에 물리치료사는 환자의 의학적 부속물, 절개 및 드레싱의 위치를 기록해야 한다. 수술 직후, 환자는 중심 또는 말초정맥주사 접근, 경막외 또는 정맥내 자가통증조절(PCA) 펌프, 하나 이상의 흉관, 폴리카테터, 보조 산소, 원격측정 및 맥박산소측정 모니터링 장치를 포함한 여러 튜브와 라인을 가질 수 있다. **그림 15-1**은 폐절제술에 이용되는 일반적인 후외측 개흉술 절개, 환자의 가슴 왼쪽에 삽입된 단일 흉관 및 척추 오른쪽 경막외 삽입 및 드레싱을 보여준다. **그림 15-2**는 병상에서 낮은 벽 흡입을 받는 환자에 대한 보행

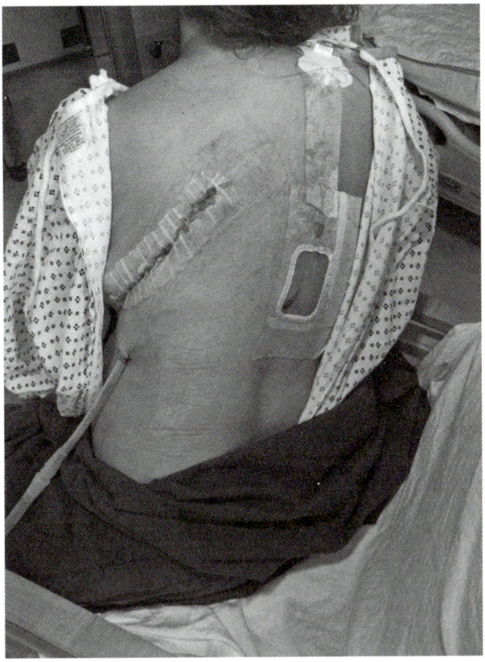

그림 15-1 후외측 개흉술 이틀 후 침대 가장자리에 앉아있는 환자. 폐절제를 위해 사용된 왼쪽 위쪽 등과 옆구리 절개 부위, 환자의 가슴 왼쪽에 있는 단일 흉관 그리고 척추 오른쪽에 경막외 삽입과 드레싱을 주의한다.

중 흡입을 제공하기 위한 흉관배액시스템(**그림 15-2A**), 자가통증조절 펌프(**그림 15-2B**) 및 통(canister)이 있는 휴대용 흡입 장치(**그림 15-2C**)를 보여준다. 동원에 앞서 환자의 안전을 위해 모든 부착물을 식별하고 확보하는 것이 중요하다.

물리치료사는 환자의 병력 및 기능적 평가를 통해 새로운 손상의 식별을 위한 수술 전후 비교를 한다. 환자의 내성을 평가하기 위해 호흡곤란, 통증 및 활력징후를 기능 활동 전·중·후에 관찰한다. 기능적 운동능력을 객관적으로 평가하기 위해 6분 걷기검사(6MWT)를 사용할 수 있다. 6분 걷기검사는 약 30m 복도에서 6분이 소요되기 때문에 폐 수술 후 급성치료시설에서 실용적이다.

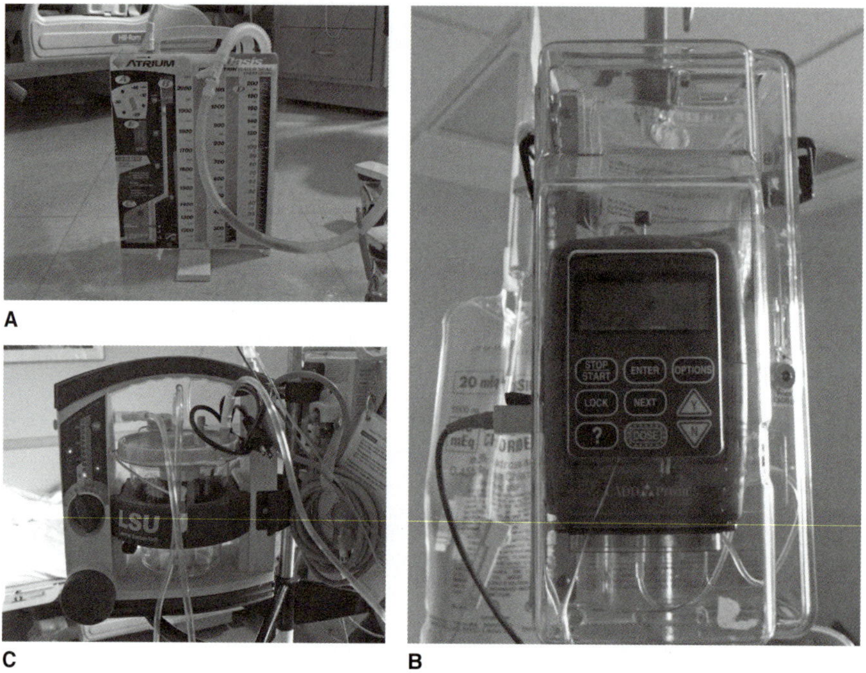

그림 15-2 개흉술 후 환자에게 부착된 장비. A 흉관배액시스템. B 자가통증조절 펌프. C 통이 있는 휴대용 흡입장치

보조장치와 보조 산소는 필요한 경우 검사 중에 사용할 수 있다. 6분 걷기검사는 초기 평가와 일정 기간의 환자 진행 및 치료 효과를 평가하기 위해 반복적으로 수행될 수 있다. 검사 전에 투여된 기관지확장제 등의 약품 투여량과 시기는 환자의 수행에 영향을 미칠 수 있으므로 문서로 기록한다.

물리치료사는 가슴 확장 및 자세검사를 담당한다. 휴식 시와 역동적인 가슴은 대칭, 형상, 지름, 호흡운동, 호흡패턴 및 근육 활성화를 위해 관찰되고 촉진된다. 흉추, 상지대 및 흉곽의 자세와 위치를 검사한다. 후외측 개흉술 환자는 통증 및 염증으로 인해 같은 쪽 흉근의 긴장도가 증가할 수 있다. 이러한 변화가 있는 경우 흉벽신전성(chest wall compliance) 감소로 수술 후 회복 기간에 폐활량이 감소하고 호흡이 증가할 수 있다.

폐의 청진은 각 기관지 폐 구획을 반대쪽의 해당 구획과 비교하며 체계적으로 수행하여 머리에서 꼬리 방향으로 실시한다. 청진 중 환자의 앉은 자세는 흉벽의 전방, 후방 및 측면을 포함하여 전체 폐 공간에 잘 접근할 수 있으므로 가장 유리하다. 감소한 호흡 소리는 폐 수술 후 가장 흔하게 나타난다. 그러나 환자가 합병증이나 무기폐를 앓고 있다면 부정확한 소리가 나타날 수 있다.

마지막으로 환자의 기침은 힘과 효율성을 검사해야 한다. 가슴절개 및 흉관 삽입의 특성으로 인해 기침은 급성 폐 수술 환자에게 매우 고통스럽고 어려울 수 있다. 적절한 흡기량, 성문폐쇄, 호기력 및 호기 흐름은 모두 효과적인 기침의 구성요소이다. 이러한 구성요소 중 하나라도 부족하면 환자는 분비물을 효율적으로 제거할 수 없으며 수술 후 폐 합병증의 위험이 더 커질 수 있다. 환자의 실제 활력용량의 60% 이상인 1초당 강제호기량(FEV_1)의 최소 임계치는 분비물 배출에 적절한 근력을 나타낸다.

치료 계획과 중재

급성 폐 수술 환자에 대한 관리 및 치료 중재 계획은 물리치료 검사, 평가 및 진단 중에 확인된 손상에 기초하여 선택된다. 치료목표는 환자의 기능을 최적화하고 수술 후 합병증을 예방하며 환자가 퇴원할 수 있도록 준비하는 데 초점을 맞춘다. 또한 안전하고 효과적인 운동기법과 환자 참여 및 프로그램 충실도를 높이기 위한 각 중재의 이점에 대한 교육도 제공된다.

치료적 운동 중재는 수술 후 1일 차에 시작되며 주로 폐기량 분획 증가, 가슴 확장, 흉벽 이동성 및 견관절가동범위를 목표로 한다. 심호흡 활동, 흡기근 훈련 및 강화 폐활량계(incentive spirometer)는 대조군과 비교할 때 수술 후 무기폐, 폐렴 및 입원기간의 감소를 입증했다. 환자는 주간에 매시간 적어도 하나의 심호흡 활동을 10회 정도 반복하도록 한다. 심호흡 활동의 예로는 강화 폐활량계, 입술 오므린 호흡, 횡격막호흡, 폐분절 호흡 및 냄새 맡기 운동이 있다.

흉강과 견관절 가동운동범위는 어깨통증 감소, 퇴원 시 전체 통증 감소, 수술 후 신체기능 향상과 관련이 있다. 흉강과 견관절에 대한 능동적 및 능동보조 관절가동운동은 수술 후 1일 차에 적용될 수 있다. 이르면 수술 후 3일 차에 탄성밴드(예: Thera-Band)로 가벼운 저항운동을 추가할 수 있다.

환자에게 기도청결을 위한 독립적인 전략을 제공하기 위해 물리치료사는 수술 후 1일 차에 기침 시 보철물 및 자가보조 기침기법과 자세유지(positioning) 등을 검토해야 한다. 간호사, 호흡요법사, 물리치료사는 환자의 입원기간 내내 이러한 기술을 강조한다. 타진, 진동, 체위배액 및 자동주기호흡(active cycle breathing) 등을 포함한 추가 기도청결기법은 필요에 따라 활용된다. 수동 기도청결기법은 환자 표현이 명확할 때 선택되며, 중재의 이점이 위험 가능성보다 클 때만 사용된다. 수술절개 및 흉관 삽입이 동측에 위치하는 것은 산소운반 개선, 환기관류균형 및 적절한 체위배액을 위해 환자가 자세를 자주 바꾸는 것이 필수적이기 때문에 금지되는 것이 아니라 오히려 권장된다. 자세유지 시 흉관의 꼬임이나 막힘 또는 가슴 높이보다 높아지지 않노록 주의해야 한다.

흉부물리치료(chest physical therapy, CPT)는 여러 가지 기도청결기법 중 하나를 지칭할 수 있는 광범위한 용어이다. 흉부물리치료 중재는 최적의 환자 결과와 기도청결을 위해 조합되어 사용되는 것이 일반적이다. 예를 들어 타진과 같은 수동 기도청결기법은 환자의 심호흡 및 기침 프로그램 외에도 체위배액과 결합될 수 있다. 규칙적인 보행 일정, 침대 밖에서 지낸 시간 증가, 끊임없는 자세유지 노력 등으로 효과는 더욱 커진다. 물리치료사가 기도청결을 쉽게 하기 위해 활용할 수 있는 다양한 치료 기술에 대한 가능한 적응증, 특정 중재, 주의사항 및 금기증은 **표 15-2**에 나와 있다.

치료적 운동과 기도청결기법 외에도 환자가 침대에서 벗어나 낮에는 가능한

표 15-2 • 기도청결기법 적응증, 중재, 주의사항, 금기증

적응증	중재	수동기법에 대한 상대적 주의사항	수동기법에 대한 상대적 금기증
손상된 점액섬모청소(mucociliary clearance)	체위배액법	골다공증	늑골골절
손상된 환기	타진(percussion)	골용해성 척추전이	골용해성 늑골전이
무기폐	진동(vibration)	심장불안정 병력	최근의 피부 이식 또는 흉벽에 대한 근피판
경화	흔들기(shaking)	절개 및 흉관 위치	피하기종
환기관류 불균형	심호흡	이식된 흉벽장치(예: 심박조율기 등)	폐수포
손상된 우리(cage) 이동성	강화 폐활량계	혼동/초조 활성	상승한 국제표준화비율(>3.0)
효과적이지 못한 기침	도수치료(늑골가동술, 근막이완술)	폐색전증	적은 혈소판(< 20,000)
호흡근 약화	수동보조/자가보조 기침기법	적은 혈소판(< 50,000)	심장불안정 활성
	가쁜숨(huffing)	경관 영양을 보류 상태로 두거나 환자가 치료 전 최소 45분 동안 섭취하지 않았는지 확인	조절되지 않는 고혈압
	자동주기호흡법		출혈
	자가배출법		
	보행		
	흡입		

도움을 받아 보행을 하게 하여 감염, 폐렴, 심부정맥혈전증, 폐색전증, 저산소증 등 수술 후 부동성 및 침대안정으로 인해 발생하는 위험을 줄이는 것이 중

요하다. 산소요법은 운동 시 말초 산소포화도가 감소한 환자를 위해 의사가 처방한 대로 사용할 수 있다. 물리치료는 환자의 편안함과 이점을 최적화하기 위해 진통제 및 호흡 치료와 병행할 수 있다. 흡입기관지확장제는 기도저항 감소 및 분비물 이동을 개선하기 위해 물리치료 전에 투여하는 것이 가장 좋으며, 흡입항생제는 최적의 흡수를 위해 분비물을 제거한 후에 투여하는 것이 좋다. 환자의 운동 처방, 목표, 가정 운동프로그램 및 수술 후 주의사항을 요약한 서면 자료는 의료서비스 제공자 간의 관리 강화와 지속성을 위해 매우 권장된다.

근거 중심 임상적 추천

SORT: 추천 분류의 장점

A 일관된, 양질의 환자 지향적 근거

B 일관되지 않거나 제한된 질적 수준의 환자 지향적 근거

C 동의, 질병 중심의 근거, 일반적인 관행, 전문가의 의견 또는 사례 시리즈

1. 담배는 폐암의 위험을 증가시킨다. **A 등급**
2. 폐 수술 직후 행해지는 흉강과 견관절가동범위운동은 병원 퇴원 시 어깨통증과 전체 통증을 줄여준다. **B 등급**
3. 폐 수술 후 수동흉부물리치료 중재(타진, 진동, 흔들기 등)는 무기폐 발생을 감소시킨다. **C 등급**

종합 질문

15.1 물리치료사가 좌상엽 쐐기절제술과 비디오흉강경수술을 한 87세 여성의 의료기록을 검토했다. 다음 중 물리치료 평가에 금기 사항은 무엇인가?

A. 분당 91회 박동의 심실속도로 조절된 심방세동

B. 13.1g/dL의 헤모글로빈 수준

C. CT 상 의증(R/O) 폐색전증

D. 170,000개의 혈소판 수

15.2 물리치료사는 후외측 개흉술로 우하엽 절제술을 시행한 74세 여성의 자세유지(positioning) 및 기도청결에 대한 교육을 시행하고 있다. 다음 중 가장 적절한 것은 무엇인가?

A. 절개부위와 흉관을 같은 쪽에 위치하는 것을 피한다.

B. 수술 후 통증을 최소화하기 위해 심호흡을 피한다.

C. 자세를 자주 바꿔서 체위배액을 최적화한다.

D. 수술 부위에 스트레스를 가하는 것을 막기 위해 기침 시도를 최소화한다.

정답

15.1 **C.** 물리치료는 영상진단에서 폐색전증 의증 환자에게 금기이다. 헤모글로빈과 혈소판은 정상적인 범위 내에 있다(B, D). 조절된 심방세동(A)은 물리치료 금기증이 아니다.

15.2 **C.** 폐 수술 후 환자는 체위배액, 환기관류균형 및 산소수송을 최적화하기 위해 자세를 자주 변경하는 것이 좋다. 또한 절개 부위와 흉관을 같은 쪽에 위치시키고 심호흡 활동 및 효과적인 기침 방법을 수행하는 것이 좋다.

낭성섬유증
Cystic Fibrosis

John D. Lowman / Anne K. Swisher

CASE 16

25세, 여성 환자는 현재 생화학 박사과정을 밟고 있는 대학원생이다. 그녀는 신생아선별검사(newborn screening)에서 낭성섬유증(cystic fibrosis, CF, ΔF508) 진단을 받았다. 관련 병력에는 급성 낭성섬유증 악화로 인한 두 번의 입원(17세, 19세)과 1년 전 낭성섬유증 관련 당뇨 진단이 포함된다. 그녀는 중등도의 낭성섬유증 폐질환(마지막 클리닉 방문 시 1초간 강제호기량 62%)을 앓고 있다. 그녀의 마지막 가래 배양에서 녹농균과 메티실린내성 황색포도상구균에 양성이었지만, 버크홀데리아 세파시아(*Burkholderia cepacia*)에는 양성 반응이 없었다. 그녀는 고빈도흉벽진동요법(High Frequency Chest Wall Oscillation)과 진동형 양압호기(vibratory positive expiratory)를 1일 1~2회 조합하여 녹황색 가래를 약 30mL/일를 생성한다. 그녀는 집으로 오는 길에 오르막길 여섯 블록을 포함하여 매일 학교에 걸어가고, 학교에서 계단을 이용하며(그녀의 실험실은 5층에 있음), 교내에서 축구를 한다. 그러나 지난 몇 주 동안 그녀의 하루 점액 생산량은 100mL까지 증가했으며, 색은 녹갈색으로 바뀌었고, 두껍고 뱉어내기가 더 어려웠다. 그녀는 흡입항생제(Tobi)를 시작하고 기도청결 빈도를 높였다. 또한 계단이나 오르막을 걸은 후에 전신권태, 식욕감소, 호흡곤란 및 다리 피로를 호소했다. 이러한 증상의 결과로 인해 그녀는 운전해서 학교에 가고, 엘리베이터를 타며, 어떤 형태의 운동도 중단했다. 어제 그녀는 수차례의 명백한 객혈(24시간 이내에 약 250mL)과 휴식 시 호흡곤란 증가 및 오른쪽 흉통이 새로 발병한 후 응급실에 왔다. 그녀는 낭성섬유증 폐 악화와 자발적 오른쪽 윗부분 옆 기흉을 진단받고 준중환자실(step-down unit)에 입원했다. 물리치료사는 입원 이틀째에 그녀를 평가하고 치료해 달라는 요청을 받았다.

- ▶ 그녀의 건강상태에 근거하여 활동 제한의 원인이 될 수 있는 것은 무엇인가?
- ▶ 검사 우선순위는 무엇인가?
- ▶ 가장 적절한 검사와 측정은 무엇인가?
- ▶ 가장 적절한 물리치료 중재는 무엇인가?
- ▶ 물리치료 중재를 하는 동안 주의사항은 무엇인가?

주요 정의

- **객혈**(hemoptysis): 폐 또는 기관지 출혈로 인해 입으로 혈액을 토하는 일
- **기흉**(pneumothorax): 흉막강 내 공기의 존재
- **폐의 악화**(pulmonary exacerbation): 기침 및 가래 생성 증가, 호흡곤란, 흉통, 식욕부진, 체중감소, 운동내성 감소 및 폐기능저하를 포함한 호흡기 증상의 급성 악화

목표

1. 낭성섬유증의 다중 계통 관여를 설명한다.
2. 낭성섬유증 폐 악화와 관련된 일반적인 폐 합병증을 설명하고 인식한다.
3. 낭성섬유증의 급성 및 만성 관리에 사용되는 일반적인 약물을 나열하고 잠재적인 약물부작용(ADR)과 물리치료 관리에 미치는 영향을 설명한다.
4. 낭성섬유증 폐 악화가 있는 개인의 일반적인 물리치료 관련 증상보유자 문제를 평가하기 위한 검사 전략을 개발한다.
5. 중재의 효과를 평가하기 위해 적절한 결과 측정법을 선택한다.
6. 낭성섬유증 폐 악화가 있는 환자에게 예상되는 심폐 및 근골격계 손상에 대한 적절한 치료 계획을 수립한다.

물리치료 시 고려사항

낭성섬유증 폐 악화 환자를 관리하는데 고려할 점:

▶ **일반적 물리치료 계획/목표**: 기도청결 개선, 휴식 및 운동성 호흡곤란 감소, 유산소 및 무산소 운동내성 향상, 자세, 유연성 및 흉부이동성 향상, 복압성 요실금 판별

▶ **물리치료 중재**: 대체 기도청결기법(ACTs), 유산소 및 저항운동 훈련의 중요성에 관해 환자와 간병인 교육, 기도청결기법, 치료적 운동(유산소, 저

항, 유연성 및 호흡 전략), 도수치료, 보충산소, 적용 가능한 경우 외래물리치료가 독립적인 가정 운동 및 복압성요실금을 관리하기 위해 추천

- **물리치료 시 주의사항**: 맥박산소측정(SpO_2)과 인지된 호흡곤란을 포함한 활력징후의 지속적인 모니터링, 잠재적 약물부작용 인식
- **물리치료를 방해하는 요인**: 중등도 또는 대규모 객혈, 기흉, 호흡부전(저산소혈증 또는 고탄산혈증), 고혈당 및 저혈당

건강 상태의 이해

낭성섬유증은 유전되는 상염색체 열성 질환으로 백인에서 가장 흔한 치명적인 유전질환이다. 현재 이 질병은 신생아선별검사로 진단된다. 낭포섬유증은 전형적으로 소아질환으로 간주되었지만 더이상 이는 아이들의 질병이 아니다. 1986년 이후에 출생한 낭성섬유증 환자의 90% 이상이 성인(18세 이상)까지 생존했고, 낭성섬유증 환자의 생존 나이는 1986년 27세에서 2010년 38세 이상으로 증가했다. 낭성섬유증은 낭성섬유증 막전위 조절단백질(cystic fibrosis transmembrane conductance regulator, CFTR) 유전자의 돌연변이에 의해 유발된다. 낭성섬유증 막전위 조절단백질은 외분비선의 상피세포에서 꼭지면막(apical membrane)을 가로질러 염화물을 전도하는 역할을 한다. 폐에서 나트륨 채널을 통한 나트륨 수송과 동시에 낭성섬유증 막전위 조절단백질 채널을 통해 염화물이 상피세포로 들어가지 못하게 되면 상피세포로부터의 분비물이 부족해지며 기도표면액(airway surface liquid) 양이 감소하게 된다. 감소한 기도표면액은 폐에서 분비물 과다 점도 및 점막폐쇄를 초래한다. 두꺼운 분비물과 폐쇄는 다른 모든 외분비선(예: 췌장, 간, 정관, 피부)에서도 발생한다. 결과적으로 폐 침범 이외에 낭성섬유증은 위장장애, 불임 및 열과민증을 초래한다.

폐 침범에는 전형적으로 기도원위부의 점액덩어리(mucous plugging)와 관련된 기관지확장증이 포함된다. 기관지확장증은 염증과 반복 감염으로 인한 기관지의 돌이킬 수 없는 파괴이다. 기관지는 확장되고 얇아지며 쉽게 접힌다. 기관지확장증이 악화함에 따라 기관지동맥이 포함되어 객혈이 발생할 수 있다. 일반적으로 객혈은 혈액 섞인 가래(blood streaked sputum)나 소량의 선홍빛 혈액으로 나타난다. 대량의 객혈은 24시간 이내에 240mL를 초과하는 급성출혈로 나타나거나 수일에 걸쳐 하루 100mL 넘는 반복 출혈로 정의된다. 중요한 객혈 관리에는 입원하는 동안 항생제 정맥투여, 혈소판 기능을 억제하는 비스테로이드성 소염제 중단, 흉부 전산화단층촬영 검사, 기관지내시경 검사 및 임상적으로 불안정한 경우에 실시하는 기관지동맥색전술 등이 포함된다.

기흉은 낭성섬유증 환자에게 흔한 합병증이다. 낭성섬유증이 자연발생적 기흉의 병인 발생 원인이라는 결정적인 근거는 없지만, 가설은 기종성 낭종이나 흉막하 소기포 파열과 함께 종격동으로 공기를 밀어 넣는 점액덩어리로 인한 폐포내압 부피 증가 및 흉막 파열로 이어질 수 있다. 낭성섬유증이 있는 성인 5명 중 1명은 기흉을 경험한다. 기흉이 발생하는 대부분의 사람들은 중등도에서 중증의 폐질환을 앓고 있으며, 가장 흔한 증상은 급성 호흡곤란(65%)과 흉통(50%)이다. 낭성섬유증의 기흉 관리에는 기흉이 크거나 환자가 임상적으로 불안정한 경우 흉관을 배치하는 것이 포함되며, 재발하는 기흉일 때는 흉막유착이 진행될 수 있다. 폐활량 측정, 바이팝(BiPAP), 호기양압(PEP) 치료, 폐내진동환기법(IPV), 비행 및 무거운 물건 들기(발살바현상의 위험 때문)를 포함하여 폐 내의 압력을 증가시키는 절차 및 중재는 일시적으로 중단해야 한다. 기관지확장증을 포함한 폐 침범은 낭성섬유증에서 거의 보편적이고, 췌장기능부전은 어린 소아에게 종종 발생하지만 낭성섬유증 관련 당뇨병은 일반적으로 성인에게 발생한다. 낭성섬유증 관련 당뇨병은 1형 또는 2형 당뇨병과 유사하지만 같지는 않다. 낭성섬유증 관련 당뇨병 환자는 인슐린결핍과 인슐린저항성을 모두 가지고 있지만 1형이나 2형 당뇨보다는 덜 명확하다. 낭성섬유증 관련 당뇨병은 추가로 자체 모니터링과 약물치료를 요구할 뿐만 아니라 체중감소, 폐기능 감소, 사망률 증가 등과도 관련이 있다. 낭성섬유증 관련 당뇨병은 인슐린으로 치료되고 폐 악화 시 인슐린 투여량을 늘려야 한다. 폐 악화 시 포도당 대사를 예측할 수 없으므로 저혈당증을 유발할 수 있는 운동 중재 전에 혈당을 관찰해야 한다.

낭성섬유증 관련 골 질환(CF-related bone disease, CFRBD)은 또 다른 합병증이다. 영양인자, 글루코코르티코이드(glucocorticoid) 사용 및 신체활동 감소로 인해 낭성섬유증 환자 거의 모두가 골격의 광물제거(demineralization) 위험에 처한다. 낭성섬유증 성인 환자의 대략 20%에는 낭성섬유증 관련 골 질환이 있고, 사실상 폐이식 관련 모든 환자는 낭성섬유증 관련 골 질환이 있다. 물리치료사가 평가해야 하는 기타 낭성섬유증 관련 근골격계 장애로는 나쁜 자세, 요통, 근육기능장애 및 복압성 요실금 등이 있다.

원래 '췌장의 낭성섬유증'이라고 불리는 낭성섬유증은 현재 폐 침범에 대해 더 많이 알려져 있다. 폐의 병리는 낭성섬유증 환자 사망률의 1차 원인이며 종종 폐 악화로 입원하게 된다. 낭성섬유증 폐 악화에 대한 표준 정의는 없지만 증상과 징후로는 기침 증가, 가래 생산 증가, 운동내성 감소, 체중감소, 식욕감소, 객혈, 발열, 새로운 우발적 호흡 소리 등이 있다. 폐 악화는 질병이 진행됨에 따라 더 빈번하고 심각해지며 이환율과 사망률이 증가한다. 낭성섬유증이 있는 대다수 성인은 적어도 1년에 한 번의 폐 악화 치료가 필요하다. 일반적으로 낭성섬유증 폐 악화의 치료는 여러 종류의 항생제 정맥투여, 기도청결기법의 증가 및 장기적 유지치료의 지속을 위한 입원을 포함한다. 낭성섬유증의 폐 치료를 위한 유지치료는 고장식염수(hypertonic saline)와 도르나제 알파(dornase alfa), 토브라마이신(tobramycin)의 간헐적 흡입과 같은 약물과 물리치료 중재(기도청결기법 및 운동)를 포함한다.

물리치료 환자/고객 관리

낭성섬유증 환자 관리에는 여러 전문팀이 필요하다. 낭성섬유증 환자들은 낭성섬유증 재단이 공인한 '낭성섬유증 치료 센터'에서 낭성섬유증 전문 호흡기계 의사, 임상전문간호사, 호흡요법사, 물리치료사, 영양사, 사회복지사, 임상심리사, 임상약사 등의 전문가에 의해 관리받는다. 현재 전국에 95개의 성인 프로그램을 포함하여 115개의 공인 낭성섬유증 치료 센터가 있다. 환자들은 분기별 외래방문으로 낭성섬유증 진료팀에 의해 확인되고 폐 악화로 입원할 경우 여러 전문팀이 관리하게 된다.

검사, 평가 및 진단

낭성섬유증 환자는 약물, 임상실험실 연구, 동맥혈가스 결과, 폐기능검사 결과, 흉부방사선기록 등을 반드시 검토해야 한다. 약물이 투여되면 치료사가 잠재적 약물부작용에 대한 단서를 얻을 수 있을 것이며 치료를 제공하기 위한 이상적인 시간을 계획하는 데 도움이 될 것이다.

기관지확장제에 반응하는 환자의 경우 약물 투여 후에 기도청결 및 운동 중재를 계획하는 것이 더 바람직할 수 있다. 정맥내 약물치료를 받는 환자의 경우는 운동을 더 자주 할 수 있도록 환자가 약물을 주입하지 않을 때 운동시간을 계획해야 한다. 근육과 뼈에 대한 글루코코르티코이드의 이화작용은 체중부하 운동 및 저항훈련으로 약화될 수 있으므로 이 환자는 정맥내 글루코코르티코이드(프레드니솔론)를 투여받고 있음을 주목해야 한다. 낭성섬유증 관련 당뇨병 또는 프레드니솔론 유발 고혈당증에 대한 인슐린 치료로 환자의 저혈당 쇼크를 예방하기 위해 운동 전에 혈당을 모니터링해야 한다.

임상실험실 연구와 동맥혈가스 수치는 검사 전략과 치료 계획을 수립하는 데 도움이 되는 중요한 초기 데이터를 제공한다. 기본대사검사패널(basic metabolic panel, BMP)과 전혈구계산(CBC)은 치료사가 신체활동에 대한 환자의 잠재적인 반응을 예측하는 데 도움을 줄 수 있다. 백혈구 수치가 높거나 헤모글로빈과 헤마토크릿(즉, 빈혈)이 낮은 환자들은 휴식을 취하지 않고 신체활동을 하면 피로감을 느낄 수 있다. 빈혈은 중대한 객혈이 있었던 환자에게 특히 우려될 수 있다. 객담검사 결과는 치료사에게 다양한 유기체와 폐질환의 심각성을 알려준다. 낭성섬유증이 있는 대부분의 성인 환자는 장기적으로 녹농균에 감염된다. 다른 대표적인 감염성 병원체는 황색포도상구균, 인플루엔자균 및 버크홀데리아 세파시아를 포함한다. 특히 세파시아는 감염성이 있으며 폐이식 후 이환율과 사망률이 증가하므로 환자들 사이의 감염을 막기 위해 추가적인 예방조치를 취해야 한다. 동맥혈가스 결과는 환자가 치명적일 경우를 제외하고는 폐 악화로 입원하는 동안 일상적으로 수행되지 않는다. 동맥혈가스 결과는 환자의 환기 및 산소 공급 상태에 대한 중요한 데이터를 제공한다. 말기 단계의 낭성섬유증 환자는 급성 또는 만성 호흡부전이 발생할 수 있다(저산소혈증 또는 고탄산혈증).

1초간 강제호기량은 낭성섬유증 환자의 폐기능을 정상(예상치 90% 이상) 또는 경미한(70~89%), 중등도(40~69%), 중증(40%) 폐질환으로 분류하는 데 사용할 수 있는 몇 가지 폐기능검사 중 하나이다. 환자의 폐질환의 심각성을 알면 치료사가 신체활동의 한계를 예측하고 현실적인 목표를 설정하는 데 도움을 줄 수 있다. 흉부 방사선촬영 또는 흉부 CT는 종종 급성 국소성감염의 존재를 나타낸다. 이 정보는 치료사가 가장 중요한 체위배액 위치를 결정하는 데 도움을 줄 수 있다.

의료기록에서 얻은 데이터를 바탕으로 상담을 통해 가설을 세워야 하며, 환자의 확인된 문제를 이끌어내야 한다. 낭성섬유증 환자에 대한 가설적 문제는 분비물 제거 어려움, 호흡곤란, 피로, 지구력 및 운동내성 저하, 요통, 복압성 요실금 등이다.

특정 물리치료 검사 및 측정은 낭성섬유증 환자에게 공통으로 나타나는 특정 문제를 추가로 평가하는 데 사용된다. 여기에는 환기 및 호흡, 가스교환, 기도청결, 유산소 능력, 근육 기능, 자세 및 통증이 포함된다.

휴식 및 노력 시 발생하는 호흡곤란은 낭성섬유증 환자의 가장 흔한 호소 중 하나이며 정성 및 정량 구성요소로 인해 평가하기 어려울 수 있다. 영국의학연구회(MRC) 호흡곤란 지수는 간단하고, 자체 관리되고, 신뢰할 수 있는 유효한 측정값이다(**표 16–1**).

특히 운동 중 호흡곤란을 정량화하는데 가장 일반적으로 사용되는 측정법은 Borg CR10 척도와 시각적상사척도(VAS)이다. Borg CR10 척도는 0~10가지 범주의 비율 척도를 사용하는 신뢰할 수 있고 유효한 측정법으로 본질에서 선형적이지 않아 '중등도' 이상의 심각한 호흡곤란을 정량화하는 데 있어 더 많은 특이성이 있어 시각적상사척도보다 폐 재활에서 더 자주 사용된다.

가스교환은 동맥혈가스 샘플을 통해 가장 잘 평가되지만 맥박산소측정법(SpO_2)에 의한 산소포화도는 덜 침습적이고 저렴하며 신체활동 중에 사용할 수 있다. 맥박산소계의 신호 정확도는 저산소혈증, 어두운 피부색 및 부족한 말초순환으로 감소한다. 이상적으로 산소포화도는 운동 중에도 안정을 유지해야 하지만, 낭성섬유증 환자에서 활동 또는 운동을 하는 동안 가스교환장애를

표 16–1 • MRC 호흡곤란 지수

등급	내용
1	격렬한 노력을 제외하고는 호흡곤란 없음
2	계단을 오르거나 작은 언덕을 올라갈 때 숨참
3	호흡곤란 때문에 평상시보다 천천히 걷거나 자신의 페이스로 걸을 때 1.6Km 이후 또는 15분 후 숨 막힘
4	평지에서 약 90m를 걷고 나서 또는 몇 분 후 숨 막힘
5	너무 숨이 차서 집을 나가지도 못하고 옷을 입거나 벗은 후에도 숨이 참

나타내는 산소포화도의 감소가 종종 나타난다.

기도청결에 대한 추가 평가에는 환자가 현재 사용하는 기도청결기법의 특정 이력과 각 기법이 적절하게 수행되는지 확인하기 위한 관찰이 포함된다. 또한 치료사는 환자의 기침 효과뿐 아니라 가래의 양과 품질(색, 점성, 냄새)을 평가해야 한다.

최대산소소비량(VO_2)은 낭성섬유증의 생존과 가장 밀접한 상관관계가 있으므로 유산소 기능 및 지구력은 낭성섬유증의 활력징후로 간주할 수 있다. 그러나 입원 중 최대산소소비량을 측정하는 일은 드물다. 대신 낭성섬유증 환자에게 가장 일반적으로 사용되는 세 가지 검사는 3분 걷기검사(3minute step test, 3MST), 6분 걷기검사, 수정된 셔틀검사(modified shuttle test, MST)이다.

근육 기능은 낭성섬유증이 있는 환자에서 종종 손상되지만 중재의 잠재적 목표로 간과된다. 근력에 대한 도수근력검사(MMT)가 비교적 정상일지라도 근력과 지구력이 손상되지 않는다는 것을 의미하지는 않는다. 수직점프 높이, 팔굽혀펴기와 윗몸 일으키기의 반복, 플랭크 홀드(plank hold)는 최소한의 장비로 팔과 다리 및 코어 근육 성능의 객관적인 척도를 제공할 수 있다.

나쁜 자세와 요통은 낭성섬유증 환자에게 흔히 발생하는 장애이다. 과도한 척추 곡선, 두부전방자세, 견갑골 거상과 내림에 대해 자세 정렬을 관찰하고 척추, 늑골 및 어깨의 관절 운동성을 평가할 수 있어야 한다. 측방굴곡거리, 어깨 굴곡 관절가동범위 및 견봉각(acromial angle) 거리는 모두 자세와 유연성 중재의 결과 측정으로 사용될 수 있는 단순하고 객관적인 검사이다. 견봉각 거리는 서 있을 때 견봉각에서 벽까지의 거리로 측정되는데 이는 흉부 척추후만증, 견갑골 이동성 및 흉근 단축의 총체적 측정이다.

환자 상담에서 환자가 인지한 문제, 검사과정에서 발견된 환자가 인지하지 못한 문제 및 예상되는 문제를 기반으로 문제가 왜 존재하는지 또는 발생할 가능성이 있는지를 설명하기 위해 정교한 문제 목록이 개발되고 가설이 생성되어야 한다.

치료 계획과 중재

목표 설정, 검사 기준, 중재 전략 및 전술(**표 16-2**) 등 문제목록으로부터 치료 계획을 수립한다.

낭성섬유증은 만성적인 건강상태이기 때문에 환자와 가족이 질병을 관리하는 능력이 결과에 매우 중요하다. 낭성섬유증 아동기에 부모의 건강 지식은 그들의 요구도를 충족시키는 교육과 교육 과정을 설계하는 데 있어서 중요한 고려사항이다. 성인기에는 환자 자신의 건강 지식을 평가하고 건강 지식이 효과적인 자기관리에 장애가 되지 않도록 전략을 실행해야 한다. 또한 독립성, 전반적인 건강 증진을 위해 마련된 양질의 맞춤형 환자 또는 고객 관련 지침은 치료사의 모든 절차적 중재의 중심이 되어야 한다.

기도청결기법은 분비물 제거를 개선하고 환기 및 가스교환을 향상하며 호흡기 증상과 운동내성을 향상할 수 있다. 최근의 임상진료지침에 따르면 기도청결기법은 모든 낭성섬유증 모든 환자에게 정기적으로 실시해야 한다. 흉부물리치료의 기술은 고빈도흉벽진동(HFCWO), 폐내진동환기법(IPV), 호기양압(PEP), 자동주기호흡법(ACBT), 자가배출법, 운동 등이다.

고빈도흉벽진동은 고빈도의 공기 진동파를 환자의 체외 흉벽에 적용함으로써 체내와 체외의 공기 압력 차이를 만들어 내고, 고빈도의 진동을 폐 주위에 전달하여 폐포 및 기도 내에 있는 점액분비물을 분리, 배출되도록 한다. 폐내진동환기법은 마우스피스를 통해 전달된다는 점을 제외하고 고주파 진동 기류와 유사한 원리로 작동한다. 폐내진동환기법은 더 새롭고 일반적이지 않지만 선행 연구에서 전통적인 흉부물리치료만큼 효과적이라는 것을 발견했다.

호기양압장치는 아카펠라 및 플루터를 포함할 수 있다. 호기양압치료는 다른 기도청결기법보다 효과적이지는 않지만 고빈도흉벽진동 및 폐내진동환기법에 비해 상대적으로 저렴하며, 일부 환자는 도수흉부물리치료보다 호기양압치료를 더 선호한다.

자동주기호흡법과 자가배출법은 환자가 독립적으로 할 수 있고 장비가 필요 없는 호흡기법이다. 자동주기호흡법은 배우고 가르치기 쉽다. (1)호흡조절, (2)가슴 확장, (3)강제호기법의 반복적인 순환이다. 자동주기호흡법은 앉아서 또는 다양한 체위배액 위치에서 수행될 수 있다. 또한 치료사는 흉부 확장 단계에서 타진 또는 진동을 제공할 수 있다. 호흡기법의 활성 주기는 다른 기도청결기법만큼 효과적이며 전통적인 흉부물리치료보다 선호될 수 있다. 자가배출법은 숙달하기 더 어려우며 지식이 풍부한 치료사와 동기 부여된 환자의 의지가 필요하므로 급성치료시설은 이 기술을 가르치기에 이상적인 장소는 아니다.

운동의 많은 이점 중 하나는 분비물 제거 특히 심호흡을 필요로 하며 가슴 진동(예: 달리기, 걷기, 점핑 잭, 작은 트램펄린)이 필요한 운동을 개선한다는 것이다. 유산소운동은 기도청결 외에도 추가적인 건강상의 이점이 있다.

객혈 및 기흉이 있는 환자는 특별한 주의사항이 필요하다. 다량의 객혈이 있는 경우 모든 기도청결기법을 중단해야 한다. 5mL 미만의 객혈일 때 조심스럽게 평소의 기도청결기법을 계속할 수 있다.

급성 또는 최근 기흉 환자의 경우 크기와 관계없이 폐내진동환기법 또는 양압호기치료법을 사용해서는 안 되며 환자가 큰 기흉을 앓고 있는 경우 운동을 해야 한다. 다른 기도청결기법은 적절하고 신중하게 사용될 수 있다. 작은 기흉의 경우 또는 흉관이 있으면 기도청결기법은 조심해야 한다. 흉관이 있으면 고빈도흉벽진동기와 흉부물리치료로 통증이 있을 수 있다. 따라서 이러한 상황에서는 자동주기호흡법이 가장 적합한 기도청결기법일 수 있다.

치료적 운동은 물리치료의 주류이며 낭성섬유증 환자들에게 실제로 '운동은 약이다.'라는 문구가 자주 사용된다. 낭성섬유증 폐 악화 환자의 치료적 운동의 중요한 측면은 (1)유산소능력 및 지구력 훈련, (2)골반저 근육을 포함한 골격근의 근력, 지구력 훈련, (3)유연성 운동, (4)호흡 전략 등이다.

유산소운동은 낭성섬유증 환자들에게 권장된다. 방식, 강도, 빈도 및 지속시간은 다른 집단과 다를 바 없다. 병원에서 유산소운동은 일반적으로 복도를 걷

표 16-2 • 낭성섬유증 환자의 전형적인 식별 또는 예상된 문제에 대한 관리계획의 예

문제	목표	검사 기준	중재 전략	중재 전술
기도청결 기능장애	환자는 가래를 쉽게 뱉을 수 있음	기도청결기법을 독립적으로 올바르게 수행	기도청결기법	**방법**: 자동주기호흡법 **시간**: 10~15분 **빈도**: 병원 입원 중 하루 4회
숨가쁨(호흡곤란)	Borg CR10 척도 1의 휴식시 호흡곤란	휴식 시 호흡수가 감소	호흡 전략	입술을 오므린 호흡(PLB) 이완호흡
	Borg CR10 척도에서 5 이하의 호흡곤란	상대적 호흡수가 최대화 활동에서 감소	장거리 걷기	
장거리 걷고 달리기	6분 안에 600m 이상 보행(산소보충 유무와 상관없이)	최대하 운동에 대한 인공 환기 반응 감소	호흡 전략	입술을 오므린 호흡 흉식호흡
			유산소운동 훈련	**방법**: 트레드밀 걷기 **강도**: 6MWT 기준 속도의 80% **빈도**: 매일 **기간**: 처음에는 5~10분 사이 3회, 점차 1회 30분이 넘는 시간으로 진행
				환자는 편안한 속도로 하루 2~3회 병동에서 독립적으로 보행하도록 권장(보충산소 사용)
			저항운동 훈련	계단 및 언덕 오르기
			보충산소	운동 중 산소포화도 90% 이상 유지하도록 표준비강삽입관으로 적정한 산소유량

표 16-2 • 낭성섬유증 환자의 전형적인 식별 또는 예상된 문제에 대한 관리계획의 예 (계속)

문제	목표	검사 기준	중재 전략	중재 전술
계단 및 언덕 오르기	난간을 사용하지 않고 20초 동안 계단 1개를 올라감(산소가 보충된다면)	30초 동안 앉은 자세에서 일어서기(sit-to-stand) 20회 반복	저항운동 훈련	하루 걸러 스쿼트점프 최대 10회 반복 3세트
		5/5 양쪽 무릎 신전근 강화		환자가 침대, 의자 및 화장실에서 나올 때마다 앉은 자세에서 일어서기 반복
				치료운동 전과 트레드밀 훈련 후 10~12계단 오르기
복압요실금	1년 동안 환자는 복압요실금에 관한 어떤 증상 보고도 없음	환자는 골반저 근육운동에 독립적이며, 복압요실금이 있을 가능성이 클 때를 이해함	저항운동	골반저 근육운동 교육
			의뢰	외래방문을 위한 여성건강물리치료클리닉과 상담

는 것을 포함하여 가능하다면 트레드밀 걷기, 고정식 자전거 타기, 서킷트레이닝을 포함할 수 있다. 환자의 상태가 좋아짐에 따라 계단 오르기 및 스테핑 머신을 활용할 수 있다. 점핑 잭과 점핑 로프는 상대적으로 작은 공간에서 수행할 수 있는 다른 유산소 활동이다.

운동 강도는 심박수 및 호흡곤란 등급을 감시하여 측정한다. 작업 속도와 산소소비량이 증가함에 따라 심박수가 상대적 선형으로 증가하기 때문에 심박수는 강도를 측정하는 데 사용되는 가장 일반적인 방법이다. Borg CR10 척도 3~5는 종종 '중등도'에서 '강한' 유산소운동 강도로 사용되지만 일부 권장사항은 고강도 운동(4~6)을 포함한다. 그러나 6은 무산소 역치 근처에서 발생할 가능성이 크며, 일반적으로 몇 분 이상 지속할 수 없으므로 지구력이 주요 목표일 때는 3~4등급을 사용해야 하고, 간격 훈련이나 목표를 유산소 작업 능력을 높이는 데 사용하는 경우 5~6등급을 사용할 수 있다.

건강한 성인을 위한 지침과 일치하는 외래환자 폐재활 프로그램의 일반적인 빈도는 주당 3~5일이며 운동이 일상의 일부가 되는 것이 목표이다. 간격 훈련은 매우 쇠약해진 환자나 심각한 운동 시 호흡곤란을 가진 환자에게 지구력 훈련의 효과적인 대안이 될 수 있다. 일부 보고에 따르면 환자가 증상, 운동내성 및 삶의 질을 크게 향상하는데 8주 정도의 훈련이 필요하다고 하였고 다른 보고에는 낭성섬유증 폐 악화로 인한 입원 중 유산소 훈련이 약물 및 기도청결 기법으로 인한 개선 이상의 지구력과 최대산소소비량의 유의한 증가를 보고하였다.

낭성섬유증 폐 악화 입원환자의 입원기간 저항훈련은 근력뿐만 아니라 근육량을 개선하는 데 효과적이라는 것이 밝혀졌다. 낭성섬유증 환자의 저항운동에는 특정한 지침이 없으므로 저항운동 프로그램은 근력 및 골밀도를 증가시키는 것을 목표로 하는 건강한 집단의 근거를 기반으로 설계될 수 있다. 다른 집단의 간접적인 증거에 따르면 저항운동은 골밀도를 증가시키고 혈당조절을 돕는다.

저항훈련 방식에는 저항밴드 및 체조뿐만 아니라 사용 가능한 경우 덤벨이나 바벨 같은 프리 웨이트나 운동기구가 포함될 수 있다.

낮은 웨이트, 저항밴드와 체조 등은 집에서 할 수 있다는 장점이 있다. 어떤 방식이든 운동범위 전체에 걸쳐 편안함을 느껴야 하며 주요 팔, 다리 그리고 코어 근육이 포함되어야 한다. **표 16-3**은 병실이나 집에서 할 수 있는 운동의 예를 제공한다.

3~10회 반복할 수 있는 운동은 반복 횟수가 많은 것에 비해 골밀도를 크게 향상시킨다. 환자는 반복기간 구심성 및 원심성 단계에서 일관된 형태를 유지해야 한다. 저항훈련은 일주일에 1일 간격으로 2~3회의 빈도로 실시하며 저항훈련 중 호흡조절과 발살바 동작 회피가 중요하다.

복압요실금검사는 초기식별 문제가 아닐 수 있지만, 특히 기침 발생 시 요실금이 있는 낭성섬유증 환자의 비율이 높은 것으로 나타났다. 일단 확인되면 골반저 근육운동 프로그램은 근육의 성능을 향상하고 요실금을 줄일 수 있다. 근육 기능이 향상되려면 몇 주가 걸릴 수 있지만, 급성기 치료사는 운동프로그램을 시작하고 소변 누출을 줄이기 위한 간단한 기술을 제안하고 복압요실금 추가 관리를 위해 적절한 외래 치료 클리닉을 추천한다. 낭성섬유증을 가진 모든 환자에게 가르쳐야 할 한 가지 기술은 기침을 예상하기 전에 능동적인 골반저 근육수축(소변을 멈추는 것과 유사)인 'the knack'이다. 또한 기도청결기법을 수행하기 전에 방광을 비우고 적절한 자세로 수행하는 것과 같은 팁은 매우 유

표 16-3 • 저항운동 예

다리	코어 근육	팔
Squats Lunges Squat jumps Bunny hops	Sit-ups Crunches Superman Plank hold	Push-ups Bicep curls Tricep dips Military press

용할 수 있다.

유산소 및 저항운동 프로그램의 경우 저강도 유산소운동과 유연성 운동을 포함한 적절한 준비 및 정리운동이 근골격계 부상의 위험을 줄이는 데 도움이 된다. 불행하게도 유산소 및 저항운동 훈련의 강도는 종종 환자들에게 임상적으로 의미 있는 결과를 얻는 데 필요한 임계점 이하로 떨어진다. 따라서 지속적인 치료적 효과를 위해 요구되는 강도 임계치 이상의 수준에서 적절한 운동 진행을 보장하기 위해서는 정기적인 재검사가 필요하다.

낭성섬유증 환자의 유연성은 건강한 대조군보다 더 뚜렷하게 나이가 들면서 감소한다. Massery는 근골격계, 신경근 및 호흡기계의 상호 연결성을 강조하고 중등도 낭섬섬유증의 9세 아이에서 자세, 유연성 및 운동 조절을 향상하는 가정 기반 프로그램의 성공을 서술했다. 유산소운동, 자동주기호흡법 및 자세운동을 포함한 6주간의 종합 외래물리치료 프로그램은 낭성섬유증 어린이들의 가슴 이동성과 체간 유연성의 개선을 가져왔다. 또 다른 외래환자 연구에서는 정적 및 동적 유연성 운동을 시행한 후 어린이들의 앉아 윗몸 앞으로 굽히기(sit and reach test)가 개선되었다. 폐 악화로 인한 7~10일의 입원기간에도 하루 걸러 정적 및 동적 스트레칭과 자세 인식 중재로 자세와 유연성이 개선되었다. 요가나 필라테스는 전형적으로 전신 유연성 운동을 포함하지만 치료사는 신체검사 동안 확인된 단단한 특정 근육 그룹의 스트레칭을 포함할 필요가 있다(예: 목굴곡근, 흉근, 체간 측방굴곡근, 허리신전근, 고관절 굴곡근).

폐쇄폐질환 환자의 호흡곤란 완화에 도움이 되는 특정 조절호흡법에는 입술을 오므린 호흡(PLB), 횡격막호흡, 이완 및 흉식 호흡(paced breathing)이 포함된다. 생체되먹임 보조 호흡 재훈련(횡격막 및 PLB 포함)이 1초간 강제호기량과 강제폐활량을 개선하고 호흡수 및 보조근육 사용을 감소시키는 것으로 나타났다.

폐쇄폐질환(낭성섬유증 포함)을 가진 많은 환자는 스스로 입술을 오므린 호흡을 배운다. 입술을 오므린 호흡은 호흡수, 분당 환기량, 동맥혈이산화탄소분압 및 호흡곤란을 급격히 감소시키지만 산소포화도 및 호흡량은 증가시킨다. 호흡수가 느려지면 긴 호흡곤란이 더 길어지는데, 이는 동적 과팽창을 예방하거나 최소화하여 호흡곤란을 감소시킨다. 호흡률이 감소함에 따라 호흡의 작업률도 감소하기 때문에 환자가 입술을 오므린 호흡을 사용하는 경우에 운동 후 회복 속도가 빨라질 수 있다. 입술을 오므린 호흡은 일반적으로 가르치기 쉽고 빨리 배운다. 그러나 환자가 상대적으로 빨리 배우지 않거나 호흡곤란이 개선되지 않으면 추구해야 할 전략이 아니다. 횡격막호흡은 기능장애 호흡 패턴에 익숙한 사람들일 경우 배우는 데 시간이 조금 더 오래 걸릴 수 있다. 횡격막호흡은 긴장을 풀고 효과적으로 호흡하는 법을 배우는 것이 중요하다.

척추와 늑간관절가동술과 연부조직가동술 등 도수치료도 외래환자와 폐 악화를 치료하기 위해 입원하는 동안 통증과 호흡곤란을 감소시키는 것으로 나타났다. 특히 늑골가동술과 가슴 확장 및 회전 가동술은 흉벽의 이동성 회복에 도움이 될 수 있다. 낭섬성유증 관련 골다공증으로 척추쐐기 병력이 있는 환자에게는 주의가 필요하다.

대부분의 주거 생활에서 실내 공기는 정상적인 삶을 위한 충분한 산소를 포함하지만 낭성섬유증 관련 폐 악화 환자는 종종 저산소혈증을 보완하기 위해 보충산소가 필요하다. 실제로 야간 및 운동 산소포화도 저하는 낭성섬유증 환자에게 특히 중요하며, 수면 및 운동 중 보충산소는 산소포화도 저하를 예방하고 수면의 질 및 운동내성을 향상할 수 있다. 의료용 산소는 처방약으로 간주하기 때문에 산소의 투여 방식이나 용량의 변경, 사용 중단은 의사의 처방이 필요하다. 미국물리치료사협회(APTA)의 '물리치료 중 산소 관리'는 의사가 산소포화도를 특정 임계값 이상으로 유지하도록 설계된 방식으로 휴식 또는 운동 시 용량을 처방할 수 있다고 언급한다. 처방에 대한 불확실성이 있거나 신체활동 및 운동을 위해 변경해야 할 필요가 있는 경우 치료사는 의사와 상의해야 한다.

근거 중심 임상적 추천

SORT: 추천 분류의 장점

A 일관된, 양질의 환자 지향적 근거

B 일관되지 않거나 제한된 질적 수준의 환자 지향적 근거

C 동의, 질병 중심의 근거, 일반적인 관행, 전문가의 의견 또는 사례 시리즈

1. 도르나제 알파(dornase alfa) 흡입 시기는 낭성섬유증 환자의 기도청결 중재 시기에 영향을 주지 않는다. **A 등급**
2. 자동주기호흡법(ACBT)은 낭성섬유증 환자의 다른 기도청결기법을 대체하는 적절한 방법이다. **B 등급**
3. 낭성섬유증 환자를 위한 운동훈련은 장 · 단기 이점을 가지고 있다. **B 등급**
4. 낭성섬유증 환자의 복압요실금 검사는 자주 수행하지는 않지만 성공적으로 치료할 수 있으므로 중요하다. **B 등급**
5. 수면과 운동 중 보충산소는 동맥산소포화도 저하를 예방하고 수면의 질 및 운동내성을 향상할 수 있다. **A 등급**

종합 질문

16.1 30세, 남성이 경미한 객혈과 왼쪽 위엽 기흉으로 병원에 입원했다. 급성 낭성섬유증 폐 악화로 정맥내 항생제를 투여받고 있으며, 휴식 시 2L/분의 속도로 보충산소를 투여하고 있지만, 산소포화도 90% 이상을 유지하기 위해 유속을 적정하게 하라는 상시 처방이 있다. 초기 물리치료 검사에서 그의 수정된 셔틀 검사(MST) 거리는 보충산소를 이용한 460m(레벨 7)였다. 다음 중 가장 적합한 것은?

A. 자동주기호흡법(ACBT)

B. 폐내진동환기법(IPV)

C. 진동양압호기압(OPEP)

D. 수동 타진과 진동법을 이용한 체위배액

16.2 위의 환자가 트레드밀에서 경사가 5%이고, 속도가 2.75mph(약 4.2km)로 5분 동안 걷고 난 후 호흡곤란 수준은 Borg CR10 척도의 6/10으로 나타나며, 산소포화도는 86%이다. 물리치료사가 취해야 할 가장 적절한 조치는 무엇인가?

A. 트레드밀의 속도 감소

B. 트레드밀의 경사 감소

C. 산소 유량 증가

D. 운동 종료

정답

16.1 **A.** 자동주기호흡법(ACBT)과 자가배액법(AD)은 대량의 객혈이 없는 환자에게 적합한 기술이다. 자동주기호흡법과 자가배액법은 높은 수준의 호기양압이 포함되어 있지 않다. 폐내진동환기법(B)과 진동양압호기압(C)은 모두 폐에 대해 높은 수준의 양압을 제공한다. 현재 또는 최근 기흉이 발생한 환자의 경우 이러한 양압을 피해야 한다(공기가 흉막 공간으로 새어 나올 수 있기 때문에). 경미한 또는 중등도의 객혈이 있는 환자에게는 타진법과 진동법(D)이 응고 형성을 저해할 수 있다는 우려가 있다.

16.2 **C.** 보충산소를 사용할 수 없는 경우 또는 차트에 활동 시 산소를 적정화하라는 처방이 없다면 트레드밀의 속도(A) 또는 경사(B)를 낮추는 것이 적절할 것이다. 이 두 가지 방법 중 어느 것이든 운동 강도를 낮추면서 산소 공급을 개선하고 호흡곤란을 줄일 수 있을 것이다. 그러나 산소유량(C)을 4L/분로 늘리면 산화가 개선되고 호흡이 원활해져 운동을 계속할 수 있을 것으로 보인다. Borg CR10 척도 6과 86%의 산소포화도는 '위험한' 수준은 아니므로 계속해서 호흡곤란 증세를 호소하지 않는 한 운동(D)을 종료할 필요는 없다.

간 이식

Liver Transplant

David W. Mandel

CASE 17

56세, 남자가 이식 대기자 명단에 오른 지 11개월 만에 말기 간경화증으로 간 이식 수술을 받았다. 그는 수술 12시간 후 인공호흡기가 제거되었고, 비강캐뉼라(nasal cannula)에 의해 2L/분 O_2로 정상적으로 호흡하고 있다. 중심정맥카테터는 정맥내 유체 및 약물치료를 위해 왼쪽 내경정맥(internal jugular vein)에 배치되었다. 잭슨-프랫(Jackson-Pratt, JP) 배액관 두 개가 그의 큰 복부 절개부에서 나오고 있으며, 폴리카테터가 설치되어 있다. 수술 전에 상당한 단백질 영양실조[근육 소모(muscle wasting)], 피로, 복수 및 간성뇌병증 등은 그의 이동성과 삶의 질을 제한했다. 수술 후 복수(ascites)와 뇌병증(encephalopathy)은 천천히 회복되고 있지만 다리와 음낭부종이 지속되고 있다. 면역억제제로 타크로리무스(tacrolimus), 프레드니솔론(prednisolone), 시클로스포린(cyclosporine) 등이 처방되었다. 이식 외과의사는 물리치료사에게 수술 후 1일 차(POD 1)에 평가와 치료를 요청했다. 또한 수술 후 1일 차에 환자가 침대에서 일어나도록 하는 처방도 있다.

- ▶ 그의 건강상태에 근거하여, 활동 제한에 관여하는 요인은 무엇인가?
- ▶ 물리치료를 방해하는 합병증은 무엇인가?
- ▶ 물리치료 검사나 중재 시 어떤 주의사항을 취해야 하는가?
- ▶ 그의 재활 예후는 무엇인가?

주요 정의

- **복수**(ascites): 내장을 둘러싼 복강 내 유체의 축적
- **경화증**(cirrhosis): 간 기능을 손상시키는 섬유성 결절 조직으로 정상적인 간세포의 점진적 대체
- **식도정맥류**(esophageal varices): 간경화로 인해 문맥의 압력이 증가하여 작은 식도정맥들이 확장된 상태
- **간성뇌증**(hepatic encephalopathy): 만성간질환으로 인한 혼동과 의식 수준 감소
- **문맥 정맥 고혈압**(portal vein hypertension): 간경화나 혈전증으로 인한 문맥계 내의 압력의 비정상적인 증가
- **발살바조작**(valsalva manuever): 폐쇄된 기도로 강제 호기 시도 시 복강 내 압력의 급격한 증가

목표

1. 간경화증의 결과로 발생하는 단백질에너지영양실조(protein energy malnutrition, PEM)에 대해 설명한다.
2. 단백질에너지영양실조가 있는 환자의 간 이식 후 기능적 힘과 수행능력에 대한 결과 측정을 확인한다.
3. 환자를 치료하기 전에 검사해야 하는 중요한 검사 수치를 확인한다.
4. 이 환자 집단의 치료와 관련된 주의사항을 이해한다.
5. 근육 소모의 반전 또는 완화를 돕기 위해 저항운동 프로그램을 처방한다.

물리치료 시 고려사항

만성 간경화증으로 인한 간 이식 환자를 관리하는데 고려할 점:

▶ **일반적 물리치료 계획/목표:** 피부손상, 운동범위의 상실, 무기폐, 폐렴 및

감염의 위험을 예방하거나 최소화, 기능적 이동성을 극대화하고 삶의 질을 향상

- **물리치료 중재**: 침대 이동성 및 이동(transfer) 훈련, 보행 훈련, 자세 훈련, 호흡운동, 지구력 활동, 근력 강화
- **물리치료 시 주의사항**: 식도정맥 출혈 및 복부 수술 부위의 손상을 방지하기 위한 발살바현상을 피함, 기립성저혈압을 위한 활력징후 모니터링, 수술 절개 부위의 벌어짐을 방지하기 위해 6주 동안 들어 올림을 제한함(10kg 이하), 환자의 약리학적 면역억제로 인한 감염을 최소화하기 위해 손 씻기 및 무균 장비 강조, 뇌병증으로 인한 이동성 및 운동 중재에 대한 면밀한 감독
- **물리치료를 방해하는 요인**: 복수, 다리 및 음낭부종, 감염, 폐렴, 절개 부위 벌어짐, 식도정맥류(esophageal varices)의 토혈(hematemesis), 간정맥 혈전증(hepatic vein thrombosis), 낙상

건강 상태의 이해

간경화증(liver cirrhosis)에 대한 뚜렷한 치료법이 없어 생명을 연장하고 삶의 질을 향상시키기 위한 이식 수술이 주요 치료 방식이 되었다. 이식은 원발성 담즙성 간경화증(primary biliary cirrhosis), 원발성 경화성 담도염(primary sclerosing cholangitis), 담도폐쇄증(biliary atresia), 알파-1 항트립신 질환(alpha-1 antitrypsin disease), 리엔넥(Laennec's) 간경화증, B형간염바이러스(HBV)와 C형간염바이러스(HCV) 간경화증, 잠복성 간경화증(cryptogenic cirrhosis) 및 급성 간부전(fulminant hepatic failure) 환자를 위해 수행된다. C형간염바이러스에 감염된 후 이차적으로 진행된 간경화증은 미국의 간 이식에서 가장 흔한 증상이다. 장기 조달 및 이식 네트워크(미국보건복지부의 지부)의 자료를 기반으로 간 이식 후 현재 1년 생존율은 간염 관련 괴사 81%, 담

즙 정체 간병변 89%, 담즙성 간경화증 86%이다.

간경화증은 근본적인 근육 소모로 이어지는 분해대사 질병이다. 간경화증 환자의 경우 심각한 근육 소모(카켁시아) 또는 단백질에너지영양실조가 80%에 이르지만 근육의 낭비에 대한 환자의 인식은 훨씬 낮은 편이다. 왜냐하면 손상된 간의 유체 균형을 조절할 수 없는 데서 오는 복수(ascitic fluid)로 인한 체중 증가 때문에 마른 조직(lean tissue)의 손실이 가려지기 때문이다. 단백질에너지영양실조에 관여하는 추가 요소는 식이 단백질 섭취량 감소, 흡수장애, 활동 감소, 휴식 에너지 소비 증가 등이 있다. 임상적으로 근육조직의 손실은 간경화증이 있는 환자의 체지방 손실보다 더 중요하며 예후가 좋지 않다. 만성 간질환은 먼저 속근섬유인 II형 섬유를 변화시키고 이러한 변화는 이식 후 9개월까지 지속할 수 있다.

간 이식 수술은 염증 과정을 자극하고, 사이토카인(cytokine) 생산을 증가시키며, 신체의 모든 대사 활성 세포 조직(근육, 기관, 세포 내 및 세포 외 수분 그리고 뼈)을 포함하는 체질량이 더 소모된다. 혈청 알부민과 혈청 단백질 수치는 수술 후 감소한다. 간 수술 후 처음 7일 동안 총 체지방 손실은 200g(0.44lb)에 이르는 것으로 관찰되었다. 그리고 간 이식 후 처음 2주 동안 환자는 신체 단백질 저장소의 10%를 추가로 잃을 수 있다. 휴식 에너지 소비가 증가하고 연료 대사가 증가하면 이식 후 단백질 저장이 손상된다. 따라서 계속되는 근육량의 손실과 제한된 회복으로 인해 환자는 새로운 간을 이식받은 후 힘, 활동 수행 및 삶의 질에 있어 장기간의 장애를 가지게 된다.

수술 중 배 안으로 접근하기 위해 큰 복부절개와 흉곽의 상당한 수축이 필요하다. 간 이식 후 몇 주에서 수개월 동안 외과수술 부위에서 심각한 근골격계 통증을 호소하는 경우가 종종 있다. 간으로 산소화된 혈액을 공급하는 간동맥은 혈전증의 위험이 있으며 장기 거부 반응을 일으킬 수 있고, 새로운 간은 탈신경 되어있다. 따라서 중추신경계는 직접적인 신경조절 대신에 적절한 포도당 조절을 위해 혈액 속으로 호르몬 방출 신호를 보내 간에서의 조절을 유도한다.

이식 후 환자들은 많은 양의 약물을 복용하게 되는데 이 약들은 개별 또는 결합하여 근육의 힘과 심혈관 기능을 손상시킬 수 있다. 간 이식 후 약물로는 면역억제제, 항진균제, 항바이러스제, 항생제, 항고혈압제, 포도당 조절제, 항우울제 또는 항골다공증제가 포함된다. 글루코코르티코이드는 일반적인 면역억제제로 근육 약화와 관련이 있다. 면역억제제인 시클로스포린(cyclosporine)은 교감신경계에 영향을 주어 심박수가 감소하고 사립체 골격근 호흡(mitochondrial skeletal muscle respiration)이 감소한다. 수술 후 약물은 운동에 대한 심장박동 반응과 근육 수축성 및 근육의 아데노신3인산(adenosine triphosphate, ATP) 사용 능력을 손상시키기 때문에 운동 검사의 결과를 복잡하게 만든다. 따라서 간 이식 후 복용하는 약물은 힘과 기능을 손상시킬 수 있고 재활 중 운동에 대한 내성을 제한시킬 수 있다.

물리치료 환자/고객 관리

간 이식 후 환자는 일반적으로 중환자실에서 처음 24~48시간을 보낸다. 환자는 인공호흡기를 24시간 이내에 떼고 수술 후 1일 차에 도움을 받아 침대에서 나올 수 있다. 그런 다음 환자는 약 5~6일 더 의학적 수술층(medical surgical floor)으로 옮겨진다. 물리치료사는 이식 팀(외과의사, 간호사 코디네이터, 혈액학자 및 영양사)과 협력하여 기능적 목표를 개발하고 중재의 안전성 및 환자의 진행속도를 확인한다. 장기 거부 반응을 방지하기 위한 면역억제는 환자를 병원 내 감염의 매우 높은 위험에 빠뜨린다. 위험을 줄이기 위해 이식 팀은 환자가 의학적으로 안정되는 대로 집으로 퇴원시키는 것을 목표로 한다. 만성간질환을 앓고 있는 사람들 대부분은 이식 수술을 기다리는 동안 근육의 힘과 수행능력이 점차 감소하는 경향을 보인다. 간 이식 직후 물리치료의 주요 목적은 안전한 복귀가 가능하도록 기능적 이동성을 향상하는 것이다. 물리치료의 두 번째 목표는 환자의 삶의 질을 향상하고 이전 활동으로 돌아가기 위해 근육의 힘, 지구력 및 기능적 이동성을 향상하는 것을 목표로 하는 가정 운동 프로그램을 환자에게 지시하는 것이다.

검사, 평가 및 진단

환자를 보기 전 물리치료사는 검사 수치, 수술 후 주의사항 및 외과의사의 운동 또는 이동성 제한 등을 의료기록을 통해 수집해야 한다. 간 기능과 빈혈을 나타내는 중요한 검사 수치에는 알부민, 총빌리루빈, 국제표준화비율(INR), 헤모글로빈 및 헤마토크릿이 포함된다. 외과의사는 환자가 간동맥 혈전증에 걸릴 위험이 크다고 느끼지 않는 한, 환자에게 일반적으로 간 이식 후 항응고제(예: 쿠마딘)를 투여하지 않는다. 환자가 쿠마딘을 복용하는 경우, 치료용 항응고제를 위해 국제표준화비율 수준을 높여야 한다. 간 손상을 나타내는 상승한 간 효소는 알칼리성인산분해효소(alkaline phosphatase, ALP), 알라닌아미노전달효소(alanine amino transferase, ALT) 및 아스파르테이트아미노전달효소(aspartate aminotransferase, AST)이다. 간 이식 후 이 모든 검사 수치는 정상 수준으로 돌아가야 한다. 그러나 C형간염 환자는 일반적으로 평생 높은 수치를 유지하게 된다. 모든 수술 후 환자와 마찬가지로 나트륨, 칼륨 및 칼슘과 같은 전해질은 정상 수치에서 변화하면 근육 약화, 감각 손상, 인지장애, 심장부정맥 및 발작의 위험이 커질 수 있으므로 지속적으로 관찰해야 한다. 검사 수치가 비정상적이면 물리치료사는 치료 중재 전에 환자의 이식 간호사 코디네이터와 의사소통해야 한다.

환자는 긴 수술 절차와 인공호흡기를 한 채로 중환자실 침대에 바로 누워 있어서 힘과 이동성을 감소시켰기 때문에 압박 부위를 평가하기 위해 철저한 피부 검사를 수행해야 한다. 수술 절개 부위, 정맥 라인, 배액 부위 등은 감염 징후가 있는지 관찰해야 한다.

폐렴은 간 이식 후 패혈증과 사망률의 주요 원인 중 하나이다. 폐 청진, 기침 평가, 폐활량 그리고 최대 흡기압 평가는 초기 평가 시 물리치료사가 수행해야 하며 자주 재평가되어야 한다. 이러한 측정은 침상에서 쉽게 완료되며 환자가 바로 눕거나, 앉거나, 서 있을 때 수행해야 한다.

간 이식 후 환자는 외과 수술과 근력 및 기능의 만성적이고 점진적인 감소로 인해 탈조건화(deconditioned)가 된다. 교각 자세(bridging), 한 발 또는 두 발 서기, 발꿈치 들기 검사, 30초 의자에 앉았다 일어서기 검사(30-second chair stand)와 같은 간단한 기능 근력 평가는 침상에서 수행할 수 있다. 간 이식 대기 환자에게 발꿈치 들기 검사를 통해 발바닥 굴곡근의 근력을 평가하였다. 환자에 대한 규범은 존재하지 않지만 건강한 성인에게 정상적인 힘으로 한 다리 발꿈치 들기 검사에 대해 25번의 반복이 제안되었다. 환자가 아급성 회복 단계에 도달하면(이식 후 약 2주) 6분 걷기검사로 기능적 수행과 유산소능력을 평가할 수 있다. 6분 걷기검사는 주로 간 이식 대상자의 사망률을 예측하는 데 사용됐으나 간 이식 후 기능적 수행 및 삶의 질을 평가하기 위해 6분 걷기검사를 이용한 여러 연구가 있다.

치료 계획과 중재

검사의 특정 결과를 다루는 것 외에도 물리치료 중재에는 영양에 관한 환자 교육, 특히 근육 강화에 필요한 단백질 보충, 다리(즉시 시작), 팔 그리고 핵심 근육조직(이식 후 6주 시작)에 대한 점진적 저항운동 프로그램이 포함되어야 한다. 복부 수술 후 첫 6주 동안 들어 올림(lifting) 제한 처방을 뒷받침하는 근거 지침은 없지만 외과의사는 항상 외과 수술 부위에서 탈장과 벌어짐의 가능성을 줄이기 위해 이러한 전통적인 제한을 두고 있다. 이 환자 집단에서는 새로 이식된 간에 어떠한 손상이나 거부 반응도 일어나지 않도록 이러한 제한을 따르는 것이 특히 중요하다.

무기폐 및 폐렴의 가능성을 줄이려면 효과적인 기침을 위해 복부 절개 부위의 적절한 부목고정 기법을 환자에게 지시해야 한다. 수술 후 첫 주 동안 횡격막호흡운동과 강화폐활량측정법(incentive spirometry)를 매시간 10회 수행해야 한다. 분절 호흡은 검사 중에 청진 결과를 토대로 지시해야 한다. 예를 들어, 폐 청진 중에 환자가 우하엽의 가쪽 바닥 부분에서 호흡 소리를 감소시키는 것으로 관찰된 경우 치료사는 그 부분 위로 손을 올려 촉각 자극을 제공하고 환자에게 천천히 심호흡하도록 요청할 수 있다.

침상 이동으로 인한 통증과 불편함을 줄이기 위해 환자에게 통나무 구르기(log roll)를 지시해야 한다. 즉, 복부 절개 부위의 긴장을 방지하기 위해 엉덩이와 어깨가 동시에 움직여야 한다. 복부 절개 통증과 복수로 인한 커진 배로 초기에는 엎드린 활동을 방지할 수 있다. 이동 전에 망사 속옷(mesh briefs)이나 기저귀와 같은 속옷을 착용하면 이동 동안 환자의 부종성 음낭을 지지하고 편안하게 해준다.

장기 거부 반응을 예방하기 위해 면역억제제를 이식 후 투여한다. 일반적인 예방조치이지만 치료사는 적절한 손 씻기와 이동성 훈련 및 운동을 위해 환자의 방에 가져온 모든 장비를 자주 청소해야 한다.

모든 이동에 앞서 환자의 조직을 당기고 통증을 유발하며 유출될 위험을 줄이기 위해 환자의 배액관과 폴리카테터를 비워야 한다. 정맥 라인은 느슨하게 하며 정맥 펌프는 플러그를 뽑아야만 환자가 침대에서 나와 동원과 보행할 수 있다.

수술 후 환자는 혈액량이 적을 수 있으며 앉고 설 때 기립성저혈압을 일으킬 수 있다. 중재 전 · 중 · 후에 혈압, 심박수 및 산소포화도를 관찰해야 한다.

간성 뇌병증으로 변경된 정신 상태는 수술 후 점진적으로 해결된다. 환자의 안전과 적절한 이동성 및 운동 수행을 보장하기 위해 환자에 대한 명령과 지시는 간단해야 한다. 환자와 보호자에게 환자의 인지 및 안전 의식이 향상될 때까지 손상과 합병증을 예방하기 위해 모든 이동 및 운동을 감독 또는 보조를 받아 수행해야 한다는 것을 교육해야 한다.

보행이나 자전거 타기와 같은 유산소운동은 만성간질환 환자의 기능과 지구력을 향상하는 데 매우 유용하며 간에 도움을 준다. 그러나 유산소 보행 운동만으로는 근력을 향상시킬 수 없다. 단백질 합성을 자극하고 분해대사성 근육 소모 장애를 역전시키는 데 도움이 되는 표적 점진적 저항운동이 필요하다. 수술 절개 부위의 벌어짐을 방지하기 위해 6주 동안 10kg 이하의 리프팅 제한이 지시되지만, 점진적 저항운동은 관련 복수 수술 집단에서 다리 운동에 대한 제한이 문서화되지 않았기 때문에 처음에는 다리를 목표로 할 수 있다. 운동 강도와 지속 시간의 처방은 미국스포츠의학회(american college of sports medicines, ACSM)의 지침을 따라 일주일에 3~4일씩 운동하고 하루 운동 후 하루 회복을 한다. 물리치료사는 환자에게 수축의 편심성을 강조하여 근육 단백질 합성을 추가로 자극하도록 지시해야 한다. 간 질환 관련 응고병증 및 식도정맥류의 병력이 있는 환자는 저항운동 중에 발살바현상을 못 하도록 적절한 호흡 기술에 대해 교육받아야 한다. 수축을 유지할 때 크게 소리내어 숫자를 세도록 환자를 교육하면 성문폐쇄와 발살바현상을 방지할 수 있다. 영양사와 팀을 이루는 것은 환자의 식단에 단백질 보충을 적절하게 처방하는데 이상적이다. 단백질 보충은 훈련 중 새로 획득한 근육 질량을 분해대사로 소비하는 것을 방지하기 위해 필수적이다.

근거 중심 임상적 추천

SORT: 추천 분류의 장점

A 일관된, 양질의 환자 지향적 근거

B 일관되지 않거나 제한된 질적 수준의 환자 지향적 근거

C 동의, 질병 중심의 근거, 일반적인 관행, 전문가의 의견 또는 사례 시리즈

1. 물리치료사는 교각 자세, 6분 걷기검사, 발꿈치 들기 검사, 30초 의자에 앉았다 일어서기 검사를 사용하여 간 이식 후 기능적 강도와 수행을 평가할 수 있다. **B 등급**

2. 복부 수술 후 '들어 올림 제한'에 따르면 절개 부위 벌어짐의 위험이 감소한다. **C 등급**

3. 점진적 저항운동은 만성간질환에 대한 간 이식 후 환자의 근력을 향상한다. **B 등급**

종합 질문

17.1 단백질에너지영양실조는 개인의 만성간질환에 대해 근력과 기능적 이동성에 큰 영향을 미친다. 만성간질환의 기능에 가장 큰 영향을 미치는 합병증은 무엇인가?

A. 간성뇌병증

B. 가려움증

C. 황달

D. 복수

17.2 저항운동 중 환자의 산소포화도가 87%로 떨어졌다. 환자는 약간 피곤해 보이지만 계속 저항운동을 하려고 한다. 다음 중 물리치료사가 취해야 할 적절한 조치는 무엇인가?

A. 즉시 운동을 멈추고 환자의 치료를 보류하고 이식 의사에게 연락한다.

B. 저항운동을 하는 동안 환자가 발살바현상을 하지 않도록 교육한다.

C. 부목을 위해 베개를 사용하여 환자에게 효과적인 기침 방법을 교육한다.

D. 환자에게 흡기 근육 훈련을 가르친다.

정답

17.1 **D.** 간성뇌병증, 가려움증, 황달은 각각 환자의 삶의 질에 중대한 영향을 미치지만 복수는 기능적 수행에 가장 큰 영향을 미친다. 복수에 의해 팽창된 큰 복부는 침대에서의 구르기 및 자세유지에 영향을 미친다. 몸의 질량 중심이 앞으로 이동했고 이는 이동과 균형에 영향을 미친다. 질량 중심의 변화를 보상하기 위해 환자는 자신의 자세를 넓히고, 무릎을 구부리고, 상체를 뒤로 젖혀야 한다. 이러한 변화는 에너지 수요와 피로를 증가시킨다. 또 복수가 많아 횡격막 하강을 막아 호흡기능과 폐 용적을 급격히 제한한다. 또한 가스교환이 제한되어 근육조직의 산소 가용성이 감소한다. 이동 효율이 저하되어 에너지 소비에 더 큰 영향을 미치고 기능적 수행능력과 삶의 질을 제한한다.

17.2 **B, C, D.** 산소포화도가 감소하는 많은 이유들이 있다. 일부 문제를 해결하기 전에 운동 또는 치료를 즉시 중단해서는 안 된다(A). 저항운동을 하는 동안 대부분 환자는 숨을 참으며 근본적으로 발살바현상을 한다. 발살바현상은 산소포화도를 떨어뜨리고 식도정맥류와 복부 절개부의 손상 증가로 이 집단에서 금지된다(B). 복부 수술 후 대부분 환자는 복부 통증 때문에 심호흡을 효과적으로 하지 않는다. 환자가 복부 절개 부위를 베개나 담요로 적절히 지지하면 통증이 감소하여 보다 더 효과적인 기침이 가능하다. 기도를 청결히 하면 산소포화도가 향상된다(C). 물리치료사는 초기에 환자의 최대 흡기압(maximal inspiratory pressure, MIP)을 측정한다. 호흡기 근력 훈련의 경우 치료사는 처음에 호흡근 훈련 장치의 저항 수준을 환자가 측정한 최대 흡기압의 30%로 설정한다. 이 저항 수준이 환자에게 너무 어려운 경우 환자가 30% 최대 흡기압 목표에 도달할 때까지 저항 수준이 감소된다.

위우회술

Gastric Bypass Surgery

Erin E. Jobst

CASE 18

43세, 아프리카계 미국인 여성은 BMI(체질량지수)가 49이며, 어제 병원에 입원하여 선택적 비만 수술(elective bariatric surgery)을 받았다. 그녀는 복강경 Roux-en-Y 위우회술(RYGB)을 받을 예정이었으나, 큰 복부 파누스(abdominal pannus)로 인해 수술 중 개방형 RYGB로 바뀌었다. 주목할 만한 병력으로는 고혈압, 폐쇄성수면무호흡증(obstructive sleep apnea, OSA), 양측 무릎 골관절염, 당뇨병 및 위식도역류질환(gastroesophageal reflux disease, GERD)이 있다. 수술 전 약물에는 비스테로이드 항염증제, 메트포르민(metformin), 인슐린이 포함되었다. 입원 전 환자는 양측 무릎통증에 의해 제한된 거리를 걸을 수 있었고, 양측 무릎 통증에 의해 제한을 받았다. 또한 그녀는 폐쇄성수면무호흡증의 치료를 위해 약 4년간 지속적기도양압(continuous positive airway pressure, CPAP) 장치를 사용해 왔으며, 병원에 머무는 동안 밤에 사용할 지속적기도양압 장치를 가져왔다. 물리치료사는 환자가 혼자 사는 단층집으로 퇴원하기 전에 환자를 평가하고 치료하도록 요청받았다. 비만 외과의사는 복부 주의사항을 따르고, 침대에서 나올 때마다 복대를 착용해야 한다고 말했다.

- ▶ 검사 우선순위는 무엇인가?
- ▶ 가장 적절한 물리치료 중재는 무엇인가?
- ▶ 물리치료를 방해하는 합병증은 무엇인가?
- ▶ 재활 예후는 어떤가?

주요 정의

- **복부 파누스**(abdominal pannus): 아랫배 부위에 앞치마와 같은 과도한 피부와 피하지방
- **비만학**(bariatrics): 과체중 환자의 건강관리를 전문으로 하는 의학 분야
- **체질량지수**(body mass index, BMI): 키와 몸무게를 이용하여 지방의 양을 추정하는 비만 측정법. 몸무게를 키의 제곱으로 나눈 값
- **지속적상기도양압**(continuous positive airway pressure, CPAP): 흡입 및 호기 중 일정한 양의 압력을 제공하는 환기
- **복강경 수술**(laparoscopic surgical procedure): 복부에 작은 절개창을 여러 개 내고 구멍을 통해 비디오카메라와 작은 기구들을 복강 내에 넣고 시행하는 수술
- **폐쇄성수면무호흡**(obstructive sleep apnea, OSA): 위쪽 기도의 막힘으로 인해 수면 중에 호흡이 반복적으로 중단되는 것
- **개복술**(open surgery procedure): 관련 구조물에 대한 직접 접근과 시각화를 가능하게 하는 큰 절개

목표

1. 비만 분류와 적합한 비만 수술 후보자 선정을 위한 지침을 확인한다.
2. 두 가지 광범위한 범주(제한 또는 흡수장애)의 수술 절차와 수술 후 식이요법과 운동지침을 이해한다.
3. 복부 수술 후 환자에게 주어진 복부 주의사항을 정의한다.
4. 비만 수술 후 이러한 문제를 완화하기 위한 전략과 단기(예: 구토) 및 장기(예: 체중 회복, 식이 및 운동 불충분) 합병증을 확인한다.
5. 비만 수술의 장기적인 효과를 나열한다.
6. 위우회술 후 적절한 강도의 유산소 및 저항운동 프로그램을 처방한다.
7. 비만 수술 후 규칙적인 운동에 대한 일반적인 장벽과 각각의 잠재적 해결책을 나열한다.

물리치료 시 고려사항

병적 비만에 대한 위우회술 환자를 관리하는데 고려할 점:

- **일반적 물리치료 계획/목표**: 운동범위, 힘 및 유산소 기능 용량의 손실을 방지하거나 최소화, 심부정맥혈전증 위험 감소, 삶의 질 향상
- **물리치료 중재**: 복부 주의사항에 관한 환자 교육, 심부정맥혈전증 및 폐 합병증의 위험 감소, 보행 훈련, 근육량 감소로 인한 체중감소 및 체력 저하 방지를 위한 가정 운동 프로그램 처방, 외래환자 운동 시설 또는 프로그램과 비만 수술 지원 그룹에 의뢰
- **물리치료 시 주의사항**: 복부 주의사항, 활력징후 모니터링, 침대 머리를 약 25° 상승
- **물리치료를 방해하는 요인**: 구토, 덤핑증후군(dumping syndrome), 팔 말초신경손상, 배 반흔탈장(incisional hernia)

건강 상태의 이해

과체중과 비만은 건강을 해칠 수 있는 과도한 지방 축적으로 정의된다. 체지방률[예: 이중에너지 엑스선 흡수계측법(dual-energy x-ray absorptiometry, DXA), 공기 전위 부피 변동 측정법(air displacement plethysmography, ADP)]을 정확하게 결정하기 위해 사용되는 몇 가지 도구가 있지만 BMI와 허리둘레는 체지방의 임상 측정으로 자주 사용된다. 대부분에서 BMI와 허리둘레는 체지방과 밀접한 상관관계가 있다. 현재 미국 성인의 66%가 과체중(BMI 25~29.9) 또는 비만(BMI 30 이상)으로 간주되며 1/3 이상은 비만이다. 세계보건기구는 BMI 증가에 따라 비만을 다음과 같은 세 단계로 분류하였다. 비만 1단계는 30.0~34.9, 비만 2단계는 35.0~39.9 그리고 비만 3단계는 40 이상

표 18-1 • 비만 단계에 사용되는 용어 설명

단계	정의
심각	BMI 35 이상(비만 2와 3단계)
병적	BMI 40 이상(비만 3단계)
중증	BMI 35 이상 또는 40 이상
초비만	BMI 50 이상
초초비만	BMI 60 이상

이다(**표 18-1**).

비만의 유병률은 인종과 민족에 따라 다르다. 1999~2008년까지 10년 동안 미국 비만 여성의 전반적인 유병률은 35.5%였다. 그러나 비히스패닉계 흑인 여성의 비만율은 49.6%였고, 비히스패닉계 백인 여성의 경우 33%였다. 비히스패닉계 흑인 여성들 사이에서도 3단계 비만율이 증가하고 있다. 40~59세 사이의 비히스패닉계 흑인 여성의 경우 거의 18%에서 BMI가 40 이상으로, 2001년 같은 그룹의 10%에서 5% 이상 증가한 것이다.

비만은 모든 장기 시스템에 영향을 미친다. 일반적인 비만 관련 합병증으로는 2형 당뇨병, 심혈관질환(예: 심부정맥혈전증, 고혈압, 고지혈증), 저환기증후군(hypoventilation syndrome), 천식, 폐쇄성수면무호흡증, 골관절염, 위식도역류질환, 우울증, 여러 유형의 암 및 수명 단축 등이 있다. 비만인 사람일지라도 5~10% 정도의 체중 감량은 임상적으로 중요한 대사 및 심장 건강에 도움이 된다. 그러나 BMI가 35 이상인 성인에게 식이요법과 운동 중재의 효과를 보여주는 임상시험은 단 한 번뿐이었다. 이 시험에서 101명이 중증 비만 성인은 체중의 8~10%를 감량했으며, 1년 간의 생활습관 중재 중에 혈압, 허리둘레 및 인슐린저항성(insulin resistance, IR)이 감소했다. 따라서 수백만 명의 미국 비만 성인의 대다수에게 생활습관과 약물[예: 시부트라민(sibutramine), 올리스타트(orlistat)] 중재는 성공적인 체중 감량 전략이 아니었다.

비만 수술은 3단계 비만 환자에게 가장 효과적인 체중감소 및 유지 관리 중재로 나타났다. 1991년 미국국립보건원은 적합한 비만 수술 후보자를 선택하기 위한 합의된 지침을 수립했다. 여기에는 병적 비만(BMI 40kg/m^2 이상) 또는 생명을 위협하거나 비만 관련 합병증이 있는 BMI 35kg/m^2 이상인 사람이 포함된다. 또한 후보자는 비수술적 체중 감량 노력에 실패했고, 의학적 및 정신적 금기 사항이 없어야 하며, 동기 부여가 있고 정보를 잘 알고 있어야 한다. 1991년부터 외과의사는 이 기준을 벗어난 개인에 대해 비만 수술을 시행했다. BMI, 나이 및 합병증 심각성의 범위를 확장하는 새로운 기준이 제안되었고, 이를 널리 용인되면 적합한 비만 수술 후보자들의 수가 급격히 증가할 것으로 예상된다.

비만 연구에서 체중감소가 보고되는 방식은 혼란스럽다. 비수술적 중재에 대한 공개된 실험에서 체중 감량은 초기 체중의 백분율로 설명된다. 대조적으로, 비만 수술 후 체중감소를 보고하기 위해 이용하는 일반적인 방법은 초과체중감소율(%EWL)이다. 일반적으로 초과체중감소율은 [(체중 감량/초과체중)×100], 초과체중=수술 전 체중−이상적인 체중으로 정의된다. 이 정의에 대한 분명한 문제는 '이상적인 체중'이 정의되는 방법이다. 사실 방정식에 사용한 '이상적인 체중'의 변동성은 여러 연구에서 초과체중감소율의 가변성을 초래했다. 비만 수술 후 성공적인 체중감소 결과는 수술 후 최소 5년 동안 유지되는 과체중이 최소 50% 또는 EWL의 50% 이상 감소로 정의된다. 10,000건 이상의 비만 수술 결과에 대한 체계적인 검토에서 모든 비만 복강경 수술의 평균 초과체중감소율은 61%였다. 초과체중감소율은 간단한 비만 시술 후 40%에서(위 밴드 수술) 더 복잡한 시술 후(십이지장 전환) 70% 이상까지 다양했다. 초과체중감소는 대개 비만 수술 후 12~18개월 사이에 최고조에 달하며, 50%의 초과체중감소율은 특정 수술 이후 7~10년간 환자의 약 2/3로 보고된다.

비만 수술의 이점은 체중 감량 이상으로 확대된다. 몇몇 (전부는 아니지만)

비만 수술은 환자의 75~100%에서 당뇨병, 폐쇄성수면무호흡증, 고혈압, 고지혈증 및 위식도역류질환과 같은 동반 질환을 개선하거나 해결한다. 장기간의 연구에 따르면 비만 수술은 사망률을 감소시키는 것으로 나타났다. 비만 수술을 받은 극도의 비만 환자는 수술하지 않은 환자에 비해 시간이 지남에 따라 사망 위험이 약 35% 감소했다.

비만 수술 절차는 음식 섭취를 제한하는지, 흡수장애를 일으키는지 두 가지 모두 병용하는지에 따라 광범위하게 두 범주로 분류된다. 특정 시술의 선택은 BMI, 환자 관련 요인, 의학 및 심리적 합병증 및 이전 수술에 근거한다. 절차가 주로 제한적인지, 주로 흡수장애인지, 제한적과 흡수장애의 혼합인지를 이해하는 것은 임상 관리와 수술 후 합병증 예방에 중요하다. 주로 제한적 수술법(위 밴딩 수술 및 수직밴드성형술)은 위장의 크기를 줄이지만 영양소가 소장을 통과하는 정상적인 통로를 완성하도록 한다. Roux-en-Y 위우회술(RYGB)은 미국에서 수행되는 모든 비만 수술 절차의 80%를 차지하는 골드(gold) 표준 체중 감량 시술로 제한과 흡수장애에 대한 시술이다. RYGB는 위와 십이지장의 상당 부분이 우회된다(**그림 18-1**). 먼저, 작은 위장 주머니는 위장의 나머지 부분으로부터 위장 위쪽을 분리하여 만든다. 이것은 위장을 축구공 크기에서 대략 골프공 크기(10~30mL 이하)로 줄인다. 다음으로 빈창자를 잘라내고 빈창자의 윗부분(또는 가운데)을 올려 새로운 위장 주머니에 연결한다. 새롭게 만들어진 위장 주머니에 붙어있는 소장의 이 부분을 루 장관(Roux limb)이라고 부른다. 마지막으로, 위장 잔여물, 십이지장 그리고 담췌장 장관(biliopancreatic limb)은 회장(ileum)에 문합된다. 이것은 위, 간 및 췌장의 소화 효소와 산(acid)이 루 장관에서 들어오는 섭취한 음식과 결합하는 가변적인 공통 장관(common limb)을 만든다. RYGB가 끝나면 음식이 입으로 들어가 식도를 통해 작은 위장 주머니에 들어가고, 첫 번째 문합을 통해 루 장관으로 내려가고, 결국 공통 장관으로 들어가 담췌장 장관에서 산 및 소화효소와 혼합된다. RYGB 절차는 위장 주머니가 함유할 수 있는 음식물량을 극적으로

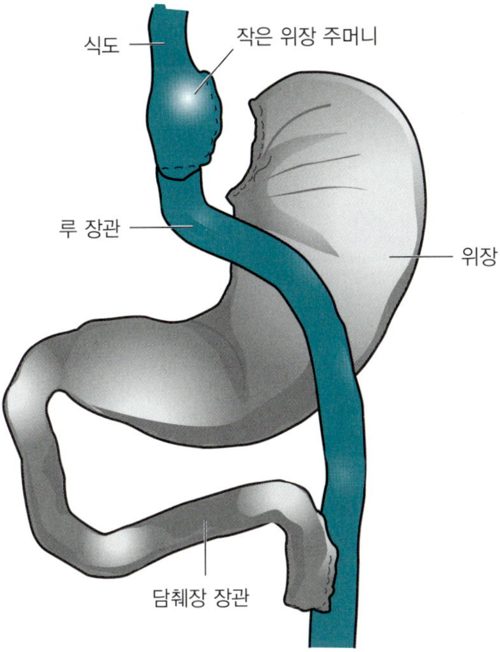

그림 18-1 Roux-en-Y 위우회술

제한하고 음식이 위장과 십이지장을 우회하여 여러 영양소와 열량의 흡수를 실질적으로 감소시키기 때문이다. 따라서 음식을 소량 섭취함으로써 열량을 적게 흡수할 수 있다. 그 밖의 덜 일반적인 비만 제한적 및 흡수장애 수술 절차는 십이지장 전환술, 담도췌장우회술 및 긴 장관의 RYGB를 포함한다. 복강경 RYGB 환자는 60~70%의 초과체중감소율 손실을 경험하고 약 75%의 개인이 합병증을 해결하거나 개선했다. 대조적으로, 주로 제한적인 밴딩 수술은 예측 가능한 합병증 개선으로 45~50%의 초과체중감소율만을 초래한다.

지난 10년 동안 비만 수술의 수가 상당히 증가했다. 1998년 미국에서 약 1만 3천 명이 비만 수술을 선택했고, 2008년에는 22만 명이 넘는 사람들이 비만 수술 절차를 밟았다. 사망 및 급성 수술 후 부작용의 전체 위험은 상대적으로 낮은 편이다. 2005~2007년까지 10개의 임상시설에서 4,776명의 성인을 대상으로 한 다중센터연구에서 RYGB 또는 조절식 위 밴드 수술 환자들의 30일간 사망률은 0.3%였으며, 4.3%만이 적어도 하나의 주요 부작용을 보였다. 심부정맥혈전증 또는 복강 수술은 각각 0.4%와 2.6%의 재시술율을 보였다. 상대 빈도가 낮기는 하지만 비만 수술 절차가 늘어나면서 절대적 부작용 건수는 증가할 것으로 예상할 수 있다. 이 환자들의 치료에 관련된 임상의는 수술 후 합병증의 가능성을 증가시키는 수술 및 환자 프로파일을 인식해야 한다. 부작용 가능성 증가와 관련되어 있는 수술 절차 및 환자 특성은 개방 및 복강경 RYGB, 극도로 높은 BMI(50kg/m^2 이상), 약 60m를 걷지 못함, 심부정맥혈전증 또는 정맥혈전색전증의 병력, 미확인 또는 치료되지 않은 폐쇄성수면무호흡증, 남성 성별, 45세 이상, 고혈압, 당뇨병 및 천식 등이 있다.

개방 시술에 비해 이환율과 사망률이 낮은 최소침습성 복강경 접근법은 수행되는 비만 시술 횟수를 크게 증가시키는데 기여했다. 2009년에는 복강경으로 수행된 비만 수술의 평균 입원 기간은 약 3일이었다. 복강경 RYGB는 개방형 RYGB와 비교할 때 혈액손실 감소와 마약성제제 요구량, 입원 기간 및 상처 합병증을 감소시켰다. 복강경 또는 개방형 RYGB에 무작위로 배정된 155명의 환자를 3년간 추적 조사한 결과 복강경 수술 후 개방 수술과 비교하여 배반흔탈장이 적게 나타났다. 수술 후 탈장의 상당한 감소에도 불구하고 복강경 RYGB는 매우 큰 부위의 배 탈장, 복부비만으로 높은 BMI를 가진 환자, 심한 복강 내 유착 또는 간이 비대한 환자에게는 가능하지 않을 수 있다.

물리치료 환자/고객 관리

성공적인 결과에 대한 환자의 잠재력을 극대화하기 위해 물리치료사는 비만 수술 절차뿐만 아니라 수술 후 식이 진행 및 운동 권장과 관련된 잠재적인 단기 및 장기 합병증에 대해서도 잘 알고 있어야 한다. 비만 수술이 빈번하게 수행되는 많은 병원에는 비만 수술 후보자의 수술 전과 후의 치료를 담당하는 종합팀이 있다. 예비 수술 후보자는 대개 심리학자 또는 상담 간호사, 사회복지사, 영양사 및 외과의사와 6~12개월간 상담을 한다. 이상적인 수술 전 프로그램은 의학적, 영양적, 심리적 평가, 운동평가 및 환자의 수술 이해에 대한 평가를 포함한다. 이 프로그램에는 수술에 대한 광범위한 교육과 사후 관리에 대한 평생의 노력과 영양지침 준수 및 정기적인 운동을 포함한 수술 후 행동 변화의 권장사항이 포함된다.

환자는 비만 수술 후 약 12주 동안 특정 식이요법을 따라야 한다. 환자는 1~2일 동안 먹지 못할 수도 있고, 일반적으로 맑은 액체식으로 시작하여 완전한 액체식으로 진행된다. 환자는 일반적으로 병원 퇴원 전 최소 1일 동안 정제된 식이요법을 받는다. 앞으로 3개월 동안 환자는 순한 음식에서 부드러운 음식으로 진행되는 여러 번의 소량 식사를 하도록 권고받는다. 3개월간의 추적 관찰에서 환자는 규칙적인 식이요법으로 진행하는 것이 좋지만, 위장 용량이 적으므로 식사량은 1~1.5컵으로 제한해야 한다. 수술 후 처음 6개월 동안 너무 많이 먹거나 너무 빨리 먹게 되면 흉골 아래에서 구토 또는 심한 통증을 유발할 수 있다. 비만 수술 후 모든 환자에게 장기적인 비타민과 미네랄 보충제를 권장한다. 흡수장애 수술(예: RYGB)을 한 사람들은 영양결핍을 예방하기 위해 더욱 광범위한 대체 보충제(예: 철분, 비타민 B_{12}, 칼슘, 비타민 D)가 필요하다. 또한 환자들은 체중 감량과 장기 체중 유지를 위해 매일 60~120g의 단백질을 섭취하는 것이 좋다.

비만 수술 후의 관리 중 물리치료사의 역할은 수술 후 환자의 역할과 유사하다. 첫 번째는 수술 후 합병증(예: 혈전색전증, 폐합병증, 반흔탈장)의 가능성을 줄이고, 외과의사가 처방한 제한에 따라 수정된 이동성을 가르치고, 환자가 안전하게 귀가할 수 있는 능력을 평가한다. 또한 치료사는 구토 및 덤핑증후군이라는 일반적인 두 가지 수술 후의 합병증에 대해 알고 있어야 한다. 환자의 1/3~2/3가 수술 후 구토를 보고하는데, 구토는 새로운 작은 위장 주머니의 제한된 용량에 의한 것으로 생각된다. 수술 후 구토를 제한하기 위해 환자는 하루에 60g 이하(1~2온스)를 마시도록 권장해야 한다. 덤핑증후군은 정제당이나 고밀도 식품섭취로 인해 초기 RYGB 환자의 약 75%가 경험한다. 징후와 증상에는 복부 경련과 통증, 빈맥, 메스꺼움, 떨림, 홍조, 머리가 텅 빈 느낌(lightheadedness), 실신, 설사 등이 있다. 덤핑증후군은 음식이 위장을 우회하여 소장에 들어갈 때, 장에 의해 방출되는 펩타이드(peptide)에 의한 것으로 생각된다. 일부 환자의 경우 열량 밀도가 높은 액체 또는 설탕이 많은 음식을 섭취하지 않도록 조절하여 덤핑증후군 및 체중 감량을 도울 수 있다. 급성병원 입원 동안 환자는 소량의 액체만을 섭취해야 하지만, 과일 주스(또는 탄산음료)를 너무 많이 마시고 덤핑증후군의 징후와 증상을 경험할 수 있다. 물리치료사는 이런 일이 드물지 않다는 것을 알아야 하며, 식이조절은 덤핑증후군 치료의 첫 번째 치료법이다.

이 환자 집단을 치료할 때 물리치료사의 두 번째 역할은 장기적인 합병증의 가능성을 줄이고 비만 수술 후 장기적인 체중감소 및 건강상의 이점을 달성하고 유지할 수 있는 환자의 능력을 향상하는 데 필요한 교육과 격려를 제공하는 것이다. 비만 수술 후 체중 회복은 일반적이다. 2010년 미국내분비학회 최신 임상적용지침(Endocrine Society Clinical Practice Guideline)에 따르면 비만 수술 후 체중 감량의 20~25%가 10년 동안 회복할 것으로 예상된다. 일반적으로 제한 수술은 흡수장애 요소가 있는 수술보다 체중 회복과 더 관련이 있다. 만약 살이 다시 찐다면 이는 일반적으로 수술 후 18~24개월 후에 시작된다. 물리치료사는 교육을 통해 비만 수술 후에 요구되는 자기관리를 환자가 이해하도록 도울 수 있다. 체중 감량의 성공적인 유지에 관한 선행 연구는 수술 전 현실적인 기대, 수술 후 예정된 방문 준수, 영양권장사항 준수, 최소 150분의 주당 신체 활동 및 식사 또는 기타 정신질환을 예방하고 치료하기 위한 주기적인 평가를 포함한다. 일반적으로 환자들은 비만 전 수술 기간과 비교하여 장기간에 걸쳐 더 큰 신체 활동이 보고된다. 따라서 장기간의 체중감소와 건강

상의 성공을 극대화할 수 있도록 환자의 입원 기간 내내 특정 운동지침을 제공하고, 상기시키고, 강화하는 것은 물리치료사의 의무이다.

검사, 평가 및 진단

비만 환자(종종 약 158kg 이상의 체중으로 정의)의 입원 시 많은 병원은 이 환자 집단에 대해 가장 효과적이고 안전하며 품격있는 치료를 위한 종합적인 프로토콜 또는 지침을 시작한다. 일반적으로 이 지침은 안전한 비만 환자 관리 프로그램뿐만 아니라 이용 가능한 무게 및 장비 크기를 지정한다.

이 환자를 보기 전 물리치료사는 검사 수치, 수술 후 이동성 제한 및 외과의사가 침대에서 나올 때 복대를 착용하도록 환자에게 조언했는지를 포함하여 차트에서 관련 정보를 얻는다. 수술 후 환자를 보기 전에 검사해야 할 중요한 검사 수치에는 헤모글로빈, 헤마토크릿, 백혈구 수 및 혈소판 수가 포함된다. 운동 또는 동원은 이들 수치가 안전 한도에 미치지 못하면 보류되어야 한다. 비만 환자를 돌보는 것은 환자 친화적 환경을 만드는 사려 깊은 계획을 포함해야 한다. 비만 환자를 동원하는 데 사용되는 물리적 장치의 무게 용량이 개별 환자의 요구를 충족하는지 확인하는 것은 물리치료사의 책임이다. 예를 들어 표준 시설에서 바퀴달린 보행기의 무게 용량은 약 113kg일 수 있지만, 대부분의 비만 치료에서는 무게 용량이 약 158kg이다. 환자의 보행 능력을 평가하기 위한 준비에서 치료사는 환자가 편안하게 앉을 수 있도록 복도에 팔걸이(또는 대형 휠체어)가 없는 의자를 배치해야 한다. 외과의사가 환자의 침대 밖 이동성을 위해 복대 착용을 요구한다면, 충분히 큰 복대를 구해야 한다. 때로는 편안하고 안전한 복대를 만들기 위해 두 개의 복대를 함께 고정해야 할 수도 있다.

환자 상담 중 치료사는 환자에게 수술 전 운동 제한이 있는지, 병원 퇴원 후 어떤 종류의 활동이 필요한지 그리고 누군가가 그녀를 도울 수 있는지를 물어야 한다. 물리치료사는 치료 시간 전·중·후에 환자의 통증 수준을 평가한다. 다양한 수술 후 진통제(예: 상처의 국소마취제, 비스테로이드 소염제, 적당한 복용량의 마약성제제 및 경막외 지속진통제)는 조기 동원을 촉진하고 호흡 저하를 최소화한다. 선택적 비만 수술로 입원한 성인의 대다수는 입원 전에 보조장치가 있든 없든 제한된 거리의 침상 이동성과 이동 및 보행에 독립적이다. 환자는 대개 침대에서 나와 수술 당일이나 다음날에 걷는 것이 좋다. 환자가 침상 이동성 또는 기능적 이동(transfers)과 관련하여 신체적 도움이 필요한 경우 물리치료사는 특히 부상 위험을 피하고자 미리 계획을 세우는 것이 중요하다. 환자의 신체적·인지적 기능과 관련된 질문을 하고 이에 따라 순차적인 지침을 제공하는 환자 치료 알고리즘이 제공된다. 그런 다음 가장 안전한 환자관리기법을 선택하도록 의료인에게 안내한다. 환자와 치료사 모두에게 활동이 안전하다는 것을 보장하기 위해 기계식 리프트 또는 추가 인력을 사용할 수 있다.

물리치료사가 병실에 들어갔을 때 이 사례 환자는 침대 머리를 약 30°로 들어 올린 채 기댄 상태로 누워있었다. 이 자세는 폐 용적이 증가하고, 무기폐의 발병률이 감소하며, 심하게 비만인 성인의 동맥혈산소포화도가 증가하는 것으로 나타났다. 따라서 전통적인 누운 상태에서 앉기(supine-to-sit) 이동은 최소한 이 정도의 머리 들기(head-up) 자세를 통합해야 한다. 환자는 절개 부위에 복대를 착용하고 있었고, 물리치료사는 환자가 침대에서 첫 번째 이동을 시작하기 전에 안전하다는 것을 확인했다. 환자는 이 자세에서 침대 가장자리에 앉는 위치까지 독립적으로 통나무 구르기(log roll)를 할 수 있었다. 이 자세에서 사지의 시스템 검토 및 근력 검사를 수행할 수 있다. 물리치료사는 척골 신경병증 또는 완신경총 신장 손상의 유무를 평가해야 한다. 이러한 손상은 BMI가 높은 입원환자에서 더 흔하기 때문이다. 이는 과도한 팔 외전, 뻗은 팔의 부적절한 지지 또는 수술 중에 발생하는 장기간의 주관절 굴곡 위치로 인한 척골

신경압박의 결과일 수 있다. 또한 척골 신경병증은 더 큰 환자가 침대 손잡이 또는 가슴이나 복부에 팔을 얹을 때 발생할 수 있는 척골 고랑의 지속적인 압박으로 인해 발생할 수 있다. 이 위험을 최소화하기 위해 환자를 교육해야 한다.

치료사는 환자가 침대 가장자리에 앉아있는 방법을 관찰하고 그녀가 서 있기를 요구하기 전에 독립적으로 앉을 수 있는지를 확인해야 한다. 비만 환자를 치료할 때 치료사는 비만인 사람이 정상 체중인 사람과 비교하여 이동 및 보행 중에 보여주는 다양한 생체역학패턴을 인식해야 한다. 예를 들어, 치료사는 종종 환자에게 체간을 앞으로 기울여 앉기에서 일어서기(sit-to-stand) 이동을 시작하도록 유도한다. 그러나 비만인 사람들은 체간 굴곡이 제한되어 있고, 이 작업을 수행하기 위해 초기 앉은 위치에서 발을 뒤로 이동하는 경향이 있다. 또한 이 환자는 큰 복부 파누스를 가지고 있어 앉기에서 일어서기 이동을 시작하기 전에 고관절을 상당히 외전해야 했다. 치료사는 이 시점에서 환자가 독립적으로(또는 최소한의 도움으로) 서 있을 수 있는지 또는 기계적 리프팅이 필요한지를 결정해야 한다. 환자가 최소한의 도움이 필요한 경우 환자와 치료사는 모두 환자의 체형이 크기 때문에 부상의 위험에 처할 수 있다. Dionne's Egress 검사(DET)는 환자의 침상에서 안전성을 유지하지 않고 침대에서 의자로 옮기는 구성요소를 시뮬레이션하도록 설계된 간단한 3부분 기능검사이다. Dionne's Egress 검사를 시작하기 전에 환자는 필요에 따라 팔의 체중부하 또는 균형 지지를 위해 침대 손잡이를 올리고 고정하고 근처에 앉아있어야 한다. 환자는 침대 가장자리에서 3회 반복되는 앉기에서 일어서기 이동을 수행하도록 지시받는다. 첫 번째 반복은 침대 표면에서 엉덩이를 3~5cm 들어 올리는 것으로 구성하여 환자의 다리가 전신 체중을 지탱할 수 있는지 검사한다. 두 번째와 세 번째 반복에서 치료사는 환자에게 완전히 똑바로 서도록 지시한다. 세 번째 반복 후에 서 있을 때, 치료사는 환자에게 3번 제자리걸음을 하도록 지시한다. 환자는 매번 땅바닥에서 발을 떼야 한다. Dionne's Egress 검사의 마지막 단계에서 환자는 침대에서 한 걸음 앞으로 나와서 발을 들기 위해 체중을 이동시킨 다음 발을 출발 위치로 되돌려 놓는다. 비만 환자가 검사의 모든 부분을 성공적으로 완료할 수 없는 경우 또는 최소한의 도움이 필요하면 침대 밖 동원을 위해 기계식 리프트를 권장한다. Dionne's Egress 검사의 유효성은 아직 검증되지 않았다. 그러나 단순성과 신뢰성은 이 검사가 비만 환자를 동원하는 검사 알고리즘에 유용한 추가가 될 수 있음을 시사한다.

치료 계획과 중재

수술 후 조기 이동성은 위우회술 후 환자에게 지시된다. 이 환자의 유일한 동원 제한은 복부 주의사항이다. 특정 제한은 시설 또는 외과의사에 따라 다를 수 있지만 복부 주의사항은 일반적으로 다음을 포함한다. (1) 10lb 이상 리프팅 없음, (2) 고관절에서 90° 이상 굴곡 없음, (3) 발살바현상 없음, (4) 탄성있는 부드러운 복대의 사용 등이다. 이러한 주의사항의 주요 목적은 절개 부위를 보호하고 복근과 복부내압을 감소시킴으로써 반흔탈장의 가능성을 줄이는 것이다. 환자들은 일반적으로 절개 범위, 외과의사의 선호, 환자 체형에 따라 이러한 주의사항을 4~8주 동안 따라야 한다. 침대에서 나오려면 환자는 무릎을 세우고 바로 누운 자세(hooklying position)에서 배 수축을 제한하기 위해 옆으로 눕기로 '통나무 구르기'를 하는 것이 좋다. 다음으로 환자는 옆으로 누웠다가 팔을 이용하여 앉기를 도울 수 있다. 일반적으로 이러한 전환은 환자가 입원 중 이동에서 겪게 될 가장 큰 고통을 유발한다. 이동 중 통증을 줄이고 환자의 심호흡 능력을 촉진하기 위해 치료사는 환자에게 절개 부위에 베개를 사용하여 역압을 제공하도록 지시할 수 있다. 일부 외과의사는 복부 수술 후 환자에게 복대를 착용할 것을 권한다. 반흔탈장은 개방 비만 수술(9~20%)보다 복강경(0.45%) 후 훨씬 덜 일반적이다. 복부 비만은 조기 빠른 체중감소와 비만 수술로 인한 영양실조와 관련하여 대부분의 반흔탈장을 수술적으로 치료해야 하므로 반흔탈장을 예방하는 것이 항상 우선순위이다. 복대가 반흔탈장의 가능성을 감소시킨다는 증거는 없다. 그러나 복대를 착용하면 통증이 감소하고 수술 후 보행거리가 향상된다. 주요 복부 수술을 받은 75명 성인을 무작위로 통제한 실험에서, 수술 후 첫 번째 날부터 탄력 있는 복대를 착용한 피험자는 입원환자 전체에서 통증 측정치가 상당히 높은 대조군(복대 없음)과 달리 수술 후 변경되지 않은 통증 수준을 보고했다. 복대를 착용한 피험자들은(항상 침대에서 착용하고 일어남) 수술 후 다섯 번째 날까지 수술 전 수준의 평균 45%를 걸었지만 복대를 착용하지 않은 피험자는 수술 전 수준의 평균 33%만을 걸었다.

수술 후 첫날 이후 대부분 환자는 보조기구 없이 침상 이동성, 이동 및 복도 보행에서 거의 독립적이다. 대부분 사람은 3~5주 이내에 정상적인 활동으로 돌아가 수술 후 약 1개월 만에 직장으로 복귀한다. 입원 동안 물리치료사는 비만 수술 후 운동 권고에 관한 교육자 역할을 한다. 치료사는 많은 비만 환자가 행동 변화나 식습관 변경 또는 위우회술 후 체중감소가 초래하는 불확실성에 대한 요구에 어려움을 겪고 있음을 인식해야 한다. 또한 치료사는 위우회술 후 장기간의 성공적인 결과가 일상적인 신체 운동에 부분적으로 의존한다는 사실을 인식해야 한다. 그러나 수술 1년 후 41%는 운동을 하지 않는 것으로 나타났다. 따라서 치료사는 환자에게 힘을 실어주고 앞으로의 생활습관 변화에서 성공하기 위한 도구를 제공하는 기회로 접근해야 한다.

위우회술 후 대규모 체중감소는 근육의 힘이 크게 줄고 운동능력이 향상되지는 않는다. Carey 등은 RYGB 후 첫 6개월 동안 체중감소의 30~35%가 무지방(fat-free) 질량의 감소라는 것을 보여주었다. 이 골격근 위축은 근력의 감소를 동반한다. Stegen 등은 위우회술 4개월 후 15명의 병적 비만 성인의 근력과 유산소 능력을 평가했다. 8명의 피실험자는 12주간의 유산소 및 근력 훈련 프로그램(75분 훈련 시간, 주당 3회)에 참여했다. 7명의 대상은 훈련하지 않는 대조군이었다. 두 군 모두 체지방량과 무지방량이 비슷한 체중감소를 보였다. 그러나 훈련받지 않은 피험자는 대퇴사두근 힘의 16%를 잃었고 상완이두근과 상완삼두근 힘의 1/3 이상을 잃었지만, 훈련받은 그룹은 팔의 근력이 손실되지 않았고 대퇴사두근의 근력이 72% 향상되었다. 또한 12주간의 훈련 프로그램은 30초 동안 일어나 앉기 반복 횟수와 6분 걷기검사에서 걷는 거리로 측정한 피험자의 기능 능력을 향상했다.

운동치료의 목적은 빠른 체중 감량으로 인한 부정적인 골격 효과를 상쇄하고 체력을 향상하는 것이다. 비만 수술 후 다른 신체 활동 프로토콜을 비교하는 무작위 대조연구는 없었다. 미국비만치료학회에서는 모든 환자가 비만 수술 후 첫날부터 걷기 시작할 것을 권고하고 있다. 대부분의 비만 수술 환자들은 그들의 유산소 활동으로 계속해서 걷는 것을 선택하고 있다. 시작에 적합한 기준은 3~5분 정도이다. 환자는 걷기 프로그램의 지속 시간과 강도를 점차 증가시킬 수 있을 것으로 기대된다. 물리치료사는 환자가 걷는 프로그램을 진행하는 데 유용한 객관적인 지침을 제공할 수 있다. 수술 후 첫 주 동안, 총 거리의 기준선은 만보계를 사용하여 계산할 수 있다. 두 번째 주에 환자는 첫 주 동안의 평균적인 하루 걸음 수를 걸어야 한다. 수술 후 3주째부터 8주째까지 환자는 하루에 만보 걷기라는 목표에 도달할 때까지 매주 250~500보씩 하루 최소 걸음 수를 늘려야 한다. 일반적으로 일관성은 운동을 한번 하는 것보다 온종일 누적된 활동이 더 효과적이다. 치료사는 환자와 온종일 걷는 것을 통합하는 가장 좋은 방법에 관한 토론을 시작해야 하며, 이는 환자가 자신의 치료에서 능동적인 협력자가 될 수 있게 한다. 근육량을 보존하기 위한 근력 훈련은 시작 시점이 정해지지 않았음에도 불구하고 포함되어야 한다. 수술 후 입원 시설에서 등척성 또는 다리 체중 저항성이 종종 권장된다(예: 서 있는 자세에서 양다리 스쿼트). Stegen 등은 위우회술 후 불과 1개월 만에 성인에서 시작된 체중 훈련 프로그램(1회 반복 최대값의 60~75%)으로 상당한 근력 향상과 부작용이 없음을 보여주었다. 저항운동은 체간과 사지의 주요 근육 그룹에 집중해야 한다. 적절한 처방에는 매주 2~3회 실시하는 각 주요 근육 그룹에 대해 거의 탈진할 정도로 12~15번의 반복 1세트를 포함한다.

현재 환자는 보조기구 없이 병원 복도에서 약 83m를 걸을 수 있다. 보행거리에 대한 제한 요인은 양측 무릎통증이었다. 골관절염은 비만 환자에게 가장 큰 근골격계 질환 중 하나이며, 골관절염 위험에 대한 BMI 증가 효과는 남성보다 여성에서 더 크다. 보행주기의 입각기 단계 동안 다리에서 가장 큰 힘의 60~80%가 안쪽 슬관절을 가로지르고, 체중은 이 압박 하중을 증가시킨다. 비만 수술 후 무릎통증의 빈도는 57%에서 14%로 떨어질 수 있다. 치료사는 환자에게 예상되는 체중 감량으로 무릎통증이 호전할 것이라고 격려했으며, 체중조절 운동이 현재 너무 고통스럽기 때문에 치료사는 환자가 기댄 고정 자전거(recumbent stationary bicycle)를 시도할 것을 제안했다. 환자는 이 운동이 고통스럽지는 않지만 지루하다는 것을 알았다. 치료사는 상대적으로 통증이 없고 편리하고 즐거운 일일 운동 프로그램 개발에 관해 그녀와 논의했다. 환자는 음악을 듣게 되면 자전거 타기 활동을 즐길 수 있다고 말했다. 치료사는 무릎 골관절염 환자의 통증과 기능을 향상하고 무릎을 가로지르는 힘을 감소시킬 수 있으므로 대퇴사두근(quad sets)과 중둔근(sidelying hip abduction)에 대한 강화 운동을 처방했다. 마지막으로, 치료사는 환자에게 운동 루틴이 너무 강렬한지를 나타내는 지침을 제공했다. 경미한 호흡곤란이 발생하거나, 심한 땀이 발생하거나, 운동 직후 근육이 약해지거나 또는 화상을 입거나, 운동한 근육 그룹이 다음날 아프면 운동 강도가 너무 높은 것일 수 있다.

비만 수술 후 체중이 다시 증가하지 않도록 환자는 식이요법과 운동에 대한 조언을 따라야 한다. 운동을 위해 환자는 일주일에 적어도 150분(또는 더 높은) 정도의 적당한 강도로 신체 활동에 참여하는 것이 좋다. 비만 수술 후 권장되는 행동 수정 중 운동 준수는 특히 낮은 편이다. 100명의 환자를 대상으로 한 연구에서 권장사항에 따르지 않는 사람은 탄산음료 2%, 간식 37%, 운동하지 않는 사람은 41%로 나타났다. **표 18-2**는 물리치료사가 입원환자와 함께

표 18-2 • 규칙적인 운동과 잠재적 해결책에 대한 일반적인 장벽

운동 장벽	잠재적 해결 방법
운동 권고에 대한 좌절감	• 운동의 이점 강화: 체중감소 유지, 기능 용량의 증가, 관절통증 감소, 힘 증가 • 유산소 및 근력 강화 훈련에 대한 정확한 권장사항 제공
공공장소에서 운동을 꺼리는 경우	• 가정 운동 프로그램 • 과체중 또는 비만인을 위해 특별히 고안된 운동 프로그램
부족한 시간	• 하루의 활동 통합
관절통증	• RICE(rest, ice, compression, elevation) 장려 • 낮은 굽: 3cm 정도의 굽도 슬관절 회전력을 증가시킴 • 비만 고객, 항생제요법 또는 정형외과를 전문으로 하는 물리치료사에게 의뢰 • 진통제에 대한 조언을 얻으려면 일차 진료 의사에게 의뢰 (환자들은 수술 후 위장관출혈의 위험이 증가하므로 비스테로이드성 소염진통제를 피할 필요가 있음)
흥미나 동기 부여 부족	• 실용적이고 즐겁고 일상생활에 쉽게 통합되는 운동을 선택 • 비만 수술 후 최소 6개월 동안 모든 환자에게 권장되는 전문 비만 관리 지원 그룹 의뢰 – 미국비만대사수술학회(ASMBS) 웹 사이트, 병원 기반 지원 그룹

시작할 수 있는 규칙적인 운동과 잠재적 해결책에 대한 일반적인 장벽을 제시한다. 치료사는 환자에게 수술 후 비만 지원 그룹에 대해 알리고 시설에서 제공하는 모든 프로그램을 알고 있어야 한다. 지원 그룹에 대한 출석 및 참여는 수술 후 결과를 개선하고 체중이 다시 증가하는 것을 예방하고 치료하는 데 도움이 된다.

근거 중심 임상적 추천

SORT: 추천 분류의 장점

A 일관된, 양질의 환자 지향적 근거

B 일관되지 않거나 제한된 질적 수준의 환자 지향적 근거

C 동의, 질병 중심의 근거, 일반적인 관행, 전문가의 의견 또는 사례 시리즈

1. 비만 수술 후 체중감소의 성공적인 유지에 대한 예측에는 수술 전 현실적인 기대, 수술 후 예정된 방문 준수, 영양권장사항 준수, 최소 150분의 주당 신체 활동 및 식습관 또는 기타 정신질환 예방 및 치료를 위한 정기적인 평가가 있다. **A 등급**
2. 침대에서 의자로의 이동을 시뮬레이션하는 Dionne's Egress 검사는 비만 환자를 동원하기 위한 검사 알고리즘으로 신뢰할 수 있는 유용한 검사이다. **C 등급**
3. 주요 복부 수술 후 착용한 탄성 복대는 통증을 감소시키고 수술 후 보행거리를 향상한다. **B 등급**

종합 질문

18.1 다음 중 어떤 사람이 비만 수술 후 합병증 가능성이 가장 높은가?

A. 42세, 여성, 40kg/m^{2}의 BMI와 무릎 골관절염

B. 58세, 남성, 52kg/m^{2}의 BMI와 폐쇄성수면무호흡증, 심부정맥혈전증

C. 45세, 남성, 42kg/m^{2}의 BMI와 위식도역류질환

D. 55세, 여성, 42kg/m^{2}의 BMI와 무릎 골관절염

18.2 3일 전 물리치료사가 복강경 RYGB를 받은 환자와 함께 복도를 걷고 있다. 환자는 갑자기 복부 경련과 통증, 머리가 텅 빈 느낌을 호소한다. 다음 중 관련 있는 증상은?

A. 기립성저혈압

B. 반흔탈장

C. 덤핑증후군

D. 무릎 골관절염

정답

18.1 **B.** 비만 수술의 수술 후 합병증의 전반적인 비율은 낮다. 그러나 비만 수술 절차의 수가 증가함에 따라 부작용의 절대수가 증가할 것으로 예상한다. 임상의는 수술 후 합병증의 가능성을 증가시키는 절차 및 환자 프로파일을 인식해야 한다. 합병증 증가 가능성과 관련된 수술 절차와 환자 특성은 50kg/m^2를 초과하는 매우 높은 BMI, 심부정맥혈전증 또는 정맥혈전색전증의 병력, 미확인 또는 치료되지 않은 폐쇄성수면무호흡증, 남성, 45세 이상, 고혈압, 당뇨병 및 천식 등이 있다.

18.2 **C.** 덤핑증후군은 정제당이나 고밀도 식품섭취로 인해 초기 RYGB 환자의 약 75%가 경험한다. 징후와 증상에는 복부 경련과 통증, 빈맥, 메스꺼움, 떨림, 홍조, 머리가 텅 빈 느낌, 실신, 설사 등이 있다. 급성 병원 입원 동안 환자는 소량의 액체만을 섭취해야 하지만, 과일 주스를 너무 많이 마시면 덤핑증후군의 징후와 증상을 경험할 수 있다. 머리가 텅 빈 느낌은 기립성저혈압의 증상이지만, 기립성저혈압은 전형적으로 초기 자세 변화(예: 앉기에서 일어나기) 중에 발생하며 복부 통증을 나타내지 않는다(A). 반흔탈장은 복강경의 비만 시술(0.45%) 후에 드물며, 리프팅, 발살바현상 또는 비틀기와 같은 복부 내압이 증가할 때 발생할 가능성이 더 크다(B). 무릎 골관절염은 비만인 사람에게 흔히 발생하지만 증상은 무릎통증과 굳음이다(D).

응급실에서의 요통

Low Back Pain in the Emergency Department

Jeff Hartman

CASE 19

30세, 남성이 레벨 4 외상센터 응급실로 내원하여 신속처리(fast track)로 검사하였다. 환자는 6개월의 요통 병력이 있으며 임상간호사(nurse practitioner)가 초기 평가를 했다. 임상간호사의 평가에서 외상의 근거는 없었다. 환자의 통증은 허리에서 방사되어 양다리 뒤쪽으로 무릎까지 나타났다. 환자는 오심, 구토 또는 발열이 없다고 하였고 장과 방광 습관(bladder habits)에 아무 변화가 없다고 얘기했다. 지난 몇 개월 그는 같은 문제로 응급실을 여러 번 방문하였고 현재까지 증상의 유일한 관리가 통증에 대한 마약제제 처방이라고 얘기했다. 환자는 지난 2년 동안 일하지 않았으며 의료보험도 없다. 물리치료사는 응급실에서 이 환자의 평가와 치료를 요청받았다.

- ▶ 가장 적절한 검사방법은 무엇인가?
- ▶ 개인의 상황별 요소가 환자나 고객 관리에 대해 어떤 영향을 주거나 변화시킬 수 있는가?
- ▶ 물리치료의 효과를 제한할 수 있는 문제는 무엇인가?
- ▶ 가장 적절한 물리치료 중재는 무엇인가?
- ▶ 이 사례의 경우 나타나는 심리적 요인을 확인한다.
- ▶ 환자 관련 질문 중 답변을 하지 못한 것은 무엇인가?

주요 정의

- **추간판탈출증**(disc extrusion): 추간판 속질핵이 섬유테를 통해 파열되어 조직에 따라 광범위한 징후와 증상을 일으킨 경우
- **신속처리**(fast track): 응급실 내의 신속처리 서비스는 급성이지만 생명을 위협하지 않는 상태의 환자를 보다 신속하게 치료한 후 퇴원시키는 시스템. 이 시스템은 응급실의 효율성을 개선하고 환자의 대기시간을 줄이기 위해 설계됨
- **레벨 4 외상**(level IV trauma): 미국의 많은 응급실은 환자 상태의 중증도에 따라 환자를 다른 수준의 외상으로 분류함. 일반적으로 심사 시스템은 환자를 I~V로 분류하며, 레벨 I 외상 환자는 생명을 위협하는 손상이며 IV 및 V 레벨은 생명을 위협하지 않으며 진단 요구가 더 적음

목표

1. 물리치료사가 수행한 환자 평가와 응급실의 의사 및 임상간호사가 수행한 평가의 차이점을 설명한다.
2. 물리치료사가 응급실에서 환자 관리에 어떻게 기여할 수 있는지 설명한다.
3. 많은 응급상황에서 물리치료사가 관리하는 환자의 유형과 검사 및 치료 접근법이 다른 의료 제공자의 방법과 어떻게 다른지 설명한다.

물리치료 시 고려사항

응급실에서 요통을 호소하는 환자를 관리하는데 고려할 점:

- **일반적 물리치료 계획/목표**: 통증 이완 및 기능 향상, 자기관리 및 예방전략, 현재 상태와 예후에 대한 환자의 이해, 개별화된 후속 계획
- **물리치료 중재**: 통증 완화 및 기능 향상을 위한 도수치료, 모달리티 그리고 치료적 운동, 진단 및 예후에 대한 환자 교육, 환자 상태에 대한 자가관리

와 퇴원 후 치료 및 추가 관리에 대한 조언, 가정 운동 프로그램

▶ **물리치료 시 주의사항**: 퇴행성 또는 외상성 디스크 질환(돌출, 탈출 또는 분리), 진행성, 선천성 또는 외상성 척추전방전위증, 국소 감염 또는 염증성 질환, 종양

▶ **물리치료를 방해하는 요인**: 환자 관리에 대한 물리치료사의 잠재적 기여에 대한 전문적인 이해와 존중의 부족, 한 번 방문할 때 제한된 치료 옵션, 심리사회적 장벽(예: 제한된 보험, 고용, 내적 환자 동기)

건강 상태의 이해

전국의 응급실은 환자 수의 증가와 긴 대기시간으로 환자 만족도가 낮고 비용이 많이 들며 안전한 치료를 제공하는 능력이 감소하는 등 많은 과제에 직면해 있다. 그들은 지속해서 운영을 평가하고 보다 효율적이고 효과적인 새로운 방법을 찾고 있다. 의료서비스 제공을 돕기 위해 전국의 많은 부서는 임상간호사와 의사보조사(physician assistants, PAs)를 의사로 활용하고 있으며 물리치료사의 고용도 확대하고 있다. 1998년 조셉 병원은 미국 응급실에서 전업 물리치료사를 최초로 고용한 병원이었다. 그 이후로 조셉 병원은 전국 다른 병원의 모델로 사용되었다. 미국물리치료사협회의 응급실 분과는 현재 미국에서 15~20개의 응급실에 전업 또는 시간제의 물리치료사가 있으며, 더 많은 곳에서 물리치료사를 상주시키는 초기 단계에 있다.

물리치료 분야는 기본 교육과 물리치료사 중심의 연구로 빠르게 발전해 왔다. 현재 96%의 기본 물리치료과정이 임상 박사학위 과정을 제공하여 물리치료 박사를 직업에 대한 기본 수준으로 만들었다. 물리치료 박사 교과과정의 주요 내용에는 해부학, 생리학, 생체역학, 신경과학, 정형외과학, 약리학, 방사선학, 병리학, 행동과학, 임상 추론 및 근거기반 실습이 포함된다. 인증된 물

리치료 박사 프로그램을 졸업하면 비근골격계 병리학에 대한 비판적 사고와 통합 사고 및 의학적 검진에 대한 교육을 받는다.

물리치료사는 광범위한 교육적이고 신체적인 중재를 제공하므로 응급실을 포함한 다양한 환경에서 일할 수 있다. 실제로 물리치료사들이 근골격계 및 신경근육질환을 진단하고 관리하는 데 있어서 다른 전문가들과 협력하는 데 효과적이고 안전하다는 연구결과가 나왔다. 응급실에서 물리치료사를 활용한 결과 병원은 의사의 진료를 보기 위한 대기시간이 감소하고 시간이 지남에 따라 환자 만족도가 증가했다. 또한 물리치료사는 외래환자 물리치료를 포함한 외래환자 서비스에 대해 더 효과적인 결과를 가져왔다. 실제로 물리치료사를 활용하는 시설은 높은 수준의 환자 치료와 환자 상태 호전, 비용 절감, 수입 증가, 의료사고 감소를 보고했다.

전국의 응급실에 있는 환자의 80% 이상이 생명에 지장이 있는 상태가 아니며 이들 중 대다수에게 만성통증이 있다. 응급실의 의사와 임상간호사들은 의료 조건을 진단하기 위해 교육을 잘 받았지만, 약리학적 치료 및 의뢰 선택으로 제한된다. 그 결과 물리치료사는 응급상황과 비응급상황에서 골절과 탈구 부목뿐만 아니라 급성·만성 척추 및 사지의 부상, 상처, 자세성 현훈(positional vertigo) 등 매우 다양한 질환의 진단과 치료에 의뢰를 받는다. 또한 물리치료사는 균형과 기능 평가를 수행하고 적절한 작업 수정에 대해 권장사항을 제시하여 퇴원 계획에 대해 의료팀을 지원한다. 물리치료사가 응급실 환경에 제공하는 것은 다양한 상태와 추가 검사를 수행할 수 있는 능력과 진행 중인 진단 및 퇴원 계획 과정에서 적절하게 수행할 수 있는 고급 수준의 지식과 기술이다.

응급실의 다른 의료 종사자들과 비교하여 물리치료사들은 환자와 더 많은 시간을 보낼 수 있다. 응급실에서 환자를 볼 때 의사와 임상간호사들은 전체 방문 시간의 각각 20%, 19%를 환자와 보내는 데 반해 물리치료사는 36%를 보낸다. 추가적인 환자와의 상호작용 결과로 치료사들은 환자에게 진단을 상세히 설명하고 현재의 예후 및 향후 관리 계획에 대해 교육하는 데 더 많은 시간을 할애할 수 있다. 이러한 의료 전문가와의 시간은 환자의 불안과 스트레스 및 고통을 줄일 수 있으며 종종 환자에게 힘을 실어줄 수 있다. 또한 환자의 회복을 극대화하고 합병증의 위험을 최소화하는 데 큰 도움이 될 수 있다. 이러한 추가적인 교육은 환자가 응급실로 빈번하게 재방문하는 것을 방지할 수 있다. 또한 응급실로 방문하는 환자는 보험이 부족하여 종종 그들이 받는 서비스 비용을 지급하지 못한다. 따라서 환자의 재방문을 예방하는 것은 응급실 물리치료사를 고용하는 병원들에도 재정적 이익이 될 수 있다.

물리치료 환자/고객 관리

이 환자는 임상간호사에 의해 신속처리로 평가되었고 기계적 요통(mechanical low back pain)으로 진단을 받았다. 환자는 지역의 응급실을 여러 번 방문했고 매번 통증에 대한 마약제제를 처방받았기 때문에 약물의존 행위(drug-seeking behavior)에 대한 우려로 인해 어떤 약물도 투여받지 못했다. 환자는 만성 기계적 요통 진단을 받았기 때문에 물리치료사에게 연락하여 물리치료가 적합한지 확인했다. 물리치료사는 전자 차트 검토 중에 환자가 물리치료사에 의해 평가되거나 치료된 적이 없었으며 다른 질병 때문에 응급실을 방문한 적이 없는 것을 확인하였다. 치료사는 환자가 철저한 평가를 받을만하다고 느꼈고 의뢰를 받아들였다.

검사, 평가 및 진단

임상간호사의 평가에서 수집된 정보는 젊은 남성이 지난 6개월부터 잠행성 발병(insidious onset)의 급성통증을 앓았다는 것을 보여주었다. 환자는 이전에

세 차례 응급실을 방문했고 속효성 진통제를 투여받았다. 임상간호사의 검사에서 압통은 없었지만 근긴장도와 연축(spasm)이 증가했고 통증으로 인해 척추 관절가동범위에 제한이 있었다. 발 처짐 증상이나 비정상보행은 관찰되지 않았다. 슬개골 반사는 대칭적이고 정상이었으며 근력은 오른쪽 다리 5/5, 왼쪽 4/5로 평가되었다. 환자는 왼쪽 하지직거상검사(straight leg raise, SLR)에 양성이었으며 오른쪽 허리에 통증이 나타났고 감각은 심하게 손상되지 않았다. 공식적인 진단은 좌골신경통(sciatica)이었으며 임상간호사는 영상검사가 필요없다고 결정했다. 임상간호사는 환자와 함께 보낸 시간이 총 10분이라고 기록했다.

환자는 물리치료의 평가 도중 6개월 전 농구를 하다가 급성통증이 나타났다고 하였다. 통증이 심해져 경기를 끝마칠 수 없었고, 다음 날 아침 응급실로 가서 마약제제를 투여받았고 집으로 돌아갔다. 물리치료사가 환자에게 증상에 대해 좀 더 구체적으로 설명하라고 했을 때 환자는 처음에 통증이 등에만 지속적이고 날카로웠으며, 그 후 그의 양쪽 하지쪽과 무릎 뒤쪽과 발목 뒤쪽으로 내려갔다고 설명했다. 평가 당시 그는 자신의 증상을 허리 쪽과 대퇴뒤근육 쪽이 계속해서 당기고 아프고 간헐적으로 칼로 찌르는듯한 통증과 쑤시는 듯한 통증이 있다고 하였다.

그는 자신의 통증을 10점 시각적상사척도에서 7 또는 8이라고 하였고, 임상간호사에게 얘기한 것처럼 10점은 아니라고 인정했다. 그는 자신이 정말로 아프다는 걸 증명하려고 하였다. 처음 통증이 있고 난 뒤 며칠 동안 그는 약간의 요실금 증상을 보였지만 금방 해결되었다. 그는 요실금이 요통, 하지통과 관련이 없다고 생각해서 임상간호사에게 보고할 필요성을 느끼지 않았다. 환자는 부상과 지속적인 통증에 대한 주의를 기울이지 않아 좌절감을 느끼는 듯했고 이 문제를 해결하기 위해 치료사와 보낸 시간을 고맙게 생각한다고 말했다.

선 자세를 관찰한 결과 환자는 요추의 전만 감소와 척추 주변의 보호력이 감소하였다. L4/5 사이에서 계단변형이 촉진되었으며, 이는 척추전방전위증에 대한 우려를 나타낸다.

능동적인 체간 관절가동범위는 매우 제한적이었으며 무릎 굴곡과 신전도 제한적이며, 고관절 굴곡이 바로 누운 자세에서도 보호되었다.

신경학적 검사에서 중요한 결과가 나타났다. 환자는 상위운동신경원의 병변을 의심할 수 있는 간대경련이 있었다. 그는 하지직거상검사에서 양쪽 모두 35°에 양성 반응이 나타났고 슬럼프 검사에서도 양성 반응이 나타났다. 하지직거상검사와 슬럼프 검사는 환자를 다양하게 위치시켜 신경 구조에 대한 기계적 부하를 증가시키는 신경역동적 검사이다. 이 검사는 신경 구조에 염증이 있는지 또는 단축되어 있는지 결정하기 위해 고안되었다. 특히 하지직거상검사와 슬럼프 검사는 좌골신경에 부하를 주어 요천골신경총(lumbosacral plexus)을 평가한다. 요추 추간판탈출증 환자에서 슬럼프 검사(84%)는 하지직거상검사(52%)보다 더 민감한 것으로 나타났다. 그러나 하지직거상검사(89%)는 슬럼프 검사(83%)보다 조금 더 유의한 것으로 나타났다. 따라서 슬럼프 검사는 검사가 음성일 때 요추 추간판탈출증 증상이 있는 환자에서 이 상태를 배제하기 위해 민감한 신체검사도구로 더 자주 사용될 수 있다. 대조적으로 높은 특이성으로 인해 양성인 하지직거상검사는 수술이 필요한 신경근을 압박하는 탈출 환자를 찾는 데 도움이 될 수 있다. 근육분절 검사는 양쪽에서 L4/5 및 S1 부위의 약화를 나타냈다. 심부건반사에서 양쪽 모두 슬개반사는 3+, 아킬레스반사는 4+로 검사되었다. 그리고 호프만징후는 음성이었다.

중요한 신경학적 발견으로 인해 평가 과정이 평소보다 일찍 끝났으며, 도수근력검사, 유연성 검사, 관절놀이 검사 등과 같은 완전한 물리치료 평가 요소는 수행되지 않았다. 물리치료는 그 결과에 대해 임상간호사와 논의했다. 손상 기전, 상위운동신경원병변, L4/5 계단변형, 이전의 요실금 그리고 응급실의 재방문 등을 기반으로 물리치료사는 요추의 MRI 검사를 강력히 권장했고 결과에 따라 추가 상담을 권했다. 이 시점에서 임상간호사와 물리치료사는 여러 감별진단에 대해 논의했다. 첫 번째, 척수에 압력을 가하고 중심관 협착증과 같은 문제를 계속 유발할 수 있는 디스크 탈출 또는 분리와 같은 추간판탈출증이 있을 수 있다. 두 번째, 외상성 골절 또는 선천성 기형으로 인한 척추전만증과 같은 척추 불안정성에 대한 우려가 있었다. 가능성은 작지만 잠재적인 우려는 종양, 골종양 또는 척추 주변의 농양(abscess) 등이 척수, 말총(cauda equina) 그리고 말초신경을 누르는 것과 같은 병리가 있다. 주치의와 상의하고 MRI 검사가 지시되었다. MRI 검사의 주요 결과는 (1)L4/5 중심부 디스크 돌출로 인한 중등도에서 중증의 척추관 협착증과 양측으로 중등도의 추간공협착증이 있고 왼쪽이 오른쪽보다 더 악화되어 있다. (2)L5/S1 중심부 디스크의 탈출과 머리쪽 이동, 심각한 척추협착으로 경막낭(thecal sac)은 완전히 눌려 있다. 추간판탈출은 오른쪽이 왼쪽보다 더 심하고 관절하 함요부(subarticular recess)까지 확장되었다. 중등도의 양측 추간공협착은 후관절이나 황색인대의 비대로 나타났다.

Ball 등(2007)은 응급실에서 물리치료사, 의사, 임상간호사의 실행 동향을 탐구하고 환자에 대한 서면 지침, 의뢰 경향 및 구조적 지원에 있어 실무자들 사이에 몇 가지 유의한 차이를 지적했다. 그들은 물리치료사들이 제공한 지침이 일반적으로 더 상세하고 조언과 정보, 결과에 대한 설명, 다음에 일어날 일, 전반적인 치료에 대해 환자 만족도가 더 높았다고 언급했다. 머피 등은 의사와 물리치료사의 운동지도 질에 차이가 있다고 지적했다. 의사들은 대개 더 많이 걷고 더 활동적으로 행동하라는 말로 상세히 말하지 않고 격려만 하지만 물리치료사들은 환자들이 좀 더 구체적인 방법으로 환자의 운동을 방해하는 장벽을 직접 해결해준다. Willian 등의 조사에 응한 165명은 미국 응급실 의사 중 43%가 적절한 운동 처방을 할 준비가 안 되어 있다고 언급했다. 이러한 연구결과와 일화적 근거를 토대로 물리치료사가 응급실에 상주하지 않으면 이 환자는 좌골신경통과 허리 운동에 대해 일반적인 설명만 듣고 집으로 보내졌을 가능성이 크다. 의료 제공자에 따라 통증에 대한 마약제 및 항염증제 처방도 달라질 수 있다. 또한 그는 차트에서 약물에 의존하는 사람이라고 분류되어 향후 응급실 방문에 영향을 미칠 수도 있다. 이것은 전국의 응급실에서 너무나 흔한 시나리오이며 응급실에 물리치료사를 배치하여 이러한 상황을 방지하거나 최소화할 수 있다.

치료 계획과 중재

MRI 결과가 논의되고 신경외과의사가 수술 적응증이 아니라고 결론내리면 물리치료사는 MRI 검사결과와 그의 예후에 대해 환자를 교육한다. 신경기능에 퇴행도 없고 척수압박의 징후[안장 무감각(saddle anesthesia), 점진적인 약화 및 요실금]가 나타나지 않았기 때문에 보존적 치료가 선택되었다. 치료사는 환자에게 척수압박에 대한 증상을 관찰하고 이러한 증상이 발생하면 응급실로 돌아오도록 지시했다. 그는 인내심을 가지고 의료팀이 제공한 권고사항을 잘 준수한다면 좋은 예후를 얻을 수 있다.

환자는 통증에 대한 근거가 있다는 사실에 격려가 되었고 이 정보가 불안감을 줄였다고 하였다. 또한 그는 통증을 받아들일 수 있는 척추 문제의 심각성을 이해했다고 말했다. 어려운 일이겠지만 상황을 어느 정도 통제하고 계획이 있다는 사실은 그에게 희망을 주었고 개선된 전략을 제공했다.

그의 상황에 대한 초기 논의 이후 평가 과정은 계속되었고 관절놀이 검사, 주변 관절의 관절가동범위와 유연성 검사 그리고 전체적인 유연성과 척추의 수동적인 움직임도 포함되었다. 검사결과 양쪽에서 고관절 굴곡 110°(고관절 뒤쪽 관절낭의 단축으로 제한), 고관절 신전 10°(고관절 굴곡근 단축으로 제한) 그리고 슬괵근 단축이 나타났다. 또한 환자는 T8–L2에서 척추관절 가동성 저하가 나타났고 복횡근과 다열근을 사용할 수 없었으며, 형식적인 도수근력검사는 실시되지 않았다.

치료는 다양한 도수치료와 운동으로 척추의 가동성과 기능적 능력을 얻는

데 초점을 두었다. 물리치료사는 바로 누운 자세와 엎드린 자세에서의 고관절 굴곡근과 슬괵근의 스트레칭과 함께 3, 4등급의 앞, 아래, 뒤쪽으로의 고관절 관절가동술을 적용했다. 비슷한 등급으로 척추사이 수동 관절가동술과 흉추의 스트레칭이 시행되었다. 환자는 척추 움직임이 증가하고 통증이 4/10로 감소하였다.

도수치료와 스트레칭기법이 효과를 보였기 때문에 환자에게 자가 관절운동과 스트레칭 운동을 가정에서 수행할 수 있도록 처방하였고, 코어 안정화 운동을 다열근과 복횡근의 협력수축에 초점을 맞추어 운동할 수 있도록 처방하였다. 환자는 반복 횟수 및 근력과 조절 능력을 증가시키기 위해 난이도 향상을 앞으로 어떻게 설정해야 하는지에 대한 교육을 받았다. 물리치료사는 척추 중립 자세와 엉덩이와 다리를 구부려 물건을 들어 올리는 것을 교육하였고 근육의 짧아짐과 뻣뻣함에 대한 열치료 그리고 급성 재발에 대한 냉치료, 임상간호사에게 처방된 약물 사용에 대해 교육했다. 또한 물리치료사는 시간이 치료에 중요한 요소이며 이 과정 동안 인내심이 있어야 한다고 강조했다.

일반적으로 임상간호사 또는 의사는 환자가 주치의에게 후속 치료를 받을 것을 권고하고 후속 진료 예약을 위해 지역 척추 외과의에게 의뢰한다. 이 사례 환자는 주치의가 없었으며 재정적 한계로 인해 의사가 절대적으로 필요한 경우가 아니면 전문의와 만날 수 없었다. 환자의 상황 때문에 물리치료사는 지역 무료 또는 비용 절감 의료 클리닉 목록과 환자가 자격을 얻을 수 있는 보험 프로그램을 제공하는 사례 관리자에게 연락했다.

근거 중심 임상적 추천

SORT: 추천 분류의 장점

A 일관된, 양질의 환자 지향적 근거

B 일관되지 않거나 제한된 질적 수준의 환자 지향적 근거

C 동의, 질병 중심의 근거, 일반적인 관행, 전문가의 의견 또는 사례 시리즈

1. 물리치료사를 병원 응급실 의료팀에 포함시키면 환자 대기시간이 줄고, 만족도가 높아지며, 외래환자에 대한 추적서비스를 보다 효율적으로 제공하며, 응급실 재방문을 감소시킨다. **B 등급**
2. 응급실에서 물리치료사들은 일반적으로 의사와 임상간호사들과 비교하면 환자와 더 많은 시간을 보낸다. **B 등급**
3. 응급실과 같은 주요 진료 환경에서 물리치료사는 일반적으로 의사 및 임상간호사가 제공하는 지침과 비교하여 더 자세한 설명을 제공한다. **C 등급**

종합 질문

19.1 다음 중 물리치료사가 응급실 의료진의 중요한 부분이 되는 이유가 아닌 것은?

A. 물리치료사는 일반적으로 의사와 임상간호사보다 환자와 상호작용하는 시간이 더 많다.

B. 물리치료사는 근골격계 및 신경근육질환을 진단하고 관리하는 데 있어 다른 전문가들과 협력하는 데 효과적이고 안전하다.

C. 물리치료사들은 일반적인 근골격계 질환에 대해 더 많은 치료 옵션을 제공할 수 있다.

D. 물리치료사들은 근골격계질환을 진단하는데 더 전문적이다.

19.2 미국의 병원 응급실에서 물리치료사를 포함시키는 것은 다음을 제외한 모든 이점과 관련이 있다.

A. 대기시간 감소

B. 환자의 안전 증가

C. 외래 의뢰 수 감소

D. 비용 감소

정답

19.1 D. 물리치료사들은 근골격계 질환 진단에 더 전문적이지는 않지만, 많은 질환의 진단과 치료를 돕기 위해 의료팀을 보완하는 기술을 가지고 있다.

19.2 C. 물리치료사는 응급실에 있는 환자의 퇴원 계획 및 권고에 중요한 역할을 한다. 물리치료사는 주치의, 전문가 그리고 외래 물리치료사 등 다양한 의료전문가에게 의뢰하는 것을 쉽게 조절한다. 따라서 물리치료사는 외래환자의 수를 늘리는 데 도움을 줄 수 있다.

통증 관리 전기치료

Electrotherapy in Pain Management

Joyce M. Campbell

CASE 20

60세, 남성이 5일 전 테니스를 치다가 넘어져서 병원에 입원했다. 방사선사진 상 보이지 않지만 오른쪽에 전위되지 않은 골반골절이 있었고, MRI에서 요추와 천골의 경도에서 중등도의 퇴행성 변화뿐만 아니라 오른쪽 무릎의 내측 장애를 나타냈다. 이틀 전, 그는 오른쪽 무릎을 수술했다. 오른쪽 다리에 가벼운 붓기가 있고 수술한 다리에 가벼운 통증이 있다고 호소했다. 그는 오른쪽 다리에 발가락체중지지(toe-touch weight bearing, TTWB)를 이용하여 걷기 시작했지만 허리, 회음부, 왼쪽 엉덩이, 왼쪽 뒷다리, 발바닥에 통증이 있었다. 그는 앞쪽에 바퀴달린 보행기를 통해 오른쪽에 발가락체중지지를 사용하여 약 6m를 걸을 수 있다. 걷기는 통증과 발을 딛는 동안 왼쪽 무릎 신전 동안의 자세를 유지할 수 없으므로 제한된다. 그는 오늘까지 펜타닐(근육 내)을 처방받았지만 퇴원 준비를 위해 진통제가 옥시코돈(경구)으로 바뀌었다. 또한 이전 의료기록을 검토한 결과 2년 전에 외래로 고관절과 요통으로 물리치료를 받은 적이 있었다(왼쪽이 오른쪽보다 심함). 그 당시 그는 고관절신전근, 족저굴곡근, 발목외반근(ankle evertors) 그리고 발가락신전근이 약화되어 있었다. 그는 4주간의 물리치료를 받고 호전되었으며, 6개월 후 재평가 결과 근력은 정상으로 돌아왔다(도수근력검사 5/5). 당시 그의 X-ray와 MRI는 요추에 경도에서 중등도의 퇴행성 변화가 있었다고 나타났다. 한 달 전 그는 체육관에서 운동할 때 갑자기 심한 요통이 발생하여 응급실에 갔었고 진통제와 침상 안정에 대한 권고를 받고 퇴원했다. 그는 2~4일 후에 집으로 퇴원할 예정이다. 그는 복층 집에서 혼자 살고 있고, 차로 출근하는 투자중개인이며, 주차장에서 사무실까지 대략 한 블록 정도 걸어가야 한다. 최근 몇 년 동안 그는 테니스를 매주 2~3번 정도 쳤다. 수술 후 2일차에 물리치료사는 이 환자를 평가 및 치료하고 추가 재활을 위한 권장사항을 제공한다.

- ▶ 그의 건강상태를 근거로, 활동 제한의 원인이 무엇이라고 예상하는가?
- ▶ 검사 우선순위는 무엇인가?
- ▶ 물리치료 평가 중에 주의사항이 무엇인가?
- ▶ 가장 적절한 물리치료 중재는 무엇인가?

주요 정의

- **만성통증**(chronic pain): 정상 조직 치유 시간을 초과하고, 부상 정도에서 예상했던 것보다 더 큰 통증이며, 식별 가능한 조직손상이 없는 경우 발생
- **피부분절**(dermatome): 단일 척수신경이 지배하는 피부 영역
- **신경근전도검사**(electroneuromyography, ENMG): 피부 전극, 근육 내 전극 또는 미세 와이어 전극으로 수행된 전기진단검사
- **섬유자발전위**(fibrillation potential): 근전도에 있어서 안정 시에 출현하는 불수의 방전의 하나. 근육의 탈신경성 병터의 존재를 가리키는 것
- **대규모**(large-giant) **운동단위활동전위**(motor unit action potential, MUAP): 원래의 신경분포 비율보다 더 많은 근육섬유를 획득한 단일 운동단위에 의해 생성된 전위
- **운동단위활동전위**(motor unit action potential, MUAP): 근육 내 전극의 기록 범위 내에 있는 단일 해부학적 운동단위 일부의 전기적 활동을 반영하는 활동전위
- **근육분절**(myotome): 척수의 단일 신경근 또는 운동분절이 지배하는 근육
- **신경압박**(neuropraxia): 신경전도의 차단
- **근육의 부분 탈신경**(partial denervation of muscle): 근육 내 근육섬유 일부에서의 신경공급 상실
- **말초신경**(peripheral nerve): 중추신경계에 연결된 모든 운동 및 감각신경
- **강시곡선**(strength duration curve): 부분 또는 완전 근육 탈신경을 선별하기 위해 사용되는 전기진단 검사
- **경피신경전기자극치료**(transcutaneous electrical nerve stimulation, TENS): 통증조절을 위한 전기자극의 사용
- **월러변성**(wallerian degeneration): 신경섬유를 절단하였을 때 신경세포와 연결이 끊어진 말초 쪽 신경섬유에서 수일 후에 일어나는 변성

목표

1. 물리치료 검사 또는 중재에 영향을 미칠 수 있는 마약성진통제의 잠재적인 부작용(ADR)을 확인하고 가능한 치료 해결법을 설명한다.

2. 최근 외상과 허리 및 고관절 통증의 병력이 있는 환자의 물리치료 평가를 위한 검사 절차를 설명한다.
3. 말초신경 통증과 근육 약화 패턴을 인식한다.
4. 통증을 조절하기 위한 전기자극의 사용에 관해 토론한다.
5. 신경근전도검사(ENMG)에 대한 의뢰가 적절한 시기와 이유를 확인한다.
6. 환자가 현재 또는 잠재적으로 통증이 없어지는지, 약한 근육을 강화하고, 재활 중에 제공되는 보조기를 중단할 가능성이 있는지 그리고 여가 스포츠 활동으로 복귀할 수 있는지를 결정하기 위해 환자가 참조할 수 있는 적절한 신경근전도검사를 설명한다.
7. 재활 동안 환자의 물리치료 중재 과정을 안내하는 신경근전도검사 단계를 정의한다.
8. 퇴원 시 뿐만 아니라 재활 기간 전체에 적절한 환자 교육 및 가정 지침을 설명한다.
9. 급성치료시설에서 퇴원 후 적절한 물리치료 계획을 설명한다.

물리치료 시 고려사항

외상 및 퇴행성관절질환으로 인한 말초신경질환, 통증, 근육 약화 환자를 관리하는데 고려할 점:

- **일반적 물리치료 계획/목표:** 심부정맥혈전증 위험을 예방하거나 최소화, 통증조절, 다리 수술 후 보조기로 걷거나 발가락체중지지로 걷는 동안 낙상 위험 최소화, 기능적 독립성과 안정성을 극대화
- **물리치료 중재:** 심부정맥혈전증의 위험 및 낙상 위험과 관련된 환자 교육, 보조기구를 사용하여 보행하는 동안 무릎의 안정성 제공을 위한 발목발보조기(ankle-foot orthosis, AFO) 제공, 보행, 계단 훈련, 통증조절을 위한 전기치료, 가정 운동 프로그램 처방, 신경근전도검사 제공, 오른쪽 무릎 수술 후 재활과 왼쪽 다리의 근력 강화를 위한 외래환자 물리치료 의뢰
- **물리치료 시 주의사항:** 고정과 수술 후 발가락체중지지. 발목발보조기를 사용하여 낙상 위험을 줄이고 기능적 보행거리 증가

▶ **물리치료를 방해하는 요인**: 오른쪽 무릎 고정과 체중부하 주의사항, 오른쪽 무릎 수술 후 통증, 회음부 및 왼쪽 고관절, 다리 그리고 발 통증, 종아리 약화와 관련된 왼쪽 무릎의 무너짐

건강 상태의 이해

1960년대 이후 다양한 조건에서 통증을 관리하기 위해 전기자극이 사용되어 왔다. 전기자극 시스템의 사용은 1965년에 처음 발표된 Melzack과 Wall의 관문조절 이론으로 불리는 신경생리학적 근거를 기반으로 했다. 관문조절설 이론은 크고, 빠른 전도성의 일차 체성감각신경섬유에서의 활동이 뇌로 해로운 정보를 전달하는 역할을 하는 후각(dorsal horn)에서 뉴런의 활동을 조절한다고 가정한다. 큰 감각신경섬유의 구심성 활동이 감각 입력(또는 전기자극)으로 증가할 때 유해 경로의 활동이 감소하여 통증 인식이 감소한다. 몇 년 후 특정 말초영역에 대한 전기자극은 뇌하수체에서 엔돌핀이 방출된다는 사실이 입증되었다. 엔돌핀은 주변부에서 뇌로 올라가는 통증 자극을 줄여 통증을 억제한다. 1970년대에는 엔돌핀 방출을 위해 말초신경에 대한 강한 전기자극이 필요하다는 가설이 제기되었다. 후속 연구자들은 사지에 편안한 전기자극이 말초신경에 반드시 필요한 것은 아니지만 여전히 엔돌핀 방출을 유발한다는 것을 보여주었다.

생리학적 기전과 관계없이 전기자극은 신체의 내인성 통증 억제 기전을 자극할 수 있는 것으로 보인다. 내인성 및 전기자극 통증조절의 기전을 이해하기 위한 광범위한 연구가 이루어졌지만 임상실험에서 통증조절을 위한 전기자극의 효과는 분명하지 않았다. 통증을 조절하는 전기자극의 능력을 평가하기 위해 고안된 연구에서 문제가 되는 요소는 피험자 간의 동질성 부족, 전기자극 매개변수 및 프로토콜의 변동성(피험자가 제공되는 전기자극 시간/일 포함) 및

전기자극에 장기간 의존할 때 신경계의 습관화 등이다. 이 연구에서 주요 관심사 중 하나는 피험자가 전기자극에 대해 지속적으로, 또는 즉시 접근할 수 없다는 것이다. 전기자극이 통증을 억제하기 위해서는 환자가 필요에 따라 24시간 단위로 전기자극을 받아야 한다. 전기자극 후 1시간에서 몇 시간의 효과적이고 지속적인 통증조절이 나타났지만, 하루 24시간 동안 통증이 감소하지는 않는 것으로 나타났다. 경피적전기자극치료(TENS)는 요통과 하지통 환자의 급성기(발병 후 1~2개월) 통증을 치료하는 데 효과가 있을 수 있지만 만성 요통 환자의 경우 장기간에 걸쳐 효과가 없는 것으로 나타났다. 통증조절을 위한 경피적전기자극 중재의 기초가 되는 생리학적 기전은 척수 관문, 통증 억제, 내분비 마약제 방출, 세로토닌, 노르에피네프린 및 무스카린수용체의 활성화가 있다. 피부 전극은 감작된 뉴런에 영향을 미치기 위해 손상 또는 통증 부위 근처 또는 뇌의 신경경로 위에 위치해야 한다. 저렴한 전기자극 장치(65~100달러)를 사용할 수 있으며, 환자가 통증의 주요 원인에 대한 진단을 기다리는 하루 24시간 동안 필요할 때 사용할 수 있다.

통증의 정확한 위치와 원인을 확인할 수 있는 경우에는 원인을 제거하거나 완화할 수 있도록 적절한 조치를 취하고 환자의 고통을 최소화하거나 해결해야 한다. 이러한 문제 해결 및 긍정적인 결과가 없는 경우 환자는 일반적으로 만성통증환자로 분류된다. 또한 정상적인 조직 치유 시간 후에도 통증이 존재하고, 부상 정도에서 예상보다 크고 식별 가능한 조직 변화가 없는 경우에도 만성통증으로 간주될 수 있다. 물리치료사는 신경 문제를 확인하는데 필요한 기술을 가지고 있다. 신경 문제를 정확하게 찾아내면 전체 재활 동안 급성치료 시설에서의 단계를 설정할 수 있다. 특정 도수근력검사, 감각평가, 보행분석은 환자의 통증 원인을 확인하기 위해 추가 평가가 필요할 수 있다. 급성치료시설에서 물리치료사가 이미 이러한 평가를 수행하므로 문제 해결에 추가적인 시간이 필요하지 않다. 예를 들어 이 환자는 수술하지 않은 쪽 회음부, 고관절 그리고 뒤쪽다리와 발에 통증이 있다. 이것은 S1 척수신경이나 감각뿌리가 손상되면서 나타나는 흔한 통증 패턴이다. 고관절의 통증은 S1 척수신경의 병리학에서 언급될 수 있다는 것을 인식하는 것이 중요하다. S1 분절이 가자미근과 기타 족저굴곡근에 크게 관여했기 때문에 슬관절이 무너진 자세에서 부적절한 경골 조절이 예상된다. 만일 대둔근과 S1 신경분포를 받는 다른 근육들의 평가가 약화를 나타내는 경우, 대둔근이 S1에서 신경공급을 최소 50% 이상을 받기 때문에 S1 문제의 의심을 확인하는 데 도움이 된다.

한 근육을 검사하여 근육분절 문제를 찾는 것이 일반적이다. 예를 들어 장비골근과 단비골근이 약하면 환자는 S1 근육분절에 문제가 있다고 할 수 있다. 또는 다른 S1 근육분절 결손이 있는지 확인하기 위해 가자미근 검사를 한다. 그러나 하나의 근육만 검사하면 그 근육에 대한 힘과 부분적인 신경공급으로 결론이 제한된다. 즉, 하나 또는 두 개의 근육 검사는 전체적인 근육분절 검사를 반영하지 않는다. S1 근육분절에 대한 적절한 평가는 S1의 상당한 관여를 포함하지만 다른 말초신경에 의해 제공되는 근육 검사를 요구한다. S1 신경지배를 받지 않는 근육의 약화가 없는 경우 가자미근(S1과 S2 근육분절, 후경골신경), 장비골근(L5와 S1 근육분절, 천비골신경), 장무지신근(L5와 S1 근육분절, 심비골신경) 그리고 대둔근(L5, S1 그리고 S2 근육분절, 하둔신경) 등의 약화는 S1 근육분절 문제를 강력하게 암시한다. 일부 정형외과 교과서는 근육분절을 평가할 경우 관절운동 시 힘을 사용할 것을 제안한다. 예를 들어 발목배측굴곡근은 L4 근육분절을 반영하도록 제안된다. 그러나 발목배측굴곡근은 L4, L5 및 S1 근육분절이 관여하므로 발목배측굴곡의 약화가 L4 근육분절 결손이라고 가설을 세우기에는 충분하지 않다.

임상 평가(감각검사, 도수근력검사, 보행분석)가 잠재적 신경장애를 나타낼 때 물리치료사는 신경근전도검사를 의뢰하기 전에 강시곡선과 같은 전통적인 전기진단검사로 근육 탈신경화를 검사할 수 있다. 강시곡선검사는 피부 전극으로 실시한다. 쉽고 빠르게 실시할 수 있으며 초급 물리치료사도 검사할 수 있는 범위 안에 있다. 부분적인 탈신경화로 인해 근력 약화가 나타난다면 강시곡선에서 시치와 안정기가 분명해질 것이다.

전기진단 연구에서 부분적인 탈신경 소견이 없다고 해서 S1 근육분절의 문제를 배제해서는 안 된다. 운동 관여가 더 심한 경우, 강시곡선검사에 의해 검출되지 않은 더 깊은 근육섬유의 탈신경이 있을 수 있다. 또한 환자의 이전 문제가 종말 발아(terminal sprouting)에 의해 고립된 근섬유의 재지배로 부분 탈신경화를 일으켜 큰 운동단위가 줄어들 수 있다. 각 운동단위는 원래 영역에서 근육섬유수의 4~5배를 수용할 수 있는 용량을 가지고 있지만, 이 광범위한 종말 발아에 대한 불이익이 있다. 예를 들어 재지배된 근육은 원래 근육보다 약하고 일반적인 운동단위 구성보다 더 빠르게 피로해진다. 척수신경에서 S1 운동섬유의 축삭절단은 말초신경손상 시점으로부터 하루 1~3mm의 속도로 축삭 재성장을 초래한다. S1 척수신경에서부터 다리와 발까지의 거리는 축삭이 고립된 근섬유를 재성장시키고 신경을 자극하는데 1.5~2년이 걸린다. 동시에 건강한 축삭이 자라나는 운동단위 영역에서 종말 발아가 일어난다. 조기 신경근전도검사는 현재 환자의 고통을 해결하고, 걷기와 기능을 개선하고, 수술 후 무릎 재활을 개선하고, 정형외과적 필요에 대한 예측뿐 아니라 약한 근육의 강화를 위해 현실적인 계획으로 이어질 수 있다. 예를 들어 신경근전도검사에서 환자의 비 수술 측의 S1 척수신경에서의 전도가 차단되고 S1에 의해 신경자극된 근육섬유 일부가 신경공급을 상실했다고 판단되면 근육의 힘과 작업 능력 또는 피로에 대한 저항성이 개선될 것이라고 기대할 수 없다. 실제로 자발적인 운동이나 전기자극이 부분적으로 탈신경된 근육을 과도하게 사용하면 탈신경된 근섬유와 다시 연결되는 운동 축삭의 능력을 억제할 수 있다. 부분적으로 탈신경된 근육 내에서의 종말 발아는 신경손상의 원인이 해결되면 6개월 이내에 완료될 것으로 예상된다. 그 당시에는 근육의 힘과 작업 능력이 다치기 전 수준으로 돌아가지 않을 수 있지만 근육 성능 향상의 기회가 있을 것이다. 일단 신경손상의 원인이 치료되면 통증이 현저하게 개선되어야 한다. 월러변성이 진행 중일 때 관련 근육 내에서 통증이 계속해서 발생할 수 있다. 축삭변성이 완료되면 환자는 S1 지배 부위에서 통증이 최소이거나 없어야 한다.

물리치료 환자/고객 관리

이 환자는 간호사, 물리치료사, 정형외과의사, 통증 관리 의사를 포함한 치료팀의 정형외과 환자로 보일 수 있지만 수술 후 단계에서 물리치료사의 역할은 교정전문가(orthotist), 신경근전도검사자 그리고 신경과전문의와 같은 다른 전문가에게 의뢰를 통해 통증 및 약화 패턴의 병인을 철저히 검사해야 한다. 물리치료사의 구체적인 역할은 약물부작용 반응을 예상하고 평가 및 중재를 적절하게 수정하는 것을 포함한다. 그리고 수술 후 합병증을 예방하거나 최소화, 관절가동범위, 감각, 통증, 근력, 보행 및 수술 후 주의사항 내에서 기능적 업무 수행능력 평가, 하루 24시간 통증조절에 대한 중재 제공, 안전한 이동을 위해 필요한 장비와 교육 제공, 수술한 무릎에 대한 수술 후 주의사항, 즉각적인 응급치료가 필요한 심부정맥혈전증의 징후와 증상 및 폐색전증에 대한 환자 교육, 여가 스포츠 복귀와 보조기 없이 걷는 것에 대한 평가, 가까운 시일 내의 전기진단평가 그리고 전체 재활 동안 특정 장애 고려를 위한 외래 물리치료 의뢰 등이다.

검사, 평가 및 진단

환자를 보기 전에 물리치료사는 그의 차트에서 과거 병력, 약물, 수술 후 주의사항 그리고 운동 또는 이동성 제한의 정보를 수집해야 한다. 수술 직후 환자의 경우 헤모글로빈, 헤마토크릿, 혈소판 수, 혈압, 심박수 그리고 호흡률을 확인하는 것이 중요하다.

환자의 약물 목록을 검토하여 옥시코돈과 같은 마약성진통제 투여가 밝혀지면 최대 통증조절 효과를 활용하도록 치료를 계획해야 하며 잠재적인 약물부작용 효과를 인식해야 한다. 최대 효과는 섭취 후 60분, 작용 지속시간이 3~4시간이기 때문에 옥시코돈 투약 후 1~3시간 사이에 물리치료를 계획하는 것이 적절하다. 앉거나 서 있을 때 환자의 주의력과 어지럼증의 평가는 졸음, 정신 지연 및 기립성저혈압의 가능성 때문에 특히 중요하다. 오심과 구토가 경우에 따라 호흡 억제와 함께 발생할 수도 있다.

도입 과정에서 물리치료사는 환자의 주의력과 지남력의 수준을 평가해야 한다. 요통과 왼쪽 다리통증, 수술 후 현재 상태를 포함하여 환자의 이전 기능 수준과 관련된 구체적인 질문을 해야 한다. 심부정맥혈전증, 감각검사 및 관절가동범위는 바로 누운 자세에서 쉽게 수행될 수 있다. 통증 분포와 강도는 바로 누운 자세, 침대로 이동할 때, 침대 밖으로 이동하기 위한 준비 동안 기록할 수 있다. 도수근력검사는 환자의 주의사항과 통증 내성을 고려하여 수정할 수 있다. 특정 근육의 검사는 신경 패턴을 인식하는 과정에서 필수적이다. 저자는 도수근력검사에 대한 포켓 가이드를 개발하여 물리치료사가 근육분절, 신경얼기 그리고 개별 말초신경 기능장애로 인한 약해진 패턴을 구별할 수 있는 도수근력검사를 수행할 수 있도록 했다(**그림 20-1**). 치료사는 목록 맨 위에 있는 근육으로 근육 검사를 시작하고 지정된 근육을 각각 검사한다. 약한 근육을 확인한 후, 치료사는 화살표를 따라 특정 신경 패턴(열의 오른쪽)이나 척추 분절 패턴(열의 왼쪽)이 있는지 확인한다. 검사가 완료되고 약한 근육이 확인되면 물리치료사는 근육분절, 신경총의 일부, 하나 이상의 말초신경을 나타내는 약점 패턴이 있거나 또는 특정 신경 패턴이 없다고 결론을 내릴 수 있다. 예를 들어 환자의 가자미근, 무지외전근, 소지외전근 및 후경골근의 근력 약화가 보이는 경우 후경골신경에 문제가 있다고 결론을 내리는 것이 합리적이다. 한편 환자가 이 근육뿐만 아니라 장비골근과 대둔근의 약화를 보인다면, S1 척수신경장애가 있는지 의문을 갖는 것이 적절하다.

가자미근과 같은 주요 근육에 대한 도수근력검사에 대한 자연스러운 동반 평

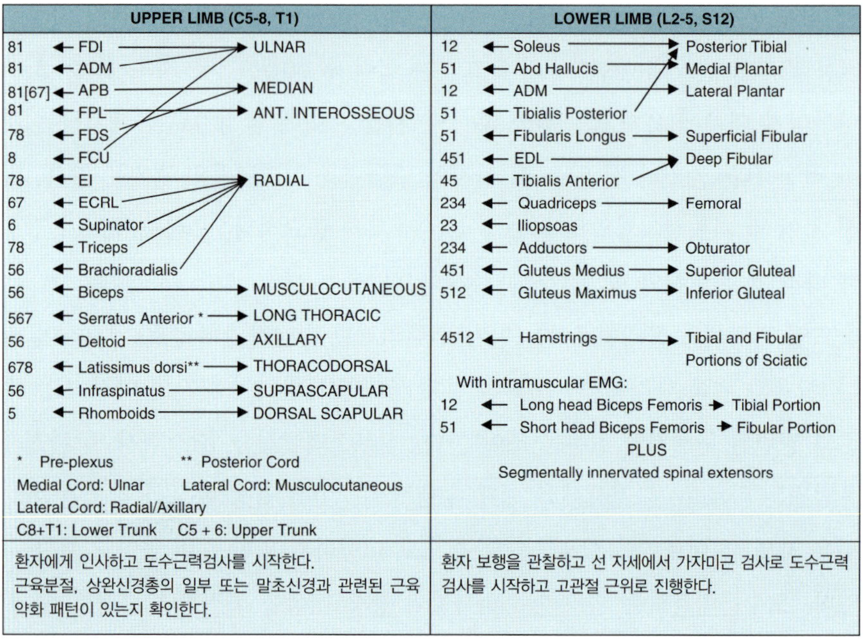

약어: FDI, 제1배측골간근; ADM, 소지외전근; APB, 단무지외전근; FPL, 장무지굴곡근; FCU, 척측수근굴근; EI, 시지신근; ECRL, 장요측수근신근; EDL, 장무지신근.

그림 20–1 도수근력검사에 대한 포켓 가이드: 근육분절, 신경총 또는 개별 말초신경장애로 인한 약점 패턴을 빠르고 쉽게 구별할 수 있는 접근법

가는 보행분석 관찰이다. 입각기에서 환자의 고관절, 무릎 그리고 발목은 안정성으로 작용하고 유각기에서 각 관절은 사지의 전진을 위해 굴곡으로 작용한다. 이러한 관찰은 환자가 보행보조기를 사용할 때 나타나지만, 관절 불안정성이 나타나기 때문에 안전하게 걷기 위해 중재해야 한다. 최대 거리 걷기를 포함하여 발가락체중지지를 유지하면서 걷기 능력에 대한 문서화가 필수적이다.

급성 외상 및 요통의 병력이 있는 이 환자의 경우 회음부, 고관절, 다리 및 발바닥의 현재 통증은 골반골절 및 최근의 반대쪽 무릎 수술에서 예상했던 것보다 더 크고 오래 지속하는 것으로 의료팀에 의해 해석될 수 있다. 물리치료사가 S1 척추신경 패턴(운동 및 감각 모두)을 인식하고 신경근전도검사를 수행

하면 급성 재활 동안 S1 척추신경 압박으로 인한 통증 원인을 해결할 수 있다. 그러나 척추신경 패턴을 제대로 평가하고 인식하지 못하면 환자의 통증은 '확인 가능한 조직 변화가 없는 경우'로 간주할 수 있다. 부적절한 평가의 결과로 이 환자는 '만성통증'으로 분류되고 그의 통증은 치료 가능한 상태의 증상이 아닌 질병으로 간주될 수 있다.

치료 계획과 중재

보행 안전을 증진하고 낙상 위험을 줄이기 위해 종아리 약화로 무릎이 무너지는 환자를 발목발보조기로 안정시킬 수 있다. 이것은 다른 다리에서 체중지지가 제한될 때 특히 중요하다. 환자는 보조기를 착용하고 걸을 때 낙상을 방지하고 지구력을 향상하는 데 도움이 되는 발목발보조기 사용의 중요성에 대해 교육을 받아야 한다. 근력 강화는 현재 또는 이전의 말초신경손상 환자의 현실적인 목표가 될 수도 있고 아닐 수도 있다. 신경근전도검사 결과가 알려질 때까지 발목발보조기의 지속적인 사용이 요구된다.

신경근전도검사에 대한 언급은 특히 근육 약화의 신경 패턴이 있는 경우 예상되는 위치 또는 중등도를 초과하는 통증이 있는 환자에게 급성치료 중재의 중요한 부분으로 간주해야 한다(이 환자의 경우 S1 근육분절 패턴이 관찰된다). 의뢰는 약한 기능 근육에 대한 특정 검사 및 근육 내 근전도검사(intramuscular electromyography)를 요청해야 한다(도수근력검사와 보행분석에 기초). 물리치료사는 근력 향상을 위한 적절한 목표설정을 허용하고 향후 정형외과적 요구를 예측할 수 있도록 신경근전도검사로부터 정보를 얻어야 한다. 근전도검사에서 휴식 중 세동의 존재, 최초 동원된 운동단위 전위의 진폭과 발화(firing rate) 속도, 힘 생산을 증가시키기 위해 사용된 운동단위 모집 전략 및 충분한 운동단위 집단을 모집하는 능력에 대해 알아보는 것이 중요하다. 환자는 현재와 향후 통증과 근육 약화를 관리하기 위해 이러한 발견이 암시하는 의미에 대해 교육받아야 한다. 지금 다루어질 수 있는 통증(예: 척수신경의 수술적 감압으로)과 다른 의학 진단과 재활 경로로 이어질 만성통증의 패턴을 구별하는 것이 중요하다. **표 20-1**은 현재 환자의 신경근전도 연구 예상 결과 및 시간, 물리치료의 영향을 요약한다.

골반골절 및 무릎에 외과적 치료를 받은 환자에게 외과의사는 외래 물리치료에 대해 언급한다. 급성치료 물리치료사가 외래 물리치료를 의뢰하는 것도

표 20-1 • 환자의 잠재적 신경근전도검사 결과와 급성 및 외래 재활 중 물리치료의 영향

신경근전도검사 결과	중재에 따른 예상 결과	예상 시간	물리치료 영향
S1 감각 절충(compromise)	통증 해결	의료적 또는 수술적 중재 직후	침상 이동성, 이동, 보행 향상
S1 신경차단(neuropraxia)	근력 강화 증진	의료적 또는 수술적 중재 직후	• 신경차단이 근육 약화에 원인이라면: 도수근력검사 5/5 등급으로 복귀 • 신경차단이 부분적 약화의 원인이라면: 근력 강화 향상 • 발목발보조기 제거 평가
S1 신경지배를 받는 근육의 부분 탈신경화와 S1 축삭절단(axonotmesis)	종말 발아는 재지배를 초래하여 근력 강화가 어느 정도 향상될 것임	의료적 또는 수술적 중재 후 약 6개월	• 재지배가 완료되면 근육을 강화할 기회 발생 • 도수근력검사에서 4/5 또는 5/5의 등급을 달성할 수 있지만 부상 이전보다 더 빠른 피로 예상 • 발목발보조기 제거 평가
종말 발아를 동반한 이전 S1 축삭절단(6개월 또는 현재 손상 이전)	근육 성능 변화는 기대 못 함	일단 형성되면 큰 발화 운동단위는 영구적	• 근육 강화는 기대할 수 없음 • 일찍 피로를 느낌 • 발목발보조기가 계속 필요할 수 있음

적절하다. 물리치료 평가 결과와 의뢰 근거를 기록한 결과 재활기간 중 최적의 시기에 적절한 중재를 위한 단계를 설정했다.

근거 중심 임상적 추천

SORT: 추천 분류의 장점

A 일관된, 양질의 환자 지향적 근거

B 일관되지 않거나 제한된 질적 수준의 환자 지향적 근거

C 동의, 질병 중심의 근거, 일반적인 관행, 전문가의 의견 또는 사례 시리즈

1. 전기자극은 급성 재활 기간 동안 통증을 효과적으로 조절할 수 있다. **B 등급**
2. 신경근전도검사의 근육 내 근전도검사와 운동유발전위(motor evoked potential, MEP) 검사는 현재 또는 과거의 근육 부분 탈신경뿐만 아니라 신경전도 차단을 구별하는 유일한 임상 도구이다. **A 등급**
3. 신경근전도검사 결과는 근육 성능, 힘 생성 및 피로 저항의 개선을 위한 객관적인 기초를 제공한다. **C 등급**

종합 질문

20.1 방금 무릎 수술을 받았고 수술 다리에 비체중지지 주의사항이 있는 65세 환자는 침상 이동, 이동(transfers) 및 보행기로 보행 중 수술하지 않은 반대편 고관절과 다리에 7–9/10의 통증을 호소한다. 그는 진통제를 복용하고 있으며 비 수술 측의 통증은 이동과 보행을 방해한다. 물리치료사가 할 수 있는 가장 적절한 조치는 무엇인가?

A. 간호사에게 24시간 내내 진통제를 추가로 처방해 달라고 요청한다.
B. 그가 만성통증 환자인지 팀 회의에서 물어본다.
C. 외과의사에게 연락하여 비수술적 고관절에 대한 평가를 요청하여 환자의 통증 호소의 원인이 될 수 있는지 통증이 S1 신경 문제에서 오는지를 판단하기 위해 신경근전도검사 의뢰가 있는지 확인한다.
D. 이러한 통증 패턴이 노인에게 전형적이라고 가정한다.

20.2 통증조절을 위한 전기자극이 가장 성공적일 것으로 예상되는 것은?

A. 한 쌍의 단상성 스파이크(고전압) 전류가 사용될 때
B. 피부 전극을 손상이나 통증의 근원 근처에 배치하거나, 신경경로를 따라 근위로 배치하면 필요에 따라 하루 24시간 전기자극을 받을 수 있다.
C. 하루 한 번 20분 동안 전기자극을 사용할 때
D. 피부 전극을 근위 경추 위에 양측으로 배치할 때

20.3 환자는 무릎 굴곡 상태로 짧은 거리를 걸은 후 무릎이 버클링되어 넘어질 위험이 있다. 물리치료사가 취해야 할 가장 합리적인 조치는 무엇인가?

A. 무릎 신전근의 강화 운동을 처방하는 것이 가장 합리적이다.
B. S1 문제를 증명하기 위해서는 초기평가에서 대둔근, 가자미근, 장비골근 그리고 무지신근의 도수근력검사를 수행해야 한다.
C. S1 문제를 증명하기 위해서는 초기 평가에서 중둔근, 전경골근, 비복근, 슬괵근의 도수근력검사를 수행해야 한다.
D. 무릎 신전근의 도수근력검사를 포함하는 것이 필요하다.

20.4 급성치료시설에서 환자는 S1 분절에 의해 지배받는 근육에서 3+~4/5 도수근력검사 등급을 보여준다. 다음 중 물리치료사가 가장 합리적으로 조치할 사항은?

A. 최근 신경 패턴인지 또는 발병 후 6개월 이상인지 물어본다.
B. 이 환자가 현재 또는 미래에 언제라도 근력과 피로 저항력을 향상할 수 있는지, 안전한 보행을 위해 발목발보조기와 보행보조장치가 필요한지 아닌지를 고려한다.

C. 물리치료 중재 및 환자 교육을 정당화하는 구체적인 정보 요청으로 즉시 신경근전도검사를 참조한다.

D. 모두 정답

정답

20.1 **C.** 환자의 통증은 예상보다 더 심하고 무릎 수술 후 예상치 못한 분포로 나타나며 만성통증증후군에 대한 의학적 진단으로 이어질 수 있다. 만약 고관절, 회음부 및 하지통이 S1 척수신경 문제의 이차적인 경우라면 수술적 중재는 S1 척수신경의 직접적인 해결책이 될 수 있다. S1 척수신경 패턴이 없고 통증을 느끼는 쪽에 고관절 퇴행의 일방적 증거가 있는 경우 고관절에 대한 수술적 치료가 적절하다. 신경근전도검사가 없다면, 고관절 통증 환자는 고관절 전치환술을 받고 통증을 완화하지 못할 수 있다. 적절한 신경근전도검사로 통증의 병인은 S1 척수신경손상으로 좁혀질 수 있다. 나이 든 사람들은 대개 고관절에 퇴행성 변화가 오지만, 그들의 통증은 S1 신경손상에서도 올 수 있다.

20.2 **B.** 통증조절을 위한 전기자극은 다양한 파형으로 성공적이었다. 손상 부위 구조를 공급하는 신경세포에 영향을 미치기 위해 피부 전극을 통증의 근원 근처 또는 신경경로를 따라 몸쪽으로 배치하는 것이 합리적이다(피부, 근육 및 관절). 전기자극은 최적의 통증조절을 위해 24시간 내내 환자가 사용할 수 있어야 한다.

20.3 **B.** 무릎을 구부린 채로 걷는 환자는 닫힌 운동 사슬에서 무릎 굴곡을 유지하여 무릎신근에 대한 요구가 증가했기 때문에 강한 대퇴사두근으로만 걸을 수 있다(A, D). 가자미근과 기타 종아리 근육의 현저한 약화는 한 다리 입각기에서 부적절한 경골의 조절을 초래한다. 종아리 약화가 있는 경우 S1 근육분절의 다른 근육에 대한 근력검사를 수행하는 것이 필수적이다.

20.4 **D.** 이제 급성치료 치료사가 잠재적인 S1 척수신경 패턴을 기록하고 물리치료 중재를 정당화하기 위해 구체적인 정보에 대한 요청으로 신경근전도검사를 참조한다. 급성

치료시설 치료사는 재활 기간 내내 중재 단계를 설정한다. 급성 입원 병원은 재활에 대한 완전한 환자 평가를 허용하지 않지만 장기적으로 환자의 성공을 위해서는 정확한 검진 및 의뢰가 중요할 수 있다.

척추압박골절

Vertebral Compression Fracture

Karen Kemmis

CASE 21

72세, 백인 여성이 4일 전에 심한 요통을 호소하며 병원에 입원했다. 1살 된 손녀딸(약 10kg)을 머리 위로 들어 올린 후 통증이 갑자기 심해졌다. 방사선촬영에서 T7은 급성, 중등도의 척추압박골절, T6 및 T8에서는 경미한 압박골절이 나타났지만 급성으로 보이지는 않았다. 의학적 병력으로는 43세 때 난소절제술(oophorectomy)을 포함한 자궁절제술(hysterectomy), 20년 전 깨진 인도에 걸려 넘어진 후 왼쪽 손목 골절과 골관절염으로 인한 오른쪽 고관절 및 요통, 하루 20mg의 아토르바스타틴(atorvastatin)으로 조절되는 고지혈증 등이 있다. 그녀는 이부프로펜(ibuprofen)으로 허리와 고관절의 통증을 관리해왔으며, 골다공증에 대한 평가나 이중 X선 흡수계측법(dual X-ray absorptiometry, DXA)에 의한 골밀도 검사를 받은 적이 없다. 그녀는 퇴원 후 골다공증 진단을 위해 내분비 전문의와 상담한다. 물리치료사는 2일 후에 퇴원하는 환자를 평가하고 치료하도록 요청받았고, 그녀는 남편과 함께 사는 이층집으로 돌아간다. 정형외과 의사는 움직임에 대해 어떤 주의사항도 주지 않았고, 그녀는 통증 내성 내에서 보행할 수 있으며, 현재 T7 영역의 숫자평가척도(NRS)에서 7/10의 통증 수준을 호소하고 있다. 또한 그녀는 체중부하 시 오른쪽 고관절에 2/10의 통증을 호소한다. 입원 후, 그녀는 자가통증조절(PCA) 펌프를 사용하여 모르핀을 투여받았고, 머리가 텅 빈 느낌(lightheadedness), 불균형, 오심, 변비를 포함한 약물부작용(ADR)을 경험했다. 그녀는 다른 약물과 비약물적 통증 관리를 위해 '강력한' 진통제 복용 중단을 요청했다. 입원 전 그녀는 매주 두 번 수중 에어로빅에 참여하거나 한 차례 복식 테니스를 치는 등 매우 활동적이었다.

- ▶ 검사의 우선순위는 무엇인가?
- ▶ 인체측정학(anthropometric), 자세, 보행 및 균형을 위한 가장 적합한 물리치료 결과 측정은 무엇인가?
- ▶ 가장 적절한 물리치료 중재는 무엇인가?

- ▶ 물리치료 검사와 중재 시 어떤 주의사항을 취해야 하는가?
- ▶ 물리치료를 방해하는 합병증은 무엇인가?
- ▶ 개인의 상황별 요소가 환자 및 고객 관리에 어떤 영향을 미치거나 변경되는가?
- ▶ 그녀의 건강상태를 근거로 활동 제한의 원인이 무엇이라고 예상하는가?

주요 정의

- **이중에너지 X선 흡수계측법**(dual energy X-ray absorptiometry, DXA): 골밀도 측정을 위한 이미지 기술, 골다공증 진단에 가장 일반적으로 사용되는 표준
- **난소절제술, 자궁절제술**(hysterectomy with oophorectomy): 난소와 자궁의 외과적 제거
- **골다공증**(osteoporosis): 뼈속에 구멍이 많이 생기는 것으로 뼈의 양이 줄어들어 뼈가 얇아지고 약해져 골절 위험이 증가하는 질병
- **척추압박골절**(vertebral compression fracture): 척추의 골절로 골다공증이 있는 개인에서 골절의 일반적인 부위(통증이나 다른 증상보다는 뼈의 모양 변화로 확인)

목표

1. 골다공증에 대한 위험 요인을 확인한다.
2. 골다공증과 급성 척추압박골절 환자의 검사에 포함될 주요 검사와 측정법을 선택한다.
3. 골다공증과 척추골절 환자의 움직임 주의사항을 설명한다.
4. 골다공증과 척추골절 환자의 장애와 기능적 한계를 해결하기 위한 중재를 확인한다.
5. 골다공증 환자를 위한 적절한 가정 운동프로그램을 처방한다.

물리치료 시 고려사항

골다공증과 척추골절 환자를 관리하는데 고려할 점:

- ▶ **일반적 물리치료 계획/목표**: 통증 감소, 보행과 균형을 개선하여 낙상 위험 감소, 자세 조절과 신체 역학을 개선하여 추후 척추골절 위험 감소, 운동프로그램을 포함한 이전 활동으로의 안전한 복귀 극대화, 삶의 질 향상
- ▶ **물리치료 중재**: 골다공증과 골절 위험, 합병증에 대한 환자 교육, 척추골절의 위험을 줄이기 위한 자세와 신체 역학 지시, 안전하고 효과적인 운동프로그램 시작

▶ **물리치료 시 주의사항**: 척추 움직임 주의사항, 낙상 위험을 줄이기 위한 감독

▶ **물리치료를 방해하는 요인**: 통증, 균형장애, 약물부작용

건강 상태의 이해

골다공증은 낮은 뼈 질량, 뼈 조직의 악화 및 뼈 구조의 붕괴로 인해 뼈 강도가 감소하고 골절 위험이 증가하는 질병이다. 세계보건기구는 고관절이나 척추에서 이중 X선 흡수계측법으로 측정한 골밀도(bone mineral density, BMD) 표준편차(T 수치)가 −2.5 이하일 때 골다공증으로 정의한다. −1~2.5 표준편차는 낮은 골밀도 또는 골감소증으로 분류된다. 골다공증은 사람이 낮은 외상 골절을 지속하는 경우 임상적으로 가정할 수 있다. 약 천만 명의 미국인들이 골다공증을 가지고 있으며 3,360만 명이 낮은 골밀도로 인해 골다공증이 발생할 위험이 있다. 50세 이상 골다공증 관련 골절 위험은 백인 여성과 남성의 경우 각각 2명 중 1명, 5명 중 1명꼴이다. 골다공증성 골절의 가장 흔한 부위는 척추, 고관절 그리고 전완 원위부이다.

골다공증 및 골다공증성 골절에는 낮은 칼슘 및 비타민 D 섭취, 부적절한 신체 활동, 과도한 알코올 섭취, 흡연 및 낙상과 같은 생활 양식 요인을 포함한 많은 위험 요소가 있다. 다른 위험에는 내분비장애와 위장장애(비타민과 무기질의 흡수장애를 일으킴), 고관절 골절의 가족력 및 특정 약물의 사용(예: 글루코코르티코이드, 항경련제, 항응고제 및 화학요법 약물) 등이 있다. 골절 위험은 이중 X선 흡수계측법에 의해 알려진 위험 요소와 대퇴경의 골밀도를 통합하여 고관절 또는 주요 골격 골절의 10년 확률을 결정하는 세계보건기구가 개발한 도구인 골절위험도평가도구(Fracture Risk Assessment Tool, FRAX)를 사용하여 추정할 수 있다(http://www.shef.ac.uk/FRAX/). FRAX를 사용하는 경우, 골절 위험을 가장 정확하게 추정하기 위해 거주 지역 및 인종적 배

경(해당하면)을 적절하게 선택하는 것이 중요하다. 이 알고리즘에 사용된 중요한 위험 요인으로는 나이(나이에 따라 위험 증가), 성별(여성이 더 큰 위험이 있음), 체중과 키(낮은 BMI 위험 증가), 이전 골절(형태학적 척추골절 포함), 고관절 골절의 부모력, 현재 흡연, 글루코코르티코이드 사용(경구용 프레드니손 3개월 이상 매일 5mg 이상 복용), 류마티스관절염, 하루 3회 이상의 음주, 대퇴경의 낮은 골밀도 등이 있다. 흉추후만의 증가는 미래 골절에 대한 독립적인 위험인자로 나타났다.

척추골절은 키의 손실과 시간 경과에 따라 악화할 수 있는 흉추후만의 증가를 포함하여 호흡곤란, 복부 통증 및 소화불량, 삶의 질 저하, 이동성 및 에너지의 감소, 신체기능의 통증 및 악화, 장기 이환율과 사망률 증가 등 많은 결과를 초래한다. 많은 척추골절은 무증상으로 척추압박골절의 2/3 이상이 환자에 의해 감지되지 않는다. 척추골절 후 1년 동안 거의 20%의 여성이 다른 척추골절을 경험한다. 골다공증과 흉추후만증이 있는 여성들은 근력 감소와 신체 동요 증가, 보행 불안정 및 낙상 위험이 증가했다. Katzman 등은 지역에 거주하는 노인들의 흉추후만 증가는 이동성 악화와 관련이 있으며, 일어서서 걷기(TUG) 검사에서 수행이 느려짐을 발견했다. 척추골절에 관한 대부분의 연구는 여성에게서 이루어졌지만 남성에게도 유사한 결과가 나타날 가능성이 있다.

골다공증에 대한 몇 가지 위험은 수정할 수 없지만(예: 성별, 나이, 개인 및 가족력) 골다공증 및 골절의 위험을 줄일 수는 있다. 일차 예방은 적절한 칼슘과 비타민 D 섭취, 체중 감량 및 근력 강화 운동, 금연 및 과도한 음주 예방, 낙상 및 골절에 대한 기타 특정 위험인자의 치료로 골다공증과 골절 위험을 결정하고 뼈 건강을 개선함으로써 달성할 수 있다. 손목 골절은 종종 골다공증이 있음을 나타내는 최초의 징후이다. 안타깝게도, 손목 골절의 대다수 환자는 골다공증에 대해 교육을 받지 못했고, 골밀도 검사를 받지 않았거나 골다공증 치료를 시작하지 않았다. 미국정형외과학회(The American Academy of Orthopaedic Surgeons, AAOS)와 미국골다공증재단(National

Osteoporosis Foundation, NOF)은 골다공증 진행과 골절 위험 감소에 대한 의식을 높이고 조기 진단과 교육을 개선하기 위한 캠페인을 함께 진행했다. 물리치료사들은 환자 교육을 통해 이 과정을 촉진할 수 있다. 일단 골다공증 진단을 받으면 환자는 예방적 생활방식을 바꾸거나 지속적인 약물 중재를 고려해야 한다. 대부분의 골다공증성 골절은 낙상의 결과이므로 모든 사람에게 낙상 예방 전략을 포함해야 한다.

물리치료 환자/고객 관리

골다공증과 급성 척추골절 환자에게 몇 가지 적절한 중재가 있다. 가능한 치료법으로는 통증 관리를 위한 모달리티, 치료적 운동, 기능 훈련(중립 척추 유지), 척추의 스트레스 및 낙상 위험을 줄이기 위한 보조기의 처방이 있다. 환자는 수술 중재를 위한 정형외과 의사 또는 중재 영상의학과 전문의와의 상담[경피적 척추후굴풍선성형술(kyphoplasty) 또는 척추성형술(vertebroplasty)], 내분비 전문의 또는 골다공증을 전문으로 하는 내과 의사가 환자의 골다공증이 일차성 또는 이차성인지를 결정하기 위해 의료를 시작할 수 있다. 작업치료사는 일상생활에 도움이 되는 보조장치를 처방한다. 환자는 통증을 관리하고 기능을 감소시키며 이 질병을 진단하는 데 도움이 되는 심리적인 지원 혜택을 받을 수도 있다. 퇴원 전 환자는 추후 골절 가능성을 줄이는 안전한 움직임을 보여주어야 한다. 그녀는 자세, 신체 역학, 뼈 건강 개선을 위한 안전한 운동을 말로 표현하거나 보여줄 수 있어야 하며 일상생활과 여가 활동으로 돌아가는 것을 최대화할 수 있어야 한다.

검사, 평가 및 진단

물리치료사는 검사 전에 차트 검토를 해야 한다. 중요한 정보에는 의료 및 수술 기록, 약물치료, 움직임 또는 운동 주의사항, 주거 환경 및 자가관리, 가정 활동, 직업 및 여가 활동에서의 이전 기능 상태가 포함된다. 검사 전에 치료사는 환자의 통증 정도, 머리가 텅 빈 느낌 또는 어지럼에 대한 보고, 움직임 주의사항에 대한 이해를 평가해야 한다. 활력징후(혈압, 심박수, 호흡수)는 휴식 시 그리고 검사 및 중재 중에 나타나는 대로 평가한다. 통증은 숫자평가척도를 이용하여 0(통증 없음)에서 10(상상할 수 있는 최악의 통증)까지 통증 수준을 보고하도록 환자에게 요청하여 평가할 수 있다.

검사 범위는 환자의 활동 내성에 근거한다. 침상 이동성과 보조장치의 필요성 및 통증을 해결해야 한다. 이 환자에 대한 추가 검사에는 정확한 키 측정, 유연한 자를 사용한 후만 지수(kyphotic index, KI), 보행, 균형 및 신체 역학을 포함할 수 있다.

키 및 후만 지수와 같은 비침습적인 기법은 물리치료사가 새로운 척추압박골절 또는 임상적인 후만증이 있는지를 판단하는 데 도움을 줄 수 있다. 키는 연속 높이 측정에 정확한 것으로 입증된 벽 장착형 신장계(stadiometer)를 사용하여 측정해야 한다. 신장계는 머리 상단에 고정 막대가 부착된 수직 눈금자로 구성되어 있다. 2.0cm 이상의 키 손실은 골절 위험이 있는 환자에게 새로운 척추압박골절이 있음을 시사한다. 이 환자는 새로운 골절을 감지하기 위해 척추 방사선촬영에 필요한 변화를 정기적으로 관찰할 수 있도록 키를 측정해야 한다. 후만 지수는 흉추후만증의 정도를 측정하는 것으로 시간이 지남에 따라 척추후만증의 개선이나 악화를 결정하기 위해 반복할 수 있다. 미국물리치료협회(American Physical Therapy Association, APTA) 노인학 분과에서 교육용 비디오를 이용할 수 있다. 후만 지수는 가슴너비에 가슴 길이 100을 곱한 값과 같다. 임상적인 후만증은 후만 지수 13 이상으로 정의된다. 이 측정을 위해서는 환자가 5~10분 동안 똑바로 서서 견딜 수 있어야 하지만 약간의 지원을 제공할 수 있다(예: 병실의 싱크대를 잡는 경우).

보행은 일어서서 걷기 검사를 통해 평가할 수 있다. 이 검사는 빠르고, 수행하기 쉽고, 기능적이고, 신뢰할 수 있고, 보조장치로 수행할 수 있으며 버그균형척도(Berg Balance Scale, BBS)와 잘 연관된다. 3m 일어서서 걷기 검사에 장애가 없는 노인에 대한 정상값은 메타분석으로 결정되었다. 기준값은 60~69세, 70~79세, 80~99세의 경우 각각 8.1초, 9.2초, 11.3초이다.

많은 골다공증성 골절은 낙상의 직접적인 결과이며, 가능한 경우 정적 및 동적 균형을 평가해야 한다. 급성치료시설에서 특히 환자가 상당한 통증을 겪는다면 광범위한 검사가 가능하지 않을 수 있다. 정적 균형은 한다리서기검사로 평가할 수 있다. 검사는 맨발로 수행한다. 환자는 가능한 오랫동안 한 발로 서도록 지시받는다. 서 있는 발이 이동하거나, 위쪽 다리가 지면에 닿거나 서 있는 다리를 지지하면 검사가 중단된다. 전년도에 낙상을 경험한 지역 거주 성인(50세 이상)의 서기 시간은 9.6초였고, 낙상을 경험하지 않은 사람은 31.3초였다. 메타분석에서 정상적인 한 다리 자세 시간은 60~69세, 70~79세, 80~89세 각각 27.0초, 17.2초, 8.5초였다.

높은 통증 수준(7/10)으로 인해 이 환자는 현재 동적 균형 검사[예: 버그균형척도 및 동적보행지수(Dynamic Gait Index)]를 참지 못할 가능성이 크지만 향후 유익한 검사가 될 것이다.

신체 역학은 일반적인 작업 관찰을 통해 검사할 수 있다. 활동에는 침상 이동성, 이동(transfers), 보행, 자기 관리, 가정 관리 및 지역사회 활동을 포함할 수 있다. 이 환자는 손녀와 놀면서 척추골절이 발생하였으므로 모의 유아 활동도 검사할 수 있었다.

적절한 검사와 측정이 수행되면 물리치료사는 평가, 진단 및 예후로 나아갈 수 있다. 이 환자에 대한 몇 가지 고려사항은 높은 수준의 통증, 검사 및 측정 결과, 새로운 골다공증 진단의 영향이다. 물리치료사 실무 지침에 따라 이 환자에 대한 물리치료 진단은 골절과 관련된 손상, 척추 장애와 관련된 손상 또는 후천성 후만증 또는 후천성 후측만증으로 인한 병리학적 골절 또는 손상된 자세에 기초한 뼈대 탈회(demineralization)에 대한 위험 감소를 포함할 수 있다. 그녀의 예후는 그녀의 이전 활동 수준과 척추골절로 인한 급성통증이 보통 6~12주 이내에 해결될 것이라는 기대를 고려할 때 양호하다. 처음 몇 주 동안 합병증을 최소화하고 안전한 운동과 지속적인 운동을 위한 교육을 제공하면 예후가 개선된다.

치료 계획과 중재

최근 45년 동안 골다공증성 척추골절에 대한 전통적인 치료에 대한 체계적인 검토에서 짧은 침상 기간, 진통제, 보조기 및 물리치료와 같은 중재에 대한 합의가 이루어졌다. 구체적인 물리치료 중재에는 조기 동원, 안전한 움직임 교육, 흉추후만증 감소를 위한 자세 운동, 척추 정렬을 개선하기 위한 근력 강화 및 낙상 예방 전략 등이 있다. 또한 경피적 척추후굴풍선성형술 및 척추성형술과 같은 척추 증강(vertebral augmentation) 기술 사용에 대한 논란도 있다.

통증 관리를 위해 아세트아미노펜 또는 살리실산염과 비스테로이드성 항염증제가 변비, 요폐(urinary retention), 호흡기 기능장애, 낙상 위험을 증가시킬 수 있는 인지 결손 및 균형기능장애 등의 부작용이 많은 마약성제제의 사용보다 선호된다. 근육이완제는 이점이 있지만 불균형과 낙상을 막기 위해 졸음과 어지럼증을 관찰해야 한다. 칼시토닌, 테리파라타이드, 비스포스포네이트를 포함한 일부 골다공증 치료제는 통증 완화에 도움이 될 수 있다. 통증 관리를 위한 비약물적 중재를 위한 선택 사항은 물리치료사가 제공하는 모달리티를 포함한다.

일부 의사는 급성 척추압박골절 환자에게 보조기를 추천하고 처방한다. 보조기는 척추의 움직임을 억제하여 급성통증을 관리하고 척추 근육의 피로를 줄이는 데 도움을 줄 수 있다. 초기 6~8주 동안 보조기를 사용하면 작은 진통제로 환자의 활동능력을 향상할 수 있다. 보조기는 편안하고 착용하기 쉬우며, 가볍고 정상적인 호흡이 가능해야 한다. 일반적인 흉요추보조기(thoracolumbar orthoses, TLO)는 종종 보조기를 제조하는 회사의 이름을 따서 명명된다. 여기에는 쥬엣(Jewett), 캐시(CASH), 열가소성 보조기, 테일러(Taylor) 보조기, 나이트-테일러(Knight Taylor) 보조기 또는 맞춤형 흉요추보조기를 포함한다. 흉추압박골절 환자를 위한 보조기는 환자를 흉추 과신전의 위치에 놓고 척추 굴곡을 방지해야 한다. 바퀴 달린 보행기의 사용은 팔을 통해 흉추에 지지를 제공함으로써 환자에게 도움이 될 수 있다. 물리치료사는 환자에게 걷는 동안 적절한 자세를 지시하고 보행기를 들어 올리지 않도록 해야 한다.

척추 통증을 최소화하면서 환자의 조기 동원을 촉진하는 것이 중요하다. 코어 조절 운동은 척추 안정화의 적절한 수축 촉진에 도움이 될 수 있다. Hodges와 Richardson은 요통이 없는 성인의 경우 사지의 움직임에 앞서 다열근 및 복근이 수축한다는 것을 증명했다. 그러나 요통이 있는 환자의 경우 심부 척추안정화 근육(복횡근)의 운동 조절 장애가 있다. 특정 안정화 운동은 요통의 재발률을 감소시키는 것으로 나타났다. 이 연구는 요통이 있는 환자에 대해 수행되었지만 급성 등 통증이 있는 환자에게도 같은 원칙이 적용될 수 있다. 그녀는 중립 척추를 유지하면서 편안한 자세에서 부드러운 척추 안정화 및 코어 조절 운동을 시작하도록 배울 수 있다. 그런 다음 치료사는 척추를 지지하기 위해 코어 안정화를 사용하여 침상 이동성, 이동 및 보행을 수행하는 방법을 지시할 수 있다.

환자가 안전한 퇴원을 준비할 수 있도록 급성기에는 중립 척추를 유지하면서 안전한 운동에 대한 교육이 필수적이다. 여기서 중립 척추는 추후 압박골절에 관여할 수 있는 척추에 과도한 압박을 피하기 위한 자연적인 척주만곡을 유지하는 것을 말한다. 치료사는 환자의 전형적인 활동 관찰을 통해 신체 역학을 검사한다. 골다공증이 있는 폐경 후 여성에게 척추 굴곡이 신전보다는 새로운 척추압박골절의 위험성을 현저하게 증가시킨다는 근거가 있다. 요통 재활을 위해 앉은 자세에서 체간 굴곡 스트레칭과 윗몸 일으키기 운동(새로운 골절 89%)을 시행한 여성들은 엎드린 자세에서 척추 신전 및 앉은 자세에서 견갑골 후인 운동(새로운 골절 16%)을 처방받은 여성들에 비해 척추압박골절이 훨씬 더 많았다. 생체 역학적 근거에 따르면 흉추후만, 활동 중 체간 굴곡 및 체중을 몸 앞에 두는 것이 척추에 스트레스를 증가시키는 것으로 나타났다. 환자는 척추의 정상적인 만곡을 유지하고 척추 굴곡이 증가하지 않도록 해야 하며, 척추를 통하지 않는 고관절의 회전을 피하고, 물건을 잡은 채 앞으로 굽히지 않도록 해야 한다. 환자는 적절한 움직임을 허용하기에 충분한 힘이나 운동범위가 부족할 수 있으며, 이러한 결함을 해결하기 위해 특정한 중재가 필요할 수 있다.

최상의 자세를 촉진하기 위한 운동은 환자가 할 수 있는 즉시 시작되어야 한다. Bennell 등의 연구에서 자세 개선을 목표로 한 매일의 가정 운동, 도수치료, 교육이 골다공증성 척추골절이 있는 남성과 여성의 요통 감소, 건강 관련 삶의 질 및 신체기능의 향상을 증명하였다. 운동은 앞쪽 어깨 부위를 스트레칭하고 목, 등, 코어, 다리 근육을 강화하여 자세교정에 중점을 두었다. 도수치료 중재에는 자세 테이핑, 앞·뒤쪽 척추가동술, 척추기립근, 능형근, 상부승모근에 대한 연부조직 마사지가 포함된다. 골다공증과 척추후만증이 있으면 균형이 감소하고 이동성 장애와 낙상의 위험이 증가할 수 있다. 따라서 이 환자가 운동 내성이 있을 때 손상된 균형, 근력 저하, 척추후만증 증가, 고유감각저하를 다루는 낙상 예방 프로그램을 시작해야 한다.

병원 퇴원 시 필요한 장비에는 휴대용 경피신경자극치료기, 바퀴 달린 보행기, 샤워 의자, 높이 조절 가능한 변기 등이 있다. 만약 환자가 바로 누운 자세로 착용하는 보조기가 있다면 그녀의 남편은 그녀를 돕기 위한 훈련이 필요할 수도 있다. 집으로 안전하게 이송할 수 있도록 환자에게 척추 굴곡과 회전이 제한된 차량 이송 방법을 지시해야 한다.

퇴원 시 이 환자는 가정 또는 외래 물리치료에 대한 의뢰로 가정과 지역사회 내에서 안전한 운동 진행, 통증 관리 전략 및 낙상 위험 감소에 대한 치료를 받을 수 있다. 다중 운동프로그램은 척추압박골절과 관련된 손상, 기능적 한계 및 장애에 초점을 맞추어야 한다. 일반적으로 중재에는 자세 결함을 치료하고, 안전한 신체 역학을 촉진하며, 미래의 척추골절을 예방하기 위한 강화와 스트레칭을 포함해야 한다. 고관절과 척추의 골밀도를 극대화하기 위한 근력 훈련과 체중부하 운동, 균형을 개선하고 낙상 위험을 줄이기 위한 운동, 삶의 기능과 질을 향상하기 위한 중재가 포함되어야 한다. 척추 신근 강화에 초점을 맞춘 가정 운동은 중년 여성의 과도한 척추후만증(과뒤굽음증, hyperkyphosis) 진행을 막는 것으로 나타났다. 자세교정 운동에 초점을 맞춘 물리치료사 주도 그룹 운동프로그램은 후만증을 감소시키고 척추 신근 근력 향상, 관절가동범위, 척추후만증 여성(72.0±4.2세)의 신체적 수행능력을 증가시켰다. 폐경 후 여성들에게 수행된 점진적인 신전 강화 운동은 신근 강화와 골밀도를 증가시키며 향후 척추압박골절 발생률을 감소시켰다.

고강도 운동은 폐경 이후 여성의 골밀도, 균형, 근육량 및 힘을 향상할 수 있다. 2011년 Cochrane의 연구에서 폐경 후 고관절의 골밀도 손실을 줄이기 위한 가장 효과적인 방법은 점진적인 비 체중부하 저항 근력 훈련이라는 것이 확인되었고, 척추에는 근력 훈련과 체중부하 운동의 복합 프로그램이 가장 효과적이라는 것이 확인되었다. 척추골절이 치료되고 척추 통증이 거의 없는 경우 환자의 운동 프로그램에는 근력 훈련과 체중부하 활동이 포함되어야 한다.

척추 안정화를 포함한 균형과 근력 향상 10주 프로그램은 척추압박골절 병력이 있는 폐경 후 여성의 통증 및 진통제 사용을 감소시켰고 기능, 삶의 질, 균형과 힘을 향상시켰다.

집으로 돌아온 후, 환자의 통증이 지속하면 경피적 척추후굴풍선성형술이나 척추성형술과 같은 척추 증강 기술을 선택할 수도 있다. 이 수술은 통증을 줄이는 데 효과적이지만, 인접한 척추에 새로운 골절 가능성의 위험이 있는 것으로 확인되었다. 만약 환자가 이러한 수술 중 하나를 받았다면 그녀는 적절한 자세와 신체 역학에 대해 조심하고 향후 문제의 위험을 줄이기 위한 운동 프로그램에 참여하도록 권장해야 한다.

근거 중심 임상적 추천

SORT: 추천 분류의 장점

A 일관된, 양질의 환자 지향적 근거

B 일관되지 않거나 제한된 질적 수준의 환자 지향적 근거

C 동의, 질병 중심의 근거, 일반적인 관행, 전문가의 의견 또는 사례 시리즈

1. 골절 위험도를 결정하기 위한 몇 가지 식별 가능한 위험 요소가 있다. **A 등급**
2. 척추와 고관절의 많은 골절이 낙상의 직접적인 결과물이다. **A 등급**
3. 물리치료사는 비침습적 기법(예: 정확한 키 측정 및 후만 지수)을 사용하여 새로운 척추압박골절 또는 임상적인 후만증을 확인할 수 있다. **B 등급**
4. 척추뼈의 굴곡은 척추압박골절의 위험을 증가시킨다. **C 등급**
5. 운동은 척추압박골절을 예방하는 데 도움이 된다. **B 등급**

종합 질문

21.1 다음 중 척추압박골절에 대한 설명으로 옳지 않은 것은?

A. 2.0cm 이상의 키 손실은 골절 위험이 있는 사람에게서 새로운 척추압박골절을 의미한다.

B. 임상적 또는 형태학적 척추골절은 골다공증의 임상적 징후이다.

C. 척추압박골절의 초기 발병 시 항상 통증이 있다.

D. 척추압박골절은 사망률을 증가시킨다.

21.2 급성치료시설에서 물리치료사는 새로운 척추압박골절 환자를 진찰하기 위한 의뢰를 받는다. 환자는 침상 이동성, 이동(transfers) 및 보조장치 없이 보행 중 중등도(5/10)의 통증을 호소하였다. 이 시점에서 적절한 중재로 옳지 않은 것은?

A. 일상생활에서 척추를 굴곡시키는 대신 고관절을 굴곡시켜 중립 척추를 사용한 활동 지침 및 수행

B. 바퀴 달린 보행기로 보행 훈련을 할 때 팔을 통해 지지 제공

C. 향후 골절을 예방하기 위한 적절한 자세, 신체 역학, 낙상 예방 전략의 중요성 교육

D. 척추 안정성을 높이기 위해 컬업(curl-up) 운동과 같은 척추 굴곡으로 코어 강화

정답

21.1 **C.** 척추압박골절의 대부분은 환자가 경험하는 증상이 없다. 이 때문에 골다공증 위험을 이해하고 매년 키를 평가해 새로운 척추골절 가능성을 확인하는 것이 중요하다. 사람의 키가 상당히 줄어들면 척추골절을 진단하기 위해 방사선검사를 할 수 있다. 골다공증 위험이 있는 사람은 뼈 건강을 증진하고 활동과 운동 중 생활습관 변화, 안전한 움직임 등 골절 위험을 줄이는 조치를 취해야 한다.

21.2 **D.** 척추 활동은 척추에 압박이 발생하지 않도록 중립적인 위치에 있는 상태에서 수행해야 한다. 이 환자에게는 가벼운 코어 안정화 운동이 필요할 수 있지만 척추는 중립 위치에 있어야 한다. 이는 일반적으로 편안한 표면에서 무릎을 구부리고 반듯이 누운 자세의 환자를 통해 이루어진다. 컬업과 같은 척추의 굴곡은 향후 척추압박골절의 위험 증가와 관련이 있다.

욕창

Pressure Ulcer

Rose Hamm

CASE 22

39세, 여성이 자동차 사고 4일 후 다른 병원에서 이송되어 왔는데, C5-6에서 불완전 척수 손상과 T5에서 파열골절(burst fracture)이 있다. 그녀는 신경외과 수술로 척추를 감압하고 안정화하기 위해 현재 병원으로 이송되었다. 입원 당시 그녀의 천골 부위에서 심부조직손상 의심(suspected deep tissue injury, SDTI)되었다. 2일 후에 그것은 미분류(unstageable) 욕창(pressure ulcer)으로 진행되었다. 그리고 환자는 3일째(처음 사고 후 일주일)에 척추수술을 받았다. 수술 후 1일 차에 물리치료사는 천골 욕창을 평가하고 치료하도록 요청받았다. 환자는 결혼했고, 이층집에서 남편과 두 자녀와 함께 살고 있으며, 준법률가(paralegal)로서 시간제로 일하고 있다.

- ▶ 환자의 진단에 근거하여 욕창에 관여하는 요인은 무엇이라 예상하는가?
- ▶ 치유 잠재력을 최적화하는 재활의 역할은 무엇인가?
- ▶ 가장 적절한 중재는 무엇인가?
- ▶ 다른 의료팀의 의뢰를 확인한다.

주요 정의

- **파열골절**(burst fracture): 뼈가 으스러져 주변 조직이 손상될 수 있는 척추뼈의 복합골절
- **불완전 척수손상**(incomplete spinal cord injury): 신경학적 손상 수준 이하의 감각 또는 운동기능이 일부 보존된 경우
- **심부조직손상 의심**(suspected deep tissue injury): 피부 일부분이 보라색이나 적갈색으로 변색 또는 혈액이 찬 수포가 나타난 상태. 주위 조직에 비하여 단단하거나 물렁거리고 통증을 유발할 수 있음
- **미분류 욕창**(unstageable pressure ulcer): 전층 피부손상 상태이나 상처 기저부가 괴사조직으로 덮여 있어 조직손상의 깊이를 알 수 없으므로 단계를 분류할 수 없는 상태

목표

1. 욕창 환자의 주관적 및 객관적인 평가를 수행한다.
2. 미국욕창자문위원회(National Pressure Ulcer Advisory Panel, NPUAP)의 정확한 단계별 분류와 조직의 깊이에 따른 욕창을 진단한다.
3. 상처치유를 촉진하는데 필요한 특수장비를 확인한다.
4. 환자와 상처 평가를 기반으로 관여 요인을 제거하는 전략을 개발한다.
5. 다른 병변을 예방하기 위해 적절한 전략을 시행한다.
6. 욕창 환자를 위해 적절한 압력 재분배 표면을 선택한다.
7. 괴사조직 제거 방법, 드레싱 선택 그리고 생물물리학(biophysical) 기술을 포함한 상처치유를 최적화하는 치료 계획을 개발한다.
8. 욕창 환자의 가족에 대한 교육의 초점을 설명한다.
9. 급성치료시설에서 퇴원 후 적절한 관리를 권고한다.

물리치료 시 고려사항

욕창 관리 시 물리치료 고려사항:

- **일반적 물리치료 계획/목표**: 상처 부위에서 추가 조직 손실을 예방하고, 괴사조직제거와 촉촉한 상처치유 및 생물물리학적 방식을 통해 상처 치료를 최적화, 환자와 가족 또는 간병인이 상처 부위 압력 제거(off-load)를 할 수 있도록 체위변경 교육, 감염 예방, 마찰이나 전단 없이 상처 부위의 기능을 최적화, 상처치유를 높이기 위해 적절한 압력 재분배 표면 선택
- **물리치료 중재**: 이러한 요인을 제거하기 위한 관여 요인과 전략, 특히 재배치와 적절한 이동 기술에 대해 환자와 가족 또는 간병인 교육, 괴사성 조직 제거, 수분균형을 유지하고 세균 부하를 줄이고 외부환경으로부터 상처를 보호하기 위한 적절한 드레싱 선택, 상처 치료를 강화하기 위해 생물물리학 기술(예: 초음파, 음압, 전기자극)을 적용
- **물리치료 시 주의사항**: 감염 예방, 척추 주의사항, 압력 제거를 위한 자세 유지(positioning), 습기 관리, 통증 관리
- **물리치료를 방해하는 요인**: 단백질에너지영양실조, 약물부작용(ADR), 부동성(immobility), 감각 감소, 힘 및 관절가동범위 결손, 흡인 주의사항(aspiration precautions), 동반 질병, 혈당조절 저하

건강 상태의 이해

2004년 미국 메디케어 & 메디케이드 서비스(centers for medicare and medicaid services, CMS)는 병원과 장기요양 시설에 대한 "현재 입원 상태" 표준을 제정하여 이러한 시설의 모든 의료 전문가가 욕창을 예방하고 치료에 대한 책임을 인식하게 되었다. CMS 표준은 다음과 같이 말한다. "시설은 개인의 종합적인 평가에 기초하여 욕창 없이 시설에 입원하는 사람이 개인의 임상적 상태가 피할 수 없는 것으로 입증되지 않는 한 욕창이 발생하지 않도록 해야 한다". 그 결과 3단계 또는 4단계(**표 22-1**)로 분류된 전체 두께 욕창은 "절대 발

표 22-1 • 국제 NPUAP-EPUAP 욕창 분류 시스템

카테고리/단계 I: **회복되지 않는 홍반**	• 일반적으로 뼈 돌출부위에 국소화된 회복되지 않는 홍반이 있다. 어두운 피부는 눈에 띄는 창백(blanching)이 없을 수 있지만 색깔이 주변과 다를 수 있다. • 이 부위는 인접 조직과 비교하여 아프거나 단단하거나 부드럽거나 따뜻하거나 차가울 수 있다. 카테고리/단계 I은 피부가 어두운 사람에서는 발견하기 어려울 수 있다. "위험한" 사람을 나타낼 수 있다.
카테고리/단계 II: **부분적인 피부손상**	• 피부의 부분적인 손실은 진창(slough) 없이 빨간색 또는 분홍색 상처 바닥(wound bed)이 있는 얕은 열린 궤양으로 나타난다. 또한 온전하거나 개방 또는 파열된 혈청으로 가득 찬 물집으로 나타날 수 있다. • 진창이나 멍 없이 윤기가 나거나 건조한 얕은 궤양으로 나타난다. 카테고리/단계 II는 피부 찢어짐, 테이프 화상, 회음부 피부염, 짓무름 또는 찰과상을 설명하는 데 사용해서는 안 된다. • 멍은 심부조직손상이 의심된다는 것을 나타낸다.
카테고리/단계 III: **전체적인 피부 손실**	• 전체적인 피부 손실은 피하지방이 보일 수 있지만 뼈, 힘줄 또는 근육은 노출되지 않는다. 진창이 있을 수 있지만 조직 손실의 깊이를 흐리게 하지는 않는다. 잠식(undermining)과 터널(tunneling)을 포함할 수 있다. • 카테고리/단계 III 욕창의 깊이는 해부학적 위치에 따라 달라진다. 코, 귀, 뒤통수 및 복사뼈는 피하조직이 없으며 카테고리/단계 III 궤양이 얕을 수 있다. 대조적으로, 지방이 많이 있는 영역은 매우 깊은 카테고리/단계 III 욕창이 발생할 수 있다. 뼈 또는 힘줄은 보이지 않거나 직접 촉지되지 않는다.
카테고리/단계 IV: **전체적인 조직 손실**	• 뼈, 힘줄 또는 근육이 노출된 전체적인 조직 손실이다. • 진창이나 괴사딱지가 상처 바닥의 일부 부분에 있을 수 있다. • 종종 잠식과 터널을 포함한다. • 카테고리/단계 IV 욕창의 깊이는 해부학적 위치에 따라 달라진다. 코, 귀, 뒤통수 그리고 복사뼈는 피하조직이 없으며 이 궤양은 얕을 수 있다. 카테고리/단계 IV 욕창은 근육 또는 지지 구조(예: 근막, 힘줄 또는 관절낭)로 확장될 수 있어 골수염이 가능하다. • 노출된 뼈 또는 힘줄이 보이거나 직접 촉지할 수 있다.

표 22-1 • 국제 NPUAP-EPUAP 욕창 분류 시스템 (계속)

미분류 욕창: **깊이를 알 수 없음**	• 욕창의 상처 바닥이 상처 부위의 진창(노란색, 황갈색, 회색, 녹색 또는 갈색) 또는 괴사딱지(황, 갈색 또는 검은색)로 덮여 있는 전체적인 조직 손실이다. • 상처 바닥을 노출하기에 충분한 진창 또는 괴사딱지가 제거될 때까지 실제 깊이와 카테고리/단계는 결정될 수 없다. 발뒤꿈치의 안정적(건조하고, 홍반이나 변동 없이 온전한)인 괴사딱지는 "몸의 자연적(생물학적) 덮개" 역할을 하며 제거되어서는 안 된다.
심부조직손상 의심: **깊이를 알 수 없음**	• 압박 또는 전단으로부터 하부 연부조직의 손상으로 인해 변색하고 손상되지 않은 피부 또는 혈액이 채워진 물집의 보라색 또는 적갈색의 국소 영역이다. 이 부위는 인접한 조직에 비해 통증, 단단함, 짓무름, 습함, 따뜻함 또는 차가운 조직이 나타날 수 있다. • 피부색이 짙은 사람에서는 심부조직손상을 감지하기 어려울 수 있다. 더 진행되어 어두운 상처 바닥에 얇은 물집을 포함할 수 있다. 상처는 더욱 진화하고 얇은 괴사딱지로 덮일 수 있다. 상처의 진행은 최적의 치료법으로도 조직의 추가 층을 빠르게 노출할 수 있다.

생하지 않는" 목록 일부가 되었고, 이는 욕창이 합리적으로 예방될 수 있는 환자에게는 절대 발생해서는 안 된다는 것을 의미한다. CMS 규정은 모든 시설에서 의료 전문가 및 예방조치에 제공되는 교육을 확실히 개선했지만 급성치료시설에서 욕창의 전국적인 유병률은 평균 14~17%이며 급성치료시설의 2000년 발생률은 7%로 보고되었다. 특히 후자의 통계는 급성치료시설에 입원한 사람의 7%가 입원 동안 욕창이 발생하였음을 나타내므로 예방조치가 100% 효과적이지 못하였기 때문에 특히 문제가 되고 있다.

욕창은 NPUAP에 의해 "전단력 또는 마찰력과 결합한 압력 또는 압력의 결과로서 일반적인 뼈 돌출부 위의 피부 또는 아래 조직에 국소적인 손상"으로 정의된다. 욕창의 발생에 관여하는 요소로는 압력, 전단, 마찰, 습기가 있다. 각각의 힘이 조직에 어떻게 영향을 미치는지 그리고 괴사를 일으키는지를 이해하는 것은 욕창의 예방과 치료 모두에서 중요하다.

압력은 물체의 어떤 표면에 수직으로 가해지는 단위 면적당 힘이다. 뼈 표면(또는 아래)에 수직력은 뼈의 돌출부에 직접 인접한 깊은 연부조직에 손상을 입힌다. 그러나 이 초기 손상은 보다 표면적인 피부층에 즉시 나타나지 않을 수 있으므로 초기 손상이 발생한 후 며칠 동안 피부 평가 시 관찰되지 않을 수 있다. 이러한 종류의 압력의 예는 쿠션이나 다른 압력 경감 또는 재분배 수단 없이 휠체어에서 오랜 시간을 보내는 사람의 좌골 결절에 발생한다.

조직괴사 발생에 필요한 시간은 시간과 압력의 양에 따라 달라진다. 예를 들어 욕창은 오랜 시간 동안 적은 양의 압력이나 짧은 시간 동안 많은 양의 압력으로부터 발생할 수 있다. 조직손상을 일으키는 데 필요한 압력 시간은 환자의 신체 구성과 뼈의 돌출부를 덮고 있는 부드러운 조직의 양에 따라 달라진다. 직접적인 압력은 수축기혈압의 4~6배로 1시간 이내에서 조직괴사를 일으킬 수 있지만 수축기혈압 이하의 압력은 조직괴사를 일으키는 데 12시간이 걸릴 수 있다.

전단력은 물체의 표면에 평행하게 작용하는 단위 면적당 힘이라는 점에서 압력과 다르다. 미끄럼 운동 중에 뼈 돌출부와 연부조직 사이에 이것이 발생하기(환자가 침대에서 미끄러지거나, 미끄러지는 이동을 하거나, 휠체어를 탄 채 털썩 주저앉아있을 때) 쉽다. 이러한 전단력은 표피 아래 모세혈관을 왜곡시키고, 조직간 출혈을 유발하며, 저산소증을 더 깊은 조직으로 촉진한다. 전단력은 뼈 돌출부에 직접적인 상처 이외에 잠식 및 동(sinuses)을 생성하는 경향이 있다. 압력과 마찬가지로 초기 조직손상과 관찰 가능한 피부 변화 사이에 상당한 시간이 있을 수 있다.

마찰은 두 표면이 서로 다른 방향으로 문지를 때 평행한 방향으로의 운동에 대한 저항이다. 마찰로 인해 혈청이 가득 찬 물집이나 부분적인 찰과상이 발생할 수 있다(침대 시트 또는 새 신발에서 위아래로 미끄러질 때 발꿈치에 물집이 생김). 물집의 투명한 액체는 표피 및 진피에 염증반응이 있는 외상이 있었지만 출혈이 없었음을 나타낸다.

습기는 피부의 강도를 감소시켜 상처에 더 취약해지며 세균이 피부와 더 깊은 조직으로 들어갈 수 있도록 한다. 습기는 요실금 또는 대변 실금, 땀, 상처 배액 또는 림프관 삼출로 인한 것일 수 있다.

추가적으로 압력, 전단력, 마찰 및 습기의 기계적 힘 이외에 욕창 발생에 대한 개인의 위험을 증가시키는 내재적 및 외적 요인이 있다. 여기에는 단백질 영양실조, 낮은 BMI(자발적이지 않은 체중감소로 BMI가 21 미만), 나이와 관련된 피부 변화, 침대에서의 위치 변화 때문에 악화하는 혈류역학적 불안정, 건조하고 갈라진 피부, 부동성, 약물, 운동 및 감각신경병증, 구축 그리고 보조기 또는 의지를 착용할 필요 등이 포함된다. 척수손상 환자에서 욕창 발생 위험이 큰 세 가지 특정 조건은 손상 수준 이하의 마비, 증가한 압력 및 조직손상을 감지하는 감각상실, 신경 및 대사 조절 기전의 손상으로 인한 부동성이다.

욕창은 2007년에 마지막으로 개정된 유럽욕창자문위원회(European Pressure Ulcer Advisory Panel, EPUAP)와 NPUAP에 의해 개발된 단계 시스템을 사용하여 조직손상의 깊이에 따라 분류된다. 단계 시스템에 나열된 기준, 징후 및 증상을 사용하여 욕창을 분류하면 임상가가 조직손상의 특정 기전을 식별하여 더욱 효과적인 치료 계획을 수립하는 데 도움이 될 수 있다. 예를 들어 욕창이 유체가 채워진 물집으로 나타나면 특정 영역의 마찰을 유발하는 활동을 수정하여 마찰을 제거할 수 있다. 그러나 욕창이 심해지면 전단력을 발생시키는 위치와 활동을 확인하고 제거해야 한다. NPUAP 시스템을 사용하여 욕창 단계를 결정하면 욕창이 치유되고 있어도 낮은 단계로 바꾸지 않는다. 예를 들어 피부색의 변화로 완전히 재상피화된 3단계 욕창은 1단계 욕창으로 정의되지 않는다. 대신 상처치유의 재형성 단계에서 3단계 욕창으로 설명된다.

어느 단계에서든지 욕창 치료를 최적화하려면 전체 의료팀(의사, 간호사, 물리치료사, 작업치료사, 영양사, 사회복지사 및 사례관리자)이 참여해야 한다. 모든 질병 과정의 의학적인 관리는 피부 영양을 유지하고, 특히 환자가 당뇨병을 앓고 있는 경우 국소적 상처치유에 대한 체계적인 지원을 위해 중요하다. 최적의 상처치유를 위해서는 180mg/dL 미만의 혈당치가 권장된다. 혈중 포도당 수치가 상승하면 감염이 감지되지 않을 수 있고, 특히 상처에 숨겨진 고름집(abscesses)이 있는 장소가 될 수도 있는 동(sinuses)이 있다면 더욱 그렇다. 또한 낮은 BMI는 욕창 발생 위험이 크며, 단백질 영양실조는 상처 치료에 필요한 기질이 없으므로 치유를 방해한다.

물리치료 환자/고객 관리

응급 진료 시설에서 욕창의 위험이 있거나 욕창이 있는 환자의 경우, 환자를 예방 또는 성공적으로 치료하기 위해서는 여러 전문 분야의 중재가 필요하다. CMS는 입원 시 완전한 피부 평가가 수행되어야 하고 의사가 상처를 문서로 만들어야 한다고 요구한다. 또한 환자의 욕창 형성에 대한 전반적인 위험의 결정, 특정 위험인자의 확인, 예방 또는 치료를 위한 개별화된 관리 계획의 개발에 도움이 되도록 NPUAP가 위험 평가를 권고한다. 욕창 위험을 예측하기 위해 가장 자주 사용되는 도구는 모든 설정에서 다른 피부색을 가진 성인 환자들에 대해 검증된 브라덴 척도(Braden Scale)이다. 브라덴 척도는 1~4 또는 1~3의 척도로 평가되는 6개의 개별 위험 요소(감각 지각, 습기, 활동, 이동성, 영양 그리고 마찰 및 전단)가 있다(**표 22-2**). 6가지 위험 요소의 총 점수는 6~23이다. 총 점수가 낮을수록 욕창 발생 위험이 커진다. 16점 미만인 성인은 욕창 발생 위험이 있으며, 점수가 18점 미만인 노인은 위험에 처할 수 있다. 전문간호시설에 입원한 200명의 노인에 대한 선향석 연구에서, 욕창 발생의 위험은 입원 시 개인의 브라덴 척도 점수에 의해 효과적으로 예측되었다. 15~16점을 받은 환자는 단계 I 욕창 확률이 50~60%이다. 12~14점을 받은 사람들은 중등도 위험에 처해 있었고, 단계 I 또는 단계 II 욕창이 발생할 확률은 65~90%이다. 점수가 12점 미만일 때 위험도가 가장 높았으며 단계 II 또는 심한 욕창이 발생할 위험이 90~100%이다.

물리치료사의 역할은 예방 전략을 개발하고 교육하는 것에서 기존의 욕창을 공격적이고 광범위하게 치료하는 것까지 확장된다. 물리치료사의 욕창 치료 참여는 시설마다 다르다(즉, 물리치료사와 간호사가 상처 관리 책임을 분담하는지 여부). 가장 중요한 기준은 환자를 치료하는 임상가가 근거 중심의 상처 관리에 대해 특별히 훈련된 것이다. 물리치료사는 기본 학위과정에서 상처 치유를 촉진하기 위해 전기자극 및 초음파와 같은 특정 양식의 사용을 포함하여 기본적인 상처 치료에 대한 교육을 받는다.

움직이지 못하거나 활동이 제한적인 환자의 경우, 환자의 기능을 최적화하고 환자의 자세를 가능한 한 많이 조정하는 데 물리치료 평가가 적절하다. 환자의 치료와 관련된 모든 분야가 환자의 한 신체 부위에 대한 장기적 압력을 피하고자 환자를 배치하는 것과 일치할 수 있도록 환자 병실에서 개별화된 체위변경표를 볼 수 있어야 한다. 전통적인 체위변경은 2시간마다 환자의 자세를 변경하거나 회전시키는 것이었지만, 일부 상황에서는 2시간 이내에 조직손상이 발생할 수 있다는 연구 결과가 있었다. 따라서 NPUAP 권장사항은 환자 위험인자 및 사용되는 지지 표면에 따라 체위변경 일정을 계획하는 것이다. 또한 뼈 표면과 인접한 연부조직 사이에서 발생한 전단력은 표면의 전단력보다 크며 심부 동 및 잠식으로 진행될 수 있는 심부조직손상을 유발할 수 있다. NPUAP 체위변경과 더불어 욕창의 위험이 큰 환자를 더 높은 사양의 폼 매트리스, 활성 지지대 또는 교대 압력 매트리스 또는 오버레이(욕창 매트리스)에 배치할 것을 권장한다. 모든 체위변경은 특히 천골, 발뒤꿈치 및 팔꿈치에서 전단 및 마찰을 제거하거나 최소화하는 기술로 수행해야 한다.

특히 안정화 수술 전 체위변경에 참여할 수 있는 능력이 제한적이거나 부족한 급성 척수손상의 환자에 대해서는 추가적인 주의사항이 필요할 수 있다. 모든 회전은 이동 중에 척추 위치를 안정적으로 유지할 수 있는 충분한 인력으로

표 22-2 • 욕창 위험성을 예측하기 위한 브라덴 척도

감각인지 압력 관련 불편함에 의미 있게 대응할 수 있는 능력	**1. 완전 제한** 의식이나 진정 수준의 감소로 고통스러운 자극에 반응하지 않음(신음하거나, 움찔하거나, 잡지 못함) 또는 대부분의 신체 표면에 통증을 느끼는 능력 제한	**2. 매우 제한** 고통스러운 자극에만 반응, 신음이나 불안을 제외하고 불쾌감을 전달할 수 없음 또는 감각장애가 있어 몸의 절반 이상에서 통증이나 불편함을 느끼는 능력 제한	**3. 약간 제한** 구두 명령에 응답하지만 항상 불편함을 전달하거나 깨어 있지 않음 또는 감각장애가 있어 하나 또는 두 개의 사지에서 통증이나 불편함을 느끼는 능력 제한	**4. 손상 없음** 구두 명령에 응답 통증이나 불편함을 느끼는 능력을 제한하는 감각 결손이 없음
습기 피부가 습기에 노출된 정도	**1. 항상 젖어있음** • 땀, 소변 등으로 피부가 거의 항상 축축함 • 환자가 몸을 움직이거나 돌릴 때마다 습기 감지	**2. 자주 젖어있음** • 항상은 아니지만 대개 축축함 • 리넨은 적어도 교대 시간(8시간)에 한 번은 바꿔야 함	**3. 가끔 젖어있음** • 가끔 피부가 축축하므로 하루에 한 번 정도 린넨 교체	**4. 거의 젖지 않음** • 피부는 대개 건조 • 린넨은 일상적인 간격으로 교체
활동 신체 활동의 정도	**1. 침대에 의존한 상태** 침대에 갇혀 있음	**2. 의자에 의존한 상태** • 걸을 수 있는 능력이 매우 제한적이거나 존재하지 않음 • 자신의 체중을 견딜 수 없으며 의자 또는 휠체어 도움 필요	**3. 가끔 걷기** • 낮에는 가끔 걷지만, 도움 없이는 매우 짧은 거리를 걸음 • 대부분의 시간을 침대 또는 의자에서 보냄	**4. 자주 걷기** 걸어 다니는 시간 동안 적어도 하루에 두 번 이상 방 밖으로 걸어 나감. 적어도 2시간마다 한 번 방 안을 걸음
이동성 몸 자세를 변경하고 조절할 수 있는 능력	**1. 완전한 부동성** 도움 없이 몸이나 사지에 약간의 변화도 일으키지 않음	**2. 매우 제한** 가끔 몸 또는 사지의 자세를 약간 변경하지만 자주 또는 중대한 변경을 독립적으로 수행할 수 없음	**3. 약간 제한** 몸 또는 사지의 자세가 독립적으로 약간 변경되는 것이 자주 발생	**4. 제한되지 않음** 보조 없이 자세를 자주 변경

표 22-2 • 욕창 위험성을 예측하기 위한 브라덴 척도 (계속)

영양 일반적인 음식 섭취 패턴	**1. 매우 열악** 완전한 식사를 절대 하지 못함. 제공된 음식의 1/3을 섭취하지 않음. 단백질(고기나 유제품)은 하루 2회 섭취량 이하 섭취. 수분을 섭취하지 않음. 유동성 보충제도 섭취하지 않음 또는 금식(NPO) 또는 5일 이상의 수액 치료	**2. 부족함** 거의 완전한 식사를 하지 않음. 일반적으로 제공된 음식의 약 1/2만 먹음. 단백질은 하루 약 3회 섭취량을 섭취. 간혹 영양보충제 섭취 또는 유동식이나 위관영양을 적정량 미만 투여받음	**3. 양호** 대부분 음식의 반을 먹음. 단백질을 하루 4회 섭취량을 섭취. 가끔 식사를 거부하지만 제공되는 경우 일반적으로 영양보충제는 섭취 또는 위관영양이나 완전비경구영양법(TPN)으로 대부분 영양 요구량 충족	**4. 우수함** 매 식사 시 다 먹음. 절대 식사를 거부하지 않음. 단백질은 하루 4회 섭취량 이상을 섭취. 가끔 간식 먹음. 영양보충제 필요하지 않음
마찰 및 전단	**1. 문제 있음** 움직임 시 중등도에서 최대 도움이 필요함. 린넨으로 끌어당기지 않고 완전히 들어 올리는 것은 불가능. 자주 침대나 의자에서 미끄러져 내려가 다시 제 자세로 옮기는 데 많은 도움 필요. 관절구축이나 강직, 움직임 등으로 항상 마찰이 생김	**2. 잠재적 문제 있음** 자유로이 움직이나 약간의 도움이 필요. 움직이는 동안 의자억제대나 린넨 또는 다른 장비 때문에 마찰이 생길 수 있음. 의자나 침대에서 대부분 좋은 자세를 유지하지만 가끔 미끄러져 내려옴	**3. 문제 없음** 침대나 의자에서 자유로이 움직임. 움직일 때 스스로 자신을 들어 올릴 수 있을 정도로 충분한 근력이 있음. 침대나 의자에 누워 있을 때 항상 좋은 자세를 유지함	
			전체 점수	

통나무 구르기 기술(즉, 척추 회전을 피함)로 수행되어야 하며, 환자는 가능한 한 빨리 회전침대(전동 침대)로 전환해야 한다. 천골에 전단을 피하고자 침대는 가능한 한 평평하게 유지되어야 한다. 척수손상 후 급성기에 욕창의 발생에 영향을 미치는 요인에 관한 한 연구는 6시간 이상의 부동성이 욕창 형성과 관련이 있음을 발견했다. 급성 척수손상 후 2시간 동안 압력을 가한 후 엉치 피부로의 혈류는 정형외과적 손상 또는 정상(손상되지 않은) 피험자의 혈액 흐름보다 적었고, 재관류 시간이 더 길고 반응성 충혈(reactive hyperemia)이 발생하는 시간은 더 짧았다. 이 연구들에 근거하여 급성 척수손상 환자에게 더 빈번한 체위변경이 지시될 수 있다.

영양실조 문제는 환자의 프리알부민(prealbumin) 측정에 기초하여 단백질 보충을 권장할 수 있는 영양사가 언급한다. 필요하다면 언어재활사가 연하의 안전을 평가하는 데 참여할 수 있다. 장과 방광의 요실금은 회음부 부위에 대한 세심한 피부 관리로 간호를 통해 관리된다.

기존 욕창이 있는 환자에 대한 권고는 단계, 상처의 위치, 치유 단계(염증, 증식 또는 재형성)에 따라 달라진다. I/II 단계 욕창 또는 심부조직손상을 입은 환자의 경우 체위변경, 실리콘 등 폼 드레싱이나 수분 장벽으로 피부 보호, 최적의 영양 섭취, 조직손상의 진행을 방지하기 위한 환자와 간병인 교육을 권고한다. 초기 평가 시점에 확인한 다른 위험 요소들도 다루어야 한다. 일단 조직손상이 관찰되면 상처의 진행을 감지하기 위해 더욱 빈번한 피부 평가를 권고한다. 대부분은 환자가 독립적으로 위치를 변경할 수 있는 경우 특수 침대(예: 공기 흐름 매트리스)가 필요하지 않다. 그러나 천골과 미골에 더 이상의 전단을 방지하기 위해서는 침대 머리의 장기간 올림이나 비스듬하게 앉거나 누운 자세를 피해야 한다. 천골에서 전단력이 감소하는 자세로 식사를 하기 위해 침대 가장자리에 앉는 것이 좋다.

III/IV 단계 욕창은 관련 부위에 직접 압력을 가하는 자세를 제거하기 위해 체위변경에 더 많은 주의를 기울이는 것 외에 더욱 집중적인 국소 관리가 필요하다. 예를 들어 환자가 오른쪽 대전자(greater trochanter)에 욕창이 있다면 체위변경은 바로 눕거나 왼쪽으로 30° 옆으로 누운 자세만 포함된다. 천골미분류 욕창이 있는 환자의 경우 체위변경은 베개 또는 폼 웨지로 왼쪽과 오른쪽으로 30° 옆으로 누운 자세를 포함하지만 바로 누운 자세는 안 된다. 적절한 수분균형을 유지하기 위한 데브리망(Debridement, 상처에서 죽은 조직과 이물질을 제거하는 것), 항균 필러 드레싱 및 외과적 폐쇄 여부와 상관없이 치유를 쉽게 하려고 생물물리학적 기술이 권장된다. 환자의 기능 상태와 욕창의 범위, 수, 위치에 따라 선택되는 저공기 손실(Low-Air-Loss), 공기 분사(air fluidized) 또는 교대 압력(alternating-pressure) 침대가 권장된다. 발뒤꿈치에 욕창이 발생하면 마찰 및 직접적인 압력을 피하고자 환자가 침대 이동 중에 사용할 수 있는 머리위 손잡이(overhead trapeze)가 유용하다. 발뒤꿈치가 침대에 직접 닿지 않도록 띄우기 위해 종아리 아래에 베개를 놓고 발 보호대를 사용하는 것이 좋다.

상처 치료를 전문으로 하는 물리치료사는 시설 정책에 따라 데브리망, 드레싱 선택 및 생물물리학적 기술 적용에 관여할 수 있다. 직접 접촉 전기자극 및 음압상처치료(negative pressure wound therapy, NPWT)는 II, III, IV 단계 욕창의 상처치유를 촉진하는 것으로 나타났으며, 초기 연구에 따르면 비접촉 저주파 초음파는 심부조직손상을 치료하는 데 도움이 될 수 있다. 물리치료사는 욕창 관리와 관련된 목표를 결정하기 위해 팀 전체와 긴밀히 협력해야 한다. 치료 계획의 기초를 이루는 기능적 활동이 영향을 받는 부위에 대한 직접적인 압력, 전단 또는 마찰을 피하기 위해 수정이 필요할 수도 있다.

검사, 평가 및 진단

환자 평가는 상처 형성 및/또는 상처치유에 영향을 미쳤을 수 있는 위험 요소, 병적 및 기타 이력을 결정하기 위한 철저한 차트 검토로부터 시작한다. 상처를 치유하는 연속단계(cascade)를 억제하는 약물을 확인해야 한다. 여기에는 글루코코르티코이드, 비스테로이드 항염증제, 암 화학 요법제 및 면역억제제가 포함된다. 어떤 경우에는 치유 과정에서 약물을 변경하기 위해 의사와 협력하는 것이 도움이 될 수 있다. 항응고제는 환자가 치료 중에 쉽게 출혈을 일으킬 수 있으며, 이 경우 기계적 또는 수술적 데브리망이 아닌 초음파, 효소적(enzymatic) 또는 자가용해(autolytic) 데브리망을 권고할 수 있다. 필요한 경우 치료 전에 투여할 수 있는 진통제의 확인은 주관적인 병력, 차트 검토 및 간호사와 상의에서 수집할 수 있다. 환자가 상처치유에 장애가 있음을 나타내는 검사 수치는 다음과 같다. 프리알부민 16mg/dL 미만, 정상 수화(normal hydration) 시 알부민 3.5g/dL 미만, 트랜스페린(transferrin) 179mg/dL 미만, 헤모글로빈 12g/dL 미만, 헤마토크릿 33% 미만, 혈청 콜레스테롤 160mg/dL 미만, 총 림프구 수 1,800mm^3 미만, 혈액요소질소/크레아티닌 10:1 이상, 혈당 200mg/dL 이상 등이다.

또한 치료사는 혈소판 수치와 국제표준화비율에 대한 환자 기록을 확인해야 한다. 낮은 혈소판 수치 또는 높은 국제표준화비율은 환자가 출혈의 위험이 크다는 것을 나타낸다.

차트 검토에는 상처 평가 자체보다 상처 병인에 대해 더 많은 정보를 제공할 수 있는 주관적인 평가가 뒤따른다. 상처가 감지되기 전 또는 발생하기 전에 발생한 모든 사건에 대한 특정 질문은 촉발원인(precipitating cause)을 확인하는 데 도움이 될 수 있다. 물리치료사는 환자의 기댄 자세 및 앉은 자세, 지지면 및 기능적 상태를 평가해야 한다(예: 환자가 침대에서 움직이는 방법, 이동, 앉기, 보행). 이 정보는 상처의 구체적인 원인을 결정하는 데 도움을 준다. 특히 단단한 발 보호대가 고려되는 경우 침범된 신체 부위의 근골격계 평가(운동 범위, 힘 및 뼈 이상)가 지시된다. 신경학적 검사는 자가 이동성을 손상할 수 있는 감각, 반사, 경직 및 시야 결손 평가를 강조한다.

표 22-3 • 상처 평가

- 조사할 수 있는 길이, 폭, 깊이 및 잠식이나 동의 측정
- 조직은 괴사딱지, 진창, 근육, 뼈, 힘줄, 근막, 육아 및 피하지방을 포함하여 상처 내에서 시각화됨
- 유형(장액, 혈액성, 화농 및 이들의 조합) 및 양(거의 없는, 최소, 중등도, 많은, 풍부한)을 포함한 배액의 존재
- 피부 주변 환경(예: 홍반, 짓무름, 변색, 찰과상)
- 상처치유 단계 또는 치유 진행 부족을 나타낼 수 있는 상처 가장자리 상태
- 감염의 존재를 나타내는 냄새의 존재

통증은 시각적상사척도, Wong-Baker 얼굴 통증척도 등을 사용하여 평가할 수 있다. 통증의 원인을 알아내면 상처의 원인을 알 수 있다. 예를 들어 환자가 보조기, 캐스트 또는 튜브가 있고 해당 부위의 통증을 호소하는 경우, 장치가 압력의 원인이 될 수 있으며 이로 인해 조직이 손상될 수 있다.

다음으로 완전한 상처 평가가 수행된다. 표 22-3은 상처 평가의 구성 요소를 포함한다.

상처의 조직 유형은 상처의 깊이를 결정하고 단계적 진단을 하는 데 사용된다. 치유 단계도 조직 유형에 따라 결정된다. 예를 들어 상처가 일차적으로 활력소실 조직(devitalized tissue)이라면 상처는 여전히 치유되는 염증성 단계에 있다. 만약 상당한 육아조직이 있다면 상처는 치료의 증식 단계에 있다. 상처가 상피화되면 상처는 치유되는 재형성 단계에 있다.

치료 계획과 중재

모든 단계의 욕창을 치료하는 가장 중요한 요소는 압력 재분배이다. 척수손상의 급성기 동안 통나무 구르기는 환자의 중립 척추를 유지하기 위해 다수의 직

원이 필요하다. 환자가 표면에서 움직이는지에 관계없이 환자의 피부에 대한 압력을 변경하는 활성 지지 표면은 회전 과정 중 척추 움직임의 위험을 줄이기 위해 바람직하다. 예를 들어 교대 압력 또는 외측 회전 매트리스가 있다. 특히 안정화 수술이 어떤 이유로 지연될 경우 척수손상 이후 가능한 한 빨리 권고된다. 안전하게 가능할 때 가족 또는 간병인이 체위변경을 돕는 데 포함된다. 모든 분야는 치료가 가장 효과적으로 되기 위해 환자와 가족 교육에 일관성을 유지해야 한다. 불안정한 척추골절 환자는 척수손상의 위험을 최소화하기 위해 안정화 수술 뒤로 국소적 상처 치료를 연기할 수도 있다. 그러나 이 기간에도 여전히 압력 완화 전략은 권장된다.

국소 상처 치료는 조직손상 및 치유 단계의 정도에 따라 다르지만 2009년 NPUAP 권고안에서 세부적으로 다루어진다. 간단히 말하면 I 및 II 단계 상처는 일반적으로 보존적 치료(체위변경, 보호 드레싱, 영양 최적화)를 통해 성공적으로 치료된다. 피부가 찢어지거나 피부가 손상되는 것을 방지하기 위해 접착제가 없는 드레싱(예: 실리콘 기반 폼)을 사용하는 것이 좋다. 욕창 진행을 예방하기 위해 위험 평가도구를 사용하여 영향을 받는 부위를 더 자주 재평가하는 것이 좋다.

III 및 IV 단계 욕창은 더욱 빈번한 체위변경 또는 특수 침대(예: 저공기 손실 매트리스)로 보다 강력한 압력 완화가 필요하다. 괴사성 조직 절제술은 국소적 상처 치료의 첫 번째 단계이다. 일반적으로 척수손상 환자는 통증을 느끼지 않기 때문에(불완전한 척수손상은 예외일 수 있다) 수술적 데브리망을 침상에서 수행할 수 있다. 흡입이 있는 펄스 세척(Pulsed lavage)은 종종 괴사조직을 부드럽게 하고, 느슨하게 하며, 삼출액과 세균의 상처를 깨끗하게 하는 데 사용한다. 효소적 데브리망은 괴사딱지를 부드럽게 하고 수술적 데브리망 과정을 촉진하는 데 도움이 될 수 있지만, III 및 IV 단계에서 발생하는 광범위한 조직 손실에 대해서는 단독으로는 충분하지 않다. 일차 드레싱(상처 바닥 드레싱)의 선택은 상처 안에 있는 미생물의 존재와 존재하는 배액의 양과 유형에 기초한다. 감염된 상처에 대한 일차 드레싱은 이온성 또는 나노크리스탈린 실버(nanocrystalline silver), 카덱소머 요오드(cadexomer iodine) 또는 마누카 꿀과 같은 비 세포독성 물질을 포함한다. 이차 드레싱(일차 드레싱을 고정하거나 포함하는 드레싱)의 선택은 환자의 활동 수준에 기초한다.

상처가 깊은 조직손상으로 나타나는 경우 저주파 비접촉 초음파로 인해 조직이 괴사하는 것을 방지할 수 있다. 모든 괴사조직을 제거한 후에 상처가 깊으면 음압상처치료를 시행한다. 이 환자(천골 욕창이 처음에는 미분류였지만 데브리망 후 뼈에 대한 조직 손실로 인해 IV 단계로 분류)의 경우 음압상처치료는 급성치료시설에서 시작되어 급성 재활 시설로 이송된 후 계속되었다. 치유의 모든 단계에서 상처봉합을 촉진하는 것으로 입증되었기 때문에 전기자극이 치료 계획에 포함될 수도 있다. 치료 계획은 의사와 협력하여 개발하며 의사는 상처가 수술 없이 치유될 수 있는지 또는 덮개(flap) 수술을 시행할 것인지를 결정한다. 다시 말하지만 척추 안정화가 수행되고 환자가 효과적인 치료를 위해 체위변경을 견딜 수 있을 때까지 생물물리학적 기술(상처에 적용될 때 생물학적, 세포 변화를 촉진하는 이러한 양식)을 연기해야 한다.

근거 중심 임상적 추천

SORT: 추천 분류의 장점

A 일관된, 양질의 환자 지향적 근거

B 일관되지 않거나 제한된 질적 수준의 환자 지향적 근거

C 동의, 질병 중심의 근거, 일반적인 관행, 전문가의 의견 또는 사례 시리즈

1. 브라덴 척도는 욕창의 위험을 예측하는 데 사용할 수 있으며 모든 임상 환경에서 다른 피부색을 가진 성인에 대해 검증되었다. **A 등급**

2. 기존 욕창 치료뿐 아니라 욕창 발생의 위험이 있는 환자에게는 빈번한 체위변경, 단백질 보충 및 고사양 폼 매트리스 등을 권장한다. **A 등급**

3. 괴사조직의 제거와 습기 균형을 유지하고, 항균제를 제공하며, 마찰 및 전단을 최소화하는 상처 드레싱의 사용은 II, III 및 IV 단계 욕창에 권장된다. **A 등급**

4. II, III 및 IV 단계 욕창의 치유를 촉진하기 위해 직접 접촉 전기자극이 권장된다. **A 등급**

종합 질문

22.1 환자는 오른쪽 발꿈치에 통증을 호소하며 내원하였다. 검사 후 물리치료사는 지름이 약 2cm 정도 되는 투명한 물기 가득한 물집(fluid filled blister)을 발견했다. NPUAP 단계에 근거한 상처의 진단은 무엇인가?

A. 심부조직손상 의심

B. I 단계

C. II 단계

D. 미분류

22.2 미골의 III, IV 단계 욕창에서 동 및 잠식이 자주 나타난다. 다음의 기능적 과제 중 이 동 환자에게 관여하는 요소는 무엇인가?

A. 침대 머리를 45~60° 올리고 앉는 것

B. 침대에서 휠체어로 슬라이딩 보드 이동하기

C. 지지 쿠션 없이 휠체어에 앉는 것

D. 일반 매트리스에서 좌우로 구르기

22.3 다음 중 전신홍반루푸스 환자의 상처 치료를 억제할 가능성이 가장 큰 약물은 어느 것인가?

A. 항응고제

B. 글루코코르티코이드

C. 타이레놀

D. 항고혈압제

정답

22.1 **C.** 유체가 채워지는 물집은 피부층 사이의 염증반응을 나타내므로 부분적인 피부손상을 나타낸다. 피하조직에 모세관 손상이 있음을 나타내는 물집이 혈액으로 채워져 있으면 심부조직손상이 의심된다(A). I단계 욕창은 피부가 붉게 변하는 상태이다(B). 미분류 욕창은 상처의 발달로 전체적인 조직 손실이 있는 것으로 어두운 상처 바닥 위의 얇은 물집을 잠재적으로 포함한다(D).

22.2 **A.** 침대에 앉으면 천골과 미골에 인접한 심부조직에 전단이 생겨 동과 잠식을 일으키는 심부조직손상이 발생한다. 슬라이딩 보드 이동은 볼기 부위에서 마찰을 일으키고(B), 쿠션 없이 휠체어에 앉아 있으면 좌골 결절에 직접적인 압력을 유발할 가능성이 크다(C). 일반 매트리스에서 좌우로 구르는 것은 이동 가능한 환자의 자세를 변경하는 데 허용되는 방법이다(D).

22.3 **B.** 글루코코르티코이드는 항염치료 효과로 상처치유를 억제한다. 글루코코르티코이드는 항염증 효과 때문에 상처치유를 억제한다. 상처치유에 필요한 세포는 손상된 조직에 끌리지 않으며 치유는 진행될 수 없다.

만성염증성탈수초화 다발성신경병증

Chronic Infl ammatory Demyelinating Polyneuropathy

Doris Chong / Leslie B. Glickman /
Paz Susan Cabanero-Johnson

CASE 23

55세, 여성은 과거에 백혈병, C형간염, 간경화증을 앓았으며, 점진적인 요통, 피로, 사지 무감각 그리고 일반화된 약화로 인해 병원을 찾았다. 그녀의 일차 진료 의사가 한 초기 진단은 궁둥신경통(sciatica)과 암 재발의 의심이었다. 요추천자와 반복적인 신경전도검사가 포함된 추가 진단 검사를 통해 만성염증성탈수초화다발성신경병증(chronic inflammatory demyelinating polyneuropathy, CIDP)이 확인되었고, 치료를 위해 병원에 입원했다. 그녀의 의학적 치료에는 구강 프레드니손(prednisone), 혈장분리교환술(plasmapheresis), 정맥내 면역글로불린(IVIg) 치료, 락툴로오스(lactulose), 모르핀(morphine), 판토프라졸(pantoprazole), 에녹사파린(enoxaparin), 옥시코돈(oxycodone), 테마제팜(temazepam), 가바펜틴(gabapentin) 등이 있다. 입원 2일 차에 물리치료사는 환자를 평가하고 치료하며 퇴원 권고사항을 제공해야 한다. 이 환자는 증세가 나타나기 전에 회계사로 일하고 있었으며 하루종일 간병을 할 수 있는 남편과 단층집에서 살고 있다.

- ▶ 과거와 현재 병력의 발생을 포함한 그녀의 건강상태를 근거로 활동 제한의 원인이 무엇이라고 예상하는가?
- ▶ 물리치료 검사의 우선순위는 무엇인가?
- ▶ 가장 적절한 물리치료 결과 척도는 무엇인가?
- ▶ 물리치료 중재 중 가장 적절한 것은 무엇인가?
- ▶ 물리치료 검사와 중재 시 어떤 주의사항을 취해야 하는가?
- ▶ 물리치료를 방해하는 합병증은 무엇인가?

주요 정의

- **정맥내 면역글로불린**(intravenous immunoglobulin, IVIg): 면역글로불린 항체 G를 함유하는 혈장으로부터 추출된 혈액 생성물. 정맥으로 투여되며 자가면역질환 또는 급성 감염을 치료하는 데 일반적으로 사용
- **신경전도검사**(nerve conduction study): 신경전도의 적절성을 결정하는 데 사용되는 감각신경과 운동신경 모두에서 일반적으로 수행되는 검사

목표

1. CIDP(만성염증성탈수초화다발성신경병증)의 진단 및 감별진단에 대해 설명한다.
2. CIDP의 일반적인 임상 증상을 설명한다.
3. CIDP에 대해 일반적으로 사용되는 의료 중재에 대해 설명한다.
4. 물리치료 검사 또는 중재에 영향을 미칠 수 있는 CIDP의 의학적 중재에서의 약물부작용(ADR)을 설명한다.
5. CIDP 관리에서 복합 의료 및 재활과 학제간 협력의 중요성을 설명한다.
6. CIDP 환자의 물리치료 예후에 영향을 미칠 수 있는 요인을 나열한다.
7. 동반 질환과 다양한 의료 과정을 고려하여 CIDP 환자의 적절한 치료 계획을 설계한다.

물리치료 시 고려사항

CIDP 환자를 관리하는데 고려할 점:

- ▶ **일반적 물리치료 계획/목표**: 운동범위, 힘, 유산소 기능적 능력의 손실을 예방 또는 최소화, 통증과 피로 최소화, 이차적 장애 최소화, 삶의 질 향상
- ▶ **물리치료 중재**: 기능적 이동성, 예후 및 물리치료 계획에 관해 환자와 보호자 교육, 통증 관리, 운동범위 및 힘 훈련, 기능적 이동성 훈련, 점진적 활동 내성 훈련, 앉은 자세 균형 훈련, 학제간 협업

- **물리치료 시 주의사항**: 환자가 과로하지 않도록 통증 주의와 관찰, 과도한 피로 관찰, 특히 면역글로불린 후 활력징후 관찰, 심각한 약화로 인한 낙상 위험 관찰
- **물리치료를 방해하는 요인**: 통증, 의학적 치료에 대한 환자의 반응, 환자의 동반 질환, 진단에 대한 어려움으로 인한 의학적 치료의 지연, 심각한 약화 및 상태 악화

건강 상태의 이해

CIDP는 말초신경의 흔치 않은 자가면역 장애로 진행성 약화, 감각상실, 무반사(areflexia)로 이어진다. CIDP를 다른 신경학적 상태와 구별하는 것은 이질성(heterogeneity)으로 인해 어려울 수 있다. CIDP의 병리학과 병의 발생은 복잡하고 잘 이해되지 않는다. 알려지지 않은 촉발 원인은 혈신경장벽을 가로지르고, 림포카인(lymphokines)의 세포독성을 통해 말초신경의 말이집(myelin sheath)과 축삭을 훼손하는 물질을 방출하는 것이다. 연구를 통해 CIDP가 독감 예방접종, 파상풍 예방접종 또는 간세포암에 이어 발생할 수 있다는 것을 발견했다.

보고된 CIDP의 유병률은 전 세계적으로 10만 명당 1.24~7.7명이다. 미국에서 연간 발생률은 10만 명당 1.6~8.9명 사이이다. CIDP는 모든 나이와 성별에 영향을 미치지만 40~60세 사이의 사람들에게 가장 많이 발생한다. CIDP의 3가지 전형적인 임상 과정은 단상성(monophasic), 재발성(relapsing) 그리고 진행성(progressive)이다. 단상성 환자들의 경우 한 번의 악화 증상을 보인 후 지속적으로 개선된다. 재발성은 적어도 두 가지 이상의 개별 악화가 있고, 재발 사이에는 최소한 일 회 이상의 개선이 있다. 진행성은 끊임없는 점진적 악화가 나타난다. CIDP의 임상 과정은 이질적이기 때문에 예측은 다를 수

있다. 재발성이나 단상성 환자의 61%가 최소한의 비장애(non-disable) 증상을 보였다. 이와는 대조적으로 진행성 환자의 8%만이 경미한 증상을 보였다. CIDP는 임상 증상, 뇌척수액검사 소견과 전기생리학검사 소견으로 진단할 수 있다. CIDP 진단 기준을 충족하기 위한 필수 임상 증상에는 (1)증상 발병 후 최소한 2개월 이상 진행, (2)대부분의 운동 기능장애, (3)근위부와 원위부 근육의 대칭적 약화, (4)무반사 또는 반사 저하 등이 포함된다. 그러나 CIDP의 최종 진단을 위한 실험실과 전기 진단 기준은 전문가와 기관 사이에 민감도 및 특이도 측면에서 다양하다. 실험실 기준의 경우, 뇌척수액 단백 수치가 45mg/dL 이상일 경우 진단을 고려한다. 두드러진 탈수초 또는 염증을 나타내는 신경 생검 결과는 CIDP 진단을 위한 또 다른 실험실 기준이다. 전기 진단 기준의 경우, 일반적으로 명확한 CIDP 진단에 다음과 같은 4가지 비정상적 특징 중 3가지가 필요한 것으로 인정된다. (1)두 개 이상의 운동신경에서 전도속도 감소, (2)하나 이상의 운동신경에서 비정상적인 전도차단 및 시간분산(temporal dispersion), (3)두 개 이상의 운동신경에서 장시간 말단잠복기(distal latency) 지연, (4)두 개 이상의 운동신경에서 F파 부재 또는 잠시 지체 등이다. 비록 의학적으로 환자를 진단하는 것은 물리치료사의 업무 범위가 아니지만 이러한 지식을 보유하고 CIDP가 의심될 경우 의학적 의뢰를 쉽게 하는 데 도움이 된다.

CIDP는 극도로 이질적인 상태이기 때문에 정확한 임상 증상은 사람마다 다르다. CIDP의 전형적인 임상 양상은 근위 및 원위 말단 근육, 운동 또는 감각 관련 모두에서 대칭적인 약화가 있고, 뇌신경과 관계없이 심부건반사 감소 또는 소실, 2개월 이상에 걸쳐 발생한 만성 진행성 증상을 포함하며 질병 과정에서 진행성이거나 재발성일 수 있다.

CIDP의 감별진단에는 단클론성 감마글로불린장애(monoclonal gammopathy of undetermined significance, MGUS), 다발성신경병증 장기종대 내분비병증 M–단백질 피부변환(polyneuropathy organomegaly endocrinopathy

M protein and skin changes, POEMS) 및 샤르코-마리-투스병(Charcot-Marie-Tooth, CMT) 등을 포함할 수 있다. 이 진단의 발병 나이, 임상 과정, 전기생리학적 증상 및 의학적 치료에 대한 반응은 CIDP와 다르다. 비전형적 증상, 임상적 변형, 감별진단 및 의료적 관리에 대한 다양한 반응에 대한 지식은 물리치료사가 각각 환자 마다의 상태를 차별화하고 보다 정확한 재활 예후와 치료 계획을 수립하는 데 도움을 준다.

CIDP를 위해 가장 일반적으로 사용되는 의학적 치료법은 프레드니손, 혈장분리교환술, 면역글로불린을 포함한다. 코크란(Cochrane) 체계적 검토는 이들 세 가지 약물들 사이에서 비슷한 단기 효능을 보였다. 따라서 의료적 치료의 첫 번째 선택은 개인의 병력과 현재 의학적 상태, 비용, 약물부작용 및 관리 요인에 따라 달라질 수 있다. CIDP 환자는 프레드니손을 시작한 후 2주 만에 힘과 장애 점수가 향상되는 것을 보였다. 치료는 힘이 정상으로 회복되거나 상태가 정체기에 도달할 때까지 계속되는데 보통 3~6개월 사이이다. 혈장분리교환술, 면역글로불린 또한 CIDP를 위한 흔한 첫 번째 중재이다. 이것은 프레드니손과 동시에 처방될 수 있다. 혈장분리교환술은 침습성, 특수 장비의 필요성 및 높은 비용으로 인해 덜 사용된다.

임상 증상 및 경과와 마찬가지로 CIDP의 예후는 이질적이다. CIDP 환자는 종종 기능적 균형 저하, 삶의 질 감소, 피로 증가를 경험한다. 일반적으로 신경전도검사에서 아급성 발병, 대칭 증상 및 원위 신경 이상을 가진 환자는 근위 신경분절에서 만성 발병, 비대칭 증상 및 탈수초화가 있는 환자에 비해 더 나은 결과를 보인다.

물리치료 환자/고객 관리

CIDP는 이질적이며, 정확한 진단에 대한 과정이 광범위할 수 있으므로 급성치료시설에서 물리치료사가 확실한 진단이 확인되기 전에 의심스러운 탈수초성 신경병증 환자를 관리하는 것은 드문 일이 아니다. 물리치료사는 임상 증상이 CIDP나 감별진단을 암시하는 경우 의사와 조기에 의사소통하는 것이 중요하다. 급성치료시설에서 CIDP가 제안되거나 확인된 환자의 치료팀은 일반적으로 신경과 의사, 재활의학과 의사 또는 전기진단검사 전문가, 간호사, 심리학자, 사회복지사, 사례 관리자, 호흡요법사와 재활전문가로 구성된다. 물리치료사는 환자의 신경학적 기능과 기능적 이동성 상태를 시기적절하고 객관적인 방식으로 다학제 팀과 소통함으로써 중요한 역할을 한다. 신경과 의사들은 진단에 도움을 주고, 의학적 치료에 대한 환자의 반응을 평가하며, 수정이나 대체 치료가 필요한지 아닌지를 결정하기 위해 이러한 정보를 사용한다. 또한 환자가 의학적 치료에 아무런 효과가 없다면 감별진단을 고려할 필요가 있을 수 있다.

CIDP 환자에 대한 급성치료시설에서 물리치료사의 주된 역할은 기능적 이동성을 평가하고 다음 단계의 치료를 준비하는 것이다. 물리치료사의 특정한 역할은 근골격계, 신경계, 심폐계 그리고 피부계를 검사하고 치료하는 것이다. 특히 중재에는 관절가동범위의 유지 또는 개선, 힘, 통증, 활동 내성 및 기능 이동성 개선, 부동성과 관련된 합병증 예방 또는 최소화, 환자의 기능적 상태에 기초한 이동성 프로그램 시행, 조기 이동의 안전함을 간호팀에게 교육, 환자와 가족에게 통증과 자세 지정 및 이동성에 대한 교육, 면역글로불린 및 혈장분리교환술과 같은 의학적 치료에서 약물부작용 관찰 그리고 의학적 치료에 대한 환자의 반응을 관찰하여 전체적인 치료 계획을 더욱 효과적으로 수립할 수 있도록 한다. CIDP 환자의 성공적인 관리는 염증을 치료하는데 의학적 치료가 필수적이기 때문에 의료 및 재활 중재에 의존되며, 이는 환자의 재활에 도움이 된다.

검사, 평가 및 진단

환자를 보기 전 물리치료사는 현재 질병의 병력과 현재 임상 증상을 검토하는 것이 좋다. 이 정보는 물리치료사가 다른 감별진단과 상태를 구별하고 보다 정확한 재활 예후 및 치료 계획을 수립하는 데 도움이 될 수 있다. 또한 환자가 여러 시스템에 장애를 가지고 있으므로 주요 임상 증상을 아는 것은 검사 절차의 우선순위를 정하는 데 도움이 된다. 물리치료사는 환자의 의료기록에서 검사 수치, 약물, 전기 진단, 운동 또는 이동성 제한 정보를 얻어야 한다. 이 환자는 백혈병과 간질환을 앓아 왔기 때문에 물리치료사는 환자의 헤모글로빈, 헤마토크릿, 혈소판 수, 간 기능검사를 확인해야 한다. 또한 물리치료사는 의약품 목록을 검토하고 가능한 약물부작용과 환자 관리에 대한 잠재적인 장애를 예상해야 한다.

CIDP에 의해 유발되는 염증 과정을 감소시키고 잠재적으로 역전시키는데 사용되는 프레드니손은 몇 가지 중요한 약물부작용을 가지고 있다. 입원 시설에서 환자에게 가장 관련성이 높은 약물부작용은 정서불안정, 체중증가, 골다공증, 스테로이드근병증, 혈압상승, 감염 위험 증가, 녹내장, 백내장, 얼굴이 붓고 보기 좋지 않게 변화하는 쿠싱양 외모(Cushingoid appearance), 피부 위축(skin thinning) 등이다. 물리치료사는 프레드니손의 약물부작용을 기억하고 활동 중에 운동 주의사항을 취해야 한다. 물리치료사는 같은 치료 시간 내에서도 환자의 감정이 극도의 희열에서 울먹이는 상태로 기복이 있다는 것에 대비해야 한다. 이 경우, 치료사는 정서불안정이 프레드니손의 흔한 약물부작용이라는 사실을 통해 환자와 그녀의 남편을 안심시키는 데 도움을 줄 수 있다.

정맥내 면역글로불린은 CIDP 치료 효과가 입증되었다. 면역글로불린의 보고된 약물부작용에는 오한, 오심, 근육통, 발진, 두통, 아나필락시스, 신부전, 혈전색전 등이 포함된다. 간호사는 초기 면역글로불린 투여 시 환자의 활력징후를 자주(5분마다) 관찰한다. 일반적으로 물리치료사는 면역글로불린 관리

일정에 따라 치료 시간을 예약해야 한다.

혈장분리교환술은 침습성, 특수 장비의 필요성 및 높은 비용 때문에 일반적으로 덜 사용된다. 물리치료사는 머리가 텅 빈 느낌, 피로, 빈혈, 감각 이상, 저혈압, 오심, 구토 그리고 심장부정맥과 같은 가능한 급성 반응을 자세히 관찰해야 한다. 이러한 부작용의 확인은 물리치료 관리 중 환자의 안전을 보장한다.

이 환자는 CIDP에 대한 일차적 치료 외에도 간경화증의 경우 락툴로우스, 위식도역류질환의 경우 판토프라졸(Protonix), 이동성 감소로 인한 예방적 항응고 치료를 위한 에녹사파린(Lovenox), 불면증 및 불안에 대한 테마제팜(Restoril) 그리고 통증에 대한 모르핀, 옥시코돈, 가바펜틴 등이 있다. 통증은 이 환자의 주호소이므로 적절한 통증조절은 환자의 물리치료 참여를 최적화하는데 기여할 수 있다. 물리치료사는 통증 사전 치료에 관한 간호사 및 치료 시간의 간격에 관한 다른 재활 제공자와 밀접하게 협력해야 한다.

CIDP는 여러 계통에 영향을 줄 수 있으므로 물리치료사는 심폐, 피부, 근골격 및 신경근 계통을 검사하고, 그 결과를 사용하여 상세 검사를 안내하며, 우선순위를 정하는 것이 중요하다.

CIDP 환자의 일반적인 검사에는 통증, 관절가동범위, 힘, 감각, 협응 및 힘줄 반사를 평가하는 것이 포함된다. 이 사례 환자는 명료하고 인지적으로 손상되지 않았으므로 숫자통증척도(Numeric Pain Rating Scale, NPRS)는 통증 검사에 적합한 검사이다. NPRS는 0=통증이 없고, 10=최악의 통증이다. 급성치료시설에서 관절가동범위와 힘은 기능적 이동성 관찰을 통해 초기에 검사하여 추가 검사가 필요한 관절을 결정한다. 상세한 검사는 관절각도측정(goniometry) 및 도수근력검사로 수행할 수 있다. 그러나 제한된 이동성으로 인해 환자의 자세를 수정해야 할 수도 있다. 감각장애는 CIDP 환자에게 일반적이다. 가벼운 접촉, 온도, 고유감각, 운동감각, 진동 및 이점 식별검사가 물리치료 검사에 포함되어야 한다. 검사는 일반적으로 사지의 원위에서 근위까지 수행된다. 급성치료시설에서는 시간 제약으로 인해 일반적으로 초기에 가벼운 접촉과 고유감각에 주의를 기울인다. CIDP 환자는 대개 다양한 감각장애가 있음을 인식해야 한다. CIDP가 진행됨에 따라 추가적인 감각검사 절차가 포함될 수 있다.

협조(coordination)는 힘 및 감각장애로 이차적인 CIDP 환자에서 영향을 받을 수 있다. 또한 협조 문제는 CIDP의 실조성 변형(ataxic variants)으로 인해 발생할 수 있다. 손가락코검사와 빠른교대운동 검사를 수행하면 환자의 협조 및 협조 장애가 기능적 이동성에 미치는 영향에 대한 예비 정보가 제공된다. 무반사는 CIDP의 주요 임상 증상 및 진단 기준이다. 따라서 주요 힘줄(상완이두근, 상완삼두근, 대퇴사두근 및 아킬레스건)에서 반사망치를 사용하여 심부건반사를 평가하는 것은 물리치료 검사에 포함되어야 한다. 심부건반사가 손상되지 않으면 감별진단을 고려해야 한다.

물리치료 활동 검사에는 환자의 일반적인 기능적 이동성, 보행 및 균형(해당하면)을 평가하는 것이 포함된다. CIDP 환자에서 검증된 질병별 표준화 활동 결과 측정치가 없으므로 주로 일반적인 표준화된 결과 측정 방법이 사용된다. 일반적인 기능적 이동성의 경우, 기능적독립측정(Functional Independence Measure, FIM)은 다양한 유형의 설정, 환자 및 평가자 간에 신뢰할 수 있는 것으로 나타났다. 환자가 보행과 동적 균형 활동을 수행할 수 있는 충분한 능력이 있는 경우, 이 범주들에 대한 검사가 포함되어야 한다. CIDP 환자에서 기능적 능력은 매우 다양하므로 검사의 선택은 환자의 이동성 상태에 따라 크게 달라진다. 또한 시간과 장비는 표준화된 결과 측정을 선택할 때 급성치료시설에서 일반적으로 고려해야 할 사항이다. 버그균형척도(Berg Balance Scale, BBS), 일어서서 걷기(Timed Up and Go, TUG) 검사 및 보행 속도(gait speed)는 다양한 진단을 받은 급성치료시설에서 환자에게 검증되고 적합한 균형 및 보행에 대한 표준화된 결과 측정의 예가 된다.

치료 계획과 중재

CIDP 환자는 다양한 임상 증상이 나타나므로 기능 회복을 극대화하고 환자를 다음 수준의 치료에 대비하기 위해 물리치료 중재의 우선순위를 정하는 것은 중요하다. 이 환자에게 있어 우선순위는 기능적 이동성에 대한 참여를 촉진하기 위해 요통 감소, 지구력 향상, 이차 합병증을 예방하기 위해 똑바로 앉아 있는 내성 향상, 전반적인 기능적 이동성 향상을 포함한다. 의학적 중재에 대한 환자의 반응은 아직 결정되지 않았으므로 물리치료사는 환자에게 기능적 예후에 대해 교육할 때 주의해야 한다. 물리치료사는 환자의 기능 변화를 주의 깊게 관찰하고, 치료 계획에 따라 시작하며, 예후를 적절하게 수정한다.

요통을 관리하기 위해 약과 물리치료를 조합하여 사용할 수 있다. 고통의 원인은 강등된 신경과 약한 근육의 과도한 스트레칭과 관련이 있을 수 있으며, 통증의 원인은 탈수초화 신경의 과신장과 근육의 약화와 관련이 있을 수 있고, 통증은 부동성의 결과일 수도 있다. 생리학적 한계와 통증 내성 내에서 부드러운 관절가동범위 운동은 조기 이동성과 함께 이 환자의 통증을 줄이는 데 도움이 될 수 있다. 물리치료에 앞서 간호사와의 사전협력을 통해 환자의 참여를 높일 수 있다. CIDP 환자에서 열 또는 전기자극이 통증 관리에 효과적인지는 아직 보고되지 않았다. 그러나 감각장애가 있는 환자의 경우 열이나 전기자극을 가하는 것은 적절하지 않을 수 있다. 다른 환자 집단과 마찬가지로 이러한 양식을 적용하기 전에 환자의 감각을 검사하는 것이 필요하다. 또한 신경과 의사와의 의사소통은 이러한 중재에 대한 시도가 적절한지를 확인하는 데 도움이 된다.

앉기 내성을 개선하는 것은 급성치료시설에서 환자에게 또 다른 일반적인 물리치료 목표로서 특히 입원치료시설에서 환자가 최소 3시간의 재활을 견딜 수 있어야 하는 경우가 많기 때문이다. 이 목표를 달성하기 위해서는 물리치료, 작업치료, 간호 사이의 다원적 협력이 성공의 핵심이다. 앉기 시간을 늘리는 것 외에도 조기 이동성이 폐렴, 심부정맥혈전증, 피부손상과 같은 이차 합병증을 예방하는 데 핵심적이라는 것은 잘 알려져 있다. 앉기 내성과 조기 이동성의 이점은 환자의 기능적 회복에 있어 중요한 첫 번째 단계이다.

피로는 CIDP 환자에게 또 다른 흔한 증상이다. 따라서 과도한 피로를 피하기 위해 재활에 대한 환자의 반응을 감시하는 것이 중요하다. 통증 증가와 기능적 상태 감소는 과로의 일반적인 징후이다. 이 사례의 경우 치료사는 환자, 남편 및 기타 학제 간 팀원에게 과로의 징후를 알려야 하며 필요한 경우 중재를 중지하거나 강도를 수정해야 한다. CIDP의 만성 단계에서 환자는 피로와 삶의 질에 긍정적인 결과로 고강도 운동을 견딜 수 있는 것처럼 보인다. 연구자들은 12주간의 고강도(나이 예측 최대 심박수의 70~90%) 자전거 운동 프로그램이 심혈관 건강, 근력, 삶의 질 향상 그리고 CIDP와 길랭-바래 증후군(Guillain-Barré syndrome) 환자의 피로를 20% 감소시키는 것으로 나타났다. 그러나 그 결과는 급성치료 환자에게 적용되지 않을 수 있으므로 급성 단계에서 통증과 피로에 대한 면밀한 관찰이 필요하다.

학제간 협업은 이 환자의 전반적인 물리치료 계획에 있어 중요한 측면이다. 조기 이동성 및 통증 치료 일정과 관련하여 팀원들과 협력하는 것 외에도 물리치료사는 의학적 치료에 대한 반응과 기능적 상태 사이에 긍정적인 관계가 있으므로 의학적 치료에서 관찰된 긍정적 또는 부정적인 영향에 대해 팀원들에게 경고하는 데 중요한 역할을 한다. 기능 및 운동 개선은 의학적 치료에 대한 긍정적인 반응의 강력한 징후이지만, 신경학적 변화 및 기능저하는 약물부작용을 나타낼 수 있으므로 즉시 팀에 알려야 한다. 또한 빈번하고 상세한 의사소통은 환자의 좌절감을 줄이고 회복을 향한 동기를 높이는 데 도움이 될 수 있다.

근거 중심 임상적 추천

SORT: 추천 분류의 장점

A 일관된, 양질의 환자 지향적 근거

B 일관되지 않거나 제한된 질적 수준의 환자 지향적 근거

C 동의, 질병 중심의 근거, 일반적인 관행, 전문가의 의견 또는 사례 시리즈

1. CIDP 환자의 경우 물리치료사는 기능적독립측정을 사용하여 기본적인 기능적 이동성 상태 기준을 설정하고 변화를 측정할 수 있다. **C 등급**
2. 피로와 징후, 과로 증상에 대한 면밀한 감시는 재활의 부작용을 최소화하고 점진적인 기능 향상을 촉진한다. **C 등급**
3. CIDP 만성 단계의 고강도 운동 프로그램은 피로를 줄이고 신체적 건강과 삶의 질을 향상시킨다. **B 등급**
4. 투약 일정, 조기 이동성 및 기능적 상태에 대한 학제간 협업과 의사소통은 의료 및 재활 조정을 통해 전반적인 치료 계획을 개선한다. **C 등급**

종합 질문

23.1 한 물리치료사가 급성치료시설에서 CIDP 환자에게 관절가동운동과 강화 운동 및 기능적 이동성 훈련을 제공해 왔다. 물리치료를 시작한지 3일째 되는 날 환자는 그녀의 다리가 쓰리고 통증이 증가한다고 호소한다. 다음 중 가장 적절한 행동은?

A. 환자 다리의 감각을 검사하고 감각이 온전하면 열을 가한다.

B. 환자의 기능적 이동성을 검사하고 변화를 기록하고 강화 운동을 중단한다.

C. 환자의 증상을 신경과 의사에게 전달하고 약물치료의 변경을 요청한다.

D. 환자를 하루 동안 쉬게 하고 다음 날 다시 평가하고 변화를 기록한다.

23.2 CIDP로 입원한 환자가 물리치료사에게 어지럼증과 심장 두근거림을 호소했다. 이 환자는 방금 의학적 중재를 받았다. 이러한 약물부작용의 원인이 될 가능성이 가장 큰 의학적 중재는 무엇인가?

A. 프레드니손

B. 면역글로불린 주사

C. 혈장분리교환술

D. 가바펜틴

23.3 다음 중 대퇴사두근이 약하고 워커를 사용한 최소한의 보조로 보행이 가능한 CIDP 환자에게 가장 적합한 운동은?

A. 2lb 무게, 10회 반복, 하루에 2~3세트씩 바로 누운 자세에서 무릎 신전 운동

B. 도움을 받아 하루에 1~2번 계단을 오르내린다.

C. 나이에 따른 최대 심박수의 70%로 30분 동안 기댄 자전거(recumbent bicycle) 운동

D. 워커로 지지하여 앉았다 일어서기 5회 반복, 하루에 2~3세트

정답

23.1 **B.** 주요 신체 부위의 통증과 쓰라림의 증가는 과로를 나타낼 수 있다. 과로의 또 다른 주요 징후는 기능저하이다. 하루 동안의 휴식 후에 환자의 기능적 상태를 재평가하는 것은 치료가 너무 강한 경우 치료사에게 명확한 아이디어를 제공하지 못한다(D). 일반적으로 강화 운동을 중단하고 부드러운 관절가동범위 운동과 기능적 이동성에 초점을 맞추는 것이다. 환자의 증상 변화에 대해 신경과 의사와 소통하는 것은 적절한 조치이지만 약물 적합성을 결정하는 것은 물리치료사의 업무 범위를 넘어선다(C).

23.2 **C.** 환자가 혈장분리교환술 중이나 후에 급성 저혈압 및 심장부정맥을 경험하는 것은 매우 흔한 일이다. 일반적인 관행은 재활전문가는 혈장분리교환술 전에 환자를 치료한다. 왜냐하면 혈장분리교환술 후 환자는 바로 선 자세나 운동을 견딜 수 없을 가

능성이 크기 때문이다. 치료사는 혈장분리교환술을 한 환자들을 치료할 때 심박수와 혈압을 관찰해야 한다.

23.3 **D.** 운동만 강화하는 것보다 기능적 이동성을 통한 강화가 권장된다(A, C). 이 환자는 보행에 최소한의 도움이 필요하므로 계단을 강화 운동으로 사용하는 것이 안전하지 않을 수 있다(B). 또한 계단 훈련은 너무 격렬해서 과로로 이어질 수 있다. 따라서 대퇴사두근을 강화하기에 최선의 선택은 앉았다 일어서기 이동을 사용하는 것이다. 이것은 환자의 기능적 상태에 대한 기능적이고 적절한 작업이다.

HIV/AIDS 환자의 말초신경병증

Peripheral Neuropathy in HIV/AIDS

Judith R. Gale

CASE 24

52세 남성이 4일 전에 1주일 동안 날카로운 복통, 발열, 메스꺼움, 구토 등의 병력으로 입원했다. 컴퓨터단층촬영(CT) 검사에서 급성췌장염이 확인되었다. 그는 정맥내 항생제, 마약성 진통제 및 완전비경구영양(total parenteral nutrition, TPN)이 처방되었고, 입원 후에 금식(nil per os, NPO)해야 한다. 그의 관련 병력에는 13년 전에 진단된 후천성면역결핍증후군(acquired immune deficiency syndrome, AIDS)과 연관된 소모증후군(wasting syndrome) 및 말초신경병증이 포함된다. 그의 CD4는 540이고 바이러스 부하는 감지할 수 없었다. 현재 약물로는 펜타닐(fentanyl), 이미페넴/실라스타틴(imipenem/cilastatin), 경피부착용 테스토스테론(testosterone transdermal), 아타자나비르(atazanavir), 아바카비어(abacavir) 및 라미부딘(lamivudine)이 포함되어 있다. 환자는 변호사로 일하며 11년 동안 파트너와 함께 살고 있다. 물리치료사는 오늘 환자의 근력, 지구력 및 보행 활동을 검사하도록 요청받았다. 그는 3~4일 동안 입원 후에 퇴원할 예정이다.

- ▶ 건강상태에 따라 어떤 기능적인 제한이 있을 것으로 예상되는가?
- ▶ 검사의 우선순위는 무엇인가?
- ▶ 가장 적절한 물리치료 중재는 무엇인가?
- ▶ 물리치료 및 검사 중 주의사항은 무엇인가?
- ▶ 어떤 잠재적인 합병증이 물리치료 중재의 효과를 제한할 수 있는가?

주요 정의

- **CD4 수**(CD4 count): 혈액 내 순환하는 CD4를 발현하는 T 세포의 수. CD4 세포는 때때로 T-도움세포로 불리며 외래 유기체에 대한 조정된 면역 반응을 개시하는 데 중요함. 정상값은 500~1500cells/μ
- **금식**(NPO): "입을 통한 아무것도 없음"을 의미하는 라틴어 nil per os의 약자
- **완전비경구영양**(total parenteral nutrition, TPN): 경구섭취가 어려운 환자에게 중심정맥에 삽입한 카테터를 통해 하루의 영양소요량을 투여하는 방법
- **바이러스 부하**(viral load): 혈액에서 순환하는 인체면역결핍바이러스(HIV)의 양
- **소모증후군**(wasting syndrome): 의도하지 않은 지방을 뺀 체중 손실. 흔히 ADIS와 관련됨

목표

1. 인체면역결핍바이러스(human immunodeficiency virus, HIV)에 감염된 사람의 건강상태에 대한 CD4 수치와 바이러스 부하의 의미를 이해한다.
2. HIV 관련 말초신경병증의 징후와 증상에 대해 설명한다.
3. 소모증후군의 원인과 후유증을 확인한다.
4. HIV와 관련된 소모, 약화 및 상태 악화의 관리에서 유산소 및 저항운동의 이점에 대해 논의한다.

물리치료 시 고려사항

HIV 소모증후군 및 말초신경병증이 있는 AIDS 환자를 관리하는데 고려할 점:

▶ **일반적 물리치료 계획/목표**: 전반적인 근력을 향상하여 기능의 극대화, 일상생활활동(ADLs)의 독립적인 수행을 허용하기 위해 지구력 증진, 말초신경병증과 관련된 통증과 감각장애 감소, 보조장치 유무에 관계없이 독립적인 보행

▶ **물리치료 중재**: 침상안정 환자의 근력과 지구력 상실에 관한 교육, 일반적인 강화와 지구력 운동, 편평한 바닥과 계단에서의 보행 훈련, 관절가동술, 연부조직가동술, 스트레칭, 발에 미세전류 치료

▶ **물리치료 시 주의사항**: 표준 주의사항, 운동 전과 중에 활력징후 관찰

▶ **물리치료를 방해하는 요인**: 오심/구토, 말초신경병증

건강 상태의 이해

미국에는 약 120만 명이 HIV에 감염되어 있다. 49만 명 이상이 HIV에 의한 만성, 진행성, 잠재적으로 생명을 위협하는 질병인 AIDS를 앓고 살고 있다. 매년 약 50,000명의 새로운 HIV 감염자들이 발생한다. 그러므로 물리치료사는 자신의 경력 중에 이 질병을 앓고 있는 환자와 접촉하게 될 가능성이 크다. 'HIV'라는 용어는 바이러스에 사용되고, 감염 자체는 'AIDS'가 HIV 감염의 후기 단계에 사용되지만 바이러스와 질병은 종종 HIV/AIDS로 함께 언급된다. HIV/AIDS 환자를 성공적으로 치료하기 위해 의료서비스 제공자는 의학적 관리와 물리치료 중재에 대한 일반적인 반응, 질병 진행 상황을 관찰하는데 사용되는 검사 수치, HIV 감염 및 AIDS의 단계, 약리학적 중재 및 약물부작용 및 일반적인 합병증에 대해 잘 알고 있어야 한다.

HIV/AIDS 모니터링에 중요한 검사 수치에는 CD4 수치와 바이러스 부하가 포함된다. CD4 수는 면역계가 얼마나 잘 작동하고 있는지(즉, 얼마나 많은 CD4가 여전히 순환하고 있는지)를 나타내고, 바이러스 부하는 약제가 감염을 치료하는데 얼마나 성공적인지(즉, 얼마나 많은 감염성 HIV 입자가 파괴되었는지)를 나타낸다. 사람은 감염을 막기 위한 CD4 세포가 적기 때문에 기회감염(opportunistic infection)에 더욱 취약하다. 바이러스 부하가 높은(10,000 copies/mL 초과) 사람은 바이러스가 CD4 세포를 더 많이 파괴하므로 더 심

표 24-1 • AIDS를 정의하는 질병 또는 기회감염
기관지, 기관, 폐, 식도의 칸디다증(Candidiasis)
자궁경부암: 침습성
콕시디오이데스 진균증(Coccidioidomycosis): 산재성 또는 폐 외(extrapulmonary)
크립토코쿠스증(Cryptococcosis): 폐 외
와포자충증(Cryptosporidiosis): 1개월 이상 만성
거대세포바이러스 질환(간, 비장, 림프절 제외): 거대세포바이러스 질환, 망막염
뇌병증(HIV 관련)
단순포진(Herpes simplex): 1개월 이상 만성 궤양 또는 기관지염, 폐렴 또는 식도염
히스토플라스마증(Histoplasmosis): 산재성 또는 폐 외(extrapulmonary)
포자충증(Isosporiasis): 1개월 이상 만성
카포시육종(Kaposi's sarcoma)
림프종: 버킷, 면역모세포 또는 원발성 뇌
마이코박테리움 아비움 복합체(*Mycobacterium avium* complex)
마이코박테리움: 다른 종, 산재성 또는 폐 외
결핵균: 모든 부위
주폐포자충폐렴(*Pneumocystis jiroveci*)
폐렴: 재발성
진행성다초점백색질뇌증(progressive multifocal leukoencephalopathy)
살모넬라 패혈증: 재발성
뇌의 톡소플라스마증(Toxoplasmosis)
HIV로 인한 소모증후군

해질 가능성이 있다. CD4 수가 500cells/μL 미만인 사람들에게 항레트로바이러스(Antiretroviral) 약물치료가 권장된다. HIV 혈청 양성인[즉, HIV에 대한 순환 항체(circulating antibodies)를 보유하고 있는] 많은 사람은 CD4 수가 500cells/μL 초과하고, 검출할 수 없는 바이러스 부하를 가지며, 수년 동안 상

대적으로 건강할 수 있다. HIV/AIDS는 일반적으로 3단계로 분류된다. 1단계는 개인이 HIV 항체 양성이고, CD4가 500cells/μL 이상이며, AIDS 정의 조건이 없는 경우이다(**표 24-1**). 2단계는 CD4가 200~499cells/μL이고 재발하는 질병이 있을 수 있지만, AIDS 정의 조건은 없는 경우이다. 2단계의 환자는 재발하는 질병에 대한 치료에 정상적으로 반응한다. 3단계는 개인의 CD4 수가 200cells/μL 아래로 떨어지거나 AIDS 정의 조건이 하나 이상 진단된 경우이다.

HIV/AIDS 환자의 경우 새로운 약물 및 프로토콜로 인해 병의 진행이 크게 지연되었기 때문에 환자는 오래 살며 많은 합병증과 만성 건강문제를 가지기 시작한다. HIV/AIDS 환자는 일반적인 노령화 인구에 영향을 미치는 만성적인 문제 외에도 건강하고 온전한 면역체계를 가진 사람들이 겪지 않는 많은 병을 앓고 있다. 그들의 회복은 더 느리고 덜 완전할 수 있다. HIV/AIDS에 영향을 미치는 질병 및 상태에는 B형간염, C형간염, 결핵, 소모증후군, 췌장염, 말초신경병증 및 고지혈증이 포함된다.

급성췌장염은 HIV/AIDS 환자에게 굉장히 흔하다. 이는 HIV/AIDS 환자에게서 일반 인구보다 800배 더 자주 발생하는 것으로 나타났다. 여성에게서 더 흔하게 발생하며, 대개 거대세포바이러스나 HIV/AIDS 치료에 사용되는 약물과 같은 기회감염과 관련이 있다. 면역억제 증가를 나타내는 CD4 수치가 감소하는 것도 급성췌장염과 관련이 있다. 급성췌장염으로 입원한 환자는 일반적으로 먹는 것과 오심 및 구토와 관련된 급성 복통을 호소한다. 식품과 액체는 췌장의 염증이 해소될 수 있도록 췌장 효소의 분비를 현저하게 제한하기 위해 완전히 제한된다(즉, NPO). 그런 다음 환자는 완전비경구영양(이하 TPN)이 투여된다. 통증 완화를 위해 정맥내 마약성제제가 필요할 수 있다. 통증, 오심 및 구토로 인한 이동성 감소는 일반적인 약화 및 상태 악화로 이어진다.

HIV 관련 소모증후군은 HIV/AIDS의 일반적인 합병증이며, 초기 체중의 10%를 초과하는 무의식적인 체중감소로 정의된다. 지난 6개월 또는 지난 1년 동안 설사 또는 약화, 발열을 종종 동반한다. 이것은 부적절한 영양(약물, 식욕부진, 오심/구토, 설사, 위장 감염, 구강 병변), 흡수장애, 신진대사 또는 호르몬 결핍으로 인한 이차적인 변화로 인해 체질량의 우선 손실이 특징이다. 이러한 합병증 및 관여 요인은 HIV 감염의 초기 단계보다 AIDS 환자에서 더 흔하다. 소모는 일반화된 약화, 기능저하, 면역기능저하, 합병증 및 사망률의 현저한 증가와 같은 합병증을 유발할 수 있다. 소모는 호르몬, 단백동화스테로이드(anabolic steroid) 및 영양 보충제를 투여하고 바이러스 부하와 면역력을 조절함으로써 치료된다.

먼쪽 말초의 대칭적인 신경병증은 HIV 감염의 모든 단계에서 발생할 수 있지만 일반적으로 AIDS와 관련된 생명을 위협하지 않는 건강 문제이고 HIV/AIDS 환자에게서 발견되는 가장 흔한 신경학적 문제이다. 정확한 원인은 밝혀져 있지 않지만 바이러스 자체, 항레트로바이러스의 약물부작용, 낮은 CD4 수치 및 높은 바이러스 부하와 관련이 있는 것으로 보인다. 다른 위험 요소로는 노화, 영양 요인, 거대세포바이러스 감염 및 체중감소가 있다. 그것은 의학적으로 심각한 상태로 간주하지는 않지만, 약화하고 삶의 질에 큰 영향을 미칠 수 있다. 환자는 발과 때로는 손에 다양한 증상을 나타낼 수 있다. 징후와 증상에는 감각장애, 고통스러운 감각, 작열감, 저림, 감각저하, 내재근 위축, 발목의 무반사 등이 있다. 불편함이 너무 심해서 침대 시트의 접촉만으로도 견딜 수 없게 된다. 신경병증의 징후와 증상은 보행 편위, 기능상실 및 독립성 감소로 이어진다. 현재의 의학적 관리에는 처방전 없이 구매할 수 있는 의약품(OTC)과 처방전의 진통제, 항발작제 및 항우울제가 포함된다. HIV 관련 말초신경병증의 자가 관리에 대한 450명의 연구에서 대체요법(반사 요법과 명상)은 활동(뜨거운 목욕, 발 높이 올리기, 발바닥 마찰), 운동(걷기), 의약품(OCT 및 처방), 보충제(비타민 B, 칼슘, 마그네슘) 및 물질사용[알코올, 매약(street drugs)]보다 효과가 높은 것으로 평가되었다. 말초신경병증의 증상을 줄이기 위해 국소 캡사이신(capsaicin)의 사용을 뒷받침하는 증거는 일관성이 없지만 일부 경우에는 잘 작동하는 것처럼 보인다. HIV/AIDS에 대한 치료법은 아직 없지만 질병의 진행을 크게 억제하는 몇 가지 종류의 약물이 있다. 핵산계역전사효소억제제(nucleoside and nucleotide reverse transcriptase inhibitors, NRTI), 비핵산계역전사효소억제제(non-nucleoside reverse transcriptase inhibitors, protease inhibitors, NNRTI), 진입억제제(entry inhibitors), 융합억제제(fusion inhibitors) 및 통합억제제(integrase inhibitors)가 포함된다. 이러한 모든 약물에는 부작용이 있다. 가장 흔한 부작용은 피로, 설사, 오심 및 구토, 식욕부진 및 복부 경련 등이다. 몇 가지 종류의 약물을 치료에 결합한 고도로 활동적인 항레트로바이러스 요법이 도입된 이래로 HIV/AIDS 환자의 생존율이 매우 증가했다. 진단 후 평균 수명은 1993년에 6.8년, 1996년에 10.5년, 2008년에 30~50년으로 증가했다.

2011년 10월 미국 보건복지부는 HIV/AIDS에 대한 약리적 치료를 시작할 것을 권고하는 최신 항레트로바이러스 치료지침을 발표했다(**표 24-2**).

표 24-2 • HIV에 대한 항레트로바이러스 치료지침
AIDS 진단
CD4 수 < 350
임산부 수직감염(vertical transmission) 방지
CD4 세포 수에 관계없이 HIV 관련 신장병증의 진단
CD4 세포 수와 관계없이 B형간염바이러스(HBV)와 HIV로 감염된 사람
CD4 수가 300~500 사이인 환자
CD4 수가 500 이상인 환자에서 항레트로바이러스 치료 시작에 관한 합의는 없다. 전문가 약 50%가 권장하고, 나머지 50%는 선택 사양으로 보고 있다.

물리치료 환자/고객 관리

HIV/AIDS 합병증으로 입원한 환자는 일반적으로 독립성을 최대화하고 이전 수준의 기능으로 돌아가기 위해 물리치료가 필요하다. 이 환자는 물리치료사가 그를 평가하기 전 거의 2주 동안 심하게 아팠다. 급성췌장염과 관련된 오심, 구토, 통증 외에도 소모증후군, 말초신경병증과 관련된 징후와 증상도 가지고 있다. 소모증후군은 위장장애, 금식 상태 및 장기간의 침상 생활 때문에 악화할 것이다. 말초신경병증은 발의 감각 변화와 이에 따른 균형 손상으로 인해 환자의 기능적 상태가 더욱 악화할 수 있다. 물리치료 중재는 환자의 체질적 증상과 통증이 조절되는 즉시 시작되어야 한다.

검사, 평가 및 진단

차트 검토는 물리치료사에게 환자의 사회 및 의학적 병력, 현재 약물, 검사 수치, 활력징후 및 활동 제한 사항을 알려준다. 이 환자와 함께 치료사는 그가 입원하는 동안 새로 처방된 펜타닐과 이미페넴/실라스타틴의 잠재적인 약물부작용을 알고 있어야 한다. 약물부작용에는 어지럼, 졸음, 호흡 저하 및 발작이 포함된다. 이 환자의 흥미로운 검사 수치는 매우 낮은 CD4 수 및 검출할 수 없는 바이러스 부하이다. 임상적으로 이는 바이러스 자체가 빠르게 복제되지는 않지만 환자의 면역 기능이 강하지 않기 때문에 환자가 질병이나 감염에 매우 취약하다는 것을 반영한다. 따라서 물리치료사는 다음과 같은 표준 주의사항에 특히 주의를 기울여야 한다. 빈혈은 환자 집단에서 빈번한 문제이므로 적혈구 수치(헤마토크릿과 헤모글로빈)를 검토하는 것이 중요하다. 낮은 수치는 신체검사 및 중재에 참여할 수 있는 능력을 제한한다.

환자 통증의 심각성과 상태 악화의 정도를 감안할 때 철저한 검사가 권고된다. 그러나 이 환자를 검사할 때 많은 특수 검사와 조치가 필요하지는 않다. 주관적인 병력은 차트 검토 중에 발견된 사실을 확증하고 치료사가 환자의 의식, 적합성 및 물리치료 중재 참여에 대한 의지를 평가할 수 있다. 일반적인 물리치료 검사는 심박수, 호흡수 및 혈압 등 활력징후를 측정하는 것으로 시작해야 한다. 이어서 침상 이동성, 일반화된 힘 및 이동에 대한 평가가 이어질 수 있다. 환자의 말초신경병증과 최근의 부동성으로 인해 말초신경병증의 징후와 증상에 대한 검사를 우선실시해야 한다. 이것은 감각, 다리 반사, 힘, 다리의 관절가동범위, 균형 검사를 포함한다. 아래 다리의 감각은 면봉으로 가벼운 자극(light touch)을 사용하여 평가하지만, 말초신경병증 환자 대부분은 이를 인식하지 못한다. 가벼운 자극에 불쾌감을 주는 감각장애는 일반적이며 따라서 이러한 환자에게는 가벼운 자극보다는 딱딱한 자극에 더 잘 반응한다. 반사는 대개 무릎에서 온전하고 발목에서 소실된다. 발가락 신근과 아킬레스건은 매우 단단하여 관절가동범위를 제한하고 아마도 발가락을 망치발가락과 같은 위치로 당길 가능성이 있다. 발목에서의 지연된 근육 동원이 기록되어 가쪽 기울기로부터의 회복 능력이 감소하게 된다. 그러므로 정적 및 동적 균형평가는 보행 활동을 시작하기 전에 수행되어야 한다. 여기에는 눈을 뜨고 서서, 눈을 감고, 한 발 서기 및 동요를 추가하는 것이 포함된다. Tinetti 수행지향적운동성평가(Tinetti Performance Oriented Mobility Assessment, POMA) 또는 버그균형척도와 같은 검사는 낙상 위험을 평가하는데 적절할 수 있다. POMA는 고령자의 균형과 보행에 대해 신뢰할 수 있는 유효한 임상검사이지만 말초신경병증이 있는 사람들에게도 사용되었다. 환자가 10~15분 동안의 활동을 견딜 수 있을 정도로 지구력이 있다면 POMA는 단단한 팔걸이 없는 의자, 짧은 보행거리 및 스톱워치만 있으면 급성치료시설에서 쉽게 관리되는 검사이다. POMA는 0~2까지의 3점 척도를 사용하고 가장 높은 수준의 손상을 나타내는 '0'과 손상이 없음을 나타내는 '2'가 표시된다. 균형 요소는 16점이며, 보행 요소는 12점으로 총 POMA 점수는 28점이다. 28점 중 19~24점은 낙상 위험이 중등도이고, 19점 미만은 낙상 위험이 크다. 마지막으로 환자가 지역사회에서 독립적으로 일하고 보행하기 때문에 계단을 오르내리는 능력을 관찰해야 한다. 활력징후는 이러한 활동과 수행 중 지적된 통증이나 운동내성의 징후에 따라 재평가되어야 한다.

국제기능장애건강분류(International Classification of Functioning, Disability and Health Model, ICF)를 이 사례에 적용하면 현재 질환과 소모증후군 및 말초신경병증의 과거 병력을 바탕으로 명백한 신체 구조 및 기능 제한이 있다. 이러한 손상은 피로, 약화, 일반화된 상태 악화 및 보행장애로 인해 그의 활동과 참여를 제한할 가능성이 있다. 이 환자를 대상으로 한 물리치료 진단은 주로 다리에서의 힘 감소, 장기간의 침상 생활 및 소모증후군에 관련된 지구력 감소, HIV 관련 말초신경병증 및 균형장애를 포함한다.

치료 계획과 중재

이 환자는 며칠 내에 퇴원할 예정이므로 독립적인 기능을 최대화하는 데 중점을 두어야 한다. 강화와 균형운동은 당뇨성 말초신경병증의 낙상 위험을 매우 감소하는 것으로 나타났다. HIV와 관련된 말초신경 질환과 당뇨성 말초신경 질환이 매우 비슷하므로 이러한 운동은 HIV와 관련된 신경병증 환자들에게 도움이 될 것이다. **표 24-3**은 말초신경병증 환자를 위한 일일 운동 프로그램을 제시한다.

저항과 중등도의 유산소운동은 HIV/AIDS에 안전하고 도움이 되는 것으로 나타났나. 운동은 CD4 수를 줄이거나 바이러스 부하를 증가시키지 않으므로 환자의 면역체계를 더는 손상시키지 않으며 운동과 질병 발달 사이에는 연관성도 없다. 게다가 저항운동은 실질체중(lean body mass)을 증가시키고, HIV에 감염된 사람들의 체력을 향상시킨다. 운동은 AIDS 환자에서 우울증과

표 24-3 • 말초신경병증 환자를 위한 강화와 균형운동

운동	설명과 진행
한 발로 서기	• 두 손이나 한 손으로 고정된 지지대를 잡고 있거나 손을 사용하지 않은 상태에서 진행 • 피로 또는 균형 상실 지점까지 최대한 한 발로 서기 • 반대쪽 다리도 반복
발가락 서기, 발꿈치 서기	• 손을 쓰지 않고 양쪽 다리에서 한쪽 다리로 진행 • 10회 반복 1세트로 시작하고 5회 운동 시간마다 1세트씩 증가
벽 미끄러짐	• 벽 12~20인치 앞에서 등을 대고 서기 • 고관절과 무릎을 45° 정도 굴곡(의자에 앉는 것처럼) • 굴곡 자세 유지 시간을 점차 늘림
8 그리기	• 치료사 또는 파트너의 손을 잡고 8을 그리며 걷기 • 독립적인 8 그리기 보행으로 진행
일자 걷기	• 고정된 지지대를 손으로 잡고 "발꿈치-발가락" 걷기 • 최소 10단계의 4세트 실행 • 손을 사용하지 않고 일자 걷기 진행
공 주고받기	• 짐볼에 앉아 치료사 또는 파트너와 함께 작은 공을 주고 받기 • 공은 처음에 환자에게 바로 던짐 • 공을 잡는데 필요한 체중 이동을 늘려야 하는 방향으로 공을 던짐으로써 점진적으로 균형을 증가
발목 내반/외반	• 한 발로 서서 한 손 또는 두 손으로 단단한 지지대 잡기 • 체중을 내측과 외측으로 피로 또는 균형 상실 지점까지 이동 • 손으로 지지하지 않고 체중 이동 진행
매트 위 또는 고르지 않은 표면 걷기	• 균형을 잡기 위해 팔을 양옆으로 벌리고 시작 • 가슴에 팔짱을 끼는 과정으로 진행

불안감을 줄이는 데 도움이 된다. 중등도의 유산소운동은 유산소와 저항운동 프로그램에 참여하는 HIV/AIDS 환자의 최대산소소비량(VO_2 max)과 피로에 걸리는 시간을 매우 증가시키는 것으로 나타났다. 운동에는 나이별 최대심박수의 50~70%에 해당하는 트레드밀 훈련과 프리웨이트, 공기압과 플레이트

(plated) 운동 장비를 사용하는 저항운동이 포함되었다. 비록 이것이 이 환자의 현재 능력을 넘어설 수도 있지만, 현재 병이 해결되면 유산소운동과 저항운동을 결합한 운동 프로그램을 통해 효과를 볼 수 있다. 물리치료사는 저항 밴드나 튜브를 이용하여 가벼운 저항성 가정 운동 프로그램을 처방함으로써 환자가 저항운동을 시작할 수 있도록 도울 수 있다.

말초신경병증은 물리치료 중재에 직접 반응할 수 있다. HIV와 관련된 말초신경병증 환자 2명이 참여한 사례연구에서 미세전류, 관절가동술과 연부조직 가동술, 스트레칭의 조합은 HIV와 관련된 말초신경병증의 증상을 감소시켰다. 발, 발가락, 발목의 관절가동술은 신경병증이 있는 많은 환자가 저림 또는 이상 감각 외에 발목의 수동적 보조 및 생리학적 움직임이 감소하기 때문에 적절한 중재이다. 환자들은 발과 발가락의 작은 관절뿐만 아니라 발목관절에도 Ⅲ과 Ⅳ등급의 앞뒤쪽 관절가동술을 받았다. 심부조직 마사지를 발등에 실시하면 촉감 민감도는 감소하고, 연골조직의 유연성을 향상시키며, 순환을 촉진한다. 이 중재는 진통제의 사용을 줄이고, 보행의 질을 향상하며, 독립적인 기능 향상을 초래했다. 발가락 신근과 아킬레스건 스트레칭은 보행의 입각기 단계에서 발끝에서 더욱 정상적인 발바닥 접촉이 이루어질 수 있다.

근거 중심 임상적 추천

SORT: 추천 분류의 장점

A 일관된, 양질의 환자 지향적 근거

B 일관되지 않거나 제한된 실석 수준의 환자 지향적 근거

C 동의, 질병 중심의 근거, 일반적인 관행, 전문가의 의견 또는 사례 시리즈

1. 항레트로바이러스 약물치료는 CD4 수가 350 미만이거나 AIDS 진단이 있을 때 시작해야 한다. **A 등급**

2. Tinetti 수행지향적운동성평가는 말초신경병증 성인의 낙상 위험을 예측하는 데 사용할 수 있다. **C 등급**

3. 저항운동과 중등도의 유산소운동은 모두 HIV/AIDS 환자들에게 안전하고 유익하다. **A 등급**

4. 말초신경병증이 있는 환자의 발에 적용되는 미세전류, 관절가동술, 연부조직가동술은 마약성진통제의 사용을 감소시키고 보행의 질을 향상하며 독립적인 기능을 증진한다. **B 등급**

종합 질문

24.1 장기간의 HIV/AIDS와 급성췌장염이 있는 환자는 물리치료사가 균형평가를 하는 동안 어지럼증과 머리가 텅 빈 느낌과 숨이 가빠졌다. 이를 일으킬 가능성이 가장 큰 약물은?

A. 아바카비어
B. 펜타닐
C. 라미부딘
D. 아타자나비르

24.2 AIDS 진단을 받은 환자는 CD4 수가 112개이고, 바이러스 부하는 15,000개이다. 의미하는 것은 무엇인가?

A. 환자의 면역체계는 강하며, 약물은 바이러스를 잘 통제하고 있다.
B. 환자의 면역체계가 약해졌지만, 약물은 바이러스를 잘 통제하고 있다.
C. 환자의 면역체계는 강하지만, 약물이 바이러스를 적절하게 통제하고 있지는 않다.
D. 환자의 면역체계가 약해지고, 약물이 바이러스를 적절하게 통제하지 못하고 있다.

24.3 소모증후군 설명으로 옳은 것은 무엇인가?

A. 근육 성장을 촉진하는 단백동화스테로이드 같은 약물은 피해야 한다.
B. 나이별 최대 심박수의 50%로 운동하면 지구력을 향상할 수 있다.
C. 영양 보충제를 사용하면 순수 근육(lean muscle)을 얻을 수 없다.
D. HIV/AIDS의 심각한 합병증이 아니므로 걱정하지 않아도 된다.

정답

24.1 **B.** 펜타닐은 마약성진통제이다. 약물부작용은 어지럼, 졸음, 머리가 텅 빈 느낌 그리고 호흡 저하를 포함한다. HIV 감염을 치료하는 데 사용되는 약은 일반적으로 위장 장애를 유발한다(A, C, D).

24.2 **D.** 일반적인 CD4 수의 범위는 약 500~1,500cells/μL이다. CD4 수는 면역체계의 건강을 나타낸다. 112개의 세포 수는 CD4 세포의 수가 감염과 질병을 제거하기에 불충분하다는 것을 나타낸다. 바이러스 부하는 약물이 바이러스를 얼마나 잘 조절하는지를 반영한다. 10,000copies/mL 이상일 때 약물이 효과적이지 않음을 나타낸다.

24.3 **B.** 소모증후군은 HIV 감염의 심각한 합병증이다(D). 소모증후군은 기능적 상태와 삶의 질을 저하하는 것 외에도 이환율과 사망률을 증가시킬 수 있다. 나이별 최대심박수 50~70%의 유산소운동은 최대산소섭취량 그리고 HIV 소모증후군 환자들이 피로를 느끼는 시간을 증가시키는 것으로 나타났다. 소모증후군에 대한 다른 치료법으로는 단백동화스테로이드(A), 호르몬, 영양 보충제(C) 사용 등이 있다.

생애말기 질환: 호스피스 물리치료

Terminal Illness: Hospive Physical Therapy

Karen Mueller

CASE 25

25년의 파킨슨 병력을 가진 91세의 허약한(ectomorphic) 남성이 혼동(confusion)과 약화를 호소하며 구급차에 의해 응급실로 이송되었다. 환자는 70세의 딸과 함께 살고 있으며, 딸은 아버지가 혼동과 지남력 장애로 인해 아침에 침대에서 나올 수 없었다고 보고했다. 딸은 아버지의 약물 복용에 아무런 변화가 없다고 하였지만, 전날의 더위에 바깥에 나가 있던 아버지가 탈수증세를 보인 것이 아닐까 하고 걱정했다. 지난 2년 동안 환자의 인지 및 신체 상태는 크게 저하되었다. 그는 이동을 위해 보행기를 사용해야 했고, 체중도 약 9kg이 줄었다. 환자는 3개월 전까지만 해도 외래 물리치료 중재를 받아왔으나, 요로감염으로 3일 동안의 입원 기간이 필요했다. 딸에 따르면 환자의 활동 수준은 상당히 저하되었다. 이때 환자는 딸의 집으로 들어갔고 딸이 아버지의 대리인으로 지정되었다. 지난 한 달 동안 환자의 보행은 최소의 도움으로 집에서 짧은 거리를 걷는 수준으로 떨어졌다. 또한 그는 지난주에 식사하는 동안 두 번의 질식 사건을 경험했다. 기능저하를 해결하기 위해 가정방문 물리치료가 시작되었다. 환자는 고혈압, 고지혈증, 골다공증, 3년 전 서맥으로 인한 심장박동 조정기 설치를 포함한 합병증이 있다. 그의 가정 약물로는 알렌드로네이트(alendronate), 아리셉트(Aricept), 카비도파/레보도파(carbidopa/levidopa), 세레브렉스(Celebrex), 시탈로프람(citalopram), 코자(Cozaar), 나멘다(Namenda), 아스피린, 칼슘 등이 있다. 환자는 추가 검사와 후속 검사를 위해 병원에 입원했다. 가슴 X선촬영은 폐렴과 일치하는 작은 왼쪽 삼출액을 동반한 기저 혼탁과 혈관 충혈의 증가를 나타냈다. 머리의 컴퓨터단층촬영은 3년 전과 변동이 없었고, 위축 및 만성적인 작은 혈관 허혈 변화를 제외하고는 정상이었다. 2주 이상 병원에 입원한 환자는 다중 계통의 장애를 경험했다. 그는 계속해서 중등도의 혼동과 방향감각 결손을 보였으며 때때로 불안해했다. 그는 여러 차례 그의 방에서 이상한 물체를 보았다고 보고했다. 또한 식사 후 쌕쌕거림(wheezing)과 상부 호흡기 호기에서의 소음 발생으로 흡인성 폐렴 진단이 확정되고 연하 주의사항이 시작되었다. 경피적 내시경위조루술(percutaneous endoscopic gastrostomy, PEG)을 공장(jejunum)에 삽입하는 방안이 검토되었으나 환자와 그의 딸은 이 방법을 반대하였다. 그는 계속해서 식욕 저하를 보였고, 그 결과 체중도 약 3kg이나 줄었다. 입원환자 물리치료 평가에서 기능적 이동성의 상실을 초래하는 경축(rigidity) 장애, 운동 불능/운동 완만 그리고 체간, 골반대, 다리 신전의 손실을 나타냈다. 30분 동안 10가지의 물리치료 중재가 제공되었다. 주요 내용은 체간과 사지의 관절가동범위를 최대한 향상하는 것, 강화, 기능적 이동성의 촉진을 위한 활동이다. 환자는 일반적인 문제들, 약화 그리고 심한 경축으로 인해 최소한의 진전을 보였다. 때때로 그는 제대로 숨을 쉬지 못하고 고통스러워 보였다. 그의 침상 이동성은 최대에서 중등도의 보조로 다양했고, 선 자세에서 축 이동은 최대의 보조가 필요했다. 그는 최대의 도움으로 5~10초 동안 서 있을 수 있었지만, 걸어다니지는 못했다. 그는 밥을 먹여주는 것을 포함하여 모든 일상생활동작에서 최대한의 도움이 필요했다. 그의 상태가 안정화되면 딸의 집으로 돌아갈 것으로 예상한다. 그러나 일상생활동작에서 완전한 의존성을 고려했을 때, 이는 실현 가능성이 없다. 의사는 호스피스 시설(residential home)로 보내는 것을 제안했다. 딸은 아버지가 이동성에 의존하게 되면, 공격적인 치료를 원하지 않는다고 명시한 지침을 가지고 있다고 동의했다.

- ▶ 급성 병원에서 이 환자를 치료하는 물리치료사로서 이 환자에 대한 호스피스 평가 권고사항을 어떤 근거로 지지할 수 있는가?
- ▶ 호스피스 시설에서 물리치료사의 역할은 무엇인가?
- ▶ 호스피스 시설에서 물리치료 평가를 위해 권장되는 결과 측정법은 무엇인가?
- ▶ 환자의 손상을 고려할 때 어떤 중재가 편안함, 이동성 및 통증 관리 측면에서 적절할 수 있는가?
- ▶ 효과적인 중재를 위해 이 환자의 장애와 기능적 제한을 어떻게 우선순위로 정할 것인가?

주요 정의

- **사전의료지시서**(advanced directive): 신체장애가 있을 때 건강관리를 제공하기 위한 옵션을 자세히 설명하는 법률 문서. 환자가 자발적 의사 표현을 할 수 있는 상태에서 작성하는 의료유언장으로 미국 등 여러 국가에서 법제화됨
- **생애말기 돌봄**(end of life care): 말기 상태인 사람의 안락함, 존엄성 및 삶의 질 증진을 위한 돌봄
- **호스피스 돌봄**(hospice care): 질병 치료보다는 환자의 안락함과 삶의 질에 중점을 둠. 말기 질환 및 평균 수명이 6개월 이하인 사람에게 일반적으로 적합함
- **완화치료**(palliative care): 심각한 만성 질환을 앓고 있는 개인의 삶의 질을 향상시키는 것을 목표로 고통스러운 증상의 예방 및 치료를 통한 편안함 향상에 중점을 둠
- **위임장**(power of attorney): 법적 문제와 관련하여 다른 사람이 자신을 대신하여 행동할 수 있음을 기재한 문서

목표

1. 파킨슨병의 전형적인 진행 상태와 어떤 증상이 호스피스에 대한 적응증인지를 설명한다.
2. 물리치료 서비스에 제공되는 메디케어(의료보험) 호스피스 혜택에 대해 설명한다.
3. 메디케어 인증 호스피스 시설에서 핵심 다학제팀(interdisciplinary team, IDT)의 일부로 고려되는 서비스 제공자를 나열한다.
4. 호스피스 관리를 받는 사람을 위한 물리치료사의 유용한 전략을 설명한다.
5. 호스피스 시설에서 다학제팀과 간호사에게 도움이 될 수 있는 물리치료사가 제공하는 교육을 정의한다.
6. 메디케어 호스피스 서비스의 시작 조건을 나열한다.
7. 호스피스 관리를 받는 사람에게 적합한 신뢰할 수 있고 유효한 평가도구를 설명한다.

물리치료 시 고려사항

호스피스 관리로 전환하는 말기 파킨슨병 노인 환자를 관리하는데 고려할 점:

- **일반적 물리치료 계획/목표**: 관절가동범위, 힘 그리고 유산소 기능적 용량의 손실을 최소화, 통증 감소, 기능적 운동패턴을 최적화하기 위한 경축 감소, 삶의 질 향상
- **물리치료 중재**: 안락함과 피부 보호를 위한 자세에 대해 환자와 가족 교육, 기능적 운동패턴을 최적화하기 위해 수정된 이동성 훈련, 에너지 보존 기술, 통증과 충혈을 줄이기 위한 호흡과 이완 운동, 부종 감소 전략
- **물리치료 시 주의사항**: 기립성저혈압의 위험을 줄이기 위해 선 자세로의 느린 전환, 심혈관질환을 예방하기 위한 단계적 활동
- **물리치료를 방해하는 요인**: 심한 통증, 초조(agitation), 극도의 부산함, 활동적 죽음(active death)으로의 전환

건강 상태의 이해

일반적으로 파킨슨병은 운동 완만, 안정 시 떨림, 자세불안정과 같은 주요 운동징후와 관련된 만성적인 진행성 신경질환으로 알려져 있다. 파킨슨병과 관련된 운동장애의 객관적 척도는 1967년 Hoehn과 Yahr에 의해 기술된 5단계 또는 1987년에 처음 발표된 통합 파킨슨병 등급 척도(Unified Parkinson's Disease Rating Scale, UPDRS)로 확인할 수 있다.

초기 및 중기 단계에서 파킨슨병 환자의 신체기능, 힘, 균형, 보행 속도 및 건강 관련 삶의 질을 최적화하는 물리치료 중재의 가치를 뒷받침하는 실질적인 근거가 있지만(Hoehn과 Yahr 1~3단계), 이러한 근거는 말기 단계의 환자에게는 최소이다.

파킨슨병이 말기 단계로 계속 진행됨에 따라 신체기능이 완전히 무력화될 수 있는 수준까지 악화하여 환자가 도움을 받지 않는 한 침상 생활 또는 휠체어로 이동한다(Hoehn과 Yahr 5단계). 질병의 말기 단계는 진행성 치매 및 경우에 따라 환각과 같은 정신병 증상의 발병으로 더욱 복잡해진다. 비록 이 말기 치매의 정확한 원인은 불분명하지만 이 현상의 새로운 근거는 루이소체가 대뇌피질, 뇌간핵 및 기저 전뇌 콜린성 시스템(basal forebrain cholinergic system)에 침투한 것에 기인한다. 또한 치매를 포함한 파킨슨병과 루이소체를 포함한 치매의 증상 및 징후가 겹칠 수도 있다고 추정되어 왔다. 그러므로 이러한 조건의 정확한 감별진단을 가능하게 하는 신뢰할 수 있고 유효한 객관적 조치가 없는 경우 임상의는 임상 관찰과 기존 중재 방법에 의존해야 한다. 예를 들어 환시(visual hallucinations)는 대개 루이소체를 포함한 치매 환자에서 나타나지만 치매를 포함한 파킨슨병 환자에서는 그렇지 않다.

진행성 치매의 발달 이외에 파킨슨병 환자는 말기에 전신 합병증에 직면하게 된다. 자율신경계 장애는 기립성저혈압, 호흡 동성부정맥(respiratory sinus arrhythmia) 및 심박수 변동성을 감소하는 심혈관 합병증을 유발한다. 현재 환자의 경우는 심장혈관계 손상으로, 심각한 서맥(bradycardia)으로 심장박동기(pacemaker)를 배치해야 했다. 또한 루이소체 침투는 악하선과 아래식도 및 후두의 파킨슨병 관련 자율신경장애에 관련되어 있다. 호흡기 근육 결손과 결합한 자율신경 결손은 폐색 및 제한적 기능장애를 유발하여 파킨슨병 환자를 질식 및 흡인성 폐렴에 노출할 위험이 크다. 따라서 호흡기 기능부전은 말기 파킨슨병 환자의 주요 사망원인 중 하나이다.

위창자 기능은 말기 파킨슨병에서 심하게 손상되어 최적의 구강 영양을 유지할 수 있는 능력을 위협한다. 손상은 변비, 후각 감소, 조기 포만감, 위장 통과시간 감소 및 오심을 포함한다. 1,134명의 파킨슨병 환자를 체계적으로 검토한 결과 24%가 영양실조로 밝혀졌으며, 60%가 영양실조의 위험이 있는 것으로 확인되었다. 오심과 구토는 도파민 대치요법(replacement therapy)의 약물부작용일 수도 있다. 이 약물의 복용이 많을수록 BMI가 낮아졌다.

파킨슨병의 통증 존재는 잘 알려지지 않았지만 최근의 근거에 의하면 통증의 유병률은 83%에 달한다고 한다. 파킨슨병 환자에게 5가지 유형의 통증은 근골격계 통증(경축, 류마티스성 질환 또는 골격 기형으로 인한), 신경병증성 통증(뿌리 병변 또는 국소 또는 말초신경병증으로 인한), 근긴장성 통증(파킨슨병 치료제의 효과와 관련 있음), 중추신경 병증성 통증(항파킨슨 약물치료의 효과와 관련됨) 및 좌불안석(akathisia, 안절부절못함의 기분 나쁜 지각–항파킨슨병 치료제의 약물부작용) 등이다. 파킨슨병 환자의 통증 유병률이 높았음에도 불구하고 많은 환자가 불편함을 표현할 수 없으므로 이 증상은 종종 인식되지 않는다. 결과적으로 파킨슨병 환자의 최대 40%는 적절한 진통제를 처방받지 못하여 장애 수준을 더욱 증가시킨다.

파킨슨병 말기 환자는 전체 시스템 감소의 심각성에도 불구하고 근위축성측삭경화증(amyotrophic lateral sclerosis, ALS) 및 다발성 경화증과 같은 다른 신경퇴행성 질환 환자만큼 완화 및 호스피스 치료를 받지 못한다. 이러한 불균형의 원인을 밝히기 위해 최근 연구에서는 말기 근위축성측삭경화증 환자 50명의 간병인 경험과 말기 파킨슨병 환자 52명의 간병인 경험을 비교했다. 결과는 근위축성측삭경화증 및 파킨슨병 환자의 경험에서 현저한 유사성이 나타났다. 구체적으로 두 그룹 모두 고통 수준을 6점 중 4점으로 평가했다(1=없음, 6=심각한). 통증은 파킨슨병 환자의 42%와 근위축성측삭경화증 환자의 52%에서 중등도 이상으로 평가되었다(4점 이상). 그러나 파킨슨병 환자의 27%는 지난달에 진통제를 받지 못했고, 근위축성측삭경화증 환자는 19%에 불과했다. 파킨슨병 환자는 근위축성측삭경화증 환자보다 심한 혼동을 보였으나, 우울증과 불안의 유병률과 심각성에 관련하여 그룹 간에 차이는 없었다. 호흡곤란 및 호흡 장애가 근위축성측삭경화증 환자에서 유의하게 높았지만, 두 그룹 모두 식사의 어려움을 가장 흔하고 심각한 신체 증상으로 평가했다. 파킨슨병 환자의 56%가 근위축성측삭경화증 환자의 64%와 마찬가지로 호스피스 관리를 받았지만 호스피스 서비스의 평균 시간은 근위축성측삭경화증(8주) 환자에 비해 파킨슨병(3주) 환자에서 유의하게 짧았다. 마지막으로 근위축성측삭경화증 환자의 50% 이상과 대조적으로 파킨슨병 환자의 25%만이 집에서 사망했다. 저자들은 다음과 같은 결론을 내렸다. "파킨슨병 환자는 근위축성측삭경화증 환자와 버금가는 통증을 겪었으며, 더 빈번하고 심각한 혼동을 겪었지만 파킨슨병 환자는 사망하기 전에 몇 주간 호스피스 혜택을 받는다. 전향적 연구가 파킨슨병 환자에게 도움이 될 것이고 삶의 마지막에 간병의 질을 향상할 수 있다."

현재 및 미래의 파킨슨병 환자의 건강관리 요구를 가장 잘 충족시키려면 호스피스 접근에 대한 장벽을 파악하고 해결해야 한다. 최근의 두 연구는 이러한 장벽의 성격과 영향에 대한 가치 있는 통찰력을 제공해 주었다. Hasson 등은 15명의 파킨슨병 환자에 대한 완화 및 호스피스 치료 필요에 대한 간병인 인식을 조사했다. 이 연구는 많은 간병인이 파킨슨병의 말기에 호스피스 중재의 적절성을 모르고 있으며, 의료 제공자와의 의사소통은 그러한 혜택에 대한 이해를 촉진하기에 불충분하다는 사실을 밝혀냈다. 더욱이 잠재적으로 치명적인 합병증(예: 흡인성 폐렴)의 급속한 발병 가능성이 있는 말기 파킨슨병의 예측할 수 없는 성질은 완화 및 호스피스 치료 시작을 위한 최적의 기간을 결정하는 것을 어렵게 만들었다.

호스피스완화의료협회(National Hospice and Palliative Care Organization, NHPCO)는 지난 수년간 미국의 호스피스 이용 패턴을 추적하기 위한 연례 보고서를 발표했다. 2010년 보고서에 따르면 2009년 말 관련 서비스를 받는 환자 156만 명 중 83%가 메디케어 호스피스 혜택을 받았다. 메디케어 호스피스 혜택은 1982년에 시작되었다. 호스피스 서비스의 적절한 시작은 말기 치료에 대한 비용 효과적인 접근법임이 입증되었다. 듀크 대학(Duke University)의 한 연구에 의하면 호스피스 서비스를 사용시 의료비 지출의 25%가 발생하는 마지막 1년 동안 메디케어 지출이 평균 2,309달러 감소했다고 보고했다.

파킨슨병과 관련하여 인정된 진단 범주가 없는 경우, 미분류 쇠약(debility unspecified) 진단은 이들 환자가 메디케어 호스피스 혜택을 받을 수 있는 지침을 제공한다. 따라서 말기 파킨슨병 환자는 이전 12개월 동안 다음 중 하나 이상을 먼저 입증해야 한다. 근육 소모(카켁시아), 체중의 10% 감소, 재발성 발열, 패혈증, 흡인성 폐렴 또는 재발성 요로감염으로 입증된 영양 요구를 유지하지 못하는 경우 등이다. 이러한 기준 외에도 메디케어는 의사가 환자의 기대 수명을 6개월 이하로 인증하도록 요구한다. 또한 메디케어 호스피스 혜택을 받기 위해서는 환자가 더 이상 자신의 상태에 대한 치유책을 모색하고 있지 않다는 것을 증명해야 한다. 이 사례 환자가 호스피스에 입원했을 때 그의 파킨슨병 치료제는 통증, 경축 및 인지 증상을 증가할 때까지 중단되었다. 그러나 호스피스 의사 수가 증가함에 따라 이제는 파킨슨병 치료제를 계속해서 사용하는 것이 안락한 조치로 권장되어 메디케어 호스피스 혜택을 받을 수 있다.

물리치료 환자/고객 관리

메디케어 인증 호스피스 시설은 핵심 다학제팀을 구성하는 여러 부분의 보건 전문가의 참여를 요구한다. 핵심 다학제팀에는 의사, 간호사, 사회복지사 및 사제(chaplains)가 포함된다. 물리치료사는 호스피스 다학제팀에 필수 "핵심 서비스"가 아니였다. 이 의미는 의료보험이 모든 환자들에게 물리치료 서비스를 제공할 필요가 없다는 것이다. 그러나 2008년 메디케어 정책변경에 의해 지원이 변경되었다. 이 정책변경 사항은 "물리치료, 작업치료, 언어재활이 제공되어야 하며, 제공하는 경우 허용된 실무표준과 일치하고, 관련 분야 면허증을 취득한 사람이 제공해야 한다."라고 하였다.

메디케어 정책변경은 물리치료가 다학제팀의 중요한 요소라는 것을 시사하지만 개별 호스피스 프로그램 지침을 개발해야 한다. 가장 중요한 것은 물리치료사가 환자의 요구에 대한 완전한 사회적 범위를 다루기 위해 생애말기치료(end-of-life care)에서 치료서비스의 가치에 대해 교육받아야 한다는 것이다. 물리치료사는 환자가 효율적으로 호스피스 시스템에 진입하는 것을 막는 교육, 제도 및 정책 장벽을 제거하기 위해 노력해야 한다. 또한 물리치료사는 지역사회, 사회 및 전문적인 영역뿐만 아니라 시설 내에서 결과 연구, 교육 및 정책 개발을 통해 서비스 포함을 주장해야 한다.

2008년 미국물리치료협회(APTA)는 종양학 분과 내에 Hospicial Care Special Association Group(HPC-SIG)의 구성을 승인했다. HPC-SIG는 출범 이후 미국물리치료협회 회원들에게 호스피스 환경에서 물리치료사의 역할에 대한 교육을 제공하고, NHPCO 및 기타 관련 기관과 제휴하여 이러한 노력을 촉진하고 있다. 2011년에 미국물리치료협회 대표단은 "호스피스 및 완화의료에서 물리치료의 역할"이라는 동의안을 만장일치로 승인했다.

호스피스 환경에서 서비스를 제공하는 물리치료사는 다양한 청구 체계에 따라 서비스를 제공한다. 여기에는 직접 계약이나 병원, 가정 건강 서비스 또는 요양원에서의 고용을 통한 계약이 포함된다. 물리치료사는 핵심 서비스(의약품, 장비 및 간호, 의학적 및 사회 복지 서비스)의 혜택과 관련하여 자신의 서비스 가치를 입증해야 한다. 많은 물리치료사가 호스피스 다학제팀의 중요한 구성원으로서의 역할을 성공적으로 수행하고 있다.

검사, 평가 및 진단

치료의 연속성(continuum of care)에서 환자의 위치(즉, 급성 입원, 재활 또는 완화 의료 또는 호스피스 치료)에 관계없이 물리치료사의 역할은 그대로 유지된다. 세계보건기구의 국제기능장애건강분류(ICF)의 맥락에서 물리치료사의 역할은 목표 지향적인 움직임을 조정하고 실행하는 신체 시스템과 구조물의 평가나 치료와 관련이 있다.

호스피스 시설에서의 지구력, 보행 속도 및 균형과 관련된 기능적 측정은 중재의 기초가 되는 유용한 정보를 제공할 수 있다. 예를 들어, 일어서서 걷기(TUG) 검사 및 10m 걷기 검사와 같은 측정은 최근 '6번째 활력징후'로 확인된 보행 속도에 대한 중요한 정보를 제공한다. 최근 연구에 따르면 보행속도의 감소는 기능적 감소와 낙상 위험을 증가시키고 높은 사망률과 상관관계가 있다고 하였다. 이러한 연구에서 0.6m/s 이하의 보행속도는 위험 임계값으로 확인되었다. 이 속도는 가정 보행(일반적으로 보행기와 같은 보조장치 포함)으로 제한한다. 호스피스 시설에서 환자들은 대개 다양한 근골격계와 신경계 또는 생리적 원인으로 보행 속도가 현저히 감소한다. 생애말기 파킨슨병 환자의 경우 경축, 운동완만, 자세 안정성의 상실은 모두 보행 속도의 저하에 관여한다.

앉은 자세에서 일어서기(sit-to-stand)로 움직이는 능력은 보행에 있어 중요한 전제조건이다. 앉은 자세에서 일어서기 능력의 손실은 다리의 약화와 균형 결손으로 발생할 수 있으며, 이 둘은 낙상 위험 증가에 관여한다. 5회 반복 앉은 자세에서 일어서기 검사(Five Times Sit to Stand Test, FTSST)는 가슴에 손을 엇갈리게 얹고 가능한 빨리 다섯 번의 앉았다 일어서기를 하는 것이다. FTSST 나이 기준 검사 표준이 개발되었고, 다음과 같은 경우 낙상 위험이 증가하였다. 60~69세 11.4초 이상, 70~79세 12.6초 이상, 80~89세 14.8초 이상이다. 2011년 지역사회 거주 여성 7,421명(평균 80세)에 관한 연구도 FTSST 15초 이상인 점수와 인지장애 사이의 관계를 발견했다.

사망 가능성을 예측하는 데 사용되는 호스피스 및 완화 의료 시설에서 일반적으로 사용되는 몇 가지 평가가 있다. 완화의료수행척도(Palliative Performance Scale, PPS)는 11점 척도로 5개 영역을 평가하는 유효하고 신뢰할 수 있는 평가도구이다. 이 5개 영역에 대한 평균 점수를 기준으로 중위 생존기간(median survival)을 추정할 수 있다(1~145일 사이). PPS는 암환자와 입원환자 완화

의료 또는 급성 호스피스 병동에 대한 모든 진단을 받은 환자의 생존 규범을 확립했다. 최근의 연구는 낮은 PPS 점수와 호흡곤란의 수준이 높은 상관관계를 보였다. PPS는 '미분류' 진단의 요소로 정량화하는 호스피스 승인 도구로 널리 사용되고 있다.

Downing 등은 물리치료 평가와 호스피스 환경 개입을 목표로 하는 데 사용할 수 있는 3단계 진행 체계를 제안했다. 이 체계는 기능, 안전 및 편안함(FSC)으로 알려져 있다. 이 체계에서 '기능' 및 '안전' 영역에 있는 환자들은 힘, 지구력, 이동성 및 균형을 평가하는 물리치료 검사를 받을 수 있다. '편안함' 영역의 환자는 심박수, 호흡수, 통증척도 등급, 사지 둘레 측정(부종 환자의 경우), 산소포화도 등 생리적 반응과 관련된 검사를 받을 수 있다.

삶의 질 평가는 물리치료 평가의 중요한 특징이다. 그리고 이 목적을 달성하기 위해 많은 도구가 존재한다. 이러한 측정도구 중 일부는 뇌졸중 영향척도(Stroke Impact Scale)와 같은 질병 특이성을 알기 위함이다.

이 사례 환자는 호스피스 시설에 입원했고, 이틀 후 물리치료 초기상담이 제공되었다. 이 상담에 앞서 호스피스 물리치료사는 환자의 상태와 진료 이전을 최적화하기 위한 전략을 위해 환자의 가정방문 물리치료사 및 급성치료 물리치료사에게 연락했다. 또한 호스피스 물리치료 평가에는 침상 이동성, 앉기 균형 및 이동의 기능적 측정도 포함한다. 그리고 신체 구조 및 기능 평가에서는 관절가동범위, 호흡수, 기침 효과 및 지남력을 포함하고 있다.

치료 계획과 중재

호스피스 시설에서 물리치료의 영향을 조사하는 연구는 환자가 기능 향상, 호흡 상태, 피로 스트레스 감소, 환자와 가족 교육에 대한 이익을 얻는다는 것을 보여준다. 이러한 연구는 소수의 대상에 대한 임상 관찰을 기반으로 하는 최적의 중재 및 결과를 지속해서 탐색하기 위한 귀중한 출발점이 된다.

Mueller와 Decker의 연구에서 1년 동안 매주 열리는 학제간 팀 회의에서 164명의 호스피스 환자의 입원을 심사했다. 164명의 대상자 중 47명이 물리치료를 받았다. 물리치료의 의뢰를 받은 47명의 대상자 중 12명만이 물리치료의 사전과 사후 중재 평가를 완료할 수 있을 정도로 오래 생존했다. 치료 중재에 대해 환자가 원하는 결과를 식별하고 정량화하는 데 환자특이 기능척도(Patient Specific Functional Scale, PSFS)가 사용되었고, 대상자는 5개 영역을 식별했다. 가장 자주 확인한 문제 영역은 이동성과 통증 감소였고, 나머지 3개는 부종, 호흡곤란, 불안이었다. 이동성 문제를 가진 7명의 대상자 각각은 PSFS에 대한 목표 결과 중 적어도 하나에서 임상적으로 중대한 변화를 일으켰다. 이 대상들의 기능적 목표에는 침상 이동성, 이동, 서기와 걷기 등이 있다. 통증을 주요 문제로 보고한 5명의 대상자에 대해 물리치료 중재는 통계적으로 유의한 감소를 가져 왔다. 가장 일반적으로 제공되는 두 가지는 이동성 훈련(92%)과 가족 교육(83%)이었다. 이어서 경피적전기신경자극(TENS), 마사지, 스트레칭, 부목 및 유도 이완을 포함한 통증조절에 대한 비약리학적 중재(38%)가 뒤따랐다. 본 연구의 결과는 호스피스 시설에서 환자들이 기능 개선 또는 유지와 관련된 목표를 계속 가지고 있다는 사실과 물리치료 중재에 대한 효과적인 비약리학적 접근법을 포함할 수 있다는 사실을 강조한다. 이 연구는 호스피스 환자들이 에너지 절약 교육, 보조장치의 적절한 도입 그리고 가족 교육을 통해 개선을 이룰 수 있다는 것을 발견했다. 호스피스 내의 많은 환자는 단기적인 물리치료 중재가 필요할 수 있는 특정한 기능적 목표를 가지고 있다. 예를 들어, 이 연구의 한 환자는 추수감사절 저녁 식사를 위해 식당으로 걸어갈 수 있도록 물리치료 중재를 요청했다. 이 목표를 달성한 후 환자는 더 이상의 물리치료 서비스를 거부했고 곧 사망했다. 이 예는 호스피스에 있는 환자들의 요구가 물리치료 중재에 대한 약간 다른 접근법에 의해 더 잘 이용된다는 생각을 강조한다.

Briggs는 이러한 접근법을 '역방향 재활(rehabilitation in reverse)'과 '재활의 빛(rehabilitation light)'이라고 불렀다. 역방향 재활은 신체적 쇠퇴에도 불구하고 안전하고 효과적인 이동 보조의 필요성이 커짐에 따라 중재를 지시한다는 생각이다. 예를 들어, 근위축성측삭경화증 환자와 가족은 기능과 독립성을 최적화하기 위해 지속적인 수정이 필요할 것이며, 우선 이동성을 최적화하기 위해 지팡이를 사용할 수 있다. 질병이 진행됨에 따라 환자는 보행보조기와 최종적으로 전동 휠체어가 필요하다. 따라서 물리치료사의 주된 역할은 환자와 가족이 이러한 변화에 잘 적응하도록 돕기 위해 지속적인 환자 평가와 질병에 대한 지식을 통합하는 것이다. 이 사례 환자의 경우 역방향 재활은 침상 이동성, 휠체어로의 이동 및 적절한 자세유지를 위한 안전하고 효과적인 전략과 보조장치를 식별하는 것을 수반한다. 이 환자는 구르고 앉는 것을 돕기 위해 병원 침대가 필요했고 피부의 온전함을 유지하기 위해 에어 매트리스가 권장되었다. 침대 높이를 조정하여 이동을 쉽게 하였고 슬라이딩 보드를 사용하여 평평한 표면 사이를 쉽게 이동할 수 있었다. 또한 호스피스 직원과 환자의 딸 모두 환자를 안전하게 돕는 방법을 교육받았으며, 기계식 슬링 리프트 사용을 고려했다. 환자는 다리 받침대를 들어 올린 상태로 휠체어에 기대어 사용하므로 정중선 자세유지를 보조하기 위해 체간 지지대가 추가되었다.

재활의 빛은 근본적으로 환자의 참여 수준과 숙련도 개발을 최적화하기 위해 치료 시간의 빈도, 강도, 기간을 조정하는 개념이다. 매일의 물리치료 중재가 일반적인 재활 프로그램의 주요 특징이지만 호스피스 서비스를 받는 환자는 일주일에 한 번 치료를 받을 가능성이 더 크다. 대부분의 경우 물리치료는 1~2회 방문으로 완료될 수 있으며, 후속 중재는 환자와 가족에 의해 수행된다. 물리치료 참여는 환자의 상태와 요구 변화에 따라 일시적일 수도 있다. 생애말기 질환 환자는 지치기 전에 몇 분간의 지속적인 활동을 견딜 수 없다. 따라서 물리치료사는 피로의 징후를 관찰하고, 휴식 시간을 자주 제공하고, 환자의 내성 내에서 활동을 수정해야 한다. 또한 물리치료사는 환자가 에너지 보존

기술 교육을 통해 활동 내성을 연장하도록 도울 수 있다. 예를 들어 생애말기 호흡기질환 환자는 기능적 활동 중에 숨이 짧아진다. 공기 부족에 대한 인식은 불안을 유발하여 비효율적인 호흡 전략과 더 나아가 정신적 고통을 유발한다. 이 경우 물리치료사는 호흡운동 및 느린 입술을 오므린 호흡(pursed-lips breathing)을 통해 이완을 촉진할 수 있다. 이러한 기술은 환자의 간병인에게도 교육할 수 있다.

호스피스에서 약리학적 관리의 중요한 요소는 통증조절이다. 통증, 초조, 불안을 감소하기 위해 현재 환자에게 12시간마다 30mg 엠에스콘틴(MS Contin)을 처방해 기준 통증을 조절했다. 황산모르핀액(Morphine sulfate liquid)과 아티반(Ativan)은 돌발통증(breakthrough pain)에 필요한 만큼 혀 밑으로 전달되었다. 마약성제제는 변비 효과가 매우 크므로 환자는 대변관리 프로토콜(대변 연화제 사용 포함)이 처방되었다. 호스피스 입원 당시 환자의 파킨슨병 치료제는 처음에 중단되었다. 결과적으로 혼동이나 지남력상실과 함께 강축의 현저한 증가가 관찰되었다. 한 달 후 환자의 딸은 이 약물을 재개할 것을 요청했다. 호스피스 의사는 편안함 조치로서 이러한 약물의 중요성을 인식하고 처방했다.

편안함 관리는 호스피스 시설에서 제공되는 물리치료의 핵심 요소이다. 부드러운 관절가동범위 운동, 림프부종 관리 및 모달리티 사용과 같은 중재는 약리학적 조치에 가치 있는 추가 조치가 될 수 있다. 이 사례 환자의 경우 치료의 중점은 분절 호흡 패턴을 촉진하기 위해 가슴 이동성을 최적화하는 것이다. 근육 길이를 유지하고 긴장을 줄이기 위해 체간 신전과 회전을 촉진하는 운동을 활용했다. 편안함 조치로서 이러한 중재의 가치는 중재가 제공된 날에 환자가 더 잘 잤다는 관찰에 의해 주목되었다. 물리치료 중재에는 부종을 줄이기 위해 환자의 다리를 감싸는 부드러운 마사지와 압박이 포함되었다. 호스피스 직원은 식사를 위해 환자를 휠체어로 옮기도록 권장 받았다. 환자는 친구와 가족들과 함께 호스피스 시설 현관에 앉아 즐겼으며, 이렇게 시간을 보내고 난 후 덜

초조해했다.

이 사례 환자의 경우 물리치료 중재는 휠체어에 앉고, 이동을 최적화하고, 침상 이동성을 위한 기능을 유지하는 데 중점을 두었다. 능동보조 관절가동범위 운동, 체간 회전에 초점을 맞춘 침대 운동, 환자가 누운 자세에서 앉는 자세로의 도움, 슬라이딩 보드 이동, 음식을 먹는 것을 돕기 위한 리클라이너 휠체어에서 최적의 자세유지에 대한 직원과 가족 교육이 제공되었다. 편안함 기반 치료는 사지와 체간의 관절가동범위 운동과 기침 보조가 포함된다. 환자의 가족과 호스피스 직원이 후속 치료를 제공하여 환자를 1주일에 한 번, 1개월 동안 지켜보았다. 이러한 중재를 통해 환자는 2시간 동안 하루에 두 번 휠체어에 앉을 수 있었고, 이 시간 동안 식사를 하며, 친구들을 만나고, 딸과 함께 호스피스 시설 현관에 앉을 수 있었다. 그리고 환자의 통증과 변비도 잘 관리되었다. 그러나 환자의 연하장애에도 불구하고 그의 딸은 그가 원하는 대로 먹고 마실 수 있도록 요청했다. 환자는 지난주에 음식과 물을 거부하면서 계속 약화되었다. 울혈이 지난 3일 동안 현저하게 증가했지만, 통증은 효과적으로 관리되었고 환자는 평화롭게 사망했다.

근거 중심 임상적 추천

SORT: 추천 분류의 장점

A 일관된, 양질의 환자 지향적 근거

B 일관되지 않거나 제한된 질적 수준의 환자 지향적 근거

C 동의, 질병 중심의 근거, 일반적인 관행, 전문가의 의견 또는 사례 시리즈

1. 일어서서 걷기 검사는 노인의 보행 속도가 0.6m/s 이하인지 여부, 기능저하, 낙상 위험 및 사망률 증가와 같은 부작용에 대한 임계값을 확인할 수 있다. **A 등급**

2. FTSST를 통해 낙상 위험이 증가하는지 확인할 수 있다. **B 등급**

3. 입원환자 완화 의료 또는 급성 호스피스 병동 환자의 경우 PPS를 사용하여 중위 생존기간을 추정할 수 있다. **A 등급**

4. 호스피스 환자에게 제공되는 물리치료는 스트레스를 줄이고 기능, 호흡 상태 및 피로를 개선한다. **B 등급**

종합 질문

25.1 Hoehn과 Yahr 4단계 파킨슨병 환자가 호스피스 입원을 고려중이다. 다음 중 호스피스 의뢰의 적합성을 확인하는 것은 무엇인가?

A. 환자는 '미분류 쇠약'의 기준을 하나 이상 충족해야 한다.
B. 환자는 파킨슨병에 대한 약물치료를 더 이상 받을 수 없다.
C. 의사는 예상 수명을 6개월 이하로 인증해야 한다.
D. A와 C

25.2 호스피스 시설에서의 물리치료 중재 요소는?

A. 통증 관리에 비약리학적 접근
B. 편안함을 지향하는 중재
C. 기능 최적화를 위한 중재
D. 모두 정답

25.3 메디케어 호스피스에 물리치료 참여 조건은?

A. 호스피스 의료 책임자의 재량에 전적으로 달려 있다.
B. 면허가 있는 공급자에 의해 제공해야 한다.
C. 면허가 없는 공급자에 의해 제공해야 한다.
D. 호스피스에 입원 한 모든 환자에게 제공되어야 한다.

정답

25.1 **D.** 파킨슨병에 대한 약물치료가 최적의 운동 기능, 연하, 언어 및 인지 기능을 유지하는 데 도움이 된다는 인식이 증가함에 따라서 B는 가장 바람직한 대답이 아니다. 약물의 사용은 호스피스 중재의 중심 목표인 통증과 불편함을 최소화하는 데 도움이 될 수 있다.

25.2 **D.** 이 모든 답변은 호스피스 시설에서 물리치료 중재의 근거기반 혜택을 나타낸다. 일부 환자는 호스피스 시설에서 힘과 기능을 향상할 수도 있다. 환자의 질병 수준에 따라 중재는 건강이 저하되는 동안 안전과 기능을 최적화하기 위한 목표가 될 수도 있다.

25.3 **B.** 물리치료 서비스를 이용할 수 있어야 하며 면허가 있는 직원이 제공해야 한다. 호스피스 다학제팀 구성원이 환자에게 물리치료 상담을 요청할 수 있으므로 A는 올바르지 않다. 또한 환자가 물리치료를 요청할 수도 있다. 호스피스 환자 중 일부는 실제 사망 단계에 입원하기 때문에 물리치료에 적절한 것은 아니다(D).

화상 소아 사례

Burn Injury-Pediatric Case

David John Lorello

CASE 26

6세, 남자아이는 양측 다리, 엉덩이, 생식기, 하복부 및 허리에 40%의 전신체표면(total body surface area, TBSA) 화상을 입은 후, 화상 중환자실(ICU)에 입원했다. 환자는 형제들과 모닥불 주변에서 놀고 있었는데 모닥불 위로 뛰다가 그의 바지에 불이 붙었다. 당황하여 환자는 달아나기 시작했고, 환자의 가족은 아이를 붙잡아 불을 끌 수 있었다. 병원에 도착하자마자 환자의 양쪽 다리에 구획증후군(compartment syndrome)이 발생했으며, 긴급하게 수술실로 옮겨졌고, 괴사딱지절개술(escharotomy)이 양다리에 수행되었다. 환자는 수술실에서 삽관과 진정제를 투여하고 돌아왔다. 물리치료사는 입원 후 12시간 이내에 환자를 평가한다. 환자는 화상의 외과적 절제와 이식을 위해 오후에 수술실로 돌아갈 것이며, 이 수술 후 삽관은 제거될 것이다.

- ▶ 검사 우선순위는 무엇인가?
- ▶ 그의 건강상태에 따라 활동 제한에 관여할 것으로 예상하는 것은 무엇인가?
- ▶ 가장 적절한 물리치료 중재는 무엇인가?
- ▶ 물리치료를 방해할 수 있는 합병증은 무엇인가?

주요 정의

- **자가이식**(autograft): 자기의 조직을 이식하는 것
- **괴사딱지절개술**(escharotomy): 협착 혹은 수축을 감소시키기 위해 괴사딱지를 외과적으로 절개하는 것
- **근막절개술**(fasciotomy): 사지 또는 체간 내부의 압력을 완화하기 위해 근막을 외과적으로 절개하는 것
- **육아조직**(granulation tissue): 상처치유에 형성되는 섬유모세포 및 염증 세포로 구성된 혈관화 조직

목표

1. 화상의 분류를 설명한다.
2. 영향을 받는 계통 및 상처치유 단계를 포함하여 화상 생리학을 이해한다.
3. 심각한 화상과 관련된 주요 장애를 이해한다.
4. 상처치유의 단계별로 적절한 치료 계획을 설명한다.

물리치료 시 고려사항

심각한 화상을 입은 아동 환자를 관리하는데 고려할 점:

- **일반적 물리치료 계획/목표**: 관절가동범위 손실 또는 구축 방지, 힘과 심혈관 지구력의 손상 전 수준 달성, 이동성과 보행으로 기능적 독립성 극대화
- **물리치료 중재**: 관절가동범위 운동 및 스트레칭, 힘줄 미끄러트림, 부목 고정 및 자세유지, 유산소 및 저항운동, 이동성 훈련, 보행 훈련, 운동과 이동성에 관한 가족 교육
- **물리치료 시 주의사항**: 활력징후 관찰, 수술 후 제한

▶ **물리치료를 방해하는 요인**: 구획증후군, 노출된 힘줄, 이소성골화증 (heterotopic ossification, HO)

건강 상태의 이해

외과 기술, 상처 치료와 드레싱 및 인공피부를 포함한 대형 화상의 의료 관리가 발전함에 따라 이전에는 생존할 수 없었던 부상이 생존 가능해졌다. 그러나 화상으로 인한 부상은 재활에 수년이 걸릴 수 있는 신체적인 손상을 남긴다. 이러한 장애를 예방하고 잃어버린 기능을 회복하도록 돕는 것이 물리치료사의 역할이다. 물리치료사는 이 작업을 수행하기 위해 피부해부학, 상처치유 및 상처 관리에 대한 지식을 가지고 있어야 한다. **표 26-1**은 미국 아동의 화상 발생률을 보여준다.

피부는 신체의 가장 큰 기관으로서 신체를 감염과 상해로부터 보호하고, 체액의 손실을 방지하고, 체온을 조절하고, 외부 자극을 받고, 내부 사건(예: 감염의 결과로 피부에서 볼 수 있는 홍반)의 지표 역할을 하며, 자신의 상태를 확인하는 데 도움이 된다. 화상을 입으면 이러한 기능의 일부 또는 전부가 손실

표 26-1 • 미국 아동의 화상 통계
14세 이하 어린이 88,000명이 화상 관련 부상으로 병원 응급실에서 치료를 받았다.
62,000명의 화상은 열상이었고 26,000명은 데인 것이었다.
화상 관련 부상으로 입원한 4세 이하의 어린이 대다수가 데인 화상(65%)이나 접촉 화상(20%)이다.
어린이에게 화상은 뜨거운 음식이나 부엌에 쏟아진 액체로 인해 발생한다.
6~14세의 어린이 중 1/3 이상이 적어도 한 번은 불장난을 해본 경험이 있다. 남자아이들은 불장난할 확률이 여자아이들보다 2배 더 높다.

될 수 있다.

피부는 표피, 진피 그리고 아래 피하조직으로 구성되어 있는데 피하조직은 근막, 근육, 건, 인대, 신경, 뼈, 기관과 같은 구조들이다(**그림 26-1**). 이러한 피부층에 대한 철저한 지식은 화상의 깊이를 분류하고, 손상의 깊이와 정도에 따라 어떤 기능이 상실되는지 예측하는 데 필요하다. 가장 표면적인 층인 표피의 두께는 0.05~1.5mm까지 다양하다. 이 무혈관층은 깊은 진피 내의 혈관에서 필요한 세포 영양소를 공급받는다. 표피에는 5개의 층이 있는데 각질층, 투명층(손바닥과 발바닥에서만 발견됨), 과립층, 유극층 그리고 기저층이다. 표피의 가장 깊은 층은 보호 단백질 케라틴을 생산하는 케라틴 형성 세포를 포함하는 기저층이다. 표피 내의 다른 중요한 세포에는 멜라닌세포(멜라닌색소 생산), 메르켈세포(가벼운 접촉에 대한 정보를 제공하는 기계수용체) 그리고 랑게르한스세포(피부의 면역 반응을 조절하는 가지 세포) 등이 있다.

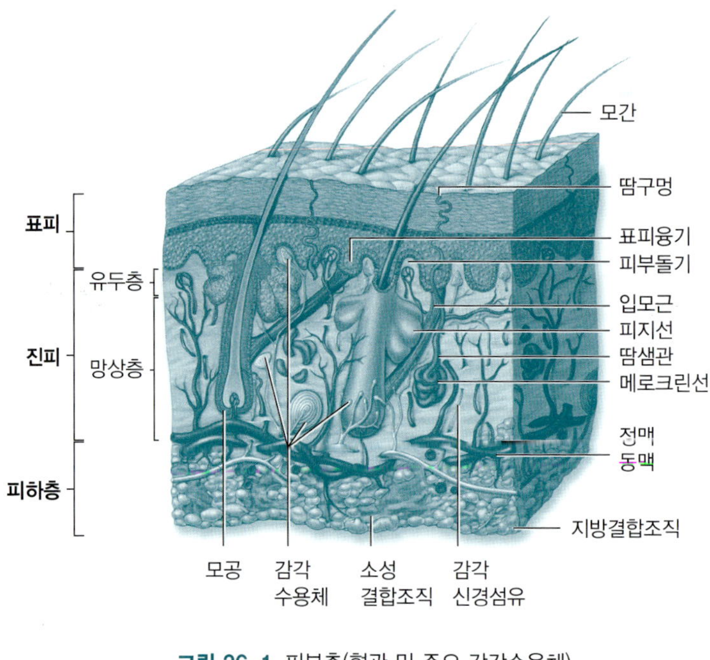

그림 26-1 피부층(혈관 및 주요 감각수용체)

표피 내의 중요한 구조로는 모낭(표피와 연속되는 상피가 늘어서 있음), 피지선(모낭 내에 있으며 피부와 모발을 윤활하는 피지를 생성함) 그리고 땀샘(열을 분산시키고 몸을 식히는 것을 돕기 위해 땀을 분비함)이 있다. 기저막은 표피와 진피 사이의 결합조직이다. 이 막은 표피의 융기가 진피의 돌출부에 들어맞는 발판 역할을 한다. 망상돌출로 알려진 이 구조는 진피를 표피에 고정해 층 사이의 전단력을 방지한다.

표피 아래의 진피는 더 두껍고, 두께는 2~4mm이다. 진피는 매우 혈관화된 층으로 진피와 표피에 영양을 공급한다. 진피는 두 개의 뚜렷한 층으로 구성되어 있다. 유두진피가 최상층으로 표피와 일치하고 그물진피는 더 깊고 두꺼운 층으로 피부에 신장성을 제공하는 콜라겐 뭉치를 포함한다. 진피 내의 구조는 모낭이 상승하도록 하는 평활근(즉, 소름이 돋는 것), 혈관(영양공급과 체온조절에 도움), 림프관 그리고 신경(온도, 통증, 촉각, 가려움증 및 압력에 대한 감각 정보를 제공하는 구심성 신경섬유) 등이 있다. 진피 아래에는 지방조직과 결합조직으로 구성된 피하층이 있으며 이는 깊은 구조물에 에너지, 완충 및 단열을 제공한다.

화상은 기전, 깊이 및 손상의 크기에 따라 분류된다. 손상의 여섯 가지 주요 기전은 데임, 화염, 접촉, 화학적, 전기와 방사선이 포함된다. 손상의 기전을 알면 물리치료사에게 손상이 얼마나 심각한지에 대한 정보를 줄 수 있다. 더 높은 온도를 생성하는 기전은 더 심한 손상을 초래할 것이다. 예를 들어, 1초 동안 70℃ 물에 노출된 피부는 부분층 화상을 입을 수 있다. 뜨거운 기름은 일반적으로 176℃보다 높다. 기름은 물보다 더 높은 온도에서 오래 유지되므로 수프나 육수는 뜨거운 물보다 더 깊은 화상을 입을 수 있다.

화상 깊이를 분류하는 전통적인 방법은 1도, 2도 및 3도 화상이었다. 이러한 분류는 표재성(1도), 표재성 부분층 및 심부 부분층(2도) 및 전층(3도)과 같이 더욱 임상적인 용어로 대체되었다. 표재성 화상은 표피만을 포함하고, 피부는 물집 없이 붉게 보인다. 치유는 바깥쪽 표피세포가 벗겨짐에 따라 3~7일

정도 걸리며, 이러한 종류의 화상은 고통스러운 햇볕 화상이다. 표재성 부분층 화상은 진피의 유두층(상단)뿐만 아니라 전체 표피를 포함한다. 부분층 화상은 빨갛고, 축축하고, 삼출물이 있다(**그림 26-2**). 물집이 생길 수 있고 상처가 쉽게 벗겨지며, 이는 진피의 신경종말이 노출되거나 손상되기 때문에 매우 고통스러운 화상이다. 진피의 더 깊은 구조는 손상되지 않았기 때문에 표재성 부분층 화상은 일반적으로 최소 7~21일 사이에 치유되며 최소한의 상처를 남긴다. 심부 부분층 화상은 진피의 표피와 유두층뿐만 아니라 진피의 그물진피를 포함한다(**그림 26-3**). 심부 부분층 화상은 얼룩덜룩한 흰색, 분홍색 또는 진한 빨간색으로 나타날 수 있다. 물집이 크고, 많은 통각수용체가 손상되지 않기 때문에 화상은 여전히 매우 고통스러울 수 있다. 모낭과 피지선이 손상되지 않기 때문에 상처는 다시 상피화 될 수 있다. 화상이 크거나 치유되는 데 21일 이상이 소요될 가능성이 있는 경우 외과의사는 피부이식을 고려하여 더 빨리

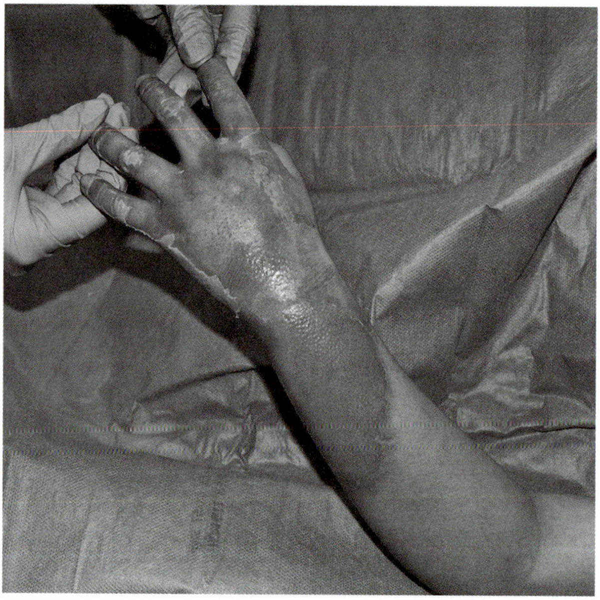

그림 26-2 아래팔과 손등의 표재성 부분층 화상

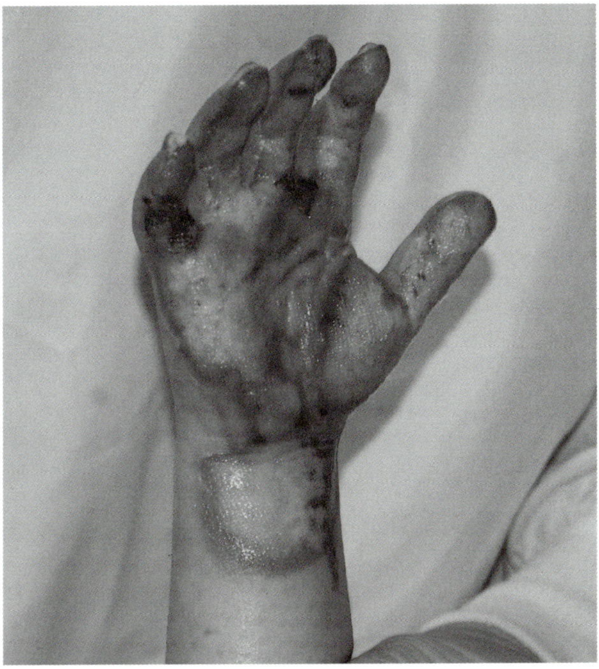

그림 26-3 어린이 손바닥의 심부 부분층 화상. 화상 부위는 얼룩덜룩한 흰색, 분홍색 그리고 진한 붉은색으로 보일 수 있다.

상처봉합을 할 수 있다. 심부 부분층 화상은 비후흉터와 구축의 위험이 있다. 이 화상은 영양실조나 감염으로 인해 전층 손상으로 전환될 위험이 있다. 전층 화상은 표피, 전체 진피 및 피하조직을 포함한다(**그림 26-4**). 화상 부위는 흰색, 노란색, 갈색, 그을린 또는 가죽같이 보일 수 있다.

왜냐하면 모든 혈관에는 혈전이 있고 통각수용체 및 다른 피부수용체는 화상으로 파괴되었기 때문에 상처는 건조하고 통증은 거의 없다. 모낭이 파괴되었기 때문에 남아있는 털이 쉽게 빠진다. 상처가 아주 작으면 상피눈속증식(epithelial ingrowth)에 의해 스스로 치료할 수 있지만 대부분 이러한 상처는 외과적 괴사조직제거 및 피부이식을 요구한다. 또한 전층 화상은 비후흉터나 구축의 위험이 있다.

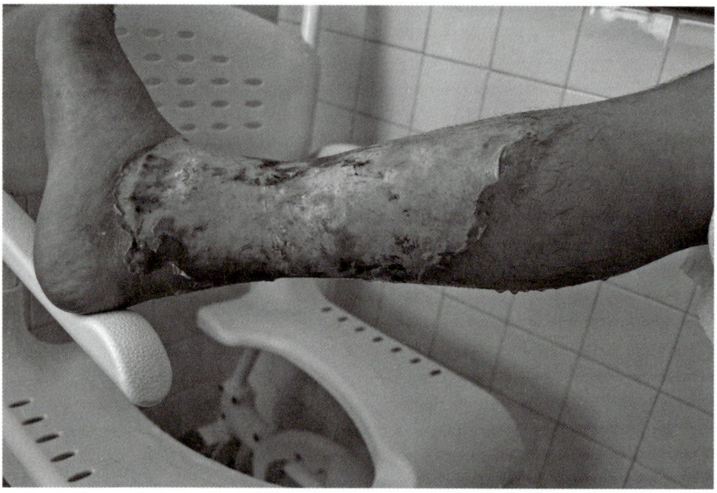

그림 26-4 다리의 전층 화상. 화상 부위는 흰색, 갈색 또는 그을린 것처럼 보일 수 있다.

화상의 깊이 외에 화상의 전신체표면 비율도 계산해야 한다. 부분층과 전층 손상 영역만 전신체표면 계산에 포함된다. 전신체표면 계산 방법에는 9의 법칙(rule of nine) 및 Lund-Browder 분류가 포함된다. 몸의 전신체표면을 9% 또는 9%의 배수로 표현하는 9의 법칙은 전신체표면을 계산하는 가장 간단하고 일반적인 방법이다. 그러나 이 방법은 어린이 또는 유아의 전신체표면을 계산할 때는 정확하지 않다. Lund-Browder 분류는 유아기로부터 성년에 이르기까지 신체발육에 따른 각 부분의 발육 특성을 고려하는 방법이다.

전신체표면 25%를 초과하는 주요 화상은 신체에 의한 전신 반응을 초래한다. 주요 화상의 영향을 받는 첫 번째 시스템 중 하나는 심혈관계이다. 거의 즉시 모세관 투과성이 매우 증가하여 부종이 발생한다. 혈장 유체는 증발을 통해 손상 부위에서 손실된다. 쇼크라고도 알려진 혈량저하(hypovolemia)는 심장박출량과 혈압을 낮추고, 심박수를 증가시키며, 소변 배출량이 감소하여 결국 신부전으로 이어질 수 있다. 폐부전은 화상 환자의 주요 사망원인 중 하나이다. 흡입 손상은 기도저항 증가, 폐동맥고혈압 및 폐탄성(pulmonary compliance) 저하를 유발할 수 있다. 체간에 화상을 입으면 부종이 발생하여 가슴 팽창이 감소하고 환기가 저하될 수 있다. 위장 시스템은 위 확장으로 반응하며 마비성장폐색은 충격에 반응하여 발생할 수 있다. 또한 화상 환자는 궤양 발생률이 증가한다. 신체는 화상에 대응하여 상처치유를 시작하는 데 필요한 에너지를 공급하기 위해 과대한 대사 상태에 들어간다. 에너지 저장소는 지방과 근육에서 동원된다. 근육 분해 대사가 증가하면 근육 소모로 이어질 수 있다. 화상의 신진대사 요구와 이러한 부상에 동반할 수 있는 장기간의 침상안정으로 환자는 골밀도의 손실을 입을 수 있다. 이것은 골절 위험성이 커지게 한다. 체간에 비대칭 화상을 동반한 소아 환자에서는 척추측만증도 발생할 수 있다. 화상 이환율과 사망률의 또 다른 주요 원인은 감염이다. 신체의 일차 면역 방어인 피부의 손실뿐만 아니라 전신체표면이 큰 화상은 면역억제를 일으킬 수 있다. 환자는 이로 인해 패혈증과 다기관 기능부전을 일으킬 수 있다.

상처치유는 염증, 증식, 재형성(성숙)의 세 단계로 나눌 수 있다. 염증기는 손상 시에 시작되어 2~5일 동안 지속할 수 있다. 출혈을 멈추기 위한 혈관 수축, 곧 주변 조직에 영양분을 공급하기 위한 혈관확장의 즉각적인 혈관 반응이 있다. 또한 호중구와 대식세포가 세균과 이물질의 상처를 제거하기 시작하는 세포 반응도 있다. 상처는 발적, 부기, 온기, 통증 및 관절가동범위 감소를 특징으로 한다. 증식기는 손상 후 3~5일 전후로 시작되며 3주까지 지속할 수 있다. 이것은 혈관형성(angiogenesis), 육아조직 형성, 상처수축 그리고 상피화가 특징이다. 상피화의 끝은 재형성(성숙) 단계의 시작을 나타낸다. 이 최종 단계는 6개월에서 3년까지 지속할 수 있다. 이 기간에 콜라젠은 형성과정에서 더 평행이 되어 보다 강한 결합을 만든다. 오래된 콜라젠이 제거되는 동안 새로운 콜라젠이 상처에 생성된다. 콜라젠 합성은 콜라젠 분해와 같아야 하고 이 단계에서 편평하고 유연한 흉터를 남긴다. 콜라젠 합성이 콜라젠 분해보다 큰 경우 비후흉터가 발생할 수 있다.

상처치유의 모든 단계에는 산소가 필요하다. 화상은 상처 표면에 괴사조직을 생성하여 산소 전달을 방해하고, 세균을 지원하여 감염을 촉진하며, 치유를 연장한다. 보다 표면적인 화상은 단순히 깨끗하고 촉촉한 환경을 제공하는 다양한 상처 드레싱을 사용하여 치료할 수 있다. 전층 화상은 전형적으로 외과적 수술로 괴사딱지를 제거해야 한다. 화상 치료가 21일 이상 걸릴 것으로 판단되면 외과적 중재가 필요하다. 치유를 위해 21일 이상 걸리는 화상은 비후흉터 및 구축의 위험이 증가한다. 접선 절제(tangential excision)를 통해 괴사딱지를 제거하면 외과의사는 기초 조직을 보존할 수 있다. 접선 절제로 외과의사는 건강하고 생존 가능한 조직에 도달할 때까지 화상 조직의 얇은 층을 제거한다. 화상 조직을 제거하면 상처는 새로운 피부로 덮어야 한다. 피부이식에는 부분층 이식과 전층 이식의 두 가지 유형이 있다. 때때로 절제된 상처 바닥은 이식 피부를 수용할 만큼 건강하지 않다. 전신체표면 화상이 크면 환자는 큰 표면을 치료할 만큼 충분한 정상 피부가 없을 수 있다. 이럴 때 임시 이식편이 사용된다. 기증 부위가 이용 가능할 때까지 또는 상처가 환자 자신의 피부로 이식하기에 충분히 건강할 때까지 사체 피부(cadaver skin) 또는 돼지 피부(porcine skin)를 사용할 수 있다. 상처봉합의 다른 방법으로는 배양한 자가상피세포피부(cultured epithelial autografts, CEAs), 바이오브랜(Biobrane) 및 인테그라(Integra)와 같은 피부 대체물 및 생합성 상처 드레싱이 있다. 전신체표면 화상이 크고 기증 부위가 제한적인 환자는 배양한 자가상피세포피부 혜택을 받을 수 있다. 이 시술을 위해 환자의 건강한 피부를 생검한다. 이 생검은 실험실로 보내져 생검의 표피세포가 피판으로 자란다. 3주 후 세포는 환자의 깨끗한 화상 부위 위에 이식할 준비가 된다. 배양한 자가상피세포피부는 진피가 없으므로 자가이식편보다 내구성이 떨어진다. 바이오브랜은 2층 막이 있는 상처 드레싱으로 섬유혈관 내성장이 가능한 나일론 메시의 내부층과 장벽 역할을 하는 실라스틱(실리콘 및 플라스틱)의 외부층이 있다. 액체와 삼출물이 막 아래에 모일 수 있으며 드레싱은 매일 제거해야 한다. 인테그라는 전층 상처와 노출된 힘줄이 있는 부위에 사용되는 또 다른 형태의 2층 막 손상 드레싱이다. 위층은 실리콘으로 수분손실을 조절하는 신표피 역할을 한다. 기저층은 섬유모세포의 모체 역할을 하는 소의 콜라젠으로 만든 피부 대체물이다. 2~3주 후 실리콘층을 제거하고 얇은 자가이식편을 상처 부위에 이식할 수 있다.

물리치료 환자/고객 관리

물리치료사는 심각한 화상 환자를 관리하는 큰 팀의 구성원이다. 화상팀은 환자와 그의 가족, 일반외과의사와 성형외과 의사, 의료보조사(의사 보조 및 임상간호사), 간호사, 영양사, 임상 약사, 호흡요법사, 아동 생활 전문가, 작업치료사, 언어병리학자, 심리학자, 사례 관리자, 사회복지사 및 연구원 등이 포함된다. 화상 팀의 각 구성원은 화상 생존자의 기능 회복에 있어 매우 중요한 역할을 한다.

이 관리 모델은 분야별로 목표를 달성하고 환자가 최상의 기능적 결과를 달성할 수 있도록 돕는다. 심한 화상을 입은 환자의 관리를 위해 물리치료는 중환자실에 입원한 후 24시간 이내에 시작되며, 상처치유의 모든 단계와 동시에 시작한다. 관리에는 관절가동범위 손실 방지, 힘 및 심혈관 훈련, 이동성 및 보행 훈련이 포함된다.

검사, 평가 및 진단

환자를 처음 보기 전 물리치료사는 차트 검토를 철저히 하는 것이 중요하다. 손상의 기전, 전신체표면, 화상의 위치와 깊이 수반되는 외상이 있는지를 아는 것이 중요하다. 이것은 물리치료사가 환자의 병실에 들어가기 전에 무엇을 예상해야 하는지에 대한 생각을 하도록 도와준다. 물리치료사는 중환자실 입원 이후 수행된 외과적 절차가 있는지, 과거 병력, 부상 이전 이동성 수준, 가족

역동성(family dynamics) 및 학교 환경을 포함한 사회력을 알아야 한다. 또한 환자 상담 전에 간호사와 이야기하는 것이 중요하다. 간호사는 귀중한 정보원이다. 때때로 모든 정보가 차트에 기록되지 않으므로, 환자와 그의 가족에 대해 적절한 것들을 배울 수 있다. 또한 간호사를 통해 현재 사용되고 있는 의료장비를 알게 되는 것도 중요하다. 일반적으로 중환자실 환자는 말초정맥내 주사 라인, 비강내 영양공급관, 심장 모니터 및 요도카테터가 배치되어 있다.

가장 중요한 것으로 물리치료사는 통증 감소와 환자의 통증조절 정도에 대한 환자의 현재 복용 약물을 알아야 한다. 일반적으로 화상 중환자실의 환자는 배경통증(background pain), 돌발성 통증(breakthrough pain) 및 절차상 통증(procedural pain)에 대한 약이 있다. 처방되는 일반적인 약품에는 마약성 진통제(모르핀, 옥시코돈, 펜타닐, 하이드로모르폰, 메타돈), 벤조디아제핀(미다졸람, 로라제팜), 마취제(케타민, 프로포폴) 등이 있다. 중환자실 입원 동안 환자의 통증을 조절하는 것은 치료사와 환자 사이의 관계뿐만 아니라 간호사-환자, 간호사-치료사, 가족-환자 그리고 가족-치료사의 관계에도 중요하다.

물리치료사는 먼저 의식수준을 평가하여 환자가 명료하게 명령을 따를 수 있는지를 평가하는 것이 중요하다. 환자가 진정되면 평가 중 환자의 활력징후를 관찰하는 것이 중요하다. 환자가 손상의 결과로 빈맥(tachycardia)을 갖는 것은 일반적이지만 치료사는 평가 중 심박수나 혈압의 부적절한 증가가 유발하는지 주의를 기울여야 한다.

물리치료사는 드레싱 변경에 관여하거나 수술실에 상주하여 상처를 볼 수 있는 모든 기회를 찾아야 한다. 관절가동범위는 상처 드레싱에 의해 제한될 수 있으므로 드레싱을 제거한 상태에서 관절가동범위를 평가하는 것이 중요하다. 인공호흡기를 사용하는 경우에도 명료한 환자에 대해 능동관절가동범위 평가를 수행할 수 있다. 또한 호흡요법사와 간호사가 있는 경우 인공호흡기를 착용한 환자에게 일부 침대 이동성을 평가할 수 있다. 환자가 진정되어 명령을 따를 수 없는 경우 수동관절가동범위를 평가할 수 있다. 검사 중에 저항이 발생하는 경우 통증을 적절하게 제어하지 못할 수 있다. 검사는 드레싱 변경 시 또는 수술 전에 더 나은 통증 제어가 이루어질 때까지 기다려야 할 것이다. 화상의 영향을 받은 관절에 대해서 관절가동범위 측정에 우선순위를 두어야 하지만 영향을 받지 않는 관절에 대해서도 측정해야 한다. 의료 계획은 다음 수술 절차 후에 이 환자의 삽관을 제거하기 때문에 이후의 힘, 이동성 및 보행을 평가해야 한다. 중환자실 입원 후 첫 48시간 동안 환자는 화상 충격을 방지하기 위해 수액소생(fluid resuscitation)을 받기도 한다. 환자가 완전히 소생할 때까지 이동성과 보행이 지연되는 경우가 많다.

목표는 상처치유 단계, 화상의 범위와 깊이, 환자의 현재 건강상태, 나이 그리고 육체적 · 정신적 상태를 포함한 많은 요인에 기초한다. 수술 후 이동성 제한과 환자 상태의 변화로 인해 목표는 수술절차에 따라 자주 변경된다. 최우선 목표는 특히 화상의 직접적인 영향을 받은 관절의 경우 관절가동범위의 손실을 방지하는 것이다. 다른 목표로는 부상 전 수준의 힘, 심혈관 지구력, 이동성, 보행, 일상생활활동의 독립성으로의 복귀를 포함한다. 어린이와 유아의 경우 공통목표는 나이에 적합한 큰(gross) 근육과 작은(fine) 근육의 운동발달이다.

치료 계획과 중재

처음 환자는 상처치유의 염증 단계에 있고 수액소생을 받고 있다. 부종은 처음 며칠 동안 널리 퍼질 수 있다. 그가 의학적으로 안정되기 전까지는 침대에서 동원할 수 없을 수도 있기에 부종 관리는 주요 목표 중 하나이다. 능동관절가동범위 운동과 심장 수준 이상으로 화상 사지를 배치하는 것은 부종을 줄이는데 도움이 된다. 부종을 줄이는 것뿐만 아니라 구축을 예방하기 위한 자세유지도 중요하다. 관절을 움직일 수 없을 때마다 연부조직이 구축되지 않도록 조직을 길게 유지한다. **표 26-2**는 화상에 영향을 받은 신체의 올바른 자세유지와 부적절한 자세의 영향을 설명한다. 이 환자(양쪽 다리, 복부 및 등에 화상)는 무릎 신전 상태로 고관절의 중립적인 회전과 신전 그리고 중립적인 발목 배측굴곡자세를 해야 한다. 환기하는 동안 그의 머리 높이를 올리는 것이 중요하므로 침대를 역트렌델렌버그(머리를 위로 올리는 것)로 배치하는 것은 고관절 굴곡의 위험을 줄이면서 침대 머리를 안전하게 상승시킬 수 있다. 그러나 화상 후 처음 며칠 동안의 부종 조절이 매우 중요하기 때문에 고관절을 중립적인 신전으로 자세를 취하는 것보다 다리를 올리는 것이 더 중요하다. 고관절 앞쪽에 자가이식편이 있다면 역트렌델렌버그가 고관절 자세유지에 최적이다.

화상과 관련된 생리적 후유증 외에도 심각한 화상으로 인한 침상안정은 근육량 감소와 유산소 용량 감소 등의 해로운 영향을 끼친다. 화상 환자들은 손상 때문에 동원하기가 어렵다. 그들을 침대에 두면 문제는 악화한다. 일단 환자가 의학적으로 안정되면 가능한 한 빨리 이동성과 보행을 시작해야 한다. 통증이 제한의 주요 원인이 될 수 있으므로 환자는 움직이는 방법을 알아내는데 추가적인 시간이 필요할 수도 있다. 다리에 화상이 있더라도 이동성과 보행 금기사항은 아니다. 서기 전에 다리에 압박 또는 탄성 드레싱을 사용하여 서 있을 때 발생할 수 있는 정맥울혈(venous pooling) 및 기립성저혈압을 예방해야 한다. 환자가 서 있는 것에 내성이 있다면 보행은 입원 기간 내내 진행되어야 한다. 장기간 삽관을 했거나 이동성과 보행을 시작하기에는 의학적으로 취약한 환자의 경우 경사대를 사용하여 직립 자세를 시작하고 직립 자세 내성을 촉진할 수 있다. 발바닥 표면의 화상은 통증으로 인해 보행이 매우 어려울 수 있지만 환자는 여전히 침대에서 나와야 하며 보행을 권장해야 한다. 화상 보조 신발(off-the-shelf cast shoes)은 체중부하를 하는 동안 발바닥을 보호한다.

환자는 치료 중에만 아니라 하루 중 침대 밖에서 정해진 시간 동안 움직이는 것이 중요하다. 환자가 움직일수록 이동이 쉬워진다. 이러한 환자들에게서 보

표 26-2 • 화상에 영향을 받은 신체 부위의 자세유지

고정 영역	훌륭한 자세	부적절한 자세의 영향
목/머리 (전면)	• 중립적 • 약간 신전 • 침대 머리 30°~45° 상승	• 측방굴곡 구축 • 회전 구축 • 굴곡 구축 • 안면근육 구축
겨드랑	• 90° 외전 • 아래팔 회의(손바닥 위로 향함) • 수평 내전 20°	• 견관절가동범위 감소 • 손상된 기능 • 머리 위로 움직임을 수행할 수 있는 능력 감소 • 충돌증후군 • 돌림근띠 손상/찢어짐
팔꿈치	• 주관절 완전 신전 • 아래팔 회외 • 어깨높이 위로 올라간 팔꿈치	• 팔꿈치를 완전히 구부리거나 펴는 것이 불가능 • 손을 입으로 가져가는 움직임 장애 • 손상된 기능 능력/일상생활활동
손	• 손목: 15°~40° 신전 • 중수지절관절: 70°~90° 신전 • 수지절관절: 완전한 신전 • 첫 번째 갈퀴막공간을 유지하기 위해 엄지 위치 • 손을 팔꿈치와 심장 수준 이상으로 거상	• 소근육 협조 감소 • 손상된 기능 능력/일상생활활동 • 손상된 대근육 운동
체간	• 중간선	• 척추측만증 • 인지된 다리길이 차이 • 체간의 완전한 관절가동범위 손실 • 손상된 늑골/가슴팽창 • 호흡기 손상
고관절	• 15°~20° 외전 • 중립적(혹은 증가한) 신전 • 중립적 회전	• 손상된 보행 • 바로 선 자세 감소 • 요통 • 인지된 다리길이 차이 • 좌골신경통 증상
무릎	• 완전 신전	• 손상된 보행 • 인지된 다리길이 차이
발/발목	• 중립적인 배측굴곡	• 족저굴곡 구축 • 내반첨족 변형

이는 근육량과 유산소 능력의 점진적인 감소를 막기 위해 애리조나 화상센터에서는 중환자실 입원 초기에 치료적 운동을 시작한다. Baker 등은 어린 시절 화상을 입은 83명의 청소년(18~28세)에 대한 신체적·정신적 재활결과를 평가했다. 대상자는 평가 2년 전에 최소 30%의 전신체표면 화상을 입었다. 신체결과 측정에는 힘, 이동성 및 일상생활활동의 수행능력이 포함되었다. 심리적 결과는 행동문제와 정신질환 발생이 포함되었다. 가장 많이 손상된 부위는 손목굴곡근의 힘으로 이것은 일상생활활동 수행능력을 제한했다. 더 큰 전신체표면 화상일수록 전체적인 평균 힘이 약하다. 큰 전신체표면 화상(50% 초과)의 대상자는 집기와 쥐기 힘이 감소했음을 보여주었다. 연구자들은 재활 전문가들이 심각한 화상을 입은 어린이들에게 전반적인 근력을 발달시키는 프로그램을 포함해야 한다고 결론지었다.

소아 화상 환자를 위한 운동프로그램은 입원환자 시설에서 퇴원한 후 최대 2년까지 힘 증가, 체질량 증가, 폐 기능 향상, 외과적 중재 횟수 감소 등을 나타냈다. 이러한 운동프로그램은 퇴원 후 6개월 동안 외래환자 프로그램에서 수행되었다. 체계적인 운동프로그램을 따르지 못하는 어린이의 경우, 놀이를 재활에 통합해야 한다. 놀이는 힘과 이동성을 향상하는 데 도움을 주는 것 외에도 사회적 학습기술과 대처능력을 개발하는 데 도움이 된다. 많은 병원에서 어린이와 가족을 돕기 위한 전문성을 갖추고 있는 아동 생활 전문가를 통해 어려운 생활 사건을 다루고 있다. 그들은 재활 목표 달성에 도움이 되는 아이들을 위한 놀이 활동을 제공하는 데 도움을 줄 수 있다.

화상 환자를 관리할 때 움직임이 억제될 수 있다. 물리치료사는 수술 후의 모든 프로토콜에 익숙해야 한다. 동종이식 또는 이종이식과 같은 임시적인 이식의 경우 일반적으로 수술 후 첫날에 관절가동범위 운동과 이동성이 권장된다. 그러나 환자가 자가이식편을 이식하면 프로토콜은 수술 후 5일째가 되기 전까지 이식된 사지 또는 신체 부위 고정을 지시할 수 있다. 새로운 자가이식편이 혈관화되기까지 소요되는 시간과 전단을 예방하기 위해 이식편과 상처

사이에 충분한 콜라겐이 형성되는 데는 보통 5일이 걸린다. 이중층 매트릭스 상처 드레싱인 인테그라는 접착하는 데 10일이 걸릴 수 있으므로 의사는 그 기간 동안 고정을 할 수 있다. 배양된 상피 자가이식편은 매우 약해서 수술 후 14일까지 이식편이 동원되지 않을 수 있다. 이 기간에 이식된 관절은 최대조직 신장을 유지하기 위해 부목으로 고정된다. 물리치료사는 관절을 적절하게 위치시키는 데 필요한 석고붕대와 부목을 다루는 기술에 능숙해야 한다. 이식한 관절은 고정되어 있지만 이식하지 않고 손상당하지 않은 부위는 운동을 계속하는 것이 중요하다. 팔에만 화상이 있는 환자는 여전히 침대에서 동원할 수 있다. 물리치료사는 환자에게 이식된 팔을 사용하지 않고 움직이는 방법을 가르쳐야 한다.

일단 자가이식편이 부착되었다면 가능한 한 빨리 자가이식 부위의 움직임을 시작하는 것이 중요하다. 상처는 이제 치유의 성숙단계에 있으며 수축을 시작한다. 흉터조직의 수축성은 움직임 또는 부목을 통해 조직 길이를 유지하기 위해 반대의 힘이 필요하다. 기증된 피부 부위가 매우 고통스럽기 때문에 운동이 어려울 수 있다. 실제로 대부분 환자는 기증 부위와 관련된 통증이 원래 화상 상처보다 더 고통스럽다고 말한다.

화상 환자를 치료할 때 물리치료사가 알아야 할 화상 합병증이 몇 가지 있다. 첫 번째는 노출된 힘줄이다. 물리치료사는 노출된 힘줄이 있는 관절을 동원하기 위한 각 의사의 프로토콜을 알아야 한다. 다른 시설에서는 힘줄이 전체 운동시간 내내 드레싱으로 촉촉하게 유지되는 경우 부드러운 건활주를 허용하여 힘줄이 유착되는 것을 방지할 수 있다. 두 번째 합병증은 사지 둘레 화상 환자에서 발생하는 구획증후군이다. 부종과 사지를 둘러싼 비탄성 화상 괴사딱지의 조합은 사지 내부의 압력을 증가시킬 수 있다. 이것은 근육과 신경으로 가는 혈류량을 감소시켜 조직괴사를 초래한다. 구획증후군 환자는 괴사딱지절개술 또는 근막절개술 중 하나를 통해 압력을 완화하기 위한 응급수술이 필요하다. 말단 사지에서 무감각 또는 따끔거림을 보고하는 환자는 화상팀이 즉시 주의를 기울여야 한다. 진정제를 투여한 환자의 경우 물리치료사는 말단 사지의 맥박과 체온을 촉진해야 한다. 화상팀은 촉감이 차갑게 느껴지거나 맥박을 촉진할 수 없는 말단 사지에 주의해야 한다. 화상 환자에게 발생할 수 있는 또 다른 합병증은 이소성골화증이다. 화상 환자의 경우 일반적으로 영향을 받는 주관절, 견관절, 고관절 및 슬관절 주위에서 발생한다. 치료 중 강제적인 관절가동범위 운동과 관절의 빈번한 고정은 이소성골화증을 유발할 수 있다는 가설이 제기되었다. 이소성골화증의 징후와 증상으로는 갑작스러운 관절가동범위 소실, 붓기 그리고 홍반이 있다. 환자들은 침범 관절에서 통증을 호소한다. 만약 환자가 진정되어 통증을 표현할 수 없으며 피부손상으로 인해 홍반을 보기가 어려우므로 물리치료사는 관절가동범위의 갑작스러운 소실로 인한 이소성골화증을 의심할 수 있는 첫 번째 사람이다. 초기 단계의 이소성골화증은 영상진단으로 보이지 않을 수 있다. 다른 설명이 없는 갑작스러운 관절가동범위의 소실은 화상팀의 주의를 끌고 이소성골화증을 의심할 수 있다. 이소성골화증으로 인해 영향을 받는 관절에 공격적인 관절가동범위 운동과 스트레칭은 금기이다. 환자가 명료하면 통증이 없는 범위에서 능동관절가동범위 운동을 수행할 수 있다. 환자가 진정되어 있으면 부드러운 수동관절가동범위 운동을 침범 관절의 저항지점까지 수행할 수 있다.

결국 환자의 화상 상처는 덮어질 것이다. 퇴원 계획이 화상팀의 주요 목표인 만큼 바쁜 시간이 될 수 있다. 병원에서 입원 재활 시설, 전문간호시설, 아급성 시설 또는 외래치료를 받는 집으로의 퇴원과정은 환자와 그 가족에게 매우 스트레스를 주는 시간이 될 수 있다. 이 과정 중에 물리치료 재개가 지연되는 경우가 많으므로 환자가 일부 관절가동범위와 기능을 상실하는 경우는 드물지 않다. 물리치료사는 환자의 입원 기간 내내 기초를 마련함으로써 가능한 쉽게 전환할 수 있게 도움이 될 수 있다. 환자와 가족에게 지속적인 교육을 제공하고, 환자를 침대에서 일어나게 하고, 규칙적으로 동원하며, 가족 구성원에게 환자를 위한 규칙적인 운동과 놀이 활동을 하도록 가르치고, 환자와 가족에게 모든 자세유지 장치와 부목을 교육하는 것은 이러한 과정을 더 쉽게 한다. 물리치료사는 전환기에 도움이 되는 가정 운동 프로그램을 제공해야 한다. 마지막으로 급성치료 물리치료사가 퇴원 후 환자를 치료할 치료사에게 연락하여 정보를 제공하는 것이 중요하다.

근거 중심 임상적 추천

SORT: 추천 분류의 장점

A 일관된, 양질의 환자 지향적 근거

B 일관되지 않거나 제한된 질적 수준의 환자 지향적 근거

C 동의, 질병 중심의 근거, 일반적인 관행, 전문가의 의견 또는 사례 시리즈

1. 화상이 있는 어린이의 경우 Lund-Browder 분류는 전신체표면 비율을 계산할 때 9의 법칙보다 더 정확하다. **A 등급**
2. 능동관절가동범위 운동과 화상 입은 사지를 심장 수준보다 위에 위치하는 것은 부종을 감소한다. **B 등급**
3. 화상 후 6개월간의 운동 훈련은 힘과 실질 근육을 증가하고, 폐 기능을 개선하며, 화상이 심한 어린이의 화상 흉터가 수축하는 횟수를 줄어들게 한다. **B 등급**
4. 능동과 수동관절가동범위 운동, 자세유지, 부목은 화상과 관련된 관절가동범위 감소를 예방한다. **C 등급**

종합 질문

26.1 표재성 부분층 화상의 임상 증상은?

A. 흰색, 그을리고 가죽 같은 건조한 상처는 무감각함
B. 축축하고 붉고, 눈물이 날 정도의 극심한 고통이 있는 상처
C. 얼룩덜룩한 흰색, 분홍색 또는 진한 빨간색으로 나타나고 고통이 있는 축축한 상처
D. 붉고, 통증이 있고, 물집은 없음

26.2 오른쪽 무릎에 자가이식편 수술 후 5일 차인 환자에게 가장 적절한 치료 계획은?

A. 모든 사지에 능동관절가동범위 운동, 침대 가장자리에 매달리기, 이동 훈련과 보행 훈련
B. 오른쪽 무릎은 신전 상태에서 부목으로 고정하고 침대에서 양쪽 팔과 왼쪽 다리의 능동관절가동범위 운동
C. 침상안정
D. 오른쪽 다리를 제외한 모든 사지의 능동관절가동범위 운동을 하는 침상안정

정답

26.1 **B.** 표재성 부분층 화상은 진피의 유두층(상단)뿐만 아니라 전체 표피를 포함한다. 부분층 화상은 빨갛고, 축축하고, 삼출물이 있다. 그리고 물집이 생길 수 있고 상처가 쉽게 벗겨진다. 표재성 화상은 표피만을 포함한다. 피부는 붉고 물집이 없다(D). 심부 부분층 화상은 얼룩덜룩한 흰색, 분홍색 또는 진한 빨간색으로 나타나고 고통스럽다(C). 전층 화상은 표피, 전체 진피 및 피하조직을 포함한다(그림 26-4). 화상 부위는 흰색, 노란색, 갈색, 그을린 또는 가죽같이 보일 수 있다(A). 전층 화상은 통증 수용체의 파괴 때문에 통증이 거의 없다.

26.2 **A.** 수술 후 5일째가 되면, 이식편과 상처 부위 사이에 콜라젠이 형성되어 전단력을 막을 수 있을 정도로 이식편이 혈관화되어 있다. 환자는 이식된 관절의 능동관절가

동범위 운동을 시작할 수 있으며 침대에서 동원되기 시작해야 한다. 오른쪽 무릎을 부목으로 유지하면 관절가동범위 손실 위험이 증가한다(B). 보행 훈련은 침상안정과 관련된 위험을 제거하기 위해 이 시기에 도입할 수 있다. 침상안정은 근육량의 손실, 욕창의 발달, 심부정맥혈전증 및 폐렴의 위험 증가와 관련이 있으므로 권장되어서는 안된다(C와 D).

손등 화상 성인 사례

Burn Injury to Dorsal Hand—Adult Case

David John Lorello

CASE 27

42세, 남성은 가스 그릴을 켜다가 오른손등의 전신체표면(TBSA) 2%의 프로판 섬광 및 화염 화상을 입은 후에 화상 병동에 입원했다(그림 27-1). 환자는 심재성 부분층 화상으로 진단되었다. 환자는 의학적으로 안정적이며 비집중치료실에 있다. 현재 그의 손은 설파다이아진은(silver sulfadiazine)을 바르고, 거즈, 화상 그물을 씌운 상태이다. 물리치료사는 병원 입원 18시간 후 환자를 평가하라는 처방을 받았다.

- ▶ 이 진단과 관련된 검사 징후는 무엇인가?
- ▶ 물리치료를 방해하는 합병증은 무엇인가?
- ▶ 건강상태의 각 단계에 따른 물리치료 계획을 설명한다.

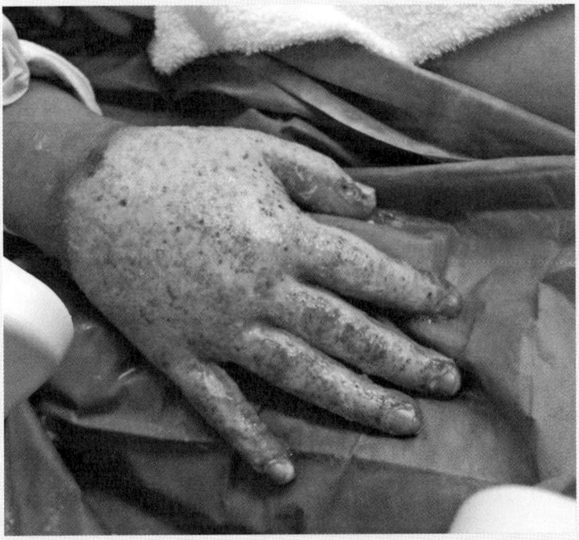

그림 27-1 손의 심재성 부분층 화상

주요 정의

- **단추구멍변형**(boutonniere deformity): 중수지절관절의 과신전, 근위수지절관절의 굴곡, 원위수지절관절의 폄의 변형
- **비후흉터**(hypertrophic scarring): 원래 부상보다 과잉 흉터형성
- **합지증**(syndactyly): 구축에 따른 지간이 손실되어 갈퀴처럼 붙어 있는 것

목표

1. 손등의 화상과 관련된 합병증을 이해한다.
2. 상처치유 각 단계별 치료 계획을 수립한다.
3. 비후흉터의 발생을 최소화하기 위해 고안된 중재의 위험성을 확인한다.

물리치료 시 고려사항

손등 화상 환자를 관리하는 데 고려할 점:

▶ **일반적 물리치료 계획/목표**: 관절가동범위 및 구축의 예방, 부상 전 수준 힘의 회복, 일상생활활동과 기능적 독립성 극대화

▶ **물리치료 중재**: 관절가동범위 운동, 스트레칭, 건활주, 부목 및 적절한 자세유지, 저항운동, 일상생활활동 훈련, 운동 및 부목 착용 스케줄에 관한 환자 교육

▶ **물리치료 시 주의사항**: 신전근 건의 온전함을 알수 없는 경우 근위수지절관절(PIP)의 관절가동범위 제한

▶ **물리치료를 방해하는 요인**: 구획증후군, 노출된 힘줄, 비후흉터

건강 상태의 이해

성인에서 손은 전신체표면의 5% 미만으로 구성된다. 이처럼 표면적이 작더라도 화상 손상 후 영구적인 기능적 결손 및 비정상적인 흉터가 발생할 수 있다. 이러한 이유로 미국화상협회(American Burn Association)의 추천 기준에는 검증된 화상센터로 이송되어야 하는 사람에 손 화상이 포함된다. 화상 환자를 치료하는 임상의는 손등 표면의 얇고 이동성이 높은 피부, 손바닥 표면의 두껍고 감각이 풍부한 피부를 정교하게 균형을 이루는 근건계통의 '기관'으로 간주하는 것이 도움이 된다. 화상으로 인한 손의 손상은 환자에게 해로운 영향을 줄 수 있다. 피부 해부학, 화상상처 생리학 및 상처치유 단계에 대한 자세한 설명은 사례 26을 참조한다.

성공적인 결과는 시기적절한 치유를 얻기 위한 팀의 노력에 달려 있다. 표재성 부분층 화상은 상처에 감염이 없는 경우 일반적으로 21일 이내에 치유된다. 심재성 부분층 화상은 치유에 더 오래 걸릴 수 있으므로 외과의는 화상 괴사딱지를 절제하고 상처를 빨리 치료하기 위해 이식을 할 수도 있다. 전층 화상을 절제하고 피부는 이식해야 한다. 목표는 21일 이내에 화상을 치유하는 것이다. 치유에 21일 이상 걸리는 화상 상처는 비후흉터의 위험이 높다. 치유하는 데 걸리는 시간 외에도 비정상적인 흉터 발생 위험을 증가시키는 다른 요소들이 있다. 감염, 어린 나이, 짙은 색소성 피부, 화상 위치(흉골, 윗등, 어깨)는 비후흉터의 위험 요인이다.

장기 치유와 관련된 비후흉터의 가능성을 줄이기 위해 손은 가능한 빨리 자가이식되는 부위 중 하나이다. 외과의는 일반적으로 부분층피부이식을 사용하며, 화상 입지 않은 피부가 이용 가능한 경우에는 판(sheet) 이식을 사용한다. 판 이식은 외관이 더 좋고 구축이 발생할 가능성이 적으므로 가장 선호되는 방법이다.

물리치료 환자/고객 관리

물리치료 검사는 흔히 입원 24시간 이내에 시작된다. 그 후 즉시 치료가 시작되고 상처치유의 모든 단계마다 치료 계획이 수립된다. 관리에는 관절가동범위 손실을 방지하고 일상생활활동을 통한 독립성을 강화하고 최대화하는 것이 포함된다. 치료에는 치료적 운동, 부목 및 기능적 활동이 포함될 수 있다. 치료 목표 및 중재는 수술 관리 및 상처치유 단계에 영향을 받으므로 자주 수정된다.

검사, 평가 및 진단

물리치료사는 철저한 차트 검토부터 시작해야 한다. 손상기전, 전신체표면, 손상위치 및 화상 깊이를 아는 것이 중요하다. 수반된 외상이 있었는지 여부도 중요하다. 손상 도중 환자가 넘어졌는가? 그렇다면 환자는 화상 부위 이외에 통증이 있는가? 종종 환자는 화상 부상이 너무 고통스럽기 때문에 다른 손상을 입었다는 것을 깨닫지 못할 수도 있다. 환자가 머리를 부딪쳤는가? 이런 질문은 차트 검토를 통해 또는 환자 인터뷰를 통해 답변을 들어야 한다. 물리치료사는 외과적 죽은조직제거술(debridement), 괴사딱지절개술(escharotomy) 또는 근막절개술(fasciotomy)과 같은 수술이 수행되었는지 여부를 알아야 한다. 수술이 수행되었다면 화상이 스스로 충분히 치유되지 않을 만큼 깊다는 것을 알 수 있다. 물리치료사는 과거의 심각한 병력이 있는지 특히 치유 과정을 늦출 수 있는 건강 상태(당뇨병, 말초혈관질환)가 있는지 여부를 확인해야 한다. 마지막으로 가족역학 및 작업 환경을 포함한 환자의 사회력에 관한 모든 정보를 수집해야 한다.

물리치료사는 평가 전 간호사와 상의하여 다음 상처 드레싱 교체시기를 알아야 한다. 이상적으로 물리치료사는 모든 상처 드레싱을 제거한 환자를 평가해야 한다. 이것은 상처의 시각화와 보다 정확한 각도 측정을 가능하게 한다. 또한 물리치료사는 환자의 통증 치료법을 알아야 한다. 화상 환자는 배경 통증(background pain), 돌발성 통증(breakthrough pain) 및 절차상 통증(procedural pain)에 대한 투약을 한다. 물리치료사는 환자의 통증이 잘 조절되고 현재 복용 중인 약물에 잘 견딜수 있는지를 간호사로부터 확인한다. 화상 환자의 경우 배경 통증 및 절차상 통증에 대해 약을 처방하고 제공하는 것이 치료의 표준이다. 만약 환자가 배경 통증 약만 투여한 상태에서 너무 많은 통증을 느낀다면 절차상 통증 약을 투여할 수 있을 때까지 초기 물리치료 평가를 보류하는 것이 적절할 수 있다.

검사의 첫 번째 단계는 환자가 명료하고 지시에 따를 수 있는지 평가하는 것이다. 화상에 영향을 받지 않는 관절에 대한 능동관절가동범위 평가와 환자의 이동성과 일상생활활동 수행 능력을 평가한다. 손상된 손이 드레싱에 완전히 가려진 경우 치료사는 환자에게 손의 감각 손상에 관해 질문해야 한다. 치료사는 구획증후군의 증상이 될 수 있고 즉시 의료팀의 주의를 기울여하는 무감각 또는 저림을 느끼는지 구체적으로 물어야 한다. 손상 직후 입원한 환자는 상처 치유의 염증 단계에 있으며 부종이 나타날 것이다. 환자의 손상받은 손은 심장보다 높아야 하며, 부종 예방과 필요한 거상 자세에 관해 교육을 한다. 드레싱이 제거되면 물리치료사가 평가를 완료한다.

화상을 입은 손을 드레싱 없이 평가해야 하는 두 가지 중요한 이유가 있다. 첫 번째, 드레싱이 있는 상태에서 정확한 관절가동범위를 측정할 수 없다. 두 번째, 손등피부는 매우 얇고 신전근 건이 바로 아래에 있다. 드레싱과 부종에서 가해지는 압력은 이러한 섬세한 구조물에 손상을 입힐 수 있으며, 단추구멍 변형(boutonniere deformity) 같은 영구적인 손상을 초래할 수 있다. 치료사는 환자의 드레싱 변경 시 능동 및 수동 관절가동범위를 평가해야 한다. 관절가동범위의 측정은 화상의 영향을 받는 관절과 영향을 받지 않는 관절 모두 수행되어야 한다. 근위수지절관절에서 신전근 건의 온전함을 확인할 수 없는 경우 근위수지절관절의 관절가동범위는 수행해서는 안된다. 힘줄 허혈은 근위수지절관절 굴곡 시 비탄성 괴사딱지와 근위지골의 머리 사이 압력으로 발생할 수 있다. 드레싱을 제거하면 손의 감각도 평가해야 한다. 초기 물리치료 목표는 상처치유 단계, 화상의 정도 및 깊이, 환자의 현재 건강상태, 나이, 신체적·정신적 상태를 포함한 여러 가지 요인에 따라 결정된다. 목표는 수술 절차와 수술 후 움직임 제한에 따라 자주 변한다. 최우선 목표는 관절가동범위의 손실을 방지하는 것이다. 또 다른 목표는 환자의 부상 전 유산소 능력, 힘 및 일상생활활동의 독립성을 유지하는 것이다.

치료 계획과 중재

초기 염증단계(손상으로부터 2~5일)에서 부종 조절은 주요 목표 중 하나이다. 구획증후군의 가능성 외에도 손등 피부 아래의 부종으로 인한 압력은 중수지절관절의 과신전을 유발할 수 있다. 중수지절관절의 과신전은 근위수지절관절의 굴곡을 초래할 수 있다. 이것은 단추구멍변형처럼 보이지만, 근위수지절관절에서 신근 덮개(extensor hood)의 실제 손상은 없다. 이 기형을 가성-단추구멍변형이라고 한다. 물리치료사는 부종을 줄이기 위해 이 단계에서 자세잡기(positioning)와 능동관절가동범위 운동을 수행할 수 있다. 화상 손은 심장보다 위에 위치해야 한다. 베개 또는 폼 웨지는 높이 유지에 도움이 된다. 이 단계에서 중수지절관절의 능동 굴곡과 손가락의 능동 외전 및 내전이 시작되어야 한다. 이러한 동작은 부종을 줄이는 데 도움이 된다. 심재성 부분층 화상 및 전층 화상 환자는 신전근 건이 완전할 때까지 근위수지절관절의 능동적 또는 수동적 굴곡을 해서는 안된다. 주먹 쥐기와 같은 복합 굴곡 운동은 피해야 한다. 그러나 환자는 근위수지절관절이 신전된 상태로 유지되는 동안 원위수지절관절(DIP)을 능동적으로 굴곡할 수 있다. 근위수지절관절의 손바닥 쪽에 위치한 구형성 부목(gutter splints)은 근위수지절관절의 신전을 유지하면서 중수지절관절과 원위수지절관절을 움직일 수 있게 해준다. 화상 후 처음 36시간이 지난 후 비탄성 화상 괴사딱지로 인한 통증으로 인해 능동관절가동범위를 수행할 수 없거나 전 범위를 움직이기 어려운 환자는 부목을 적용할 수 있다. 부목의 목표는 손등 화상 및 부종으로 인한 과신전을 방지하기 위해 중수지절관절의 굴곡을 제공하는 것이다. 환자의 부목은 변형방지(intrinsic plus) 위치에 있어야 한다. 변형방지 위치의 손과 손목관절의 정확한 위치에 관한 합의는 없다. 아리조나 화상센터는 손목 신전을 15~40°, 중수지절관절 굴곡을 70~90°, 지절관절을 완전히 신전시킨다. 엄지손가락은 첫 번째 갈퀴막 공간의 화상 위치에 따라 외전 범위의 어딘가에 배치한다. 염증이 있는 상태로 부목을 사용할 때는 주의를 기울여야 한다. 부종으로 인해 환자의 손을 제 위치에 놓을 수 없는 경우 관절을 최적의 위치로 강요해서는 안된다. 그 결과, 영구적인 손상을 줄 수 있는 허혈이 발생할 수 있다.

화상 후 약 3~5일 후부터 3주까지는 상처치유의 증식 단계에 있다. 이 기간 동안 괴사딱지는 외과적 또는 드레싱 중에 제거된다. 물리치료사는 조직의 시각화를 위해 드레싱 변경 중에 환자의 치료를 계속해야 한다. 외과의가 신전근건이 완전하다고 결정하고 부종이 조절되면 환자는 근위수지절관절의 능동관절가동운동을 시작할 수 있다. 환자가 모든 관절가동범위 운동을 능동적으로 수행할 수 있도록 노력을 기울여야 한다. 환자가 통증이 잘 조절되지 않아 관절가동범위 운동을 할 수 없는 경우 물리치료사는 수술실에서 환자가 의식이 없을때 수동관절가동범위 운동을 수행하거나 진정요법(procedural sedation) 중에 치료 중재를 할 수 있다. 급성기에 관절가동범위 운동의 목적만을 위해 진정요법을 처방하고 수행하는 것은 드물지 않다. 의식하 진정(conscious sedation)이라고도 불리는 진정요법은 환자의 고통과 의식을 최소화하고 치료 중재 시 자발적인 호흡을 유지하기 위해 진통제와 진정제를 의료진이 환자에게 투여하는 것이다. 일반적으로 투여되는 약으로는 케타민(ketamine), 미다졸람(midazolam), 펜타닐(fentanyl) 등이 있다. 미다졸람과 펜타닐은 보통 진정작용과 통증조절을 위해 함께 사용된다. 일부 화상 의사와 연구자들은 신장 중 육아조직(granulation tissue)의 손상이 염증을 장기화하고 비후흉터를 유발할 수 있다는 이론을 세웠기 때문에 증식 단계에서는 적극적인 수동관절가동범위 운동과 신장을 피해야 한다. 화상을 시각화하면 노출된 힘줄이 있는지 여부를 검사할 수 있다. 아리조나 화상센터는 노출된 힘줄에 부드럽게 미끄럼 운동을 실시하여 힘줄이 드레싱과 함께 촉촉하게 유지되는 한 유착을 방지할 수 있다. 힘줄 미끄럼 운동에서 환자는 주동근을 수축시켜 힘줄을 한 방향으로 미끄러트린 다음 길항근을 수축시켜 힘줄을 반대 방향으로 미끄러트린다. 힘줄 미끄럼 운동은 끝범위까지 하지 않는다. 다른 모든 시간에는 노출된 힘줄이 있는 관절은 부목으로 유지된다.

물리치료사는 드레싱을 변경하는 동안 관절가동범위 운동을 지도하는 것 외에도 환자가 운동을 진행하도록 하고 관련 손으로 기능적 활동을 연습하도록 해야 한다. 일단 환자의 상처가 건강하고 혈액 공급이 충분하다고 판단되면 피부이식을 할 준비가 된 것이다. 손등의 화상에는 외과의가 판 이식을 사용하는 경우가 많다. 수술 직전 물리치료사는 손에 수동관절가동범위 운동을 수행해야 하는데, 이는 이식수술을 받을 때까지 손이 가동되는 마지막 기회이기 때문이다. 또한 물리치료사는 수술 후 완전한 기능적 관절가동범위를 얻기 위해 이식용 침대의 최적의 위치를 결정하는데 관여해야 한다. 이식편은 종종 봉합사로 붙어 있으며, 이식편을 촉촉하게 유지하기 위해 밀폐된 바셀린 거즈 드레싱을 사용한다. 화상센터에는 수술 직후 물리치료사가 손가락과 손을 응집붕대로 감싸기도 한다. 응집붕대는 이식편 아래 부종과 체액고임을 억제한다. 응집붕대를 적용한 후 새로운 손 부목을 제작하여 이식 치료 중 조직 길이를 유지하고 부종 감소와 상처 드레싱의 적용으로 인한 손 크기의 변화를 수용해야 한다. 5일 동안 판 이식편을 부착하기 위해 환자의 손을 움직이지 않게 유지하는 동안 환자가 힘과 지구력을 유지할 수 있도록 이식되지 않은 다른 관절을 운동해야 한다. 물리치료사는 환자가 모든 활동 중에 이식된 손을 들어 올린 상태로 유지하게 해야 한다.

수술 후 2일째(POD 2) 드레싱을 제거하여 이식편을 육안으로 검사할 수 있다. 체액이 이식편과 상처 부위 사이의 접착을 막는 장벽이 되기 때문에 이식편 아래 체액고임은 제거되고 새로운 드레싱을 손에 적용하고 부목을 다시 착용한다.

만약 이식이 잘 전이되어 있고 수술 후 5일째에 붙어 있다고 판단되면 이식한 손에 능동운동을 시작할 수 있다. 일반적으로 부목을 제거하고 관절가동범위 운동을 시작할 수 있다. 관절가동범위 운동은 응집붕대로 전단력을 방지하기 위해 드레싱을 제거하고 실시해야 한다. 환자는 더 큰 움직임을 허용하면서 이식편을 촉촉하게 유지하기 위해 덜 제한적인 드레싱을 한다.

운동은 복합적인 굴곡 운동뿐만 아니라 개별적인 관절에 대한 관절가동범위 운동을 포함해야 한다. 환자는 매일 5번씩 점진적으로 운동을 수행해야 한다. 환자의 통증이 적절히 조절되고 독립적으로 드레싱 변경을 수행할 수 있는 능력이 있거나 집에서 드레싱 변경에 대한 지원을 받는 것으로 확인되면 퇴원 계획이 시작된다. 환자의 부목 착용 일정과 가정 운동 프로그램(HEP)을 갖추어야 한다.

퇴원 후 환자의 화상은 대개 치유의 성숙 단계에 있다. 이 단계는 평균 1.5년 지속되지만 3년까지 지속될 수도 있다. 이때 환자는 운동, 관절가동범위 운동, 부목 및 흉터 관리를 위해 외래치료를 한다. 이 단계의 주요 목표는 환자가 완전한 능동관절가동범위와 정상적인 손의 힘, 일상생활활동의 독립적인 수행 능력, 편평하고 유연한 흉터이다. 성숙기의 일반적인 손 기형은 단추구멍변형(**그림 27-2**), 백조목변형(**그림 27-3**) 및 합지증(syndactyly)(**그림 27-4**)이다. 이러한 기형은 치료가 시작되지 않거나, 충분히 자주 수행되지 않거나, 환자가 물리치료 계획을 지키지 않는 경우 종종 발생한다.

비후흉터는 관절가동범위를 제한하고 관절염 및 극심한 통증을 유발할 수

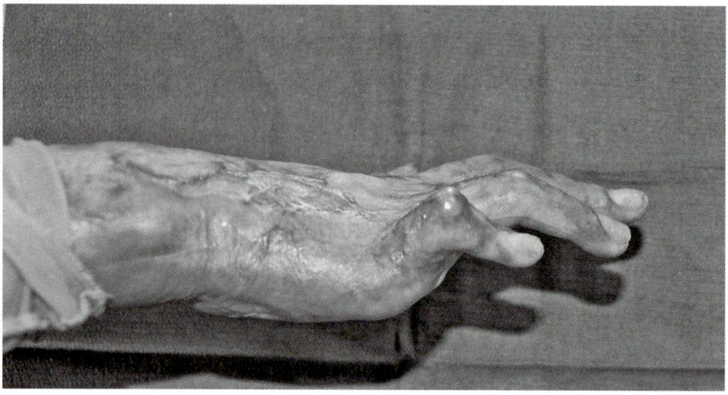

그림 27-2 오른쪽 다섯 번째 손가락의 단추구멍변형

있다. 화상 생존자의 비후흉터 유병률은 32~72%이다. 위험요인에는 어린 나이, 치유 시간이 21일 이상 길어지고, 짙은 색소성 피부, 화상 감염 및 화상 부위(목과 팔)가 포함된다. 다양한 인자들이 화상 후 비후흉터에 영향을 미치거

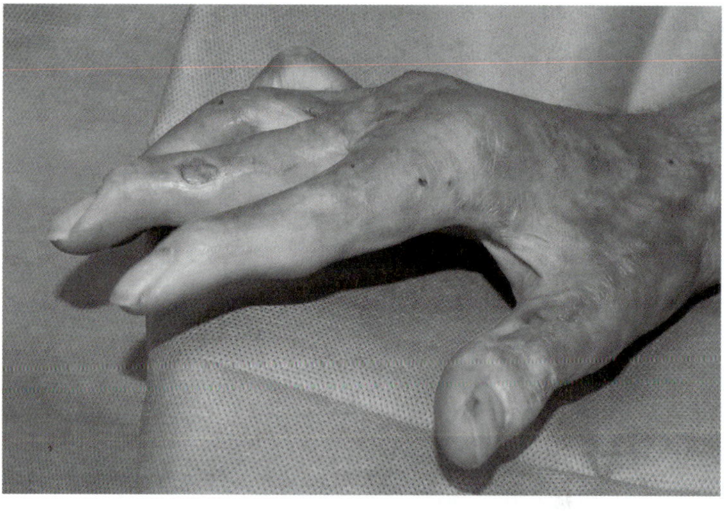

그림 27-3 오른쪽 두 번째 · 세 번째 손가락의 백조목변형(중수지절관절 및 원위수지절관절 굴곡과 근위수지절관절 과신전)

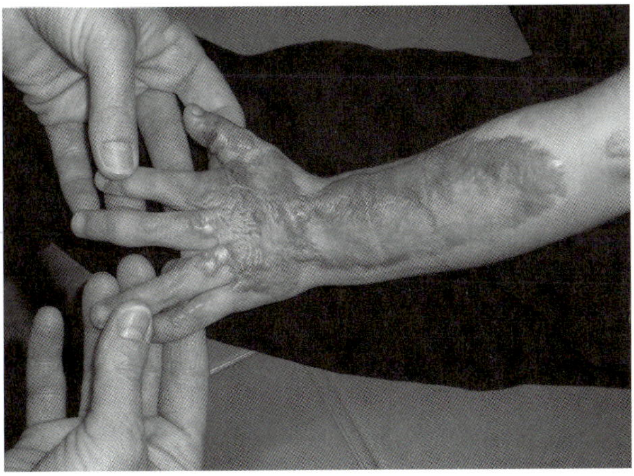

그림 27-4 구축으로 인한 갈퀴막공간의 손실 또는 합지증. 네 번째 · 다섯 번째 손가락 사이에서 보여진다.

나, 예방하거나, 감소시킬 수 있다. 여기에는 압박치료, 흉터 마사지, 실리콘 젤이 포함된다. 압박의류와 맞춤 삽입물을 사용하여 제공되는 압력치료는 종종 화상 흉터의 예방 및 최소화를 위해 사용된다. 압력치료는 콜라겐 합성을 제한하고 흉터조직에 혈액, 산소 및 영양분 공급을 제한하여 이미 흉터에 존재하는 콜라겐의 재구성을 촉진한다고 알려져 있다.

Engrav 등은 12년 동안 압박의류 치료의 효과를 평가한 결과, 흉터가 현저히 부드럽고 얇아졌으며 임상 증상이 개선된 것으로 나타난다. 그러나 이 효과는 중등도에서 중증의 흉터에서만 관찰되었다. 연구자들은 몇 주 동안 자연적으로 치유된 심재성 부분층 화상, 어린이 및 젊은 성인의 화상, 짙은 색소성 피부 화상, 혈관 지지 또는 보호가 필요한 경우에 맞춤형 압박의류를 사용하도록 권장했다. 우리 시설은 일반적으로 이식편이 완전히 고착되고 개방 부위가 남아 있지 않으면 압박치료를 시작한다. 기성품인 임시 장갑이 사용되고 이식편에 압력을 가하는 것 외에도 임시 장갑은 손에 있는 부종을 예방하는 데 도움이 된다. 2주 후 환자는 맞춤형 압박의류를 착용한다. 압박의류는 하루에 23

시간씩 착용하고 목욕과 흉터 마사지를 위해서만 벗는 것이 좋다. 새로 이식된 피부는 햇볕에 쉽게 그을리고 노출되어 영구적으로 변색되기 때문에 환자는 압박의류 아래의 피부에 자외선 차단제를 사용하는 것이 중요하다. 비후흉터 치료를 위해 마사지를 주로 사용하는데 마사지는 콜라겐의 재형성을 촉진하고 가려움을 줄이고 흉터를 약화시키며 보습제를 사용하여 수분과 유연함을 제공한다고 알려져 있다. 화상 환자들에 대한 연구는 흉터 마사지가 가려움과 통증을 감소시키고 불안과 우울증을 개선한다는 것을 보여주었다. 실리콘 젤은 비후흉터 치료에 자주 사용되는 또 다른 방식이다. 정확한 기전은 알려져 있지 않지만 흉터의 수분 증가, 흉터에 대한 압박 증가, 흉터의 온도 증가 작용이 있다고 알려져 있다. 실리콘 젤의 여러 연구에서 실리콘 젤 사용 그룹의 흉터 두께가 현저히 감소했고 흉터 유연성이 향상되었다고 보고되었다. 아리조나 화상센터는 하루 12시간 동안 비후흉터에 실리콘 젤 시트를 사용할 것을 권장한다. 환자가 압박의류를 착용했을 경우 실리콘 젤 시트가 의복 아래에 착용되고, 압박의류가 없다면 실리콘 젤 시트는 테이프 또는 응집붕대를 사용하여 고정된다.

마지막으로, 이 치유 단계에서는 교육이 가장 중요하다. 물리치료사는 치료 세션 동안 학습된 내용을 토대로 가정 운동 프로그램을 설계하고 처방해야 한다. 운동 외에 부목, 압박의류 및 실리콘 사용과 관련하여 지속적인 사용법 및 교육이 필요하다. 물리치료사는 재활 초기에 교육을 시작하고 전체 치료 계획 전반에 걸쳐 보강하는 것이 중요하다.

근거 중심 임상적 추천

SORT: 추천 분류의 장점

A 일관된, 양질의 환자 지향적 근거

B 일관되지 않거나 제한된 질적 수준의 환자 지향적 근거

C 동의, 질병 중심의 근거, 일반적인 관행, 전문가의 의견 또는 사례 시리즈

1. 손등 화상에서 신전근 건의 완전함을 알지 못하는 경우 근위수지절관절의 능동 및 수동 관절가동범위 운동을 피해야 한다. **C 등급**

2. 상처 치료의 성숙단계에서 하루에 23시간씩 착용하는 압박의류는 비후흉터를 최소화한다. **B 등급**

3. 24시간 착용하는 실리콘 젤 시트는 유연성을 높이고 두께, 색소침착, 통증, 혈관분포, 비후흉터의 가려움증이 감소한다. **B 등급**

질문

27.1 다음 중 비후흉터의 위험을 증가시키는 것은?

A. 과감한 스트레칭　　B. 더 깊은 화상

C. 감염　　D. 모두 정답

27.2 중수지절관절 및 원위수지절관절 굴곡과 근위수지절관절 과신전이 나타나는 변형은?

A. 단추구멍변형　　B. 망치손가락변형

C. 백조목변형　　D. 합지증

27.3 상처 치료의 증식 단계에 있는 손 화상 환자를 위한 가장 적절한 치료 계획은?

A. 힘줄 미끄럼 운동, 강화 운동, 야간 부목, 기능적 활동

B. 손을 심장 수준으로 위치시키고 부종을 줄이기 위한 능동관절가동범위 운동

C. 강화 운동, 스트레칭, 기능적 활동, 흉터 마사지, 압박의류 착용

D. 이 단계에서 운동 금지

정답

27.1 **D.** 나이, 짙은 색소침착, 감염, 긴장, 화상의 위치 및 치유에 21일 이상 걸리는 화상 상처는 비후흉터의 위험을 증가시키는 모든 요소이다.

27.2 **C.** 백조목변형. 단추구멍변형은 근위수지절관절 굴곡 및 원위수지절관절 과신전, 망치손가락변형은 원위수지절관절의 굴곡(B). 합지증은 구축으로 인한 등쪽 갈퀴막공간의 구축(D).

27.3 **A.** 힘줄 미끄럼 운동, 강화 운동, 야간 부목, 기능적 활동 등은 모두 치유의 증식 단계에서 적절하다. B는 염증 단계에 가장 적합하며, C는 성숙 단계에 가장 적합하다. D는 중재가 없으면 구축 가능성이 높기 때문에 적절하지 않다.

소아기 피부근염

Juvenile Dermatomyositis

Kristi Whitney-Mahoney / Jo-Anne Marcuz

CASE 28

건강에 이상이 없던 8세, 소년이 2개월 반 동안 피부발진 악화, 피로, 진행성 근육 약화 그리고 최근 이틀 동안 음식과 음료에 목이 막히는 증상을 가지고 응급실을 찾았다. 그는 계단 오르기에 어려움을 겪고 있으며 최근 몇 차례 낙상 사고를 겪었다고 했다. 류마티스질환이 의심되어 추가 조사를 위해 병원에 입원했다. 검사 결과 확산, 대칭적 근육 약화(몸쪽 근육 그룹에서 가장 두드러짐), 뒤뚱거리는 걸음(waddling gait) 그리고 가우어 징후(Gower's sign)에서 양성반응이 나타났다. 또한 헬리오트로프발진(Heliotrope rash)과 고트론 구진(손, 팔꿈치, 무릎 위에)이 나타났고, 손발톱바닥 모세관현미경(nailfold capillaroscopy) 검사에서 모세관 확장 및 소실이 관찰되었다. 비디오투시검사 결과 임상적 연하장애와 초기 비경구영양(parenteral nutrition)이 확인되었으며, 혈액검사 결과 혈청 근육 효소와 급성기반응물질이 증가했다. MRI, 근전도검사, 신경전도검사 및 근육생검은 근염과 일치하였다. 그는 소아기 피부근염(juvenile dermatomyositis, JDM)이 진단되었으며, 입원 2일째 평가와 치료를 위한 물리치료 상담이 요청되었다.

- ▶ 이 진단과 관련된 검사 징후는 무엇인가?
- ▶ 가장 적절한 검사는 무엇인가?
- ▶ 검사 우선순위는 무엇인가?
- ▶ 근육의 힘과 지구력에 대한 가장 적절한 물리치료 결과 측정은 무엇인가?
- ▶ 질병의 각 단계를 기반으로 한 물리치료 계획을 설명한다.
- ▶ 다른 의료팀 구성원에게 보낼 의뢰 내용을 확인한다.

주요 정의

- **연하장애**(dysphagia): 삼킴 곤란 문제
- **가우어 징후**(Gower's sign): 몸쪽 다리의 약화를 나타내는 신체 징후. 손으로 무릎이나 허벅지를 짚으면서 일어섬
- **고트론 구진**(Gottron's papules): 피부근염 시 잘 나타나는 작은 홍반 구진 증상. 손가락, 팔꿈치, 무릎 등에서 발생함
- **헬리오트로프발진**(heliotrope rash): 피부근염 시 특징적으로 보이는 연보라색 발진
- **손톱주름 모세관현미경**(nailfold capillaroscopy): 손톱의 기저부에 있는 피부 모세혈관(손톱주름)을 현미경으로 검사하여 혈관 이상을 평가하는 비침습적 검사
- **비디오투시검사**(videofluoroscopy, VF): 방사선투과성 염료가 묻어 있는 다양한 농도(얇은 액체, 두꺼운 액체, 고체 등)의 음식을 삼키는 동안 방사선을 실시간 조사하여 관찰하는 검사

목표

1. 소아기 피부근염의 징후와 증상을 확인한다.
2. 소아기 피부근염 환자의 근력과 지구력을 측정할 수 있고, 타당하고 신뢰할 수 있는 결과 도구를 확인한다.
3. 소아기 피부근염의 합병증을 확인한다.
4. 소아기 피부근염의 치료법과 물리치료 관리와의 관련성을 이해한다.
5. 병원에서 소아기 피부근염을 가진 어린이를 위한 적절한 물리치료 프로그램을 설계한다.

물리치료 시 고려사항

새롭게 진단받은 소아기 피부근염 환자를 관리하는데 고려할 점:

▶ **일반적 물리치료 계획/목표:** 관절가동범위, 힘 및 유산소 기능적 용량 손실

방지 및 손실 최소화, 신체기능 및 안선성 극대화, 이차 장애 최소화, 건강 관련 삶의 질 최적화

▶ **물리치료 중재**: 근육 구축 발생, 근력 저하 및 잠재적 낙상 등 소아기 피부근염 위험인자에 대한 환자와 가족 교육, 침상 자세유지, 관절가동범위 운동, 스트레칭 및 안전한 들기와 이동을 위한 간병인 교육, 독립적이고 일상적인 기능 활동으로 복귀하고 궁극적으로 학교, 놀이 및 스포츠에 초점을 맞춘 등급화된 방식으로 근력을 최적화하기 위한 운동, 퇴원 시 가정 운동 프로그램 및 지역사회 재활 제공자에 대한 의뢰를 촉진하고 타당하고 객관적인 결과 측정을 통해 진행 상황을 모니터링

▶ **물리치료 시 주의사항**: 안전을 강화하고 낙상을 방지하기 위한 신체 감독, 기도관리 능력 모니터링, 의료 라인의 위치 모니터링

▶ **물리치료를 방해하는 요인**: 척추압박골절, 통증, 행동 및 감정 변화

건강 상태의 이해

소아기 피부근염은 아동기 염증성 근질환 중 가장 흔하다. 소아기 피부근염의 염증은 주로 근육, 피부, 다양한 내부 장기에 공급되는 혈관에 영향을 미친다고 알려져 있다. 정확한 병인은 아직 알려져 있지 않고 유전 및 감염 인자 모두가 중요하다고 생각된다. 소아기 피부근염은 전 세계적으로 분포되어 있으며, 서양 인구 100만 명 어린이당 연간 2~3건의 발생률을 추산하고 있다. 유년기에 언제든지 발생할 수 있으며, 평균 연령은 7세이고, 남자보다 여자에게 2~3배 더 흔하다.

전형적인 소아기 피부근염은 대칭성 근위 근육 약화, 여러 근육 효소(예: creatine kinase, lactate dehydrogenase, aldolase, alanine aminotransferase, aspartate aminotransferase)의 혈청 농도 수준이 상승하고, 병적인 고트론

및 헬리오트로프발진이 특징이다. 다른 다양한 광선민감성 염증과 비특이적인 발진도 볼 수 있다. 상승된 근육 효소 수준 이외에 적혈구침강속도, C 반응성 단백질 등 염증의 비특이적 지표는 상승될 수 있고, 소아기 피부근염을 비염증성 상태와 구별하는 것을 도울 수 있다. 발열, 식욕부진, 체중감소 및 전신권태와 같은 전신증상이 나타날 수 있다. 종종 부모는 자녀가 과민해지고 대운동 기능이나 정상발달 퇴보로 어려움을 겪고 있다고 얘기한다. 예를 들어 어린이는 자주 안아달라고 요청하고 독립적으로 계단을 올라갈 수 없게 될 수 있다. 소아기 피부근염을 가진 대부분의 어린이에게는 중요한 손발톱주위 홍반, 표피 과증식 및 손발톱주위 모세혈관 변화가 관찰된다. 심장, 폐, 위장관과 같은 장기의 침범은 흔하지 않지만, 질병의 중요한 특징이 될 수 있다. 변형이 없고 일시적인 관절염이 발생할 수 있다. 입인두, 후두 및 식도 근육의 약화에 따른 이차적인 연하장애가 일반적이며, 이 문제의 인식은 흡인 및 호흡기 합병증 예방에 중요하다. 비디오투시연하검사(Videofluoroscopic swallowing study, VFSS)는 선호되는 진단 검사이다. 소아기 피부근염의 징후와 증상은 일반적으로 서서히 나타나며, 진단까지 3~6개월 정도 소요된다.

1975년 Bohan과 Peter가 소아기 피부근염을 위해 확립한 진단 기준은 널리 적용되고 있다. 대칭적 몸쪽 근육 약화, 적어도 하나 이상의 특징적인 발진, 상승된 혈청 근육 효소 수준, 근전도상의 근육병 변화 및 근육생검의 병리학적 변화가 포함된다. MRI와 같은 비침습적 진단 도구의 출현으로 근육생검과 같은 침습적 검사 심지어 근전도검사와 신경전도검사도 덜 시행된다. MRI는 근염이나 근병증의 진단에는 특이하지 않지만 근육 염증의 존재를 판단하는 민감 검사이다. 소아 근염을 가진 102명의 유병 샘플에서 76%만이 비정상적인 MRI 소견을 보였다. 그럼에도 불구하고 많은 류마티스 전문의는 MRI를 소아기 피부근염에 대한 수정된 진단 기준에 포함시켜야 하는 중요한 진단 검사로 지지한다.

소아기 피부근염의 많은 임상 특징은 감별 진단에서 고려해야 한다. 약화

(weakness)만 하더라도 근이영양증이나 대사성 근병증, 내분비선 또는 약물 유발 원인에 기인할 수 있다. 소아기 피부근염과 관련된 발진은 건선, 습진 및 알레르기 반응과 혼동될 수 있다. 이러한 피부 상태는 명백한 근력 약화가 없는 경우에 고려되어야 한다. 바이러스성 및 세균성 감염도 소아기 피부근염을 모방할 수 있다. 다른 류마티스질환뿐만 아니라 전신홍반루푸스, 소아 특발성 관절염 및 피부경화증과 같은 다른 염증성 질환은 배제해야 한다.

소아기 피부근염의 합병증에는 석회증이라고 하는 비정상조직석회화(dystrophic calcification)가 포함된다. 환자의 30%까지 발생할 수 있고 영향을 받는 가장 일반적인 부위는 팔꿈치, 무릎, 손가락 및 엉덩이와 같은 압력점이다. 석회증은 피부궤양, 통증 및 구축을 초래할 수 있다. 석회증은 진단 지연 및 장기간 질병, 만성 질환 및 부적절한 글루코코르티코이드 치료와 관련이 있다. 피부궤양은 소아기 피부근염 환자의 10% 미만에 영향을 미치며 지속적 약화, 광범위한 석회증 및 치료에 대한 부실한 반응으로 특징지어지는 보다 심각한 질환을 예측할 수 있다. 궤양, 출혈 또는 천공과 같은 심각한 위장관 합병증은 장의 혈관병에 이차적으로 발생할 수 있다.

예전에는 소아기 피부근염의 예후가 좋지 않았고 환자의 1/3이 사망했으며, 1/3은 심각한 신체적 장애가 있었다. 하지만 글루코코르티코이드 치료는 소아기 피부근염 환자의 치료 방법을 혁신적으로 바꾸어 예후를 크게 향상시켰다. 글루코코르티코이드 요법은 필수 약리학적 중재라는 것이 일반적으로 받아들여지고 있다. 그러나 투약 요법과 투여 경로는 의사에 따라 다르다. 대부분의 지침은 2mg/kg의 글루코코르티코이드(대개 prednisone)의 범위에서 9~12개월에 걸쳐 약 10%의 점감 지침(tapering protocol)을 사용하여 투약한다. 메토트렉세이트(methotrexate)와 같은 질병 치료제를 병용하면 프레드니손(prednisone) 치료의 총량과 기간이 단축될 수 있다. 자주 사용되는 스테로이드제로는 시클로스포린(cyclosporine), 아자치오프린(azathioprine), 미코페놀레이트 모페틸(mycophenolate mofetil, MMF) 및 하이드록시클로로

퀸(hydroxychloroquine)이 있으며, 보다 최근에는 인플릭시맵(infliximab) 또는 리툭시맙(rituximab)과 같은 생물학적 제제가 포함된다. 약물부작용의 경우 매월 정맥내 면역글로불린 주입을 추가하는 것이 효과적일 수 있다. 소아기 피부근염이 더 심각하거나 저항성이 강한 경우 시클로포스파미드(cyclophosphamide)와 같은 강력한 면역억제제가 필요할 수도 있다.

장기간 복용하는 고농도 글루코코티코이드 치료는 여러 약물부작용과 합병증을 유발할 수 있다. 특이한 골감소증(osteopenia)과 골다공증의 발달은 종종 척추압박골절로 이어진다. 척추압박골절은 상당한 통증을 유발할 수 있으며, 그 결과 신체기능과 물리치료 프로그램의 진행을 더욱 제한할 수 있다. 비스포스포포네이트(bisphosphonate) 및 칼시토닌(calcitonin)을 사용한 치료는 압박골절과 관련된 통증을 개선하여 신체기능과 물리치료 진행을 촉진할 수 있다. 칼슘과 비타민 D 보충은 일상적으로 처방되고, 체중부하 활동은 글루코코르티코이드의 뼈에 유해한 효과를 예방하기 위해 촉진된다. 성장지연, 백내장, 체중증가, 무혈관괴사 및 고혈압은 다른 글루코코르티코이드 관련 약물부작용이다.

조기 진단과 더 나은 치료로 사망률이 크게 감소하고 기능적 결과가 개선되었다. 그러나 많은 환자에서 소아기 피부근염의 경과는 만성적이며 장기적인 약리학적 치료가 필요하다. 7년간의 후속 치료 후에도 35%의 어린이들이 여전히 질병 치료를 위해 약을 복용하고 있는 것으로 알려져 있다.

물리치료 환자/고객 관리

소아기 피부근염 어린이 관리에는 여러 분야의 팀 접근이 필요하다. 소아기 피부근염으로 진단되어 병원에 새로 입원한 어린이의 의료팀은 소아 류마티스 전문의, 물리치료사, 작업치료사, 사회복지사, 영양사 및 간호사를 포함할 수 있다. 물리치료사는 환자, 가족 및 팀과 협력하여 환자의 특정 기능 능력 및 장애를 객관적으로 평가한다(예: 근력, 유연성, 지구력). 전반적인 목표는 잠재적인 안전 위험을 파악하고, 시간 경과에 따른 상태 변화를 모니터링하며, 최적의 신체기능과 삶의 질을 향상하는 적절한 물리치료 방법을 개발하는 것이다. 환자 및 가족 교육은 물리치료의 또 다른 중요한 측면이다. 물리치료는 스트레칭, 강화, 유산소 훈련, 안전한 이동훈련, 환자와 가족 및 간병인 그리고 가능하다면 학교 교육자 또는 관리자에 대한 지속적인 교육을 포함할 수 있다. 영양, 대처(coping) 및 퇴원 계획과 관련된 문제를 해결하기 위해 다른 팀과 교류해야 한다. 물리치료사는 병원 퇴원을 준비하기 위해 가정과 학교로 안전하게 돌아갈 수 있는 환자의 능력을 평가할 뿐만 아니라, 지역사회 지원을 위해 필요한 권고와 의뢰를 해야 한다. 이것은 부모 및 간병인의 도움을 받아 수행되는 가정 프로그램부터 전문화된 입원재활을 위한 의뢰까지 다양하다.

검사, 평가 및 진단

환자를 만나기 전에 물리치료사는 환자의 현재 상태는 물론 물리치료 계획과 관련된 정보를 얻어야 한다. 여기에는 활력징후, 현재 투약중인 약물, 진통제 복용 시기 및 검사 결과가 포함된다. 감별진단을 위해 병원 내에는 다른 팀 구성원이 검사를 수행하고 있을 수 있다. 말초 또는 중심정맥관에 연결된 환자는 치료 활동에 참여하는 능력이 다소 제한적일 수 있다. 환자는 말초정맥관을 잠글 수 있는 시간대에 물리치료에 참여할 수 있다. 또한 근육통은 급성 소아기 피부근염의 특징일 수 있으므로 진통제 투여와 관련하여 물리치료를 계획하는 것이 필요할 수 있다.

병력청취는 환자 및 가족과 친밀한 관계를 형성하고 증상이 나타나기 전에 환자의 대근육운동 능력과 발달 과정을 명확히 하는 중요한 첫걸음이다. 이것은 치료사가 동기 부여 활동을 개발하고 단기 및 장기 목표 설정에 도움이 된다.

소아기 피부근염 환자에 대한 평가는 포괄적이며 힘, 관절가동범위, 유연성, 보행, 안전 및 기능적 이동성을 포함한다. 물리치료 평가의 주요 목표는 이동과 관련된 안전 위험을 파악하고 신체적 장애, 특히 근력의 정도를 기록하는 것이다. 5점 또는 10점 척도를 사용하는 도수근력검사(MMT)가 가장 일반적으로 시행되는 힘 평가방법이다. **표 28-1**은 5점 및 10점 근육 등급 시스템을 보여준다. 도수근력검사는 대부분의 소아기 피부근염 관련 연구에서 주요 지표로 사용되며 이 집단의 종단적 추적연구에 중요하다. 도수근력검사는 중등도에서 중증의 근력 약화가 있는 5세 이상의 소아기 피부근염에 높은 신뢰도와 민감도가 우수하다는 것을 보여주었다. 전문가의 공감대는 8개 근육그룹(MMT8)에 대한 검사가 유효하고, 환자에게 효율적이며, 덜 피곤함을 입증했다. MMT8에서 검사 된 근육은 목 굴곡근, 삼각근, 상완이두근, 손목 신근, 대둔근, 중둔근, 대퇴사두근 및 배측굴곡근이다. 각 근육은 1에서 10점 척도로 등급이 매겨지고 0~70(한쪽 시험) 또는 0~140(양쪽 시험)의 요약 점수가 계산된다. 소아에서 도수근력검사를 완료하기 위한 표준서식은 미국 국립환경보건과학연구소(National Institute of Environmental Health Sciences)-국제 근염 평가 및 임상 연구(International Myositis Assessment and Clinical Studies, IMACS) 그룹 웹 사이트에서 제공한다. 이 서식은 검사 간의 일관성을 보장하고, 어린이 검사에 익숙하지 않은 치료사를 위한 유용한 지침을 제공한다.

또한 힘은 도수근력검사보다 변화에 더 객관적이고 민감할 수 있는 다양한 양적 측정을 사용하여 평가될 수 있다. 그러나 그것들이 항상 임상적으로 실용적인 것은 아니며, 등척성 힘 검사의 경우 수정된 혈압계 및 소형 악력계를 사용할 수 있다. 등속성 힘 검사의 경우 Cybex 및 Biodex 기계가 사용된다. 수정된 혈압계는 수정된 혈압 커프와 압력계로 구성되며 임상에서 쉽게 활용할 수 있고 휴대가능하며 비교적 저렴하다. 그것은 민감하고 재현 가능하며 24개

표 28-1 • 5점 도수근력검사와 10점 도수근력검사			
근육 기능	0~10점	0~5점	등급
움직임 없음			
근육 수축 촉지되지 않음	0	0	Zero
근육 수축 촉지되나 보이지 않음		1	Trace
수평면에서 검사 움직임			
중력이 제거된 상태에서 부분적 가동범위	1	2–	Poor–
중력이 제거된 상태에서 완전 가동범위	2	2	Poor
검사 움직임 – 항중력 자세			
부분적 가동범위	3	2+	Poor+
검사 자세 – 항중력 자세			
검사 자세에서 점진적 이완	4	3–	Fair–
저항 없이 검사 자세 유지	5	3	Fair
약한 저항에서 검사 자세 유지	6	3+	Fair+
약한~중등도 저항에서 검사 자세 유지	7	4–	Good–
중등도 저항에서 검사 자세 유지	8	4	Good
중등도~강한 저항에서 검사 자세 유지	9	4+	Good+
강한 저항에서 검사 자세 유지	10	5	Normal

의 모든 근육 그룹에서 잠재적으로 적용할 수 있는 것으로 밝혀졌다.

가동범위와 유연성은 철저히 평가되어야 한다. 일반적으로 제한은 고관절과 상지대, 상완이두근, 전완굴곡근, 비복근과 가자미근에서 가장 흔하게 나타난다. 관절가동범위를 평가하기 위해 표준 측정법을 사용할 수 있다. 토마스 검사, 엎드려 무릎굴곡검사, 하지직거상 등과 같은 특수 검사는 근육 유연성을 기록하고 추적하는 객관적인 방법이다.

소아기 근염 평가척도(Childhood Myositis Assessment Scale, CMAS)는

특발성 염증성 근육병증(idiopathic inflammatory myopathies, IIM)을 앓고 있는 광범위한 연령대(2세~성인까지)의 몸쪽 근육 근력, 신체기능 및 지구력을 평가하기 위해 개발된 14가지 항목의 관찰 및 수행 기반 도구이다. 우수한 평가자 내 및 평가자 간의 신뢰성과 타당성 및 민감성을 가지고 있는 것으로 나타났다. 소아기 근염 평가척도는 소아기 피부근염을 포함한 염증성 근염을 가진 소아의 근육 기능을 양적으로 평가하는데 국제적으로 널리 사용되고 있다. 검사는 쉽고 실용적이며 일상적으로 임상에서 활용할 수 있다. 각 방법에 대한 자세한 설명과 수행되는 검사에 대한 영상은 온라인에서도 확인할 수 있다.

일반적으로 아동용 건강 평가 질문지(Childhood Health Assessment Questionnaire, CHAQ)는 관절염 아동 평가에 사용되지만 소아기 피부근염 환자에서도 유효하다. 아동용 건강 평가 질문지는 통증과 장애 지수를 평가하는 불편 지수로 구성된 부모 또는 자기보고 척도이다. 장애 지수는 8개의 신체기능 영역에 있는 30개의 항목으로 구성된다. 요약 점수는 0에서 3까지의 범위에서 계산되며, 0은 보고된 장애가 없음을 나타낸다. 국제 근염 평가 및 임상 연구(International Myositis Assessment and Clinical Studies, IMACS) 그룹은 적어도 하나의 신체기능측정을 질병 측정의 핵심세트로 사용하도록 권장한다.

물리치료사는 환자의 나이와 인지 및 신체 발달 수준을 고려한 몇 가지 안전사항을 검토해야 한다. 계단에서의 안전, 이동(특히 앉기에서 일어서기, 바닥에 앉기 및 서기), 고르지 않은 지면에서의 걷기 및 장애물로 인한 보행 문제가 발생할 수 있다. 소아기 피부근염이 있는 아이는 매우 약해져서 보호반사를 잃을 수 있다. 사람들 속에서 작은 발걸림이나 밀침은 낙상으로 이어져 머리 손상을 초래할 수 있다. 소아기 피부근염의 몸쪽 및 대칭적 약화의 특성으로 인해 워커 또는 보행기의 적합성도 평가해야 한다. 환자의 팔이 현저하게 약한 경우 워커가 반드시 실용적인 옵션이 아닐 수도 있다. 이러한 경우 안전하고 효율적인 이동성을 위해 휠체어 또는 스쿠터가 필요할 수도 있다. 일반적으로 이러한 장비의 사용은 일시적이며 장기간에는 거의 필요하지 않다. 심하게 약한 환자는 이송 중 머리와 목 지지대 및 욕창 발생을 피하기 위한 자세유지와 압력 완화에 대한 특별한 고려사항이 필요하다.

치료 계획과 중재

물리치료 중재는 평가에서 발견된 장애를 해결해야 한다. 치료적 운동은 염증 과정에서 발생하는 근육의 긴장과 약화를 해결하기 위해 개발되었다. 소아기 피부근염의 근육 약화는 병리학적 염증과 관련이 있다. 근육생검은 근육섬유 퇴행, 괴사 및 염증 침입을 입증한다. 위축된 섬유와 일부 비정상적인 구조 또한 보고되었다. 특정 근육 약화 이외에 일반화된 탈조건화 및 운동능력 감소가 관찰된다.

염증을 악화시키거나 확대시킬 위험이 없는 활동적인 소아기 피부근염을 가진 어린이에게 적당한 강도의 힘 및 지구력 운동을 시작하는 것이 안전하다는 것은 잘 알려져 있다. 강화 및 스트레칭 운동은 환자의 내성에 맞게 이루어져야 한다. 불편함은 있을 수 있지만 근육 내에서 활동성 염증을 악화시키지 않으면서 운동으로 인한 통증을 유발해서는 안 된다. 편심 및 동심 운동의 조합은 모든 연령층에게 가장 효과적인 훈련 프로그램으로 밝혀졌다. 대부분의 경우 가족 및 간병인은 스트레칭 및 강화 운동을 통해 자녀를 돕고 수행하도록 가르쳐야 한다. 프로그램은 환자 발달 단계를 고려하여 개발되어야 한다. 오락활동(distraction)은 어떤 연령대의 어린이든 스트레칭을 완료하려고 할 때 매우 중요한 방법이다. 예를 들어, 좋아하는 영화를 보거나 노래하고 말하는 것은 어린아이들에게 효과적인 오락이 될 수 있다. **표 28-2**는 현재 사례와 같이 중등도에서 중증의 소아기 피부근염이 있는 입원환자를 위한 적절한 운동 프로그램의 예를 제공한다. 운동은 소아기 피부근염 환자에게서 흔히 발견되는

표 28-2 • 소아기 피부근염이 있는 입원환자를 위한 운동 프로그램의 예	
운동	**개요**
엎드린 자세에서 무릎 굴곡	엎드린 상태에서 환자는 엉덩이에 발뒤꿈치를 가져오고, 치료사 및 부모는 스트레칭 자세를 유지하는데 도움을 준다.
슬괵근 스트레칭	바로 누운 자세에서는 환자의 고관절은 90°로 굴곡하고, 무릎은 곧게 편다.
아킬레스건 스트레칭	환자는 벽 앞에서 런지 자세를 하거나 발뒤꿈치가 신장하는 지점에 서 있는다.
능동보조 어깨 굴곡	바로 누운 자세 또는 앉은 자세에서 환자는 최대한 팔을 굴곡하고, 치료사 또는 부모는 필요에 따라 운동을 돕고, 견갑골을 안정화시켜 스트레칭을 도운다.
능동보조 어깨 외전	바로 누운 자세 또는 앉은 자세에서 환자는 가능한 한 어깨를 외전하고, 치료사 또는 부모는 끝범위에서 팔을 지지하여 스트레칭을 돕는다.
주관절 신전 스트레칭	바로 누운 자세에서 환자는 팔꿈치 신전의 끝범위를 달성하고, 치료사 또는 부모는 이 위치를 유지하도록 돕는다.
기도 자세	앉은 자세에서 환자는 손바닥을 기도 자세와 같이 맞닿게 하고, 손가락을 완전히 신전하려고 시도하면서 팔꿈치를 들어 올린다.
교각 자세	갈고리 누운 자세에서 환자는 최대한 침대에서 엉덩이를 들어 올리고, 가능할 경우 시작 위치로 돌아가기 전에 3~5초간 유지한다.
앉은 자세에서 무릎 신전	지지 또는 지지 없이 앉은 환자는 무릎을 최대한 신전하고, 환자가 가능할 경우 시작 위치로 돌아가기 전에 3~5초간 유지한다.
앉은 상태에서 일어서기	환자는 선반 또는 병원 침대에 앉은 상태에서 독립적으로 선 다음 다시 앉는다. 환자가 가능하다면 천천히 시도한다.

장애를 다룬다. 각 스트레칭은 최소 30초 동안 유지되어야 하며, 허용되는 한 세션 당 3~5회 반복해야 한다. 이상적으로 환자는 하루에 두 번 운동 프로그램을 수행해야 하고, 지속적으로 도전하기 위해 개선이 관찰될 때 운동 프로그램을 진행해야 한다.

의학적으로 안정된 경우 환자는 매일 체육 시간에 참여하여 놀이를 통해 건강상태를 증진시킨다. 농구 그물 위로 슛을 하는 것, 축구나 배구로 캐치볼 하는 것, 세심한 감독으로 축구경기를 하는 것, 목표물에 콩주머니를 던지는 것, 장애물 코스를 통과하는 등의 활동을 포함할 수 있다. 환자가 안전하고 능력이 있다면 쪼그려 앉은 상태에서 물건을 집어 물리치료사(예: 콩주머니, 공)에게 돌려주는 등의 활동을 할 수 있다. 또한 팔과 다리의 강화와 조절을 촉진하기 위해 활동적인 비디오 게임이 점점 더 많이 사용되고 있다.

수중치료는 많은 근골격계 질환의 치료에 사용되어 왔다. 안전 수칙을 동반한 수중치료는 관절염이 있는 성인과 어린이가 즐겁게 할 수 있다. 또한 수중치료는 류마티스질환 환자의 선택치료로 사용되고 있으며, 환자에게 말초정맥관이 있고 말초정맥관 분리가 가능한 경우에는 주의하면서 수중치료에 참여할 수 있다. 수중치료는 몇 가지 고유한 이점을 가지고 있다. 부력은 근육과 관절에 미치는 중력의 고통스러운 영향을 경감시키고 정수압은 순환을 향상시킨다. 또한 물의 온기는 근육통과 경련을 완화시킨다. 일반적으로 치료풀은 33.5~35.5℃의 범위에서 유지되며, 냉각 또는 과열 없이 장시간 운동을 할 수 있다. 난류 및 항력과 같은 물의 성질은 모든 운동면과 범위에서 운동의 어려움을 등급화하는 데 활용될 수 있다. 수중치료는 낙상과 부상의 걱정 없이 안전하게 걷기를 할 수 있고, 혈액순환 개선, 근육이완, 체중부하 감소 및 통증 완화는 연부조직이 늘어나고 부력을 향상시켜 더 큰 관절가동범위를 촉진할 수 있다. 글루코코르티코이드 치료의 결과로 발생할 수 있는 고혈압이 의학적으로 통제되지 않는 경우 뜨거운 물속에 장기간 있는 것은 상대적 금기사항이다.

근육 및 관절의 통증 완화를 위해 환자의 선호도에 따라 온열이나 냉치료를 사용할 수 있다. 이 방법은 피부 약 1~2cm 아래에서는 중요한 변화를 일으키지 않지만, 많은 환자들은 표면 치료로 완화되는 것을 느낀다. 어린이들은 냉보다는 온열을 선호한다.

환자의 증상이 오래 지속되어 진단 전에 이동성과 참여가 감소하면 골밀도(BMD) 감소가 있을 수 있다. 전신성 글루코코르티코이드의 개시와 함께 골절의 위험을 줄이기 위해 환자와 가족 및 간병인에게 활동 주의사항을 교육하는 것이 중요하다. 예를 들어, 병원 퇴원 시 신체접촉 스포츠에 참여하거나 정글짐에 올라가서는 안 된다. 글루코코르티코이드 치료가 중단되고 골밀도검사 후 뼈 건강의 후속 평가가 완료될 때까지 이러한 주의사항을 따라야 한다. 그리고 긍정적인 뼈 압력을 장려하기 위한 근력 강화 운동이 권장되어야 한다. 팀 영양사는 권장되는 비타민 D와 칼슘 보충 필요성을 결정할 수 있다. 소아기 피부근염 발진의 광선민감성 때문에 햇빛에 노출되는 것을 피해야 하므로 태양광선에 의한 자연적인 비타민 D 생성이 감소된다는 점에서 비타민 D 보충제는 특히 중요하다. 일반적으로 질병은 자외선 노출로 인해 악화될 수 있기 때문에 소아기 피부근염 환자는 일 년 내내 자외선 차단제를 사용하는 것이 좋다. 척추압박골절 환자에게는 적절한 자세와 운동을 권장하면서 비틀림과 대각선 운동을 피하는 교육이 중요하다. 경우에 따라 등받이는 통증 완화를 위한 임시 조치로 사용된다.

퇴원 계획에는 안전을 보장하기 위한 전략뿐만 아니라, 신체기능 상태 및 활동 진행에 대한 지속적인 모니터링을 위해 후속 계획이 포함되어야 한다. 지역사회 재활병원, 가정방문치료 또는 외래치료를 의뢰하는 것이 필요할 수 있다. 퇴원을 결정하기 전, 물리치료사는 가정과 학교의 안전과 장비 요구에 대한 평가를 고려해야 한다. 힘과 지구력이 향상될 때까지 높이조절형 변기좌석 또는 휠체어와 같은 장비를 단기간 사용해야 할 수도 있다. 환자의 나이와 키도 중요한 고려사항이다. 계단을 안전하게 올라갈 수 없거나 바닥에서 일어날 수 없는 5세 어린이는 같은 장애가 있는 15세의 어린이와 비교했을 때 부모 및 간병인이 비교적 쉽게 관리할 수 있다. 현재 8세 어린이 환자는 바닥에서 일어나기 어려우므로 집에서는 계단오르기를 면밀히 감독하고, 목욕을 돕고 학교 기숙사에서는 안전을 보장해야 한다. 학교 및 스포츠 복귀를 위한 특정 사항은 수정할 수 있다. 물리치료 서비스에 대한 장기간의 연계는 신체 상태의 모니터링과 스포츠 및 활동으로의 복귀와 함께 적절한 운동 프로그램의 진행을 보장하는 데에도 필수적이다.

근거 중심 임상적 추천

SORT: 추천 분류의 장점

A 일관된, 양질의 환자 지향적 근거

B 일관되지 않거나 제한된 질적 수준의 환자 지향적 근거

C 동의, 질병 중심의 근거, 일반적인 관행, 전문가의 의견 또는 사례 시리즈

1. 칼슘과 비타민 D 보충제를 체중부하 활동과 함께 사용하면(신체 접촉 및 충격 운동은 피하고) 글루코코르티코이드 요법과 만성 질환의 유해한 영향을 최소화 할 수 있다. **B 등급**
2. 소아기 피부근염 평가 척도는 몸쪽 근육 근력, 신체기능 및 지구력 평가를 위해 신뢰할 수 있는 유효한 도구로써 소아기 피부근염 어린이의 변화에 민감하다. **A 등급**
3. 소아기 피부근염 어린이를 위한 중등도 강화 운동 및 유산소 지구력 프로그램은 질병 과정을 악화시키지 않고 유익할 것이다. **B 등급**
4. 수중치료 프로그램은 소아기 피부근염 아이들에게 유익하다. **C 등급**

종합 질문

28.1 소아기 피부근염의 근육 약화는?

A. 주로 대칭 및 몸쪽

B. 모세혈관 염증 결과

C. 상승된 혈청 근육 효소 수준과 연관

D. 모두 정답

28.2 글루코코르티코이드의 부작용은?

A. 석회증

B. 척추압박골절

C. 저혈압

D. 모두 정답

28.3 다음 중 소아기 피부근염 어린이에게 규정된 강화 운동에 관한 설명으로 옳은 것은?

A. 강화 운동은 급성 소아기 피부근염에서 금기이다.

B. 강화 운동은 근육효소가 정상화된 후에 수행하는 것이 안전하다.

C. 강화 운동은 만성 근염이 악화된다.

D. 강화 운동은 소아기 피부근염이 있는 아동에게 안전하게 수행될 수 있다.

정답

28.1 **D.** 보체활성화(complement activation) 및 침착은 모세혈관 용해 및 혈관주위 염증을 일으킨다. 이것은 모세혈관 밀도 감소 및 나머지 모세혈관의 보상성 팽창뿐만 아니라 근육 허혈, 근육 섬유 퇴행(근육 효소의 혈청 농도 증가로 이어짐) 및 다발성 위축으로 이어질 것으로 생각된다. 소아기 피부근염은 근력 약화가 몸쪽 및 중심 또는 자세 근육에서 더욱 두드러진다.

28.2 **B.** 경구 글루코코르티코이드의 골격에 대한 부작용은 빠르게 나타날 수 있으며, 일

일 투여량과 관련이 있다. 척추압박골절은 소아기 피부근염에서 임상적으로 관련 증상과 신체적 기능에 해로운 영향을 미친다. 물리치료전략은 증상조절과 예방교육을 목표로 한다.

28.3 **D.** 이전에는 활동성 근염에 대한 저항훈련이 병리학적 염증 과정의 악화를 초래할 것이라고 생각되었다(A~C). 그러나 운동훈련을 받은 소아기 피부근염 환자의 경우 질병이 악화되었다는 근거 없이 힘, 근육 기능 및 유산소 지구력의 향상이 이루어졌다.

불완전골형성

Osteogenesis Imperfecta

Amanda Stoltz

CASE 29

불완전골형성(osteogenesis imperfecta, OI) IV 형으로 진단받은 8세 여아가 오늘 수상석고붕대(spica cast) 제거를 위해 재입원했다. 그녀는 6주 전에 다발적 오른쪽 대퇴 절골술과 함께 양측 대퇴부 골수내 정 고정술(intramedullary rodding)을 시행하였고, 대퇴부에 상당한 진행성 앞쪽 구부러짐으로 인한 고관절에 수상석고붕대를 착용했었다. 그녀는 관절이 느슨하고 키가 작은 전형적인 불완전골형성의 특징을 가지고 있다. 그녀는 지금까지 양측 상완골, 오른쪽 척골, 양측 대퇴골 및 왼쪽 경골의 여러 골절을 포함하여 25회 이상의 골절을 경험했다. 그녀는 경미한 척추측만증이 있고, 오른쪽 다리는 왼쪽보다 2cm 짧으며, 경증~중등도의 경골 구부러짐이 있다. 그녀는 양측 아래다리에 보조기(왼쪽 경첩발목발보조기와 오른쪽 UCBL 보조기)를 착용한다. 그녀는 3세 때부터 비스포스포네이트(bisphosphonate)를 투약 받고 있었으나, 그녀의 신진대사 및 정형외과 의사의 권고에 따라 수술 7개월 전에 중단되었다. 수술 전 환자는 주로 걷거나 서 있을 때 양측 대퇴부와 무릎에 가벼운 통증을 호소했다. 그녀는 고관절과 슬관절의 완전한 신전, 고관절과 슬관절의 굴곡이 120° 이상이 가능하였고 양쪽 팔꿈치 신전이 20°가 부족하고 손목에 경미한 방사형 기형을 가지고 있다. 환자는 뒷바퀴가 달린 보행기(rear-wheeled walker)와 경량의 수동 휠체어가 있다. 지난 2년 동안 그녀는 다양한 골절로부터 치유되었고, 다리의 통증을 최소화하기 위해 때때로 워커를 사용해 왔으며, 수술 전 2개월 동안 학교 교실과 지역사회에서 워커를 사용했다. 그녀는 집에서 보행보조장치를 사용하지 않았고, 통증의 정도에 따라 걷거나 무릎걸음을 했다. 수술 전 그녀는 모든 이동에서 독립적이었으나, 수술 후 양쪽 다리에 체중지지 없이 의존적 이동성을 위해 다리 받침대가 올라가는 휠체어를 사용하고 있다. 물리치료사는 환자에게 다리 체중부하 시작을 평가하고 치료하도록 요청받았다. 그녀는 초기에 무릎 보조기를 사용했지만 체중부하를 견딜 수 있다. 오늘의 방사선사진은 양측 대퇴골의 안정된 치유를 보여준다. 그녀는 왼쪽 종골과 양측 무릎 앞쪽에 석고붕대로 인한 욕창이 있다. 간호사는 물리치료를 예상하고 진통제를 투여했다.

비록 환자가 눈물을 글썽이며 서 있기 시작하는 것이 두렵다고 말하지만 입원 시 환자와 어머니의 단기 목표는 워커를 이용하여 서서 이동을 완료하고, 휠체어에 편안하게 앉는 것이다. 그리고 그녀의 장기목표는 뒷바퀴가 달린 보행기를 사용해 지역사회를 보행하는 것이다. 그녀는 하루 2차례씩 5일간 입원 치료를 받을 것으로 예상된다.

▶ 환자의 진단과 건강상태에 따라 활동 제한에 영향을 미치는 요인은 무엇인가?

▶ 검사 우선순위는 무엇인가?

▶ 물리치료 중 주의사항은 무엇인가?

▶ 가장 적절한 물리치료 중재는 무엇인가?

▶ 사례 환자의 명백한 심리적 요인을 확인한다.

주요 정의

- **발목발보조기**(ankle-foot orthosis, AFO): 안정성을 높이고 올바른 관절 위치를 유지하거나 발을 올바르게 고정시키기 위해 다리와 발에 착용하는 보조기
- **비스포스포네이트**(bisphosphonate): 파골세포 활성을 억제하여 뼈의 손실을 방지하는 데 도움이 되는 약물
- **골수 정**(intramedullary rod): 골수강에 삽입하는 긴 금속막대(그림 29-1)
- **절골술**(osteotomy): 뼈의 외과적 절단. 일반적으로 뼈 변형을 재조정하기 위해 수행

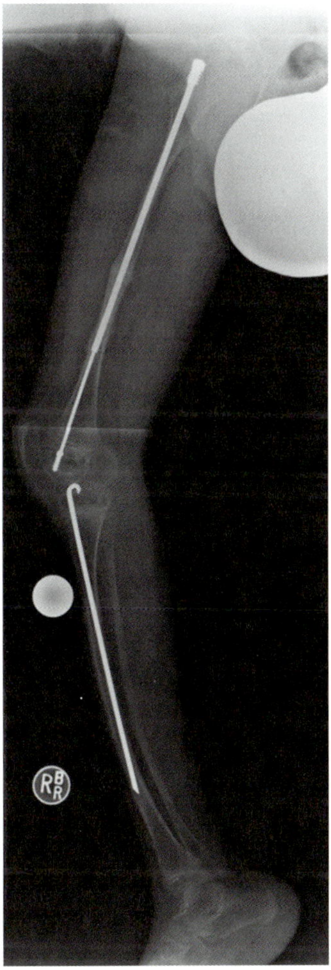

그림 29-1 아동의 오른쪽 대퇴골과 경골 골수내 금속막대

- **수상석고붕대**(spica cast): 체간 전체나 부분, 하나 이상의 사지 전체나 부분을 고정하기 위해 적용하는 석고붕대
- UCBL(University of California Biomechanics Laboratory): 유연성 편평발 교정을 위해 신발 내부에 배치되는 깔창

목표

1. 불완전골형성으로 진단된 환자의 전형적인 특성과 불완전골형성과 관련된 잠재적인 합병증에 대해 설명한다.
2. 불완전골형성 아동을 위한 골수내 정 고정술(intramedullary rodding)의 목표와 제한점을 설명한다.
3. 불완전골형성 치료에서 비스포스포네이트 투약의 잠재적 이점과 제한점을 이해한다.
4. 불완전골형성으로 외과적 수술(rodding surgery)을 받은 아동에게 적절한 단기 목표와 중재를 계획한다.
5. 외과적 수술에 대한 중재로서 수중치료의 이점을 설명한다.

물리치료 시 고려사항

불완전골형성으로 진단되고 골수내 정 고정술을 한 아동 환자를 관리하는데 고려할 점:

- **일반적 물리치료 계획/목표**: 다리 강화, 관절가동범위 및 지구력 향상, 이동성 증가, 골절 위험을 최소화하면서 안전하고 기능적인 독립성 극대화, 최적의 정렬로 똑바로 앉는 것에 대한 내성 향상
- **물리치료 중재**: 이동훈련, 능동관절가동범위 운동, 부드러운 강화 운동, 가정 운동 프로그램, 수중치료를 통해 점진적 체중부하
- **물리치료 시 주의사항**: 골절, 통증, 약화 및 상태악화(deconditioning)의

높은 위험, 낙상이나 손상의 위험을 줄이기 위해 환자와 밀접한 거리 유지, 욕창의 진행을 증가시킬 수 있는 특히 무릎보조기 및 발목발보조기를 착용한 피부의 세심한 관찰, 사지나 체간에 수동적 비틀림, 회전 또는 강한 관절가동범위 운동 금지

▶ **물리치료를 방해하는 요인**: 보조기를 사용하는 동안 욕창, 통증, 환자 및 부모의 골절에 대한 불안, 팔의 구부러짐은 이동성을 위해 워커나 팔의 체중부하를 사용하는 것을 복잡하게 할 수 있음

건강 상태의 이해

불완전골형성은 대부분 1형 콜라겐 생성에 영향을 미치는 상염색체 우성유전질환에 의해 발생한다. 1형 콜라겐은 신체에서 가장 풍부한 콜라겐 유형으로 뼈, 인대, 힘줄, 피부, 상아질, 각막 및 폐의 주요 결합조직 물질을 포함한다. 이 질병은 특정 유전자 돌연변이에 따라 증상의 정도가 다양하다. 미국에서는 불완전골형성의 유병률이 2~5만명 중 1명으로 추정되지만 미진단(underdiagnosis)이나 오진으로 인해 실제로는 유병률이 더 높을 수 있다. 불완전골형성은 원래 4가지 유형으로 분류되었지만 현재는 적어도 7~8개의 다른 유형으로 구분되어 있다. 8가지 유형(타입 I–VIII)은 임상 및 방사선촬영과 유전양식(inheritance pattern)에 기반을 둔다. 모든 불완전골형성 환자는 쉽게 골절되는 연약한 뼈와 느슨한 관절 그리고 약한 근육을 가지고 있다. 대부분은 뼈의 기형을 가지고 있다. 뼈의 치유 속도는 장골(long bone)에서 구부러지는 양과 비스포스포네이트 사용에 의해 영향을 받을 수 있지만 정상이다. 또한 불완전골형성 환자는 청력손실, 치열 약화, 청색공막(blue sclera), 쉽게 멍이 들거나, 과도한 땀, 작은 키(short stature), 척추측만증 그리고 피로를 가질 수 있다. 하지만 불완전골형성은 지능에 영향을 미치지는 않는다. 불완전골

형성의 초기 진단은 임상적으로 할 수 있지만, 명확한 진단은 특정 유전자 검사를 통해 확인된다. 경증이나 중등도 형태의 불완전골형성 환자는 정상적인 기대수명을 가지고 있다. 중등도나 중증의 불완전골형성(III 및 IV형)은 호흡기 손상, 심장혈관 기능상실, 신경학적 원인(뇌줄기 압박 등) 및 머리 외상에 의한 사망률이 높은 편이다. II형 불완전골형성은 신생아기에 치명적이라고 여겨진다. 일차진료 의사, 정형외과 의사, 내분비전문의, 대사 유전학자, 물리치료사, 작업치료사 그리고 사례 관리자 등이 포함되는 많은 다른 의료 제공자들은 일반적으로 불완전골형성 아동을 치료한다.

비스포스포네이트는 1990년대 초부터 불완전골형성 아동을 치료하기 위해 사용되어 온 약물이다(구강 또는 정맥내 투약). 비스포스포네이트는 파골세포(osteoclast)의 활동을 억제하여 골밀도를 높인다. 불완전골형성 환자에서 비스포스포네이트는 척추, 대퇴골경, 고관절, 경골의 골밀도를 증가시키는 것으로 나타났다. 불완전골형성 아동에서 비스포스포네이트의 효과를 평가한 8건 연구의 체계적인 검토에서 비스포스포네이트는 골밀도를 증가시켰고, 많은(전부는 아님) 연구들은 골절률의 감소를 보여주었다. 그러나 비스포스포네이트를 복용한다고 골절 위험이 제거되거나 외과적 수술의 필요성을 없애지는 못했다. 비스포스포네이트가 절골술 치유를 지연시킬 수 있으므로(골절 치유는 아님) 이 약을 복용하는 어린이에게는 예정된 정형외과 수술 전 복용중단을 지시할 수 있다. 아이들은 보통 수술 후 3~6개월 후에 비스포스포네이트 사용을 재개할 수 있다. 비스포스포네이트가 투약되지 않는 동안 발생할 수 있는 골밀도 변화는 철저히 연구되지는 않았다. 따라서 이 기간 동안 아동의 활동 수준을 변경하는 것에 대한 구체적인 권장사항은 없다. 이 집단에서 비스포스포네이트 사용을 둘러싼 추가적인 미지수는 복용량, 경구 대 정맥내 투약 경로의 효과, 최적의 약물, 환자의 치료기간, 장기적인 효과가 포함된다. 비스포스포네이트의 사용은 미국식품의약국(FDA)에서 다른 진단을 위해 승인되었지만 불완전골형성 환자에게는 '미승인약물(off-label)'로 계속해서 사용된다. 최근의 권고에 따르면 불완전골형성 환자군에서 비스포스포네이트의 사용은 골밀도 측정에 근거하지 않고 임상적 심각성에 의해 주도되어야 한다고 제안한다. 비스포스포네이트는 정형외과 수술 및 물리치료와 함께 사용하며, 이러한 중재를 대체하는 것은 아니다.

불완전골형성 아동에서 구부러짐 변형을 치료하는 표준 수술 방법은 장골 골수내에 금속막대를 배치하는 것이다. 이 수술은 아이를 세우려고 시도하거나 장골 골절 부위가 여러 개 있는 어린이에게 바람직하다. 골수내 정 고정술은 특정 부위의 골절 재발을 감소시키고 뼈의 정렬과 안정성을 향상시켜 체중부하를 가능하게 한다. 외과적 수술의 목표는 어린이의 기능, 편안함, 대근육 운동발달 및 서고 걷는 능력을 향상시키는 것이다. 막대가 배치될 때 뼈 정렬을 교정하기 위해 절골술이 추가로 수행될 수 있다. 금속 또는 티타늄 막대는 골의 골수피질에 위치한다. 따라서 뼈는 막대를 수용할 수 있을 정도로 충분히 커야 한다. 수술 목적과 어린이의 나이를 포함한 많은 요인에 따라 다양한 종류의 막대를 사용할 수 있다. 그 후 다리는 일반적으로 6~8주 동안 석고붕대에 고정되어 충분한 치유가 가능하다. 때로는 막대를 수정하거나 교체해야 할 수도 있다.

사례 아동은 IV형 불완전골형성을 가지고 있다. IV형 불완전골형성 환자는 적당히 영향을 받고(I형과 III형 사이의 심각도) 기대수명은 일반적으로 변하지 않는다. 작은 키와 장골의 구부러짐은 흔하며 평생 동안 여러 골절을 경험한다. 일반적으로 대부분의 골절은 사춘기 이전에 일어난다. 불완전골형성의 진단은 아이가 움직일 때까지 이루어지지 않는다. 왜냐하면 골절은 아이가 보행을 시작할 때 일어나기 때문이다. IV형 불완전골형성의 예후는 어떤 형태로든 직립보행에 좋다. 이 집단에서 고려해야 할 문제는 (1)골절과 부동(immobility)의 주기 방지, (2)외과적 수술의 시기, 척추측만증의 관찰, (3)작은 키와 피로에 대한 보상 개발(예: 작업면을 낮추고, 빈번하게 사용되는 물건을 더 낮은 수준으로 유지하며 동료들과 함께하기 위해 지역사회 보행에 보조기구 및 바퀴 달린 기구 사용), (4)적절하고 의미 있는 연령별 적절한 운동 선택, (5)비스포스포네이트 사용에 관한 결정 등이다. 장애와 치료의 복잡한 성격 때문에 가족들에게는 불완전골형성 자녀를 돌볼 수 있는 정서적 지원이 필요하다.

안전한 기능적 이동성을 촉진하기 위해서는 보조 장비 및 보조기를 사용할 수 있다. 아이가 신체적으로 또래 아이들을 따라갈 수 없으며 고강도 활동에 참여할 수 없기 때문에 사회화가 점점 어려워질 수 있다. 골절에 대한 불안과 과잉보호는 자녀가 다른 친구들과 완전히 통합되는 것을 더 방해할 수 있다. 각 유형의 불완전골형성에 대한 전형적인 특성이 있지만 치료는 개인의 특정 요구에 초점을 맞춰야하며, 진단된 불완전골형성 유형이 아닌 환자의 설명에 따라 진행되어야 한다.

물리치료 환자/고객 관리

골수내 정 고정술 후 수상석고붕대를 제거한 아동을 위한 물리치료는 아동의 통증 내성 내에서 부드러운 능동관절가동범위 운동과 강하지 않은 등척성과 열린사슬운동에 초점을 맞춘다. 물리치료사는 아동의 능력과 한계에 대한 일관된 기대를 유지하고 통증 호소를 모니터링하기 위해 아동의 진료와 관련하여 정형외과의사 및 간호사와 의견을 자주 나누어야 한다. 통증은 뼈의 과도한 스트레스, 근육의 약화 또는 체중부하에 대한 일반화된 불편함을 나타내는 지표일 수 있다. 아이의 신뢰를 얻는 것은 중요하다. 왜냐하면 그녀가 통증에 대한 두려움과 골절의 불안에 관련하여 조심스럽게 움직일 가능성이 있기 때문이다. 일관성 있는 치료사들이 아이를 치료한다면 관계, 신뢰, 자신감이 촉진된다. 각 치료시간에 대한 계획과 목표설정에 아이를 포함시키는 것은 동기부여를 할 수 있고 참여 기대에 대한 공동의 통제 의식을 가질 수 있다. 예를 들어, 수중치료 중에 아이가 워커와 함께 걷기를 원한다면 치료사는 아이가 걸을 수 있는 치료풀의 길이가 얼마나 된다고 생각하는지 물을 수 있다. 치료 시간을 상호 목표를 가진 게임으로 만드는 것은 참여뿐만 아니라 즐거움을 증가시킨다. 치료 시간 밖에서 완료된 운동을 위한 추적 기준을 만드는 것은 어린이가 성취감을 느낄 수 있도록 도와주는 추가적인 동기 부여 및 시각적 도움이 될 수 있다.

검사, 평가 및 진단

환자를 보기 전 물리치료사는 아동의 수술 후 체중부하 제한 및 이동 주의사항을 알아야 한다. 치료사는 과거의 수술 및 골절 기록에 대한 정보를 차트에서 얻어야 한다. 어떤 방법으로든 아동을 동원하기 전에 치료사는 환자와 부모가 수술 후 선호하는 들어 올려 이동하는 방법, 현재 장비, 어린이가 사용하거나 사용할 보조기, 입원한 물리치료 목표 및 아동의 통증 수준에 관한 정보를 아동과 부모로부터 수집해야 한다. 추가 질문에는 이동(transfers) 및 이동성, 이전 대근육운동 과외활동, 이전 외래물리치료 중재 및 목표를 포함한 이전 수준의 기능이 포함되어야 한다. 통증은 검사 및 중재 중에 재평가되어야 한다. 검사와 중재는 가능한 통증을 최소화하기 위해 진통제 투여와 긴밀하게 시간을 맞춰야 한다. 아이의 통증 정도는 시각적상사척도(VAS) 또는 Wong-Baker 얼굴 통증척도를 사용하여 평가한다. Wong-Baker 얼굴 통증척도는 일련의 서로 다른 여섯 얼굴의 시각적 척도이다. 얼굴은 0부터 10까지의 숫자에 해당하며 0은 통증 없음, 10은 최대 통증으로 기준 되어 있다. 임상의는 아이의 기분을 가장 잘 묘사하거나 묘사할 수 있는 얼굴을 선택하라는 간단한 지시와 함께 얼굴 척도를 아이에게 보여준다. Wong-Baker 얼굴 통증척도는 3~18세 어린이에게 믿을만하고 유효하다.

검사 시 치료사는 직접 부드럽게 사지를 지지하며 능동보조 고관절 및 슬관절 굴곡과 신전을 평가한다. 치료사는 가능하다면 필요에 따라 사지를 지지하면서 중력에 대항하여 다리를 움직여달라고 아이에게 요청함으로써 힘을 평가한다. 일반적으로 골절 위험을 줄이기 위해서 근력검사는 저항력을 보류해야 하며, 아동의 활동에 대한 일반적인 내성에 주목해야 한다. 신뢰를 촉진하고 손상을 피하기 위해 부모는 아이가 치료사에게 편안해질 때까지 아이를 함께 옮겨야 한다. 치료사는 아이를 실제로 동원하는 것을 돕기 전에 천천히 부드럽게 움직여서 아이를 동원하는 계획을 의논해야 한다. 재활 입원 목표는 부모와 아이가 합의되어야 한다.

치료 계획과 중재

물리치료 중재는 안전한 기능적 독립을 촉진한다는 전반적인 목표를 가지고 평가에서 명시된 장애와 활동제한에 초점을 맞추어야 한다. 가능한 경우 치료풀에서 물리치료를 시작하는 것이 가장 좋다. 수중치료는 물의 부력이 사지에 미치는 힘의 양을 줄이고 안전한 환경에서 움직일 수 있기 때문에 이상적이다. 물속에서는 체중부하가 적어 아이가 육상에서 할 수 있는 것보다 더 자유롭게 움직일 수 있게 해준다. 아동은 덜 저항적이고 덜 무서운 환경에서 기술을 습득할 수 있으며 그 후 육상에서 이러한 기술을 발전시킬 수 있다. 또한 물은 뼈의 전체 길이에 걸쳐 저항력을 제공하여 아이가 근육을 강화시키면서 골절로부터 보호받을 수 있게 한다. 치료사는 보행보조기를 사용하여 치료풀에서 체중부하를 고려해야 한다. 아동의 수술 후 주의사항은 용인되는 만큼의 체중부하이기는 하지만 그녀는 뼈가 약할 뿐만 아니라 지난 6주 동안 고정되어 근육 위축과 약화로 인해 골절 위험이 증가한다. 워커는 치료풀에서 필요한 안정성과 지원을 추가로 제공할 수 있다. 아이는 가슴 수준의 물속에서 걷기 시작할 수 있으며, 점진적으로 더 많은 체중부하를 용인하고, 그녀의 힘이 향상됨에 따라 더 얕은 물로 전환할 수 있다. 치료사는 킥보드 또는 기타 부양 장치와 같이 덜 안정한 표면을 사용하여 그녀를 더 발전시킬 수 있다. 또한 치료풀은 치료사가 강화, 관절가동범위, 지구력 활동을 제공하기에 이상적인 환경이다.

치료는 등척성 및 열린사슬운동을 통해 지면으로 전환되어야 한다. 치료사의 지원을 받아 아이는 워커를 사용하는 동안 지면에 서 있을 수 있다(무릎보조기 및 양측 다리보조기 장착). 아이가 힘을 얻고 균형을 잡으면서 서 있는 시간이 늘어난다. 무릎보조기는 뼈를 안정시키고 도움 없이 편안하고 자신 있게 설 수 있을 때까지 추가적인 지원을 제공한다. 골수내 정 고정술 후 무릎보조기 사용에 대한 구체적인 지침은 없다. 보조기는 정형외과의사와 물리치료사의 재량에 따라 사용된다. 수상석고붕대 제거 후 무릎보조기는 아이가 얼마나 빨리 진행되는지에 따라 단 한 번의 치료 시간이나 최대 2일 동안 사용할 수 있다. 그러나 필요한 경우 보조기를 사용하여 퇴원할 수 있고, 아래다리와 발지지에 대한 발목발보조기와 UCBL도 사용할 수 있다. 특히 치료사는 아이가 새롭거나 더 도전적인 서있기 활동에 참여할 때 안전을 위해 아이와 가까이 있어야 한다. 워커와 함께 서기 회전(stand pivot) 이동과 같은 활동을 구성요소로 나누면 성공을 도울 수 있다. 근골격계가 과로하지 않도록 반복 사이에 휴식을 취한다. 치료사는 보수적인 임상 판단을 사용하여 아동이 자신의 기술 수준에서 편안함을 넘어서 신체적으로 발전할 수 있는지 여부와 시간을 결정해야 한다. 이러한 임상적 판단은 환자와 부모가 새로운 골절에 대한 불안과 근육 피로와 관련된 아동의 통증 호소에 영향을 받을 수 있다. 이동성과 일상생활활동을 통해 기능적 독립성을 장려하면서 아동 및 부모의 우려를 검증하는 것이 중요하다. 아동이 고관절과 슬관절 굴곡근의 관절가동범위가 개선되면 자신의 수동 휠체어에 앉아서 지구력을 촉진하기 위해 짧은 거리를 나아갈 수 있다. 퇴원계획에는 철저한 가정 운동 프로그램과 그녀가 집에 들어가는 방법에 관한 논의가 포함되어야 한다. 아동은 퇴원 전에 부모의 도움을 받아 계단을 오르내리는 연습을 하거나 휠체어를 타고 올라가야 한다. 또한 수술 이전 상태가 충족되거나 능가할 때까지 외래 물리치료를 계속해야 한다.

근거 중심 임상적 추천

SORT: 추천 분류의 장점

A 일관된, 양질의 환자 지향적 근거

B 일관되지 않거나 제한된 질적 수준의 환자 지향적 근거

C 동의, 질병 중심의 근거, 일반적인 관행, 전문가의 의견 또는 사례 시리즈

1. 비스포스포네이트는 불완전골형성 소아에서 골절률을 감소시킨다. **B 등급**
2. 대퇴 골수내 정 고정술은 장골의 골절 재발을 감소시키고, 불완전골형성 소아의 구부러짐 변형의 진행을 최소화한다. **A 등급**
3. Wong-Baker 얼굴 통증척도는 3~18세 사이 아동의 다양한 건강상태와 통증을 평가할 수 있는 신뢰할 수 있고 유효한 도구이다. **A 등급**
4. 수중치료는 불완전골형성 아동의 연약한 뼈를 보호하는 동시에 약한 근육을 강화하는데 최적의 방법이다. **C 등급**

종합 질문

29.1 낙상 위험이 있는 급성치료시설에서 보행벨트를 사용하는 것이 일반적이다. 다음 중 물리치료사가 불완전골형성 아동에게 보행벨트를 사용하는 가장 적절한 상황을 설명한 것은?

A. 아이가 균형에 도전하는 활동을 수행할 때만 필요하다.

B. 치료사는 상황에 관계없이 보행벨트를 사용해야 한다.

C. 치료사는 중등도에서 중증의 불완전골형성을 가진 아이들과 함께 할 때, 보행벨트를 사용하지 말아야 한다.

D. 보조장치 없이 아동이 서 있거나 걷고 있을 때만 필요하다.

29.2 물리치료사가 불완전골형성 환자를 입원 재활시설에서 퇴원시켰다. 다음 중 대퇴사두근을 강화하는 가정 운동 프로그램으로 적합한 운동이 아닌 것은?

A. 앉은 상태에서 무릎 신전(long-arc quads)

B. 한 다리 스쿼트(single leg squats)

C. 하지직거상(straight leg raises)

D. 선 자세에서 대퇴사두근 등척성운동(quad sets in standing)

29.3 이 사례 환자와 어머니는 가능한 빨리 그녀가 학교에 복귀하기를 바란다. 다음 중 학교로 복귀하기 위한 지침은?

A. 아이는 보조장치 없이 지역사회 거리를 안전하게 돌아다닐 수 있을 때까지 학교로 복귀하지 말아야 한다.

B. 아이는 필요에 따라 교실에서 휠체어와 워커를 둘 다 사용하여 학교로 복귀한다.

C. 아이는 어른의 도움만으로 걸을 수 있다면 학교로 복귀해야 한다.

D. 불완전골형성 아동은 너무 연약해서 학교에 다닐 수 없고 집에서 교육받아야 한다.

정답

29.1 **C.** 일반적으로 불완전골형성 아동들은 짧은 몸통과 골절되기 쉬운 늑골을 가지고 있다. 보행벨트는 아동의 늑골에 위치하여 늑골골절을 일으킬 수 있는 압력을 가할 수 있다. 일반적으로 치료사는 보행훈련 중 안전을 위해 손을 부드럽게 아동의 골반에 두는 것이 더 안전한 방법이다.

29.2 **B.** 불완전골형성 환자는 낙상 및 골절의 위험으로 인해 사지의 균형을 손상시키거나 잠재적인 회전의 위치에 두지 않아야 한다.

29.3 **B.** 아이는 주로 수동 휠체어를 사용하여 학교로 복귀해야 한다. 그녀는 학교에서 하루 종일 견딜 수 있을 때까지는 반나절부터 시작해야 할지도 모른다. 화장실을 안전

하게 사용할 수 있을 때까지 어른과 함께 화장실을 이용해야 한다. 그녀는 안정적이고 효율적인 걸음걸이로 일관되게 집에서 걷고 있을 때 워커를 가지고 교실에서 보행할 준비가 되어 있을 것이다. 처음에는 가능한 한 주의가 산만하지 않고 몇 명의 반 친구들이 있는 교실을 걸어야 한다. 학교 물리치료사는 학교 환경 내에서 안전과 관련하여 좀 더 구체적인 권고안을 제시할 필요가 있다.

소아 척수손상

Pediatric Spinal Cord Injury

Larisa Reed Hoffman

CASE 30

5세, 소년이 4일 전 자동차 사고로 응급실을 통해 지역 외상 센터에 입원했다. 그는 고속도로 충돌 사고 당시 앞좌석에 앉아있었다. 그의 부상은 경추 굴곡 부상과 일치하였으며 즉시 전체 척추에 주의사항을 취하였다. 경추 방사선촬영과 CT 검사는 척추의 이상을 나타내지는 않는다. T2 강조 MRI는 C4~T1까지 극간인대와 척추 주변 근육에 광범위한 부종을 보여준다. 응급실에서 그의 미국척추손상협회(ASIA) 손상 척도 분류는 C4, ASIA B였다. 그는 즉시 메틸프레드니솔론(methylprednisolone)을 시작했고, 단단한 목 칼라에 의해 움직이지 않게 되었다. 3일 전 그는 소아 중환자실로 이송되었고, 현재 딱딱한 경흉보조기(Guilford brace)에 의해 고정되어 있다. 소아 중환자실에서 그의 ASIA 분류는 C6, ASIA C(**그림 30-1**)로 판명되었다. 척추 정형외과 의사는 다음과 같은 척추 주의사항을 권고했다. 환자는 침대에서 벗어날 수 있지만 Guilford 보조기를 항상 착용해야 한다. 환자의 엄마와 여동생도 함께 자동차 사고를 당했으며, 그의 엄마는 골반 골절과 복부 열상을 포함한 다발성 근골격계 손상을 입었고, 같은 병원에 입원했다. 그의 여동생은 가벼운 손상이어서 아버지와 함께 퇴원했다. 물리치료사는 이 소년을 진찰하고 치료 계획을 설계해 달라는 요청을 받았다. 그는 10일 이내에 소아 입원 재활센터로 퇴원할 예정이다.

- ▶ 검사 우선순위는 무엇인가?
- ▶ 그의 건강상태를 근거로 활동 제한의 원인이 무엇이라고 예상하는가?
- ▶ 그의 재활 예후는 무엇인가?
- ▶ 가장 적절한 물리치료 중재는 무엇인가?
- ▶ 물리치료 및 중재 시 주의사항은 무엇인가?
- ▶ 이 사례에 나타나는 심리적(또는 심리사회적) 요인을 확인한다.

환자이름 Case X　　　Setting PICU

심사위원 Physical Therapist　　　날짜/시간 1/1/2012

ASIA AMERICAN SPINAL INJURY ASSOCIATION

척추손상의 신경학적 분류를 위한 국제 기준

ISCOS

운동
주요 근육들

	R	L	
C5	5	5	주관절 굴곡근
C6	5	5	손목 신전근
C7	1	2	주관절 신전근
C8	1	2	손가락 굴곡근
T1	1	2	손가락 외전근

상지 전체 (최대) 13 (25) + 16 (25) = 29 (50)

논평

	R	L	
L2	1	1	고관절 굴곡근
L3	2	3	슬관절 신전근
L4	0	0	발목 배측굴곡근
L5	0	0	무지신근
S1	2	2	발목 족저굴곡근

수의학적 항문수축 (yes/No) yes

하지 전체 (최대) 5 (25) + 6 (25) = 11 (50)

감각
주요 감각 지점

	가벼운 터치 R	가벼운 터치 L	핀으로 찌르기 R	핀으로 찌르기 L
C2	2	2	2	2
C3	2	2	2	2
C4	2	2	2	2
C5	2	2	2	2
C6	2	2	2	2
C7	2	2	2	2
C8	2	2	2	2
T1	1	2	1	2
T2	1	1	1	1
T3	1	1	1	1
T4	1	1	1	1
T5	1	1	1	1
T6	1	1	1	1
T7	1	1	1	1
T8	1	1	1	1
T9	1	1	1	1
T10	1	1	1	1
T11	1	1	1	1
T12	1	1	1	1
L1	1	1	1	1
L2	1	1	1	1
L3	1	1	1	1
L4	1	1	1	1
L5	1	1	1	1
S1	1	1	1	1
S2	1	1	1	1
S3	0	0	1	1
S4-5	0	1	1	1
TOTALS (MAXIMUM)	33 (56)	35 (56)	35 (56)	36 (56)

0 = 감각없음
1 = 손상
2 = 정상
NT = 테스트 할 수 없는

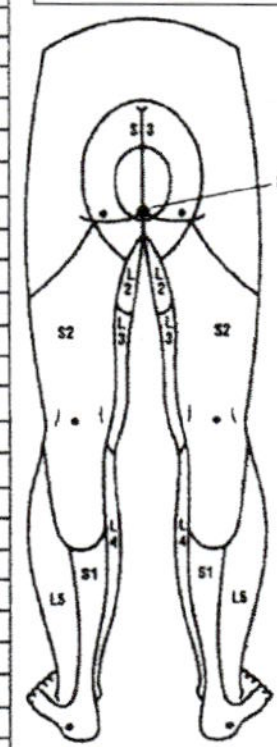

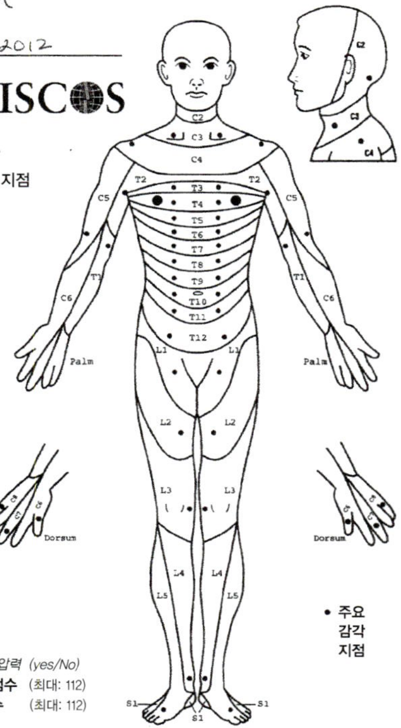

(DAP) 깊은 항문 압력 (yes/No) yes

핀으로 찌르기 점수 35 + 36 = 71 (최대: 112)

가벼운 터치 점수 33 + 35 = 68 (최대: 112)

신경학적 레벨 정상 기능과 함께 가장 낮은 꼬리 부분	R	L
감각	C8	T1
운동	C6	C6

단일 신경학적 레벨 C6

완전 또는 불완전? I

ASIS 장애 척도 C

부분적인 보존 구역 어떤 신경분포를 가진 대부분의 꼬리 수준	R	L
감각	N/A	N/A
운동	N/A	N/A

REV 04/11

그림 30-1 미국척수손상협회 척수손상 신경학적 분류(사례 환자)

Myscle Function Grading

0 = 완전마비

1 = 만질 수 있거나 볼 수 있는 수축

2 = 능동 움직임, 중력 제거와 함께 전체 ROM 함

3 = 능동 움직임, 중력에 대항하여 전체 ROM 함

4 = 능동 움직임, 중력과 근육의 특정 자세에서 중간 저항에 대항하여 전체 ROM 함

5 = (정상) 능동 움직임, 중력과 손상되지 않은 저울 외로부터 예상되는 근육 특정 자세에서 전체 저항에 대항하여 전체 ROM 함

5* = (정상) 능동 움직임, 중력과 확인된 억제인자(통증)가 존재하지 않을 경우, 정상적인 것으로 간주할 충분한 저항에 대항하여 전체 ROM 함

NT = 시험하지 않음(고정, 환자는 등급을 매길 수 없고, 사지의 절단, ROM의 50% 이상의 수축이 불가능한 것과 같은 심각한 통증)

ASIA Impairment(AIS) Scale

☐ A = **완전함**. S4–S5 천골부분에는 감각과 운동기능이 보존되지 않음

☐ B = **감각 불완전함**. 운동기능이 아닌 감각기능은 신경학적 수준 이하에서 존재하고 천골부분 S4–S5를 포함한다(가벼운 터치, S4–S5 또는 깊은 항문 압력에 핀찌르기). 운동기능은 신체의 양쪽에서 운동레벨보다 3단계 이상 낮게 유지되지 않는다.

☐ C = **운동 불완전함**. 운동기능은 신경학적 레벨 이하에서 존재하며 부상 당시 주요 근육기능들의 절반 이상이 근육등급 3 미만이다.

☐ D = **운동 불완점함**. 운동기능은 신경학적 레벨 이하로 존재하며, 신경학적 레벨 아래의 주요 근육 기능들의 최소 절반이 근육등급 3 이상을 갖는다.

☐ E = **정상**. 감각과 운동기능은 정상이다. 초기 SCI가 없는 사람은 AIS 등급을 받지 않는다.

개인이 C 또는 D 등급을 받는 경우, 운동불완전 상황, 그들은 둘 중 하나를 가져야 한다. (1) 수의적인 항문가시 수축, (2) 천추보존감각은 신체의 측면에 대한 운동레벨보다 3단계 이상 운동기능을 아끼지 않고 보존한다. 이 표준은 운동불완전 상태를 결정하는데 운동레벨보다 3단계 이상 낮은 비핵심근육기능을 사용할 수 있다(AIS B vs C).

참고: AIS B와 C 사이의 구별 수준 이하에서 운동 보존의 범위를 평가할 때, 각 측면의 운동레벨이 사용된다. 반면 AIS C와 D(강도등급 3 이상의 주요 근육 기능의 비율에 기초함)를 구별하기 위해 단일 신경학적 레벨이 사용된다.

Steps in Classification

다음 순서는 SCI로 개인분류를 결정할 때 권고된다.

1. 좌우의 감각레벨을 결정한다.
2. 좌우의 감각레벨을 결정한다.
   참고: 그 지역은 시험할 근절이 없다. 운동레벨은 해당레벨보다 높은 테스트가 가능한 운동기능이 정상인 경우 감각레벨과 같은 것으로 추정된다.
3. 단일 신경학적 수준을 결정한다.
   이것은 양쪽에서 운동과 김각기능이 정상인 가장 낮은 부분이다. 그리고 1단계와 2단계에서 결정한 감각 및 운동레벨에서 가장 많은 두 종류이다.
4. 손상은 완전함 또는 불완전함의 여부로 결정한다(천추 보존의 부재와 존재).
   수의적 항문수축 = No *그리고 모든 S4–5 감각 점수 =* 0 *그리고 깊은 항문 압력 =* No *그리고 손상은 완전함, 그렇지 않으면 손상이 불완전함*
5. ASIA 손상등급 결정:

손상은 완전함인가? — Yes라면, AIS = A, ZPP로 기록할 수 있다(약간의 보존과 함께 각 면의 가장 낮은 피부 또는 근절).

↓ No

손상은 불완전함인가? — No라면, AIS = B (yes = 수의적 항문 수축 또는 운동기능은 주어진 측면에서의 운동레벨보다 3단계 이상 낮다)

↓ Yes

주요 근육의 최소 절반이 단일 신경학적 레벨보다 3단계 이상 낮은가 또는 좋은가?

No ↓ AIS = C　　Yes ↓ AIS = D

모든 분절에서 감각 및 운동 기능이 정상인 경우, AIS = E

참고: AIS E는 문서화된 SCI를 가진 개인에서 정상 기능을 복구할 때 후속 테스트에 사용된다. 만약 최초 테스트 시 적자가 발견되지 않는 경우, 그 개인은 신경학적으로 온전하다. ASIA 손상 척도가 적용되지 않는다.

그림 30–1 미국척수손상협회 척수손상 신경학적 분류(사례 환자) (계속)

주요 정의

- **미국척수손상협회**(American Spinal Injury Association, ASIA) **척수손상 분류**: 척수손상 환자의 신경학적 손상 수준을 결정하고, 예후와 결과를 예측하는데 사용되는 분류
- **Guilford 보조기**(guilford brace): C3에서 T2까지 굴곡 및 신전을 제한하도록 설계된 보조기
- **SCIWORA**(spinal cord injury without radiologic abnormality): 방사선학적 이상이 없는 척수손상의 약어
- **이차적 손상**(secondary injury): 신경손상 후 발생하는 부종, 허혈, 흥분독성 및 염증반응

목표

1. 환자의 건강상태와 ASIA 분류 변화에 따른 영향을 바탕으로 참여 제한, 활동 제한, 손상된 신체기능 및 구조에서 예상되는 예후를 설명한다.
2. 이 환자의 시스템 검토에서 사용한 도구에 대한 이론적 근거를 제공한다.
3. 개인의 참여 제한, 활동 제한, 신체기능 및 구조 손상을 결정하기 위해 수행해야 할 도구를 확인한다.
4. 바로 선 자세에 대한 내성을 개선하고 다른 의료 제공자(예: 간호사)가 수행할 수 있는 프로그램과 가족 구성원에 의해 안전하게 수행할 수 있는 프로그램을 설명한다.
5. 이 환자의 활동 수행을 촉진할 수 있는 유연성 프로그램을 설명한다.
6. 과제 지향 훈련을 위한 활동을 선택하고 통합한 각 활동에 대한 이론적 근거를 제공한다.

물리치료 시 고려사항

척수손상 아동의 척추 안정화(spinal stabilization) 후 물리치료 고려사항

▶ **일반적 물리치료 계획/목표**: 침상 이동성과 이동(transfers) 등 기능적 이동성을 개선, 똑바로 앉거나 서 있는 자세의 내성과 균형 향상, 운동(휠체어 이동 또는 보행)을 개선

- **물리치료 중재**: 똑바로 선 자세에 대한 내성을 촉진하는 자세유지 프로그램, 활동을 촉진하고 참여 제한을 줄이는 유연성 프로그램, 보상 전략 또는 일반적인 운동 패턴에 초점을 맞춘 과제 지향 훈련, 재활 과정에 대한 기대 및 치료 지침과 관련된 가족 교육
- **물리치료 시 주의사항**: 기립성저혈압 및 자율신경반사장애를 피하기 위해 혈압을 관찰, 잠재적인 심부정맥혈전증을 나타내는 다리의 부종 및 발적, 척추 불안정성으로 인한 이동성 제한, 피부를 온전하게 유지하기 위한 자세유지 및 피부 전단력
- **물리치료를 방해하는 요인**: 통증, 경직(spasticity), 이소성골화증, 장 및 방광 관리

건강 상태의 이해

척수손상은 특히 아동과 그 가족에게 치명적이다. 성장, 발달 및 성인에 대한 과도기 단계의 영향을 포함하는 어린이의 척수손상에는 추가적인 주의가 필요하다. 미국 아동에서는 매년 1,455건의 새로운 외상성 척수손상이 발생한다. 아동 척수손상의 주요 원인은 자동차 사고(56%), 낙상(14%), 총기(9%), 스포츠 부상(7%) 순이었다. 12세 미만의 경우 흉추 부상으로 인한 하반신마비(paraplegia)가 가장 흔하며, 12세 이상의 경우 경추 손상으로 인한 사지마비(tetraplegia)가 더 흔하다.

외상으로 인한 신경 구조물의 손상으로 정의되는 외상성 척수손상은 4가지 손상 기전 중 하나인 압박, 타박상, 신연, 전위 손상의 영향으로 발생한다. 척추 방사선사진은 척추골절을 확인하는 데 자주 사용된다. 단순 방사선촬영 후 CT를 사용하여 구조적 이상을 검사한다. CT가 일반 방사선사진보다 척추골절을 확인하는 데 더 나은 민감성이 있다는 근거가 있다.

조기 척추 안정화는 외부 고정(보조기) 또는 수술적 안정화(내부 고정)를 통해 발생한다. 일부 척추 부상(치돌기 손상)은 외부 고정에 실패할 경우 수술적인 안정화를 시행하지만, 할로 보조기(halo vest)의 폐쇄적 교정 및 고정에 의해 성공적으로 관리된다. 수술은 척추 구조를 재정렬하고 안정시키기 위해 실시한다.

의학적 중재는 이차 부상의 영향을 줄이기 위한 것이다. 직접적인 외상은 신경세포와 아교세포의 국소적인 세포사멸로 이어지지만 이차 손상도 마찬가지로 해를 끼칠 수 있다. 부종, 허혈, 흥분독성 및 염증반응을 포함한 이차 손상은 초기 손상 후 최대 4주까지 지속할 수 있다. 세포 파편을 제거하는 데 필요한 면역세포의 침투를 포함한 염증반응은 손상된 신경 요소에 대한 압력을 증가시킨다. 허혈은 국소혈관 손상으로 인해 척수 관류를 감소시킨다. 흥분독성은 글루타메이트(일차 흥분성 신경전달물질)의 과도한 방출과 관련이 있다. 글루타메이트는 세포외공간으로 방출될 때 칼슘 이온의 유입 및 그 후의 세포사멸을 일으킨다. 세포사멸과 흥분독성은 더 많은 세포사멸을 유도하는 자유라디칼(free radicals)의 추가 방출을 초래한다. 척수손상의 이차 손상을 줄이기 위해 여러 약물이 사용된다.

방사선학적 이상이 없는 척수손상(spinal cord injury without radiographic abnormality, SCIWORA)은 척추 이상이 없는 척수장애이다. 실제 발생 빈도를 정확히 알 수는 없지만 소아 인구에서 가장 많이 발생한다. 어린이의 경우 미숙한 근골격계가 신경조직보다 더 큰 스트레스를 견딜 수 있어 SCIWORA 손상을 초래할 수 있다. SCIWORA는 MRI에서 시각화될 수 있으며 예후를 위해 5가지 범주로 분류된다. 최악의 예후를 보이는 두 범주는 심한 신연 손상이나 심각한 굴곡 및 중대한 척수 출혈로 인한 척수의 완전한 파괴이다. 나머지 3가지 범주(경미한 척수 출혈, 단지 부종만 있는 경우 또는 MRI 소견 없음)는 기능 회복에 대한 예후가 훨씬 좋다.

손상 시 척추 주의사항을 현장에서 시작하고 외상 의료팀이나 척추 의료팀에 의해 척추가 안정될 때까지 유지한다. 일반적인 전체 척추 주의사항으로는 목 칼라 또는 흉요천추보조기(thoracolumbosacral orthosis, TLSO)를 통한 척추 고정, 환자 이동 시(통나무 구르기) 중립적 척추 유지, 몸쪽 사지 움직임 제한 등이 있다. 부분적 척추 주의사항은 보통 목뼈나 흉요천추보조기를 통해 외부 척추 고정 상태지만 먼쪽 관절에서 환자가 제한 없이 움직일 수 있도록 한다.

손상의 심각성은 ASIA에 근거해 결정한다. ASIA는 척수손상에 따른 감각운동체계를 검사하는 것이다. 운동 구성요소는 10가지 주요 근육을 포함한다. 대표적인 근육으로는 상완이두근, 장요측수근신근, 상완삼두근, 심지굴근, 소지외전근, 장요근, 대퇴사두근, 전경골근, 장무지신근, 비복근과 가자미근의 복합체 등이 있다. 감각은 다른 피부분절을 검사하고(pin prick이나 면봉) 온전한 감각(보통 뺨) 영역과 비교한다.

개인은 최종 천추분절(S4–5)의 온전함에 기초하여 완전(ASIA A) 또는 불완전(ASIA B, C, D 또는 E) 척수손상으로 분류된다. 일반적으로 ASIA A 척수손상 환자는 손상 신경 수준 이하로 감각 및 운동 기능이 제한되고 최종 천추부위에서의 감각운동 기능이 없다. ASIA B(감각 불완전)로 분류된 환자는 감각은 있지만 최종 천추 부분을 포함하여 신경 수준 이하의 운동 기능은 없다. ASIA C(운동 불완전)는 운동 기능이 신경 수준 이하로 유지되지만 주요 근육의 절반 이상이 도수근력검사 등급은 3 미만이다. ASIA D(운동 불완전)는 운동 기능을 신경 수준 이하로 유지하고 있으며 주요 근육의 절반 이상이 도수근력검사 등급이 3 이상이다.

기능 회복은 심각성(ASIA 분류), 신경학적 수준(ASIA 손상 수준) 및 손상의 만성(chronicity)에 기초한다. 불완전 척수손상으로 분류된 아이들은 완전 척수손상으로 분류된 아이들보다 재활 중에 더 큰 이득을 보이는 경향이 있고 활동 제한이 더 적다. 척수손상 성인의 경우 ASIA A로 분류된 3%, ASIA B로 분류된 50%, ASIA C는 75%, ASIA D는 95%가 지역사회 보행가로 간주된다.

대부분의 연구는 지역사회 보행을 보조기나 보조 기구를 사용하여 걸을 수 있는 능력으로 정의한다. 부상의 수준은 기능적 결과에도 영향을 미친다. C6 손상 레벨 아동은 입원 시 유사한 기능적 상태에도 불구하고 C5 손상 어린이보다 기능 회복이 더 좋은 경향이 있다. 손목 신근, 광배근 및 대흉근(C6 척수 분절 지배근육)을 최소한으로 활성화할 수 있어 물체(보조장치 포함)를 잡거나 누운 자세에서 앉은 자세로, 평평한 표면으로 이동할 수 있는 능력이 크게 향상된다. C6 지배근육에 대한 조절이 더 높은 환자는 침대에서 휠체어로, 화장실에서 휠체어로 그리고 자동차에서 휠체어로의 이동을 통해 더 큰 독립성을 갖는다. 만성성 또한 예후에 영향을 미친다. 대부분의 운동 회복은 손상 후 첫 6개월 동안 발생하지만 물리치료와 관련된 개선은 만성적인 회복 단계에서 나타난다. ASIA의 예측값이 유용하지만 어린이에서 ASIA 분류를 수행하고 해석할 때는 특별히 고려해야 한다. 4세 미만의 어린이들은 검사를 끝내기 위한 지시를 이해하는 데 어려움을 겪을 수 있다. 또한 15세 미만 아동에게서 낮은 정확성의 결과가 발견되었으며, 5세 미만 아동에서의 감각검사가 가장 어렵다.

급성 척수손상은 심혈관, 근골격, 신경근육, 피부계통을 포함한 다중 기관 시스템에서 기능장애를 일으킬 수 있다. 물리치료사는 검사와 치료를 수행하기 전에 예상되는 신체 시스템의 변화를 이해하고 아이들과 가족을 적절하게 교육해야 한다. 반드시 해결되어야 하는 급성 심혈관 손상에는 저혈압, 자율신경계반사부전, 혈전색전 합병증이 포함된다. 급성 저혈압(T4 이상의 척수손상 환자)은 교감신경계의 탈신경으로 인한 신경성 쇼크의 증상이다. 기립성 저혈압은 마비와 교감신경반응 부족으로 인한 근육정맥펌프 부재와 동맥확장의 결합으로 발생한다. 자극물에 대한 즉각적인 교감 반응이 나타나는 자율신경계반사부전도 자율신경계의 교란에서 비롯된다. 자율신경계반사부전은 서맥과 일치하는 혈압의 상승을 포함한다. 다른 증상으로는 지끈거리는 두통, 발한 및 부상 수준 이상의 홍조가 있다. 자율신경계반사부전을 일으키는 가장 흔한 자극물은 비뇨계통이다. 자극물을 제거하면 일반적으로 자율 반응이 해결된다. 척수손상 성인들은 근육펌프 부족과 정맥울혈 가능성 때문에 혈전색전 합병증의 위험이 증가하지만 그 위험성은 어린이에게서 더 낮은 것으로 밝혀졌다. 심부정맥혈전증은 무증상일 수 있지만 관련 다리의 부종과 발적을 포함한다.

척수손상에 수반되는 근골격계 변화에는 이소성골화증과 골다공증이 포함된다. 이소성골화증은 이상 부위의 뼈형성이며 척수손상이나 외상성 뇌손상과 같은 외상성 신경손상 후에 발생한다. 척수손상 어린이와 성인의 경우, 이소성골화증이 가장 흔한 관절은 고관절이고 그다음으로 팔꿈치, 무릎, 어깨이다. 아이들에게 이소성골화증은 손상 후 14개월에 가장 흔하다. 척수손상의 만성적인 단계에서 골다공증은 체중부하 활동의 손실과 뼈 구조에 대한 근육 견인력 부족으로 발생한다. 이로 인해 척수손상 환자들이 일반적인 일상활동 동안 골절의 위험에 더 많이 노출된다.

신경근육계의 변화는 신경성통증과 경직을 포함한다. 신경성통증은 신경계 외상과 관련된 병리학적 반응이고 손상 수준 이하에서 발생할 수 있다. 무해자극통증(allodynia)은 촉각과민증이 있는 신경성통증의 유형이다. 경직은 위 운동신경세포의 손상에 의한 것이며 따라서 좀 더 높은 신경학적 수준 손상이 있는 환자에게 더 가능성이 크다. 경직 환자의 절반 이상이 경추 수준에 병변이 있고, 경직 환자의 70%가 다리에 과긴장이 있다. 흥미롭게도 경직이 있는 사람 중 40%는 그들의 일상활동의 성과를 촉진한다고 보고하고, 반면에 단지 20%만이 그들의 일상활동에 방해가 된다고 말하고 있다(다른 사람들은 아무런 영향도 말하지 않았다). 또한 척수손상 환자는 부상과 관련된 여러 위험 요소로 인해 욕창 발생 위험이 증가한다. 부동성, 습기, 전단력 그리고 마찰력과 같은 요인은 욕창의 위험을 증가시킨다.

물리치료 환자/고객 관리

척수손상 어린이를 위한 성공적인 중재와 퇴원 계획은 종합적 팀에 달려있다. 외상팀의 구성원들은 기관에 따라 다르지만 필수적인 구성원은 의사(외상, 신경외과)와 간호사(소아 외상 간호 또는 중환자 간호), 재활전문가(물리치료, 직업치료, 언어재활, 오락치료), 정신건강서비스(소아정신과, 재활심리학) 그리고 사례 관리자(사회복지사, 임상간호사)를 포함한다. 의사와 간호사는 아이가 의학적으로 안정화되어 있는지 확인해야 한다. 재활전문가는 주로 아이의 활동 제한과 손상된 신체기능 및 구조를 고려한다. 정신건강 전문가들은 그 아이와 가족 구성원 개개인의 새로운 역할과 도전에 대해 도움을 준다. 사례 관리자는 퇴원 계획 과정을 도와주고, 경제적인 부분을 확인하며, 가족의 고유한 요구에 따라 다음 단계의 관리로 전환하는 것을 성공적으로 이끌 수 있도록 한다. 다른 구성원으로 아동 생활 전문가와 특수 교육자를 포함하는데, 아동 생활 전문가는 입원 동안의 기대치에 대해 가족을 교육하고 아이에게 지원과 편안함을 제공한다. 그리고 특수 교육자는 성공적인 학교로의 전환을 보장하기 위해 교육지원 영역을 확인한다. 팀의 구성원들은 급성치료 병원에서 재활 병원으로 성공적으로 옮겨갈 수 있도록 함께 노력한다.

검사, 평가 및 진단

척수손상 아동을 위한 급성치료 병원의 평균 체류 기간은 14일이다. 비교적 짧은 체류 기간은 물리치료사가 철저하고 효율적인 임상 검사 및 평가를 수행하고 아동과 그의 가족을 위한 치료 계획을 설계할 필요성을 보여준다. 아이를 검사하기 전에 물리치료사는 의료기록을 철저히 검토해야 한다. 여기에는 손상 자체와 날짜, 기전, 심각성 및 손상 수준 정보가 포함되어야 한다. 이 정보는 검사 과정을 구성하고 회복의 예후에 영향을 준다. ASIA가 기록되지 않았다면 치료사는 검사 중에 이 정보를 수집해야 한다. 척추 주의사항뿐만 아니라 모든 척추 안정화 절차를 숙지해야 한다. 또한 치료사는 척수손상 당시 발생했을지도 모르는 폐쇄 머리 손상, 근골격계 손상 및 복부 손상 등의 일반적인 손상에 주목해야 한다.

환자가 침대 가장자리에 앉도록 돕기 전에 간단한 시스템 검토는 필수적이다. 심혈관계의 경우 서맥과 저혈압을 검사하고 운동 중 변화를 관찰하기 위해 바로 누운 자세에서 심박수와 혈압을 먼저 측정해야 한다. 이 초기 측정은 자율신경계반사부전에 대한 검사를 위한 기본 척도로도 사용된다. 치료사는 이소성골화증(특히 고관절)을 검사해야 하지만 손상을 입은 직후에는 나타나지 않을 것이다. 이소성골화증의 증상으로는 발열, 관절부종, 관절가동범위 상실이 있다. 신경근육계는 잠재적으로 진단되지 않은 외상성 뇌손상, 특히 경추손상이 있는 사람에 대해 선별 검사를 해야 한다. 신경인성 통증은 급성기에는 흔하지 않지만, 일부 환자에서는 손상 후 몇 시간 이내에 나타난다. 특히 뒤통수, 팔꿈치, 천골 및 발뒤꿈치 아래에서 피부 통합성을 검사해야 한다. 피부손상은 백보드, 압박의류, 부목 또는 조직 확산을 제한하는 표면에서 장기간 고정으로 인해 발생할 수 있다.

바로 누운 자세로 시스템 검토를 수행한 후 물리치료사는 환자의 기능적 이동성에 대한 검사에 집중한다. 아이가 똑바로 앉는 것을 돕기 전에 환경을 조성하는 것은 더 큰 성공을 보장한다. 다리 압박 적용과 복대를 사용하면 기립성저혈압의 위험을 감소시킨다. 침대 근처에 다리를 올리고 누울 수 있는 휠체어를 배치하면 앉은 자세로 성공적인 전환에 따라 침대 밖으로 이동할 기회를 제공한다. 아이를 앉은 자세로 위치를 배치한 후 기립성저혈압의 징후를 평가해야 한다. 내성 시간과 바로 선 자세를 지지한 각도를 문서화해야 한다.

ASIA가 완료되었다면 중재의 초점이 될 아동의 활동 제한에 기초하여 적절한 손상 수준을 선택한다. 더 심한 척수손상 환자들은 보상 전략을 사용하여 많은 활동을 수행할 수 있지만, 더 불완전한 손상 환자(이 환자 경우와 같이)는 일반적인 운동 패턴의 회복 예후가 더 좋다. 치료사가 만성 척수손상 환자가 사용하는 운동학과 근육 활성화 패턴을 이해하면 검사 효율성이 향상된다. **표 30-1**은 다양한 이동 및 휠체어 추진을 수행하는데 필요한 전형적인 보상 운동 패턴, 근육 활성화 및 힘 생성을 보여준다.

다리 뻗고 앉기(long sitting)는 큰 지지면을 제공하고 드레싱과 같은 많은 자조 활동을 가능하게 하므로 경추 손상이 있는 환자에게 중요한 자세이다. 다리 뻗고 앉기를 제한할 수 있는 손상된 신체기능에는 기립성저혈압, 슬괵근 유연성 그리고 앉기 균형을 포함한다. 앉기 내성은 대개 기립성저혈압에 의해 제한되는데 성인의 경우 수축기혈압이 20mmHg 감소하거나 이완기혈압이 10mmHg 감소하는 것으로 정의된다. 다리 뻗고 앉기를 위해서는 100~110°의 슬괵근 길이가 필요하다(무릎이 신전된 상태에서 고관절 굴곡을 통해 측정). 완전한 경추 손상이 있는 환자의 경우 정적 앉기 자세는 머리와 팔의 반응성 균형반응을 통해 유지되는 반면 이 환자의 경우 균형반응을 돕기 위해 일부 복부 근육의 보조가 있을 수 있다.

스쿠팅(바닥에 엉덩이 끌기, scooting)은 휠체어로 이동하는 데 유용한 방법이다. 스쿠팅 능력을 제한할 수 있는 손상된 신체기능에는 대흉근과 광배근(주로 C6 신경지배) 또는 상완삼두근(주로 C7 신경지배)에서의 힘 생성의 손상이다. 환자가 상완삼두근을 수의적으로 조절할 수 있는 경우 움직임 패턴 동안 어깨와 팔꿈치를 신전시키는 전략이 자주 사용된다. 그러나 상완삼두근을 수의적으로 조절하지 못하면 보다 몸쪽 근육을 사용하는 보상 전략이 필요하다(**표 30-1**). 팔꿈치가 과신전으로 고정되면 광배근은 어깨를 압박하여 체중부하를 줄일 수 있다. 그러면 대흉근은 어깨를 외전하고 체간을 팔 쪽으로 가져올 수 있다. 이 환자의 경우 수의적인 조절이 있지만, 상완삼두근은 약하다(**그림 30-1**). 이것은 초기 이동훈련에 팔꿈치 과신전이 필요할 가능성이 있음을 나타낸다. 그러나 재활 과정 중에 상완삼두근은 고관절의 무게를 줄이는 데 도

표 30-1 • 척수손상 환자의 전형적 패턴과 보상 패턴을 수행하기 위한 신체기능 및 구조 요구 사항

활동	움직임 패턴 운동학		협조된 근육 활성화 필요	필요한 근육 힘	유연성 요구
바로 누운 자세에서 앉기	전형적 패턴	• 바로 누운 자세에서 팔을 밀고 신장한다. • 체간이 회전하고 굴곡하여 앉기를 달성한다.		상완삼두근(C7) = 5/5 복부근(T1–T9) = 5/5	• 견관절: 신전과 외회전 • 주관절: 과신전 • 고관절 굴곡과 함께 무릎 신전
	보상 패턴	• 바로 누운 자세에서 머리가 들리고 팔과 머리가 회전하여 옆으로 누운 자세로 전환한다. • 비체중부하 주관절은 어깨 외회전에 따라 수동적으로 신전된다. • 어린이는 주관절과 손을 신전하여, 구른다. • 다른 팔은 이제 비체중부하이며, 주관절은 신전된다. • 기대어 다리 뻗어 앉기에서 아동의 체중 이동과 팔을 골반에 더 가깝게 하고 팔을 신전한 상태에서 다리 뻗기 앉은 자세를 만든다.		대흉근(C6) = 5/5 삼각근(C5) = 5/5 전거근(C5) = 5/5 요측수근신근(C6) = 5/5	

표 30-1 • 척수손상 환자의 전형적 패턴과 보상 패턴을 수행하기 위한 신체기능 및 구조 요구 사항 (계속)

활동	움직임 패턴 운동학		협조된 근육 활성화 필요	필요한 근육 힘	유연성 요구
스쿠팅	전형적 패턴	• 지지면에 손을 대고 앉은 자세로 주관절을 신전한 상태로 어깨를 아래로 누르면서 골반의 무게를 뺀다. • 어깨 외전으로 체간을 팔 앞으로 가져간다.	삼각근에 이어 상완삼두근, 광배근 및 대흉근	상완삼두근(C7)=5/5	• 견관절: 신전과 외회전 • 주관절: 신전 • 고관절 굴곡과 함께 무릎 신전
	보상 패턴	• 지지면에 손을 대고 앉은 자세로 견관절 외회전과 주관절을 과신전하여 고정하고 어깨를 아래로 누르면서 골반의 무게를 뺀다. • 어깨 내전으로 체간을 팔 앞으로 가져간다. • 머리와 위쪽 체간은 고관절 반대 방향으로 움직인다.	삼각근에 이어 광배근 및 대흉근	대흉근(C6)=5/5 삼각근(C5)=5/5 광배근(C6)=5/5	
동일한 높이의 표면으로 이동	전형적 패턴	• 리드 팔이 새로운 표면에 있다. • 견관절과 팔꿈치는 비체중부하 골반을 위해 신전된다. • 머리와 상부 체간이 멀리 회전한다. • 골반이 표면을 향해 회전하는 동안, 머리와 위쪽 체간이 표면에서 멀어지도록 회전한다.	• 리프트 전 단계: 광배근 및 삼각근 • 리프트 단계: 삼각근, 대흉근 및 상완삼두근	대흉근(C6)=5/5 광배근(C6)=5/5 삼각근(C5)=5/5 요측수근신근(C6)=5/5 상완삼두근(C7)=5/5 손목굴곡근(C7)=5/5 손가락굴곡근(C7)=5/5	• 견관절: 신전과 외회전 • 주관절: 신전 • 손목관절: 신전

표 30-1 • 척수손상 환자의 전형적 패턴과 보상 패턴을 수행하기 위한 신체기능 및 구조 요구 사항 (계속)

활동	움직임 패턴 운동학		협조된 근육 활성화 필요	필요한 근육 힘	유연성 요구
동일한 높이의 표면으로 이동	보상 패턴	• 리드 팔이 새로운 표면에 있다. • 견관절은 팔꿈치를 과신전에 고정하기 위해 외회전한다. • 머리 및 위쪽 체간은 비체중부하 골반으로 이동한다. • 골반이 표면 쪽으로 회전하는 동안 머리와 위쪽 체간이 표면에서 멀어지도록 회전한다.	• 리프트 전 단계: 광배근 및 삼각근 • 리프트 단계: 삼각근, 대흉근 및 요측수근신근	대흉근(C6) = 5/5 광배근(C6) = 5/5 삼각근(C5) = 5/5 요측수근신근(C6) = 5/5	
휠체어 추진	전형적 패턴	• 밀기 단계: 손은 휠체어의 림을 잡고 어깨는 굴곡되고 주관절은 굴곡된 다음 신전된다. • 회복 단계: 림을 놓고 견관절과 주관절이 신전되어 손을 림에 재배치한다.	• 밀기 단계: 삼각근 앞섬유, 대흉근, 전거근 및 상완이두근 • 회복 단계: 삼각근 가운데 및 뒤섬유, 상완삼두근	삼각근(C5) = 5/5 대흉근(C6) = 5/5 전거근(C5) = 5/5 상완이두근(C5) = 5/5 상완삼두근(C7) = 5/5 요측수근신근(C6) = 3/5 손가락굴곡근(C7) = 3/5	견관절: 신전과 외회전 주관절: 신전 손목관절: 신전 손가락관절: 굴곡
	보상 패턴	• 밀기 단계: 손목관절이 신전된 상태에서 손바닥은 휠체어의 손잡이를 잡고 견관절은 굴곡되어 있다. • 회복 단계: 림을 놓고 견관절이 신전되어 손을 림에 재배치한다.	• 밀기 단계: 삼각근 앞섬유, 대흉근, 전거근 및 상완이두근 • 회복 단계: 삼각근 가운데 및 뒤섬유, 요측수근신근	삼각근(C5) = 5/5 대흉근(C6) = 5/5 전거근(C5) = 5/5 상완이두근(C5) = 5/5 요측수근신근(C6) = 3/5	

움이 될 정도로 충분히 회복될 수 있다. 또한 스쿠팅을 수행하기 위해서는 다리 뻗고 앉기를 할 때 역동적이고 기대되는 앉기 균형이 필요하다. 머리와 위쪽 체간의 속도와 운동량을 고관절과 반대 방향으로 사용하면 이 작업을 쉽게 수행할 수 있다.

이동 기술에는 같은 높이(침대에서 휠체어로), 약간 다른 높이(휠체어와 화장실), 현저하게 다른 높이 및 더 먼 거리(자동차 이동)의 표면 이동이 포함된다. 이동 활동과 관련된 신체기능장애에는 대흉근, 광배근, 삼각근(주로 C5 신경지배), 손목 신근(주로 C6 신경지배), 상완삼두근, 손목 굴곡근, 손가락 굴곡근(주로 C7 신경지배)의 힘 생성이 포함된다. 상완삼두근의 수의적 조절이 가능한 사람의 경우 대표적인 활성화 패턴은 먼저 삼각근, 그다음으로 대흉근, 상완삼두근이다. 상완삼두근이 수의적으로 조절되지 않는 사람은 팔꿈치 과신전과 광배근, 삼각근, 대흉근 및 손목 신근을 포함한 몸쪽 근육의 역 활성화에 의존해야 한다. 손목 굴곡 및 손가락 굴곡은 상완삼두근과 같은 수준(주로 C7)으로 지배되기 때문에 상완삼두근 활성화가 없으면 이 근육들도 없을 것이다. 현재 환자는 상완삼두근을 수의적으로 조절하지만 매우 약하다. 그의 손상이 최근에 발생한 것을 고려할 때 1년 동안에 상완삼두근 힘의 회복이 더 커질 것으로 보인다. 도수근력검사에서 1 또는 2로 처음 평가된 마비성 근육의 90%가 1년 동안 적어도 항중력 강도(MMT=3)로 회복된다. 따라서 이 환자는 상완삼두근 기능 회복에 대한 예후가 양호하며 이 활동에 대해 전형적인 근육 활성화 패턴을 고려해야 한다.

운동 예후에 따라 물리치료사는 휠체어를 밀고 나가거나 짧은 거리를 걷는 아이의 능력을 평가해야 한다. 휠체어 추진은 팔꿈치 신근 및 손가락 굴곡근에 대한 수의적 조절 유무에 관계없이 수행할 수 있다(두 근육 그룹 모두 주로 C7 지배). 그러나 이러한 근육에 대한 수의적 조절 없이는 활동이 느리고 에너지가 많이 소모된다. 휠체어 추진과 관련된 손상된 신체기능으로는 상완두근(주로 C5 신경지배), 대흉근(주로 C6 신경지배), 삼각근 앞섬유(주로

C5 신경지배), 승모근(주로 뇌신경 XI 신경지배) 및 어깨와 팔꿈치의 유연성(신전)이 있다.

휠체어 추진은 당김/밀기 단계와 회복 단계라는 두 단계로 구성된다. 당김/밀기 단계에서 어깨는 신전에서 굴곡으로 이동하며 휠체어의 림을 당긴 다음 밀어낸다. 당김/밀기 단계에서 사용되는 근육은 상완이두근, 대흉근, 삼각근 앞섬유, 승모근이다. 회복 단계에서 어깨는 어깨 굴곡에서 신전으로 이동한다. 회복기에 사용되는 근육에는 승모근, 삼각근, 상완삼두근이 있다.

척수손상 어린이의 가족 대부분은 보행 예후에 대해 물을 것이다. 척수손상 성인의 경우 보행 예후(집안 거리)는 대퇴사두근 및 비복근 그리고 가자미근의 힘, 피부 감각 기능(L3와 S1의 가벼운 접촉) 및 나이(65세 미만)에 따라 다르다. 이것은 아이의 임상의사결정을 안내하는 데 사용될 수 있지만 아이는 두 가지 중요한 이유로 보행 능력 회복에 대한 예후가 더 좋을 가능성이 있다. 첫 번째, 아이는 더 큰 신경가소성을 가지므로 적절한 중재로 회복 가능성이 더 크다. 두 번째, 성인에 비해 작은 아이는 환자와 가족 모두에게 큰 보조기를 보다 관리하기 쉽게 만든다. 이러한 보상 기전은 심각한 장애가 있는 아이는 보행을 다시 할 기회를 제공한다.

마지막으로 급성 시설에서 퇴원하기 전에 다음 단계의 치료에서 물리적 치료사와의 의사소통을 쉽게 하고 변경사항을 문서화하기 위해서 참여 제한과 활동 제한을 평가하는 결과 측정을 수행해야 한다. 척수손상 아동을 재활하는 동안의 변화를 기록하기 위해 사용된 두 가지 방법은 아동용기능적독립측정(Wee Functional independence Measure, WeeFIM) 및 아동장애평가척도(Pediatric Evaluation of Disability Inventory, PEDI)이다. WeeFIM의 경우 입원환자 재활센터에서 완전하고 불완전한 척수손상 아동의 결과가 문서화되어 있어 비교할 수 있다. WeeFIM의 한계는 일반적인 수행능력은 측정하지 못하고 기능적 능력을 측정하는 것이다. PEDI는 활동제한과 참여제한 모두 측정하는 척도이다. 따라서 기능과 일반적인 수행능력 모두를 검사한다.

치료 계획과 중재

재활 과정의 급성기 단계의 네 가지 주요 목표는 바로 선 자세에 대한 내성, 활동과 함께 미래 독립성을 촉진하는 유연성 프로그램 만들기, 새로운 운동 패턴에 대한 초기 전략 수립, 척수손상 관리에 관한 교육 등이다.

급성치료 단계 동안 척수손상 아동에게 가장 중요한 목표는 일반적으로 앉는 것과 관련된 바로 선 자세에 대한 내성을 향상하는 것이다. 의학적이나 척추 금기증이 없는 즉시 침대 가장자리로의 동원이 시작되어야 한다. 척수손상 성인에게서 기립성저혈압이 있는 환자가 서기 프로그램을 통해 서 있는 것에 대한 내성을 향상할 수 있다는 근거가 있다. 이러한 근거를 이용하여 바른 자세로 앉아 연습하는 것이 기립성저혈압을 감소시킨다는 것은 합리적인 가정이다. 천추에 장시간 체중부하를 피하기 위해 기대앉은 자세는 사용하지 않아야 한다.

궁극적으로 일상화되는 많은 새로운 운동 패턴이 특정 유연성 요구 사항을 갖기 때문에 유연성 프로그램은 척수손상 아동에게 중요하다. 의학적 및 정형외과 금기사항이 없는 즉시 유연성 프로그램을 시작해야 한다. 휠체어로 이동하기, 바로 누운 자세에서 앉기로 전환하는 것과 같은 활동은 어깨 신전(최소 90°)과 팔꿈치 신전(0°)이 필요하다. 어깨 운동범위의 상실은 재활 과정에서의 통증과 관련이 있다는 근거가 있다. 다리 뻗어 앉기 자세에서 슬괵근 길이가 특히 중요하다. 뻗은 다리 올림은 무릎 신전 상태에서 고관절 굴곡을 110°까지 증가시켜야 한다. 바닥에서 휠체어로 이동하기 위해서는 충분한 무릎 굴곡도 필요하다. 이 이동을 수행하려면 최소 130°의 무릎 굴곡이 필요하다.

특정 관절에서 운동범위를 증가시키는 것도 중요하지만 다른 관절에서 단축을 사용하여 기능을 얻을 수 있도록 하는 것도 마찬가지로 중요하다. 짧은 척추 주변 근육은 앉은 자세를 촉진하고 균형을 개선할 수 있다. 단축된 손가락 굴곡근은 손가락 굴곡근이 수의적으로 조절되지 않는 사람이 기능적인 힘줄고정 잡기(tenodesis grip)를 사용하여 물건 잡는 것을 허용한다. 힘줄고정은 능동적인 손목 신전과 단축된 손가락 굴곡근의 수동적 불충분과 결합한 물체를 잡는 자세이다. 이 환자의 경우 손가락 굴곡근을 수의적으로 움직일 수 있다. 그 구조물들은 약하지만, 1년 이내에 크게 회복될 것이다. 개인의 예후에 대한 사려 깊은 반영은 손가락 굴곡근 단축을 촉진하기 위한 부목을 시작하기 전에 수행되어야 한다.

검사에서 확인된 활동 제한에 대한 과제 중심의 훈련은 급성기부터 시작되어야 한다. 다리 뻗어 앉기 균형, 체중 이동, 스쿠팅, 휠체어 이동(transfers) 및 휠체어 이동성(mobility)과 같은 활동은 더 심각한 손상을 입은 사람들에게 일반적인 활동 제한 사항이다. 더 심한 척수손상 장애인은 비장애인과 달리 이러한 활동을 수행하며 척수손상 환자가 사용하는 보상 패턴의 운동 및 근육 활성화 패턴을 이해하는 것이 중요하다(표 30-1). 조기 학습 과정에서의 독립성을 높이기 위해서는 적응 장비를 사용해야 한다. 루프, 이동 보드, 휠체어와 같은 장비는 필수적이다. 덜 심한 손상 환자는 앉기에서 서기 또는 걷기와 같은 활동으로 넘어갈 수 있다. 아동이 급성기의 이러한 활동에 완전히 독립적이지는 않지만 이 단계에서의 중재는 다음 입원 재활 시설 및 최종 외래 치료 환경에서 중재를 위한 기초 역할을 한다.

재활 과정과 가족의 조기 참여 중요성에 대한 교육은 이 상황에서 물리치료사에게 중요한 역할이다. 또한 물리치료사는 기관계통의 기능장애 징후와 기능장애 예방 지침에 대한 논의를 시작해야 한다. 예를 들어 척수손상 환자들은 욕창 발생 위험이 더 크며, 이러한 위험을 줄이기 위해 환자는 20~30분마다 체중 이동 기술을 수행해야 한다. 5살의 이 사례 아동은 비체중 일정을 따르는 데 있어 독립적이지 않을 것이다. 따라서 물리치료사는 부모에게 체중 이동의 필요성, 빈도 및 기술에 대해 교육해야 한다. 위험을 더욱 줄이려면 체중부하 시 가해지는 전단력을 피하고 2시간마다 자세를 변경하는 것이 필수적이다. 미성숙한 근골격계의 자세유지 중요성도 고려해야 한다. 척수손상 아동은 척추측만증과 고관절 이형성증의 위험이 증가한다. 손상당했을 때 어린아이일수록 척추측만증과 고관절 불안정성의 위험이 더 커진다.

근거 중심 임상적 추천

SORT: 추천 분류의 장점

A 일관된, 양질의 환자 지향적 근거

B 일관되지 않거나 제한된 질적 수준의 환자 지향적 근거

C 동의, 질병 중심의 근거, 일반적인 관행, 전문가의 의견 또는 사례 시리즈

1. 척수손상에 대한 ASIA 분류 기준은 전반적인 회복, 손상 회복구역 및 보행 가능성을 예측한다. **B 등급**
2. PEDI는 척수손상 아동의 이동성과 자가관리 변화를 감지한다. **B 등급**
3. 이동훈련(locomotor training)은 소아 불완전 척수손상 환자의 급성 및 만성 사례 모두에서 보행 능력을 향상한다. **C 등급**

종합 질문

30.1 그림 30-1에서 ASIA 분류 C와 감각운동 점수로 볼 때, 이 환자의 잠재적인 이동 능력에 대해 가장 가능성 큰 예측은 무엇인가?

A. 전동휠체어 이동성으로 제한

B. 현재는 전동휠체어 이동성으로 제한되어 있지만 궁극적으로 수동 휠체어 이동

C. 현재 수동 휠체어 이동성으로 제한되지만 궁극적으로는 가정 걷기

D. 현재 가정 걷기에 제한되어 있지만 궁극적으로 지역사회 걷기

30.2 ASIA C, C6 척수손상 환자의 생리학적 관찰은 다음을 식별하기 위한 모든 활동 중 심박수와 혈압 관찰이 포함되어야 한다.

A. 빈맥

B. 저혈압 반응

C. 고혈압 반응

D. 저혈압 또는 고혈압 반응

30.3 급성 ASIA A, C6 척수손상 환자의 독립성을 가장 잘 촉진하는 유연성 프로그램으로 다음과 같은 스트레칭이 포함된다.

A. 장요근, 손가락굴곡근 및 견관절 신전

B. 슬괵근, 비복근-가자미근 근육 그룹 및 견관절 신전

C. 슬괵근, 손가락굴곡근 및 척추 주변근육

D. 장요근, 비복근-가자미근 근육 그룹 및 척추 주변 근육

정답

30.1 **C.** 이 환자는 수동 휠체어 이동성으로 제한될 것이나 궁극적으로는 가정 걷기를 회복할 수 있다. 그는 C5와 C6에 강한 신경지배를 가지고 있어 강한 삼각근, 흉근, 전거근, 상완이두근, 손목신근들이 그가 수동 휠체어를 밀고 나갈 수 있게 해준다. 그는 적어도 짧은 거리를 걸을 가능성이 있다. 또한 대퇴사두근과 비복근(약하지만)의 수의적인 조절이 가능하고 천추 부위의 감각기능이 있고 어리다.

30.2 **D.** 이 환자는 저혈압과 고혈압이 모두 발생할 위험이 있다. 저혈압은 교감신경계의 탈신경 및 근육정맥펌프의 느슨함과 관련이 있고, 서맥에 대한 고혈압 반응으로 나타나는 자율신경계반사부전 위험에 처해 있다.

30.3 **B.** 이 환자는 슬괵근(다리 뻗고 앉은 자세를 가능하게 하려고), 비복근-가자미근 근육 그룹(휠체어에 앉히기 위해) 그리고 견관절(바로 누운 자세에서 독립적으로 앉기 위해) 유연성이 필요하다. 그는 앉기 균형을 지원하기 위해 단축된 척추 주변근육(C, D)과 그의 힘줄고정(A)을 지지하기 위해 단축된 손가락 굴곡근을 이용할 것이다.

익수 사건 아동

Child with Near-Drowning Episode

Mary Swiggum / Brooke B. Pettyjohn

CASE 31

2세, 아동이 집 뒷마당 수영장에서 얼굴을 아래로 향한 상태로 발견되었다. 가족은 플로리다에 살고 있으며 익수(near-drowning) 당시 추정되는 수영장 온도는 29°C(84°F)였다. 부모는 물에서 꺼내기 전 아들이 6~8분 정도 물속에 있었던 것으로 추정하고 있다. 그의 아버지는 즉시 심폐소생술을 시작했고, 응급의료서비스(emergency medical services, EMS)에 도움을 청했다. EMS가 도착했을 때 심폐소생술은 계속되었지만 기관내삽관에는 성공하지 못했다. 환자의 심장은 세 번 멈췄고, 결국 응급실에서 안정되었다. 응급실에서 아이의 체온은 34°C(94°F)였다. 아이는 통증과 구두 자극에 반응하지 않았으며 인공호흡기에 의존했다. 아이의 눈동자는 4mm로 팽창하고 고정되었다. 입원 시 소아 글라스고우혼수척도(Pediatric Glasgow Coma Scale, PGCS)는 3점이었다. 이틀 후 아이의 뉴런특이에놀라아제(Neuron specific enolase, NSE) 수치는 38이었다. 환자는 현재 익수 사건 10일 후 소아중환자실(PICU)에 있으며, 현재 글라스고우혼수척도 점수는 11점이다. 아이는 자발적으로 눈을 떠서 사람들에게 집중하기 시작했고, 신음을 내며 손으로 닿은 신체 부위를 잡아당겨 촉각 입력에 반응하기 시작한다. 여전히 기관내삽관을 하고 있지만 계획은 수일 안에 제거하는 것이다.

- ▶ 어린이의 무산소 사고와 관련된 신경학적 결과 및 이차 근골격계 손상은 무엇인가?
- ▶ 이차적인 장애를 예방하고 어린이와 가족을 재활 병동으로 옮길 준비를 하는 데 있어 급성치료 물리치료사의 역할은 무엇인가?
- ▶ 물리치료를 방해하는 의학적 및 심리사회적 합병증은 무엇인가?
- ▶ 물리치료 중재 시 주의사항은 무엇인가?
- ▶ 일반적인 두 살 아이의 기능과 참여 기대치는 무엇인가?

주요 정의

- **무산소증**(anoxia): 혈액 내 산소부족 상태로 4분 후 뇌세포가 죽기 시작하고 5분 후 영구적인 뇌손상이 발생할 수 있음
- **피질제거자세**(decorticate posturing): 팔이 굴곡되고 다리가 신전되는 중뇌 기능장애를 나타내는 비정상적인 자세
- **익사**(drowning): 침수 후 24 시간 내에 질식으로 사망하는 경우
- **저산소증/저산소혈증**(hypoxia/hypoxemia): 종종 같은 의미로 사용. 저산소증은 조직의 산소부족. 저산소혈증은 동맥혈의 산소부족
- **자기공명영상**(magnetic resonance imaging, MRI): 강한 자기장 내에서 인체에 고주파를 전사해서 반향되는 전자기파를 측정하여 영상을 얻어 질병을 진단하는 검사
- **익수**(near-drowning): 침수 후 24시간 이상 생존하는 경우. 침수 동안 물이 폐로 들어간 상태
- **뉴런특이에놀라아제**(neuron specific enolase, NSE): 중증의 신경학적 사고 후 72시간 이내에 취한 뇌척수액(CSF)의 증가된 수준으로 결과를 예측
- **활모양강직**(opisthotonos): 머리와 발뒤꿈치는 뒤로 굴곡되고 체간은 앞으로 구부러진 경련
- **소아 글라스고우혼수척도**(Pediatric Glasgow Coma Scale, PGCS): 소아에게 사용하도록 설계된 글라스고우혼수척도. 눈, 언어 및 운동반응의 검사 점수를 합산 8점 이상의 총점은 사망 위험이 높음
- **침수손상**(submersion injury): 침수로 병원 입원 또는 사망하는 경우
- **시각유발반응**(visually evoked response, VER): 시각 자극에 의해 발생된 전기자극을 기록하는 진단. 시각경로의 이상을 탐지하기 위해 수행

목표

1. 익수에 대한 몸의 생리적 반응과 익수 피해자의 물리치료 관리에 대한 영향을 설명한다.
2. 익수 사건 후 아동의 운동과 기능적 기술을 평가할 수 있는 신뢰할 수 있고 유효한 도구를 확인한다.

3. 익수 사건 후 아동의 통증을 평가할 수 있는 신뢰할 수 있고 유효하며 발달상 적절한 도구를 확인한다.
4. 익수 사건 후 아동에게서 일반적으로 수행되는 신경진단검사를 확인한다.
5. 물리치료 평가 및 중재에 영향을 미치는 비정상적인 근육긴장 및 발작 그리고 약물부작용을 치료하기 위해 투약하는 약을 확인한다.
6. 비정상적인 근육긴장 및 발작을 해결하기 위해 투여할 수 있는 약과 물리치료 평가 및 중재에 영향을 미칠 수 있는 약물부작용을 확인한다.

물리치료 시 고려사항

심각한 무산소 뇌손상이 발생한 익수 생존 아동을 관리하는데 고려할 점:

- ▶ **일반적 물리치료 계획/목표**: 관절구축, 근 위축, 피부손상 등의 이차 손상 예방, 호흡 및 산소 공급 개선 또는 유지, 목적이 있는 발달적으로 적절한 운동 패턴을 권장, 다중 자극으로 인지 수준 향상, 대근육 및 소근육 운동, 집중과 같은 시각운동 기술, 각성, 의학적 안정성
- ▶ **물리치료 중재**: 비대칭, 구축 및 피부손상을 방지하기 자세유지와 기능적 관절가동범위 활동과 같은 성과를 향상하기 위한 현재 상태 및 활동에 관한 가족과 간병인 교육, 발달적으로 적절한 운동 재교육 및 인지행동자극, 지속적인 스트레칭, 보증된 부목 착용
- ▶ **물리치료 시 주의사항**: 활력징후 및 자극에 대한 반응 관찰, 인공호흡기 주변에 주의를 기울임
- ▶ **물리치료를 방해하는 요인**: 의식 수준 저하, 약물부작용

건강 상태의 이해

미국에서는 매년 거의 2,000명의 아이가 익사(drowning)로 사망한다. 익수는 이환(morbidity)의 중요한 원인이며 물에 빠졌지만 생존했을 때를 말한다. 익수와 관련된 병적상태로는 심장호흡, 신경근, 근골격계, 신경행동, 신장, 위장계 등의 기능장애가 있다. 손상의 대표적인 기전은 저산소혈증과 허혈에 의한 장기손상이다. 익수 과정 중에 희생자는 일반적으로 공황, 발버둥침 및 자동수영움직임을 경험한다. 무호흡은 동맥혈이산화탄소분압($PaCO_2$)과 동맥혈산소분압(PaO_2) 수준이 불수의적 호흡이 발생하고 물이 흡입되는 임계값에 도달할 때까지 발생하고 계속된다. 일부는 초기 무호흡 단계에서 약간의 물을 흡입하여 성대문연축(laryngospasm)을 일으킨다. 대부분 성대문연축은 결국 이완되고 더 많은 흡인이 발생한다. 익사자의 약 10%는 성대문연축이 해결되지 않고 물을 흡입하지 않고 익사한다. 하지만 이런 피해자들이 소생되면 결국 위 내용물을 폐로 흡인할 수도 있다. 흡인된 물의 부피는 폐렴 위험에 영향을 미친다. 물의 흡인 여부와 관계없이 조직의 부적절한 산소 공급은 결국 신경손상, 순환붕괴, 심근손상, 다발성 장기 계통의 기능장애, 추가적인 허혈성 뇌손상으로 이어진다.

익수의 가장 치명적인 결과는 저산소 허혈성 뇌손상 또는 무산소 뇌손상이다. 일반적으로 신경세포는 5~10분 동안 산소가 부족할 때 파괴된다. 뇌의 특정 영역은 특히 산소부족에 민감하다. 여기에는 바닥핵, 해마 및 변연계 구조와 같은 피질하(subcortical) 영역이 포함된다. 산소부족이 심각하거나 길어질 때 증가하는 신경세포의 수와 종류가 영향을 받고, 그 결과 후유증이 더 심해진다. 익수 시 물의 온도는 신경학적 손상의 정도에 영향을 미칠 수 있으며, 찬물에서 익수가 일어날 때 더 나은 결과가 보고된다. 이환율에 영향을 미치는 추가 요인으로는 물에 잠긴 기간, 초기 신경학적 평가, 첫 호흡 시간 및 초기 혈액 수소이온농도 등이 있다.

익수 아동의 급성 의료관리는 호흡을 지원하고 더 이상의 신경손상을 방지하기 위한 노력을 포함한다. 인공호흡기가 설치되고 체외막산소공급 또는 에크모(extra-corporeal membrane oxygenation, ECMO)가 도입될 수 있다. 에크모는 손상된 폐를 대신해 신체 밖에서 혈액에 기계적으로 산소가 공급되고 다시 몸속으로 혈액을 넣어주는 호흡기계 중재이다. 환기는 근골격계의 약리학적 마비와 함께 자주 사용된다. 이로 인해 아이는 급성기 동안 구축, 근육약화 및 위축에 대한 위험이 증가할 수 있다. 심장기능을 지속해서 관찰하며, 도뇨관을 설치하고 매시간 측정하여 신장기능을 관찰한다.

비위관을 가능한 한 빨리 배치하고 위 내용물을 제거하여 구토와 흡인의 위험을 줄인다. 신진 대사성산증은 익수 피해자의 70%에서 발생하며, 수소이온농도가 7 미만이면 중탄산나트륨(sodium bicarbonate)으로 치료한다. 방사선사진은 근골격계 손상을 배제하고 폐 상태를 평가하기 위해 수행할 수 있다. 또한 글라스고우혼수척도를 이용한 일련의 신경학적 관찰을 할 수 있다. 급성치료시설에서 수행되는 추가 신경 진단검사에는 CT, MRI, 뉴런특이에놀라아제검사, 시각유발반응(visual evoked response, VER) 및 청성뇌간반응(brainstem auditory evoked response, BAER)이 포함될 수 있다. 이 검사는 신경학적 손상의 전개를 관찰하고 보다 정확한 예후를 돕기 위해 수행된다.

익수를 경험한 어린이의 예후를 결정하는 것은 복잡한데, 부분적으로는 장애의 성격 때문이기도 하고 아동이 성장하고 있기 때문이기도 하다. 익수를 경험한 44명의 아동을 대상으로 한 후향성 조사 결과 익수 24시간 동안 깨어 있었고 자발적이며 의도적인 움직임과 정상적인 뇌간 기능이 있는 아동이 만족스러운 회복을 보였다는 사실을 발견했다. 대조적으로 익수 24시간이 지난 후 자발적이고 의도적인 움직임이 없는 아동과 뇌기능 이상이 있는 아동은 심한 신경학적 결손을 보이거나 사망했다. 또 다른 연구는 향후 회복의 지표로서 청성뇌간반응의 결과를 살펴보았다. 이 진단검사는 전기자극을 사용하여 청각경로의 이상과 뇌간의 기타 이상을 판단한다. 완전한 신경학적 회복을 보인 환자는 청성뇌간반응 측정값이 대조군과 유사했다. 장기적인 결과가 좋지 않은 사람들에 대한 청성뇌간반응 측정은 소생술 후 정상이었지만 부상 후 며칠 동안 V파 진폭이 유의한 감소를 보였다. 대조군과 비교했을 때 식물상태가 있는 환자는 비정상적으로 길어진 I−V파 간극 대기시간, 감소한 V파 진폭 및 심폐소생술 후 발생한 큰 I 및 V파 진폭 비율을 보였다. 열악한 신경학적 결과에 이은 장기간의 근골격계의 장애로는 첨족(equinus), 고관절 내전근, 슬괵근, 대퇴사두근 구축, 고관절 아탈구 또는 탈구, 척추측만증 등이 있다. 일반화된 근긴장이상증(dystonia)의 빈번하고 심각한 에피소드가 특징인 상태의 긴장이상(dystonicus)을 가진 아이들은 더 중요한 장기적 정형외과 장애와 기형을 가지는 경향이 있다. 손상 후 처음 몇 달 동안의 일반적인 비정상적인 움직임 패턴은 피질제거자세(decorticate posturing)와 활모양강직(opisthotonos)을 가진 근긴장이상증을 포함한다. 활모양강직을 유발하는 염전성 경련(torsion spasm)은 티자니딘(tizanidine)이나 바클로펜(baclofen) 또는 트라조돈(trazodone)과 프로파놀올(propanolol)과 같은 근육이완제로 치료될 수 있다. 재활중재에 영향을 줄 수 있는 일반적인 약물부작용에는 어지럼, 저혈압, 졸림, 실조 그리고 서맥이 있다.

물리치료 환자/고객 관리

무산소성 뇌손상 환자의 상태는 빠르게 변할 수 있다. 때로는 사건 발생 후 첫 2~10일 이내에 알려지지 않은 이유로 퇴행이 발생할 수 있고, 이 단계에서 환자는 식물인간이 되거나 사망할 수도 있다. 물리치료사는 환자의 상태를 완전히 이해하고 환자의 기능적 완전성을 유지하기 위해 의사, 간호사, 언어병리학자, 작업치료사 및 간병인 팀과 긴밀히 협력해야 한다. 현재 환자는 삽관 중이므로 구두로 의사소통을 할 수 없으며, 수용적이고 표현력 있는 중요한 언어영역에 지속적인 손상을 입었을 수 있다. 그러므로 의료팀과 환자의 가족구성원 모두가 얼굴 표정, 근긴장도, 발성, 비정형 행동, 심박수 및 혈압의 증가와 같은 통증과 고충의 행동 및 생리 지표를 인식하는 것이 중요하다. 팀원 모두가 가족과의 의사소통에서 일관성이 있어야 한다. 이 아이는 심한 뇌손상을 입었고 회복은 부상의 정도, 이전의 기능 및 사후 환경에 달려 있다. 가족은 어린이가 혼수상태에서 깨어나지 않는다는 것을 이해하는 것이 중요하다. 그리고 빛에 반응하고, 가족 구성원의 얼굴에 초점을 맞추고, 명령에 응답하는 것과 같은 감각 자극에 대한 조기 반응을 찾도록 교육 받아야 한다.

검사, 평가 및 진단

환자의 검사는 병력 및 의료관리에 대한 상세한 차트 검토로 시작된다. 즉각적인 위험 및 주의사항을 평가하기 위한 간호사와의 논의는 환자가 안정적인지를 확인하는 데 중요하다. 물리치료사는 환자의 이전 기능 수준, 성장과 발달단계, 생활환경, 의료 및 수술기록, 좋아하는 것과 싫어하는 것에 관해 가족 및 간병인과 상담해야 한다. 이 시간은 부상과 목표에 대한 가족의 관점을 의논하는 데도 사용할 수 있다. 유아는 돌봄과 정서적 지원을 위해 가족에 의존하기 때문에 가족 중심의 돌봄을 시행해야 한다. 가족구성원이 주 간병인일 때 자녀의 불안이 줄어들기 때문에 가능하면 가족구성원이 검사 중에 참석해야 한다.

사례 아동은 현재 글라스고우혼수척도 점수가 11이고 여전히 삽관 중이다. 눈은 열려 있고, 사람들에게 초점을 맞추며, 촉각 입력을 시작했다. 아이를 다른 위치로 이동시키거나 며칠 내에 움직이지 않을 수 있는 관절에 대해 관절가동범위 운동을 수행하는 것과 같은 잠재적인 유해성 검사 기법을 사전에 예방적으로 수행해야 한다.

물리치료사가 특별히 관심 있는 익수 사례의 특이한 결손은 다음과 같다. 학습, 기억, 주의력, 실행 기능, 시공간능력, 의사소통 기술 그리고 경축

(rigidity), 근긴장이상, 무도병(chorea), 근육간대경련(action myoclonus), 실조(ataxia), 조음장애(dysarthria), 연하장애(dysphagia) 및 안구실행증(ocular apraxia)을 포함한다. 자세의 비대칭, 구축, 기형 및 피부손상의 가능성을 예측하기 위해서는 근긴장도 및 운동 패턴을 신중하게 기록해야 하며, 피부 보전에 대한 세심한 검사가 수행되어야 한다. 운동기능은 대운동기능평가(Gross Motor Function Measure, GMFM), 피바디발달운동척도(Peabody Developmental Motor Scales, PDMS)와 같은 표준 평가를 사용하여 평가한다. 대운동기능평가는 외상성 뇌손상을 가진 아동에서 대운동기능의 평가척도로서 민감성과 타당성을 입증했다. 대운동기능평가는 치료 중재에 이차적인 대운동기능의 변화에 반응한다. 검사된 다섯 가지 범위는 (1)눕기와 구르기, (2)앉기, (3)네발기기 및 무릎 꿇기, (4)서기, (5)걷기이다. 눕기와 구르기 그리고 앉기가 이 아동의 초기 평가에 가장 적합할 것이다. 기능적 기술은 Wee-FIM36 또는 아동장애평가척도(Pediatric Evaluation of Disability Inventory, PDEDI)와 같은 도구를 사용하여 평가해야 한다. 아동의 발달연령에 따라 통증을 평가하는데 사용되는 도구를 결정해야 한다. 이 환자에게는 안락한행동척도(Comfort Behavior Scale, CBS) 또는 Non-communicating Children's Pain Checklis와 같은 행동 및 생리학적 척도를 표시한다.

물리치료사는 검진으로부터 수집된 정보를 종합하여 환자의 진단, 예후, 치료 계획을 결정한다. 이 단계에서는 성장과 추가 발달로 인한 해부학적 변화 외에도 예상되는 근골격계, 신경근, 심폐기능의 이차 장애도 고려해야 한다. 신경가소성과 기능의 회복에 관한 근거가 증가함에 따라 예후 시 질병 전 상태와 신체적 및 사회적 환경의 질이 고려되어야 한다. 간병인의 대처와 낙관적인 정도는 장기 결과에 큰 영향을 미칠 수 있다.

치료 계획과 중재

일반적인 물리치료 계획에는 심각한 병에 걸린 개인(관절 구축, 근 위축, 피부 파괴)에게 발생할 수 있는 예측 가능한 이차 장애를 예방하고 호흡과 산소를 개선하거나 유지하는 것이 포함된다. 수동관절가동범위 운동은 사지에 있는 모든 관절의 기능적 관절가동범위 운동을 포함해야 한다. 하악골, 경추, 흉추 및 요추 범위도 유지해야 한다. 감각 자극은 환자의 각성과 주의를 증가시킬 수 있다. 이러한 자극은 시각, 후각, 미각, 청각, 촉각, 움직임 또는 위치의 형태로 나타날 수 있다. 과잉자극을 측정하기 위해 각 자극에 대한 환자의 반응에 주의를 기울여야 한다. 환자가 구두로 의사소통할 수 없으므로 물리치료사는 비언어적 행동(예: 얼굴을 찡그림, 긴장 증가)과 생리적 반응(혈압과 심박수)을 자세히 관찰해야 한다.

가능하다면 물리치료사는 의도적으로 발달상 적절한 운동 패턴을 장려해야 한다. 이것은 인지 행동 자극을 사용하여 시도할 수 있다. 혼수상태는 각성 기전을 방해하고, 환경에 반응하는 아동의 능력을 저해한다. 지각(perception)은 행동과 관련이 있어서 아동의 환경에 대한 의식을 향상하는 활동이 무엇보다 중요하다. 초기에 각성 및 환경 인식 수준을 높이기 위해 체계적인 감각 양상(예: 시각, 청각, 냄새, 맛, 촉감, 자세 및 동작)을 아동에게 제공할 수 있다. 가족은 동물 인형이나 음악이 나오는 책과 같이 아이들이 좋아하는 물건을 집에서 가지고 오도록 요청받을 수 있다. 또는 좋아하는 음식의 냄새도 사용할 수 있다. 일단 각성과 인식이 증가하면 아이는 곰 인형을 만지기 위해 손을 뻗는 것과 같이 자극에 대한 목적이 있는 움직임을 하도록 장려한다. 좋아하는 노래와 같은 청각 자극은 운동과 짝을 이룰 수 있다. 시각, 청각, 촉각 입력의 국소화 또한 촉진할 수 있다. 예를 들어, 간병인이 아이의 이름을 말할 때마다 간병인 쪽으로 머리를 돌리게 할 수 있다. 인지 수준을 향상하기 위해 복합자극을 사용할 수 있다. 편측무시가 있다면 무시된 쪽의 움직임을 촉진하기 위해서 사회적·신체적 환경의 시각적 배치를 한다. 아동의 의학적 안정성이 허용하는 한 물리치료사는 기능적, 대근육운동 및 소근육운동 그리고 시각 운동 기술을 아동의 각성, 주의력 및 의사소통 진행과 관련시킨다. 일반적인 2살짜리 아이는 잘 걸을 수 있고, 달리고, 제자리에서 뛰고, 작은 걸음걸이로 걷고, 작은 계단을 오르내리고, 작은 공을 앞으로 차거나, 굴러다니는 공을 잡거나 짧은 거리를 던질 수 있고, 여러 블록을 쌓고 종이에 낙서하고 병에 작은 물건을 넣고, 세 조각 폼보드 중 최소 한 조각을 적절한 구멍에 넣을 수 있어야 한다.

간병인 교육을 중재로 포함하는 것은 필수적이다. 간병인 교육의 이점은 환자가 보다 일관된 자극과 동원을 받을 뿐만 아니라 간병인은 환자의 복지와 잠재적 회복에 중요한 일을 하고 있다고 느낄 기회를 갖는다. 이 업무의 효과는 아무리 강조해도 지나치지 않다. 간병인에게 부적절한 위치(예: 구축, 욕창, 비대칭)로 인해 발생할 수 있는 합병증에 대한 지침을 제공한다. 치료사는 간병인에게 환자의 수동관절가동범위 운동을 수행하고, 피부의 온전함을 검사하고, 인지능력 향상을 촉진하는 자극기술을 지시할 수 있다. 사례 아동은 소아재활병원으로 퇴원할 가능성이 크므로 이 시점에서 재활 예후는 매우 어렵다. 아동이 집으로 퇴원하는 경우 필수 장비로는 휠체어 대여 또는 유모차와 욕조 좌석이 포함된다. 추가 장비는 아동의 회복 상황에 따라 주문할 수 있다.

근거 중심 임상적 추천

SORT: 추천 분류의 장점

A 일관된, 양질의 환자 지향적 근거

B 일관되지 않거나 제한된 질적 수준의 환자 지향적 근거

C 동의, 질병 중심의 근거, 일반적인 관행, 전문가의 의견 또는 사례 시리즈

1. 청성뇌간반응은 무산소 뇌손상 환자의 향후 신경회복의 지표이다. **B등급**
2. 대운동기능평가는 외상성 뇌손상이 있는 아동에서 대근육운동기능에 대한 반응적이고 유효한 평가이다. **B 등급**
3. 인지행동 자극은 의식, 팔 조절 및 손의 기능 등 익수 환자 상태의 결과를 향상한다. **B등급**

종합 질문

31.1 소아중환자실의 물리치료사는 익수 사건 5일 후에 환자를 평가한다. 다음 중 더 나은 예후와 관련된 것은?

A. 익수 후 24시간 이내에 자발적이고 목적 있는 움직임
B. 5분 미만 물에 잠김
C. 차가운 물속 잠김
D. 모두 해당됨

31.2 물리치료사는 15일 전 익수 사건에서 생존한 6살짜리 아이를 치료하고 있다. 다음 중 아이의 주의를 향상하고 나이에 맞는 운동 패턴을 촉진하는 전략은?

A. 다수의 감각적 입력을 동시에 사용하여 지지된 앉은 자세에서 머리를 들어 올림하여 보상한다–자극이 많을수록 더 좋다.
B. 엎드린 자세에서 목 신근을 쓰다듬어 머리 들어 올림을 촉진한다.
C. 아이가 좋아하는 노래와 같은 음악을 연주하여 지지된 앉은 자세에서 머리를 들어 올림하여 보상한다.
D. 아이를 공에 앉히고 머리 들어 올림을 촉진한다.

정답

31.1 **D.** 일반적으로 신경세포는 5~10분 동안 산소가 부족할 때 죽는다(B). 산소부족이 심각하거나 길어지면 증가하는 신경세포의 수와 종류는 영향을 받고, 그 결과 후유증이 더 심하다. 차가운 물에서 익수 시 더 나은 결과가 보고되었다(C). 한 연구는 익수 후 24시간 동안 충분히 깨어 있었고 자발적이고 의도적인 움직임과 정상적인 뇌관 기능이 있는 아동이 만족스러운 회복을 보였다는 사실을 보고했다(A).

31.2 **C.** 각성을 증가시키고 이러한 양식과 능동적인 움직임을 결합하기 위해 구조화된 감각 양식을 사용하는 것이 중요한데 아이가 이전에 좋아했던 것들이 가장 좋다. 운동동작을 실제적인 결과로 연결하면 운동학습을 개선하는 데 도움이 된다. 엎드린 자세보다 앉은 자세가 6살짜리에게 더 기능적이고 나이에 맞는 자세이다(B). 하지만 머리를 들어 올릴 때 공과 같이 역동적인 표면에 앉는 것은 익수 15일 후에는 너무 어려울 수 있다(D).

찾아보기

C

L

M

S

T

W

기타